实用医学诊治与护理

SHIYONG YIXUE ZHENZHI YU HULI

主编◎王　萍　朱保静　隋春菊　薛　蛟　张韶亮　袁　青

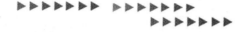

长江出版传媒
湖北科学技术出版社

图书在版编目（CIP）数据

实用医学诊治与护理 / 王萍等主编 . — 武汉：湖北科学技术出版社，2023.5

ISBN 978-7-5706-2483-6

Ⅰ. ①实… Ⅱ. ①王… Ⅲ. ①疾病–诊疗②护理学 Ⅳ. ①R4

中国国家版本馆CIP数据核字(2023)第055763号

责任编辑：许可　高然　　　　　　　　　　封面设计：喻　杨

出版发行：湖北科学技术出版社　　　　　　电话：027-87679468
地　　址：武汉市雄楚大街268号　　　　　邮编：430070
　　　　　（湖北出版文化城B座13-14层）
网　　址：http://www.hbstp.com.cn
印　　刷：湖北星艺彩数字出版印刷技术有限公司　　　　邮编：430070

787×1092　　　1/16　　　　　　　　21印张　491千字
2023年5月第1版　　　　　　　　　　2023年5月第1次印刷
　　　　　　　　　　　　　　　　　　定价：88.00元

《实用医学诊治与护理》
编委会

《实用医学诊治与护理》
编委会

编 委

赵清华	青岛大学附属医院
王 健	青岛大学附属医院
蔡晓倩	青岛大学附属医院
陈 冲	青岛大学附属医院
袁彩霞	青岛大学附属医院
张瑞娟	青岛大学附属医院
肖皓月	青岛大学附属医院
张亚楠	青岛大学附属医院
李 雪	青岛大学附属医院
王海燕	青岛大学附属医院
赵丽婷	青岛大学附属医院
吴晓倩	青岛大学附属医院
李 丽	青岛大学附属医院
王玲玲	青岛大学附属医院
王华香	青岛大学附属医院
车万吉	青岛大学附属医院
肖树然	青岛大学附属医院
宋可可	青岛大学附属医院
林慧敏	青岛大学附属医院
范萌佳	青岛大学附属医院
崔祥宇	青岛大学附属医院
袁丽萍	青岛大学附属医院
高 翔	青岛大学附属医院
柳 笑	青岛大学附属医院
秦建华	青岛大学附属医院
周 娜	青岛大学附属医院
刘晶晶	青岛大学附属医院
怀婵娟	青岛大学附属医院

《实用医学诊治与护理》
编委会

前　言

　　随着基础医学和临床医学的快速发展,护理成为医学领域中的重要学科。相关学科新理论和新技术的涌现丰富了护理医学的内涵。随着护理概念的更新,护理模式已转变为身心整体护理。尤其随着人们对健康的认识加深和需求的提高,护理内容、护理范畴也在相应地延伸和拓宽。为了适应护理医学的发展,护理工作者必须不断学习、更新知识、交流诊疗经验、熟悉和掌握新诊疗进展,才能跟上护理学技术发展的步伐,更好地为患者服务。为了总结护理学的发展进程,提升护理人员的临床护理技术,使患者获得更有效的护理,编者根据自身多年的临床护理经验,在参阅了大量权威的相关文献的基础上,编写了本书。

　　本书在内容编排上,详细阐述了内科、外科、妇产科、儿科、门诊科、消毒供应中心等临床常见病的护理常规。针对书中涉及的疾病,分别系统地阐述了疾病的概述、护理评估、护理诊断、护理措施与护理评价。全书资料翔实、内容丰富、重点突出、易于理解、注重科学性和实用性的统一,并尽可能将国内外护理学的新进展、新技术、新成果提供给读者,帮助基层护理工作者解决在临床工作中遇到的解决实际问题。

　　由于编者的学识水平有限、编写时间仓促,书中不足之处在所难免,敬请广大读者批评指正。

编　者

目　　录

第一章　内科常见疾病的诊治与护理

第一节　急性呼吸道感染

一、急性上呼吸道感染

急性上呼吸道感染简称"上感",为外鼻孔至环状软骨下缘包括鼻腔、咽或喉部急性炎症的概称。其特点是起病急、病情轻、病程短、可自愈、预后好但发病率高,并具有一定的传染性。本病是呼吸道最常见的一种感染性疾病,发病不分年龄、性别、职业和地区,免疫功能低下者易感。全年皆可发病,以冬、春季多见,多为散发,但在气候突变时可小规模流行。

急性上呼吸道感染的主要病原体是病毒,少数是细菌。人体在病毒感染后产生的免疫力较弱且短暂,病毒间也无交叉免疫,故可反复发病。

(一)病因与发病机制

1.病因

常见病因为病毒感染,少数为细菌感染,可单纯发生或继发于病毒感染之后。病毒包括鼻病毒、冠状病毒、腺病毒、流行性感冒病毒和副流感病毒,以及呼吸道合胞病毒、埃可病毒和柯萨奇病毒等。细菌以口腔定植菌溶血性链球菌为多见,其次为流感嗜血杆菌、肺炎链球菌和葡萄球菌等,偶见革兰阴性菌。

2.发病机制

正常情况下,健康人的鼻咽部有病毒、细菌存在,一般不会发病。接触病原体后是否发病,取决于传播途径和人群易感性。淋雨、受凉、气候突变、过度劳累等可降低呼吸道局部防御功能,致使原存的病毒或细菌迅速繁殖引起发病。老幼体弱,免疫功能低下或有慢性呼吸道疾病如鼻窦炎、扁桃体炎者更易发病。病原体主要通过飞沫传播,也可由于接触患者污染的手和用具而传染。

(二)临床表现

1.临床类型

(1)普通感冒:俗称"伤风",又称急性鼻炎或上呼吸道卡他,以冠状病毒和鼻病毒为主要致病病毒。起病较急,主要表现为鼻部症状,如打喷嚏、鼻塞、流清水样鼻涕,早期有咽部干痒或烧灼感。2~3天后鼻涕变稠,可伴咽痛、流泪、味觉迟钝、呼吸不畅、声嘶、咳嗽等,有时由于咽鼓管炎致听力减退。严重者有发热、轻度畏寒和头痛等。体检可见鼻腔黏膜充血、水肿、有分泌物,咽部可轻度充血。若无并发症,一般经5~7天痊愈。

(2)急性病毒性咽炎和喉炎:急性病毒性咽炎常由鼻病毒、腺病毒、流行性感冒病毒、副流感病毒,以及肠病毒、呼吸道合胞病毒等引起。临床表现为咽痒和灼热感,咽痛不明显,但合并链球菌感染时常有咽痛。体检可见咽部明显充血、水肿。急性喉炎多为流行性感冒病毒、副流感病毒及腺病毒等引起,临床表现为明显声嘶,讲话困难,可有发热、咽痛或咳嗽,咳嗽时咽喉疼痛加重。体检可见喉部充血、水肿,颌下淋巴结轻度肿大和触痛,有时可闻及喉部的喘息声。

(3)急性疱疹性咽峡炎:多由柯萨奇病毒 A 引起,表现为明显咽痛、发热,病程约为 1 周。查体可见咽部充血,软腭、腭垂、咽及扁桃体表面有灰白色疱疹及浅表溃疡,周围伴红晕。多发于夏季,儿童多见,成人偶见。

(4)急性咽结膜炎:主要由腺病毒、柯萨奇病毒等引起。表现为发热、咽痛、畏光、流泪、咽及结膜明显充血。病程为 4~6 天,多发于夏季,由游泳传播,儿童多见。

(5)急性咽扁桃体炎:病原体多为溶血性链球菌,其次为流感嗜血杆菌、肺炎链球菌、葡萄球菌等。起病急,以咽、扁桃体炎症为主,咽痛明显、伴发热、畏寒,体温可达 39 ℃以上。查体可发现咽部明显充血,扁桃体肿大、充血,表面有黄色脓性分泌物。有时伴有颌下淋巴结肿大、压痛,而肺部查体无异常体征。

2.并发症

一般预后良好,病程常在 1 周左右。少数患者可并发急性鼻窦炎、中耳炎、气管支气管炎。以咽炎为表现的上呼吸道感染,部分患者可继发溶血性链球菌引起的风湿热、肾小球肾炎等,少数患者可并发病毒性心肌炎。

(三)辅助检查

1.血液检查

病毒感染者,白细胞计数常正常或偏低,伴淋巴细胞比例升高。细菌感染者可有白细胞计数与中性粒细胞增多和核左移现象。

2.病原学检查

因病毒类型繁多,一般无须进行此检查。需要时可用免疫荧光法、酶联免疫吸附法、血清学诊断或病毒分离鉴定等方法确定病毒的类型。细菌培养可判断细菌类型并做药物敏感试验以指导临床用药。

(四)诊断要点

根据鼻咽部的症状和体征,结合外周血血常规和阴性胸部 X 线检查可做出临床诊断。一般无须病因诊断,特殊情况下可进行细菌培养和病毒分离,或病毒血清学诊断等确定病原体。但须与初期表现为感冒样症状的其他疾病鉴别,如过敏性鼻炎、流行性感冒、急性气管支气管炎、急性传染病前驱症状等。

(五)治疗要点

治疗原则以对症处理为主,以减轻症状、缩短病程和预防并发症。

1.对症治疗

病情较重、发热者或年老体弱者应卧床休息,忌烟,多饮水,室内保持空气流通。如有发热、头痛,可选用解热镇痛药如复方阿司匹林、索米痛片等口服。咽痛可用消炎喉片含服,局部雾化治疗。鼻塞、流鼻涕可用 1‰伪麻黄碱滴鼻。

2.抗生素治疗

一般不需要用抗生素,除非有白细胞升高、咽部脓苔、咳黄痰和流鼻涕等细菌感染证据,可根据当地流行病学史和经验用药,可选口服青霉素类、第一代头孢菌素、大环内酯类药物或喹诺酮类药物。

3.抗病毒药物治疗

患者如无发热,免疫功能正常,发病超过 2 天,一般无须应用抗病毒药物。对于免疫缺陷患者,可早期常规使用广谱的抗病毒药,如利巴韦林和奥司他韦,可缩短病程。具有清热解毒和抗病毒作用的中药亦可选用,有助于改善症状、缩短病程,如板蓝根冲剂、银翘解毒片等。

(六)护理要点

1.生活护理

症状轻者适当休息,避免过度疲劳;高热患者或年老体弱者应卧床休息。保持室内空气流通,温湿度适宜,定时进行空气消毒,进行呼吸道隔离,嘱患者咳嗽或打喷嚏时应避免对着他人,防止交叉感染。在饮食方面,应给予患者高热量、高维生素的流质或半流质食物,鼓励患者多饮水及漱口,保持口腔湿润和舒适。对患者使用的餐具、毛巾等可进行煮沸消毒。

2.对症护理

对高热者遵医嘱物理降温,如头部冷敷,冰袋置于大血管部位,温水或酒精擦浴,4 ℃冷盐水灌肠等。注意 30 min 后测量体温并记录。必要时遵医嘱药物降温。嘱咽痛者可用淡盐水漱咽部或含服消炎喉片,对声嘶者可行雾化疗法。

3.病情观察

注意观察患者生命体征,尤其是体温变化及咽痛、咳嗽等症状的变化。警惕并发症,如中耳炎患者可有耳痛、耳鸣、听力减退、外耳道流脓;并发鼻窦炎者会出现发热、头痛加重、伴脓涕,鼻窦有压痛。

4.用药护理

遵医嘱用药,注意观察药物不良反应。

5.健康教育

嘱患者积极进行体育锻炼,增强机体免疫力。生活饮食规律,改善营养。避免受凉、淋雨、过度疲劳等诱发因素,流行季节避免到公共场所。注意居住、工作环境的通风换气。年老体弱易感者应注意防护,上呼吸道感染流行时应戴口罩。

二、急性气管支气管炎

急性气管支气管炎是由生物、物理、化学刺激或过敏等因素引起的气管支气管黏膜的急性炎症。临床症状主要为咳嗽和咳痰。常发生于寒冷季节或气候突变时,也可继发于上呼吸道感染,或为一些急性呼吸道传染病(麻疹、百日咳等)的一种临床表现。

(一)病因与发病机制

1.感染

病毒或细菌感染是本病最常见的病因。常见的病毒有呼吸道合胞病毒、副流感病毒、腺病毒等。细菌以肺炎球菌、流感嗜血杆菌、链球菌和葡萄球菌较常见。

2.理化因素

冷空气、粉尘、刺激性气体或烟雾对气管支气管黏膜的急性刺激。

3.过敏反应

花粉、有机粉尘、真菌孢子、动物毛皮及排泄物等的吸入,钩虫、蛔虫的幼虫在肺移行,或对细菌蛋白质过敏均可引起本病。

感染是最主要的病因,过度劳累、受凉是常见诱因。

(二)临床表现

1.症状

起病较急,通常全身症状较轻,可有发热,体温多于3~5天恢复正常。大多数患者先有上呼吸道感染症状,以咳嗽为主,初为干咳,以后有痰、黏液或黏液脓性痰,偶伴血痰。气管受累时,在深呼吸和咳嗽时感胸骨后疼痛,伴支气管痉挛,可有气短和喘鸣。咳嗽、咳痰可延续2~3周才消失,如迁延不愈,可演变成慢性支气管炎。

2.体征

体检肺部呼吸音粗,可闻及不固定的散在干、湿啰音,咳嗽后可减少或消失。

(三)辅助检查

病毒感染者白细胞正常或偏低,细菌感染者可有白细胞总数和中性粒细胞百分比升高。胸部X线检查多无异常改变或仅有肺纹理增粗。痰涂片或培养可发现致病菌。

(四)诊断要点

(1)肺部可闻及散在干、湿啰音,咳嗽后可减轻。

(2)胸部X线检查无异常改变或仅有肺纹理增粗。

(3)排除流行性感冒及某些传染病早期呼吸道症状,即可做出临床诊断。

(4)痰涂片或培养有助于病因诊断。

(五)治疗要点

1.病因治疗

有细菌感染证据时应及时应用抗生素。可首选青霉素类、大环内酯类药物,亦可选用头孢菌素类或喹诺酮类等药物,或根据细菌培养和药敏实验结果选择药物。多数口服抗生素即可,症状较重者可肌内注射或静脉滴注给药。

2.对症治疗

咳嗽剧烈而无痰或少痰可用右美沙芬、喷托维林镇咳。咳嗽、痰黏而不易咳出,可口服祛痰剂如复方甘草合剂、盐酸氨溴索或溴己新等,也可行超声雾化吸入。支气管痉挛时可用平喘药,如茶碱类药物等。

(六)护理要点

1.保持呼吸道通畅

(1)保持室内空气清新,温湿度适宜,减少对支气管黏膜的刺激,以利于排痰。

(2)嘱患者注意休息,经常变换体位,叩击背部。指导并鼓励患者有效咳嗽,必要时行超声雾化吸入,以湿化呼吸道,利于排痰,促进炎症消散。

(3)遵医嘱使用抗生素、止咳祛痰剂、平喘药,密切观察患者用药后的反应。

(4)对哮喘性支气管炎患者,注意观察有无缺氧症状,必要时给予吸氧。

2.发热的护理

(1)密切观察体温变化,体温超过39℃时采取物理降温或遵医嘱给予药物降温。

(2)保证充足的水分及营养的供给:嘱患者多饮水,给其营养丰富、易于消化的饮食。保持口腔清洁。

3.健康教育

(1)增强体质,避免劳累,防治感冒。

(2)改善生活环境卫生,防止有害气体污染,避免烟雾刺激。

(3)清除鼻、咽、喉等部位的病灶。

第二节　肺部感染性疾病

一、肺炎概述

肺炎是指终末气道、肺泡和肺间质的炎症,可由病原微生物、理化因素、免疫损伤、过敏及药物所致。细菌性肺炎是最常见的肺炎,也是常见的感染性疾病之一。

(一)病因与分类

以感染为最常见病因,如细菌、病毒、真菌、寄生虫等,还有理化因素、免疫损伤、过敏及药物等。肺炎可按病因、患病环境或解剖加以分类。

(一)按病因分类

病因学分类对肺炎的治疗有决定性意义。

1.细菌性肺炎

细菌如肺炎链球菌、金黄色葡萄球菌、甲型溶血性链球菌、肺炎克雷白菌、流感嗜血杆菌、铜绿假单胞菌等。

2.非典型病原体所致肺炎

非典型病原体如军团菌、支原体和衣原体等。

3.病毒性肺炎

病毒如冠状病毒、腺病毒、呼吸道合胞病毒、流行性感冒病毒等。

4.真菌性肺炎

真菌如白念珠菌、曲霉菌、隐球菌、肺孢子菌等。

5.其他病原体所致肺炎

其他病原体如立克次体(如 Q 热立克次体)、弓形体(如鼠弓形体)、寄生体(如肺包虫、肺吸虫、肺血吸虫)等。

6.理化因素所致的肺炎

理化因素所致的肺炎如放射性损伤引起的放射性肺炎、胃酸吸入引起的化学性肺炎,或对吸入或内源性脂类物质产生炎症反应的类脂性肺炎等。

(二)按患病环境分类

由于细菌学检查阳性率低,培养结果滞后,病因分类在临床上应用较为困难,目前多按肺炎的获得环境将肺炎分成两类,这有利于指导经验治疗。

1.社区获得性肺炎

社区获得性肺炎也称院外感染,是指在医院外罹患的感染性肺实质炎症,包括具有明确潜伏期的病原体感染而在入院后于平均潜伏期内发病的肺炎。常见病原体为肺炎链球菌、支原体、衣原体、流感嗜血杆菌和呼吸道病毒(甲、乙型流感病毒,腺病毒,呼吸合胞病毒和副流感病毒)等。传播途径为吸入飞沫、空气或血源传播。

2.医院获得性肺炎

医院获得性肺炎亦称医院内肺炎,是指患者入院时不存在,也不处于潜伏期,而于入院48小时后在医院(包括老年护理院、康复院等)内发生的肺炎,也包括出院后48小时内发生的肺炎。其中,以呼吸机相关性肺炎最为多见,其治疗和预防较困难。

(三)按解剖分类

1.大叶性肺炎

病原体先在肺泡引起炎症,经肺泡间孔(Cohn孔)向其他肺泡扩散,致使部分肺段或整个肺段、肺叶发生炎症改变。典型者表现为肺实质炎症,通常并不累及支气管。致病菌多为肺炎链球菌。X线胸片显示肺叶或肺段的实变阴影。

2.小叶性肺炎

病原体经支气管入侵,引起细支气管、终末细支气管及肺泡的炎症,又称支气管肺炎。病灶可融合成片状或大片状,密度深浅不一,且不受肺叶和肺段限制,区别于大叶性肺炎。其病原体有肺炎链球菌、葡萄球菌、病毒、肺炎支原体及军团菌等。

3.间质性肺炎

间质性肺炎以肺间质炎症为主,可由细菌、支原体、衣原体、病毒或肺孢子菌等引起。累及支气管壁及支气管周围组织,有肺泡壁增生及间质水肿,因病变仅在肺间质,故呼吸道症状较轻,异常体征较少。

(二)临床表现

细菌性肺炎的症状变化较大,可轻可重,决定于病原体和宿主的状态。常见症状为咳嗽、咳痰,或原有呼吸道症状加重,并出现脓性痰或血痰,伴或不伴胸痛。肺炎病变范围大者可有呼吸困难、呼吸窘迫。大多数患者有发热。早期肺部体征无明显异常,重症者可有呼吸频率增快、鼻翼翕动、发绀。肺实变时有典型的体征,如叩诊浊音、语颤增强和支气管呼吸音等,也可闻及湿啰音。并发胸腔积液者,患侧胸部叩诊浊音,语颤减弱,呼吸音减弱。

二、肺炎链球菌肺炎

肺炎链球菌肺炎或称肺炎球菌肺炎,是由肺炎链球菌引起的肺实质炎症,是最常见的肺炎,占院外感染肺炎的半数以上。冬季和初春为高发季节,常与呼吸道感染并行,患者以男性多见,多为原来健康的青壮年、老年或婴幼儿。

(一)临床表现

1.症状

起病急骤,有寒战、高热、胸痛、呼吸困难、咳嗽、咳痰症状。一般初为刺激性干咳,咳少量黏液痰,典型者痰液可呈铁锈色。少数患者可出现恶心、呕吐、腹胀等,严重患者可出现意识模糊、烦躁、嗜睡、昏迷等神经精神症状。

2.体征

患者呈急性病容,鼻翼扇动,面颊绯红,口角和鼻周有单纯疱疹,严重者可有发绀、心动过速、心律不齐。早期肺部无明显异常体征,肺实变时,触觉语颤增强,叩诊呈浊音,听诊闻及支气管肺泡呼吸音或管样呼吸音等实变体征,消散期可闻及湿啰音。

3.并发症

目前并发症已很少见。感染严重时可伴发感染性休克,尤其是老年人。表现为心动过速、血压降低、意识模糊烦躁、四肢厥冷、发绀、多汗等,而高热、胸痛、咳嗽等症状并不明显。

(二)实验室和其他检查

1.血常规

白细胞总数和中性粒细胞百分比增高,常伴核左移或胞质内有毒性颗粒。痰涂片或培养可见肺炎球菌。

2.胸部 X 线检查

受累肺叶或肺段病变部模糊,或炎症浸润,或实变阴影,在实变阴影中可见支气管充气征。

(三)诊断要点

根据寒战、高热、胸痛、咳铁锈色痰、鼻唇疱疹等典型症状和肺实变体征,结合胸部 X 线检查结果,可做出初步诊断。病原菌检测是本病确诊的主要依据。

(四)治疗要点

1.抗生素治疗

一经诊断,即应给予抗生素治疗,不必等待细菌培养结果。首选青霉素静脉滴注。对青霉素过敏者,或耐青霉素、菌株感染者,可用氟喹诺酮类、头孢噻肟或头孢曲松等药物,对多重耐药菌株感染者可用万古霉素、替考拉宁等。

2.支持疗法

嘱患者应卧床休息,注意补充足够蛋白质、热量及维生素。密切监测病情变化,注意防止休克。鼓励饮水每天 1~2 L,轻症患者不需常规静脉输液,确有失水者可输液。中等或重症患者[动脉血氧分压(PaO_2)<60 mmHg 或有发绀]应给氧。烦躁不安、谵妄、失眠者酌用地西泮 5 mg 或水合氯醛 1~1.5 g,禁用抑制呼吸的镇静药。

3.并发症的处理

经抗生素治疗后,高热常在 24 小时内消退,或数日内逐渐下降。若体温降而复升或 3 天后仍不降者,应考虑肺炎链球菌的肺外感染,如脓胸、心包炎或关节炎等。持续发热的其他原因尚有耐青霉素的肺炎链球菌或混合细菌感染、药物热或并存其他疾病。肿瘤或异物阻塞支气管时,经治疗后肺炎虽可消散,但阻塞因素未除,肺炎可再次出现。若治疗不当,约 5% 并发脓胸,应积极排脓引流。

(五)常用护理诊断/问题

1.体温过高

体温过高与肺炎有关。

2.疼痛

疼痛与炎症累及胸膜有关。

3.清理呼吸道无效

清理呼吸道无效与感染、发热及咳嗽无力有关。

(六)护理措施

1.一般护理

嘱患者急性期应卧床休息,注意保暖,给易消化的流质或半流质饮食,并鼓励多饮水。

2.病情观察

观察痰液颜色和量,必要时留痰标本送验;观察患者生命体征及面色、意识、尿量等变化,如出现烦躁、少尿、发绀、体温骤降、脉速及血压下降等情况,应立即做好抢救准备;注意有无并发症发生,如病程延长,或经治疗后发热不退,或体温退后复升,多表示并发症存在。

3.对症护理

对高热者头部放置冰袋或用温水、酒精擦身,尽量不用退热药;鼓励多饮水,做好口腔护理。对气短、发绀者给予吸氧。对咳嗽、咳痰者按医嘱服用祛痰剂,对痰黏稠者可用雾化吸入等。对剧咳胸痛者可取患侧卧位或用胶布固定胸壁。对烦躁、失眠者可按医嘱给水合氯醛等。对腹胀、鼓肠者可用局部热敷、肛管排气。

(七)健康指导

向患者宣传肺炎的基本知识,强调预防的重要性。指导患者增加营养,保证充足的休息时间,以增强机体对感染的抵抗能力。告知患者纠正吸烟等不良习惯,避免受寒、过劳、酗酒等诱发因素。嘱老年人及原患慢性病的患者应注意气温变化,随时增减衣服,预防上呼吸道感染。

三、肺炎所致感染性休克的护理

1.一般护理

(1)病室环境安静、舒适,无外界刺激;患者去枕平卧或取仰卧中凹位,即抬高头胸部 20°,抬高下肢约 30°,有利于呼吸和静脉血回流。按重症监护,专人护理,减少搬动,适当保暖,忌用热水袋,以免烫伤皮肤。

(2)对能进食者,给予含丰富维生素和蛋白质、清淡易消化食物;对意识障碍者,应鼻饲补充营养,以促进身体恢复。

2.病情观察

观察患者有无烦躁、发绀、四肢厥冷、心动过速、少尿或无尿、血压降低等休克征象,准确观察并记录出入液量,估计患者的组织灌注情况;监测评估患者的体温、脉搏、呼吸、血压、尿量和意识的变化,判断病情的转归。如患者的意识逐渐清醒、皮肤转红、脉搏有力、呼吸规则、血压回升、尿量增多、皮肤及肢体变暖,预示病情已好转。

3.对症护理

(1)吸氧:高流量吸氧,维持 PaO_2 在 7.98 kPa(60 mmHg)以上,改善缺氧状况。

(2)开放静脉通道:尽快开放两条静脉通道,对烦躁不安的患者,应固定输液的肢体,防止静脉输液外渗。使用糖皮质激素、抗生素、碳酸氢钠及血管活性药物,以恢复正常组织灌注,改善循环功能。

(3)控制休克。①补充血容量:遵医嘱给予低分子右旋糖酐或平衡盐液,以维持有效血容量,降低血液黏滞度,防止弥散性血管内凝血;应用 5% 碳酸氢钠静滴时,因其配伍禁忌较多,宜单独输入;应随时观察患者全身情况、血压、尿量、尿相对密度、血细胞比容等,监测中心静脉压(CVP),作为调整补液速度的指标,以中心静脉压不超过 0.98 kPa(10 cmH_2O),尿量在 30

mL/d 以上为宜。②血管活性药物：在输入多巴胺、间羟胺(阿拉明)等血管活性药物时，应根据血压随时调整滴速，维持收缩压在 12.0～13.3 kPa(90～100 mmHg)；注意防止因药液溢出血管外，引起局部组织坏死和影响疗效。③纠正水、电解质和酸碱平衡紊乱：输液不宜过多、过快，以免诱发心力衰竭和肺水肿。如血容量已补足，尿量仍小于 400 mL/d，应及时报告医生，注意有无急性肾衰竭。④糖皮质激素：大量糖皮质激素能解除血管痉挛，改善微循环，稳定溶酶体膜，防止酶的释放等，从而达到抗休克的作用。常用氢化可的松、地塞米松。

第三节　慢性阻塞性肺疾病

慢性阻塞性肺疾病(COPD)是一组以气流受限为特征的肺部疾病，气流受限不完全可逆，呈进行性发展。COPD 是一种慢性气道阻塞性疾病的统称，主要指具有不可逆性气道阻塞的慢性支气管炎和肺气肿两种疾病。患者在急性发作期过后，临床症状虽有所缓解，但其肺功能仍在继续恶化，并且由于自身防御和免疫功能的降低，以及外界各种有害因素的影响，经常反复发作，而逐渐产生各种心肺并发症。

COPD 是呼吸系统疾病中的常见病和多发病，患病率和病死率均居高不下。因肺功能进行性减退，严重影响患者的劳动力和生活质量，给家庭和社会造成巨大的负担，根据世界银行/世界卫生组织(WHO)发表的研究，COPD 将成为世界疾病经济负担的第五位。

一、病因与发病机制

COPD 确切的病因不清楚，但认为与肺部对香烟烟雾等有害气体或有害颗粒的异常炎症反应有关。这些反应存在个体易感因素和环境因素的互相作用。

1.吸烟

吸烟为重要的发病因素，吸烟者慢性支气管炎的患病率比不吸烟者高 2～8 倍，烟龄越长，吸烟量越大，COPD 患病率越高。烟草中含焦油、尼古丁和氢氰酸等化学物质，可损伤气道上皮细胞和纤毛运动，促使支气管黏液腺和杯状细胞增生肥大，黏液分泌增多，气道净化能力下降。还可使氧自由基增多，诱导中性粒细胞释放蛋白酶，破坏肺弹力纤维，诱发肺气肿形成。

2.职业粉尘和化学物质

接触职业粉尘和化学物质，如烟雾、变应原、工业废气及室内空气污染等，当其浓度过高或接触时间过长时，均可能产生与吸烟类似的 COPD。

3.空气污染

大气中的有害气体如二氧化硫、二氧化氮、氯气等可损伤气道黏膜上皮，使纤毛清除功能下降、黏液分泌增加，为细菌感染增加条件。

4.感染因素

感染亦是 COPD 发生、发展的重要因素之一。病毒感染以流行性感冒病毒、鼻病毒、腺病毒和呼吸道合胞病毒为常见。细菌感染常继发于病毒感染，常见病原体为肺炎链球菌、流感嗜血杆菌、卡他莫拉菌和葡萄球菌等。这些感染因素造成气管、支气管黏膜的损伤和慢性炎症。

5.蛋白酶-抗蛋白酶失衡

蛋白水解酶对组织有损伤、破坏作用；抗蛋白酶对弹性蛋白酶等多种蛋白酶具有抑制功能，其中，α_1-抗胰蛋白酶（α_1-AT）是活性最强的一种。蛋白酶增多或抗蛋白酶不足均可导致组织结构破坏并产生肺气肿。吸入有害气体、有害物质可以导致蛋白酶产生增多或活性增强，而抗蛋白酶产生减少或灭活加快；同时，氧化应激、吸烟等危险因素也可以降低抗蛋白酶的活性。先天性 α_1-抗胰蛋白酶缺乏，多见北欧血统的个体，我国尚未见正式报道。

6.氧化应激

有许多研究表明，COPD 患者的氧化应激增加。氧化物主要有超氧阴离子（具有很强的氧化性和还原性，过量生成可致组织损伤，在体内主要通过超氧化物歧化酶清除）、羟根（—OH）、次氯酸（HClO）和一氧化氮（NO）等。氧化物可直接作用并破坏许多生化大分子如蛋白质、脂质和核酸等，导致细胞功能障碍或细胞死亡；还可以破坏细胞外基质，引起蛋白酶-抗蛋白酶失衡，促进炎症反应，如激活转录因子，参与多种炎症因子的转录，如白介素-8（IL-8）、肿瘤坏死因子（TNF-α）、诱导型一氧化氮合酶和环氧合酶等。

7.炎症机制

气道、肺实质及肺血管的慢性炎症是 COPD 的特征性改变，中性粒细胞、巨噬细胞、T 淋巴细胞等炎症细胞均参与了 COPD 发病过程。中性粒细胞的活化和聚集是 COPD 炎症过程的一个重要环节，通过释放中性粒细胞弹性蛋白酶、中性粒细胞组织蛋白酶 G、中性粒细胞蛋白酶 3 和基质金属蛋白酶引起慢性黏液高分泌状态并破坏肺实质。

8.其他

其他发病机制如自主神经功能失调、营养不良、气温变化等都有可能参与 COPD 的发生、发展。

二、临床表现

(一)症状

COPD 起病缓慢、病程较长，其主要症状如下。

1.慢性咳嗽

咳嗽时间持续在 3 周以上，随病程发展可终身不愈。常晨间咳嗽明显，夜间有阵咳或排痰。

2.咳痰

一般为白色黏液或浆液性泡沫性痰，偶可带血丝，清晨排痰较多。急性发作期痰量增多，可有脓性痰。

3.气短或呼吸困难

气短或呼吸困难早期在劳动时出现，后逐渐加重，以致在日常活动甚至休息时也感到气短，是 COPD 的标志性症状。

4.喘息和胸闷

部分患者，特别是重度患者或急性加重时，支气管痉挛而出现喘息。

5.其他

晚期患者有体重下降、食欲减退等症状。

(二)体征

早期体征可无异常,随疾病进展出现以下体征。

1.视诊

胸廓前后径增大,肋间隙增宽,剑突下胸骨下角增宽,称为桶状胸。部分患者呼吸变浅、频率增快,严重者可有缩唇呼吸等。

2.触诊

双侧语颤减弱。

3.叩诊

肺部过清音,心浊音界缩小,肺下界和肝浊音界下降。

4.听诊

两肺呼吸音减弱,呼气延长,部分患者可闻及湿啰音和(或)干啰音。

(三)并发症

1.慢性呼吸衰竭

慢性呼吸衰竭常在COPD急性加重时发生,其症状明显加重,发生低氧血症和(或)高碳酸血症,可具有缺氧和二氧化碳潴留的临床表现。

2.自发性气胸

患者如有突然加重的呼吸困难,并伴有明显的发绀,患侧肺部叩诊为鼓音,听诊呼吸音减弱或消失,应考虑并发自发性气胸,通过X线检查可以确诊。

3.慢性肺源性心脏病

COPD肺病变引起肺血管床减少及缺氧致肺动脉痉挛、血管重塑,导致肺动脉高压、右心室肥厚扩大,最终发生右心功能不全。

三、辅助检查

1.肺功能检查

肺功能检查是判断气流受限的主要客观指标,对COPD诊断、严重程度评价、疾病进展、预后及治疗反应等有重要意义。吸入支气管扩张剂后第一时间用力呼气容积(FEV_1)占用力肺活量(FVC)百分比(FEV_1/FVC)<70%及FEV_1<80%预计值者,可确定为不能完全可逆的气流受限。肺总量(TLC)、功能残气量(FRC),以及残气量(RV)增高,肺活量(VC)减低,表明肺过度充气,有参考价值。由于TLC增高不及RV增高程度明显,故RV/TLC增高大于40%有临床意义。

2.胸部影像学检查

X线胸片改变对COPD诊断特异性不高,早期可无变化,以后可出现肺纹理增粗、紊乱等非特异性改变,也可出现肺气肿改变。高分辨胸部计算机断层扫描(CT)检查对有疑问病例的鉴别诊断有一定意义。

3.血气检查

对确定发生低氧血症、高碳酸血症、酸碱平衡紊乱,以及判断呼吸衰竭的类型有重要价值。

4.其他

COPD合并细菌感染时,外周血白细胞计数增高,核左移。痰培养可能查出病原菌,常见病原菌为肺炎链球菌、流感嗜血杆菌、卡他莫拉菌、肺炎克雷白菌等。

四、诊断要点

1.诊断依据

主要根据吸烟等高危因素史、临床症状、体征及肺功能检查等综合分析确定诊断。不完全可逆的气流受限是 COPD 诊断的必备条件。

2.临床分级

根据 FEV_1/FVC、FEV_1 占预计值百分比和症状可对 COPD 的严重程度做出分级。

3.COPD 病程分期

①急性加重期,在慢性阻塞性肺疾病过程中,短期内咳嗽、咳痰、气短和(或)喘息加重,痰量增多,呈脓性或黏液脓性,可伴发热等症状;②稳定期,患者咳嗽、咳痰、气短等症状稳定或症状较轻。

五、治疗要点

(一)稳定期治疗

1.去除病因

教育和劝导患者戒烟;告知因职业或环境粉尘、刺激性气体所致者,应脱离污染环境。接种流感疫苗和肺炎疫苗可预防流行性感冒和呼吸道细菌感染,避免它们引发的急性加重。

2.药物治疗

主要是支气管扩张剂,如 β_2 肾上腺素受体激动剂、抗胆碱药、茶碱类药和祛痰药、糖皮质激素,可以平喘、祛痰,改善呼吸困难症状,促进痰液排泄。某些中药具有调理机体状况的作用,可予辨证论治。

3.非药物治疗

(1)长期家庭氧疗:对 COPD 合并慢性呼吸衰竭患者的血流动力学、呼吸生理、运动能力和精神状态产生有益影响,可改善患者生活质量、提高生存率。①长期家庭氧疗指征(具有以下任何一项):静息时,$PaO_2 \leqslant 55$ mmHg 或 $SaO_2 < 88\%$,有或无高碳酸血症;56 mmHg $\leqslant PaO_2 < 60$ mmHg,$SaO_2 < 89\%$,并伴有继发性红细胞增多(血细胞比容 $>55\%$),肺动脉高压(肺动脉平均压 $\geqslant 25$ mmHg),右心功能不全导致水肿。②长期家庭氧疗方法:一般采用鼻导管吸氧,氧流量为 $1.0 \sim 2.0$ L/min,吸氧时间 >15 h/d,使患者在静息状态下,达到 $PaO_2 \geqslant 60$ mmHg 和(或)使 SaO_2 升至 90% 以上。

(2)康复治疗:适用于中度以上 COPD 患者。呼吸生理治疗包括正确咳嗽、排痰方法和缩唇呼吸等;肌肉训练包括全身性运动及呼吸肌锻炼,如步行、踏车、腹式呼吸锻炼等;科学的营养支持与加强健康教育亦为康复治疗的重要方面。

(二)急性加重期治疗

最多见的急性加重原因是细菌或病毒感染。根据病情严重程度决定门诊或住院治疗。治疗原则为抗感染、平喘、祛痰、低流量持续吸氧。

六、主要护理诊断/问题

1.气体交换受损

气体交换受损与呼吸道阻塞、呼吸面积减少引起通气和换气功能受损有关。

2.清理呼吸道无效

清理呼吸道无效与呼吸道炎症、阻塞、痰液过多有关。

3.营养失调

营养失调,低于机体需要量与长期咳痰、呼吸困难致食欲下降或感染机体代谢加快有关。

4.焦虑

焦虑与日常活动时供氧不足、疲乏,经济支持不足有关。

5.活动无耐力

活动无耐力与疲劳、呼吸困难有关。

七、护理措施

1.气体交换受损

气体交换受损与呼吸道阻塞、呼吸面积减少引起通气和换气功能受损有关。

(1)休息与体位:保持病室内环境安静、舒适,温度为 20～22 ℃,湿度为 50%～60%。嘱患者卧床休息,协助患者生活需要以减少患者氧耗。明显呼吸困难者摇高床头,协助身体前倾位,以利于辅助呼吸肌参与呼吸。

(2)病情观察:监测患者的血压、呼吸、脉搏、意识状态、血氧饱和度;观察患者咳嗽、咳痰情况,痰液的量、颜色及形状,呼吸困难有无进行性加重等。

(3)有效氧疗:COPD 氧疗一般主张低流量、低浓度持续吸氧。对患者加强正确的氧疗指导,避免出现氧浓度过高或过低而影响氧疗效果。氧疗装置定期更换、清洁、消毒。对急性加重期发生低氧血症者可鼻导管吸氧或通过文丘里(Venturi)面罩吸氧。鼻导管给氧时,吸入的氧浓度与给氧流量有关,估算公式为吸入氧浓度(%)＝21＋4×氧流量(L/min)。一般吸入氧浓度为 28%～30%,应避免吸入氧浓度过高而引起二氧化碳潴留。

(4)呼吸功能锻炼:在病情允许的情况下指导患者进行呼吸功能锻炼,以加强胸、膈呼吸肌肌力和耐力,改善呼吸功能。

缩唇呼吸目的是增加气道阻力,防止细支气管失去放射牵引和胸内高压引起塌陷,以利于肺泡通气。方法:患者取端坐位,双手扶膝,舌尖放在下颌牙齿内底部,舌体略弓起靠近上颌硬腭、软腭交界处,以增加呼气时气流阻力,口唇缩成"吹口哨"的嘴形。吸气时闭嘴用鼻吸气,呼气时缩唇,慢慢呼出气体,吸气与呼气之比为 1∶2,慢慢呼气达到 1∶4。吸气时默数 1、2,呼气时默数 1、2、3、4。缩唇口形大小以能使距嘴唇 15～20 cm 处的蜡烛火焰随气流倾斜但不熄灭为度。呼气是腹式呼吸的组成部分,应配合腹式呼吸锻炼。每天 3～4 次,每次 15～30 min。

腹式呼吸的目的是锻炼膈肌,增加肺活量,提高呼吸耐力。方法:根据患者病情采取合适体位,初学者以半卧位为宜。

①仰卧位的腹式呼吸。让患者髋关节、膝关节轻度屈曲,全身处于舒适的体位。患者一手放在腹部,另一只手放在上胸部,此时治疗师的手与患者的手重叠放置,进行缩唇呼吸。精神集中,让患者在吸气和呼气时感觉手的变化,吸气时治疗师发出指令让患者放置于腹部的手轻轻上抬,治疗师在呼气结束时,快速地徒手震动并对横膈膜进行伸张,以促进呼吸肌的收缩。此训练是呼吸系统物理治疗的基础,要对患者进行充分指导,训练的时间为每次 5～10 min,训练的效果随次数增加显现。训练时注意:①把握患者的呼吸节律,顺应患者的呼吸节律进行

呼吸指导,可避免加重患者呼吸困难程度。②开始时不要进行深呼吸,腹式呼吸不是腹式深呼吸,在开始时期指导患者进行集中精力的深呼吸,可加重患者的呼吸困难。腹式呼吸的指导应在肺活量为 1/3~2/3 通气量的程度上进行练习。应理解腹式深呼吸是充分的腹式呼吸。③应了解横膈的活动,横膈在吸气时向下方运动,腹部上升。了解横膈的活动,易理解腹式呼吸。

②坐位的腹式呼吸。坐位的腹式呼吸的基础是仰卧位的腹式呼吸。患者采用的体位是坐在床上或椅子上,足跟着地,脊柱伸展并保持尽量前倾坐位。患者一手放在膝外侧支撑体重,另一手放在腹部。治疗师一手放在患者的颈部,触及斜角肌的收缩;另一手放在患者的腹部,感受横膈的收缩。这样能够发现患者突然出现的意外和不应出现的胸式呼吸。正确的腹式呼吸是吸气时横膈膜开始收缩,然后斜角肌等呼吸辅助肌使收缩扩大,呼气时吸气肌放松处于迟缓状态。

③立位的腹式呼吸。手法:患者用单手扶床栏或扶手支撑体重。上半身取前倾位。治疗师按照坐位的腹式呼吸指导法指导患者训练。

④用药护理。按医嘱给予支气管扩张气雾剂、抗生素等药物,并注意用药后的反应。应用氨茶碱后,患者在第 21 天出现心率增快的症状,停用氨茶碱加用美托洛尔减慢心率,治疗后好转。

2.清理呼吸道无效

清理呼吸道无效与呼吸道炎症、阻塞、痰液过多有关。

(1)嘱患者减少尘埃与烟雾刺激,避免诱因,注意保暖。

(2)嘱患者补充水分:饮水(保持饮水 1.5~2 L/d 以上)、雾化吸入(每天 2 次,每次 20 min)及静脉输液,有利于痰液的稀释便于咳出。

(3)遵医嘱用药,口服及静滴沐舒坦祛痰,静滴氨茶碱扩张支气管。

(4)注意无菌操作,加强口腔护理。

(5)定时巡视病房,加强翻身、叩背、吸痰。指导患者进行深呼吸和有效的咳嗽、咳痰,定期(每 2 小时)进行数次随意的深呼吸(腹式呼吸),吸气末屏气片刻,然后进行咳嗽;嘱患者经常变换体位以利于痰液咳出,保证呼吸道的通畅,防止肺不张等并发症。

3.焦虑

焦虑与日常活动时供氧不足、疲乏,经济支持不足有关。

(1)入院时给予热情接待,注意保持病室的整洁、安静,为患者创造一个舒适的环境。

(2)鼓励家属陪伴,给患者心理上带来慰藉和亲切感,消除患者的焦虑。

(3)随时了解患者的心理状况,多与其沟通,讲解与本病有关的知识及预后情况,使患者对疾病有一定了解,说明不良情绪对病情有害无利,积极配合会取得良好的效果。

(4)加强巡视病房,在患者夜间无法入睡时适当给予镇静治疗。

4.营养失调

营养失调,低于机体需要量,与长期咳痰、呼吸困难致食欲下降或感染机体代谢加快有关。

(1)评估患者营养状况并了解营养失调原因,宣传饮食治疗的意义和原则。

(2)制订适宜的饮食计划。呼吸困难可使热量和蛋白质消耗增加,因此应制订高热量、高蛋白、高维生素的饮食计划,不能进食或输注过多的糖类,以免产生大量二氧化碳,加重通气负担。改善患者进食环境,鼓励患者进食。嘱患者少量多餐,进软食,细嚼慢咽,避免进食易产气食物。

(3)对便秘者给予含高纤维素食物和水果,对有心衰或水肿者应限制水、钠的摄入。

(4)必要时静脉补充营养。

5.健康教育

(1)COPD的预防主要是避免发病的高危因素、急性加重的诱发因素,以及增强机体免疫力。戒烟是预防COPD的重要措施,也是最简单易行的措施,在疾病的任何阶段戒烟都有益于防止COPD的发生和发展。

(2)控制职业和环境污染,减少有害气体或有害颗粒的吸入,可减轻气道和肺的异常炎症反应。

(3)积极防治婴幼儿和儿童期的呼吸系统感染,可能有助于减少以后COPD的发生。流感疫苗、肺炎链球菌疫苗、细菌溶解物、卡介菌多糖核酸等对防止COPD患者反复感染可能有益。

(4)指导患者进行呼吸功能锻炼,防寒保暖,锻炼身体,增强体质,提高机体免疫力。

(5)对于有COPD高危因素的人群,应定期进行肺功能监测,以尽可能早期发现COPD并及时予以干预。

第四节　支气管哮喘

支气管哮喘(简称"哮喘")是由多种细胞(如肥大细胞、嗜酸性粒细胞和T淋巴细胞等)和细胞组分参与的气道慢性炎症,这种炎症导致气道高反应性和广泛多变的可逆性气流受阻。典型特点是反复发作性喘息和伴有哮鸣音的呼气性呼吸困难。

一、病因与发病机制

(一)病因

哮喘的病因尚未完全清楚,一般认为是多基因遗传病,同时受遗传因素和环境因素的双重影响,环境因素起着激发作用。常见的环境激发因素有:吸入物,如尘螨、花粉、真菌、动物毛屑、氨气等;感染,如细菌、病毒、病原虫、寄生虫等;食物,如鱼、虾、蟹、蛋类、牛奶等;药物,如普萘洛尔、阿司匹林等;气候变化、运动、妊娠等。

(二)发病机制

哮喘与过敏反应(Ⅰ型最多,其次是Ⅳ型等)、气道炎症、气道高反应性及神经因素有关。目前认为某些激发因素作用于遗传易感个体,通过体液和细胞免疫反应,调控免疫介质释放,引起气道产生炎症及气道高反应性,使支气管平滑肌痉挛、气道黏膜水肿、腺体分泌增多。

二、临床表现

(一)症状

先兆:哮喘发作前可有干咳、打喷嚏、流泪等。典型表现:发作性呼气性呼吸困难伴有哮鸣音。严重时被迫坐位或端坐呼吸。夜间或清晨发作和加重是哮喘的特征之一。可用支气管扩张剂或自行缓解。

（二）体征

发作时双肺呈过度充气状态，哮鸣音广泛，呼气音延长。当哮喘非常严重或轻度哮喘时，哮鸣音可不出现。严重哮喘患者可有发绀、心率增快、奇脉、胸腹反常运动等，发作缓解后可无任何症状及体征。

（三）临床类型与病情分度

支气管哮喘可分为急性发作期、非急性发作期。

1.急性发作期

急性发作期指气促、咳嗽、胸闷等症状突然发生或加重，病情加重可在数小时或数天内出现，偶尔可在数分钟内危及生命。

2.非急性发作期（慢性持续期）

哮喘患者在相当长的时间内仍有不同程度的喘息、咳嗽或胸闷，肺通气功能下降。

（四）并发症

哮喘发作时可并发气胸、纵隔气肿、肺不张；长期反复发作和感染可并发慢性支气管炎、肺气肿、支气管扩张和慢性肺源性心脏病。

三、实验室及其他检查

1.血常规及痰液检查

血常规及痰液检查可有嗜酸性粒细胞计数增高，痰涂片可见嗜酸性粒细胞。

2.呼吸功能检查

呼吸功能检查与呼气流速有关的指标，第1秒用力呼气容积、第1秒用力呼气容积占用力肺活量百分比（FEV_1/FVC）、呼气流量峰值（PEF）等均显著下降。而残气量、功能残气量和肺总量均增加；残气量占肺总量（RV/TLC）百分比增高。

3.血气分析

哮喘发作时可有不同程度低氧血症。在 PaO_2 下降的同时有动脉血二氧化碳分压（$PaCO_2$）升高，则提示气道堵塞、病情危重。重症哮喘有呼吸性酸中毒合并代谢性酸中毒。

4.胸部 X 线检查

哮喘发作时两肺透亮度增加，缓解期无异常。

5.变应原检测

用放射变应原吸附试验（RAST）测定特异性免疫球蛋白 E（IgE），可较健康人高 2～6 倍。在缓解期检查可判断变应原，以防止发生过敏反应。

四、诊断要点

（1）反复发作性的喘息、呼吸困难、胸闷或咳嗽，多与接触变应原、呼吸道感染等有关。

（2）发作时两肺可闻及广泛性哮鸣音，呼气时明显延长。

（3）气道阻塞症状经治疗缓解或自行缓解。

（4）结合临床特征和有关实验检查，判断哮喘发作的严重程度。

五、治疗要点

治疗原则包括消除病因、控制急性发作、巩固治疗、改善肺功能、防止复发。

(一)消除病因——脱离变应原

应避免或消除引起哮喘发作的变应原和其他非特异性刺激,去除各种诱发因素。

(二)控制急性发作

1.气管扩张剂

(1)β₂ 肾上腺素受体激动剂(简称"β₂ 受体激动剂"):该类药物主要通过兴奋 β₂ 受体,扩张支气管平滑肌,是控制哮喘急性发作的首选药物。短效 β₂ 受体激动剂有沙丁胺醇(舒喘灵、喘乐宁)、特布他林(博利康尼)、非诺特罗(备劳特)等,新一代长效 β₂ 受体激动剂有丙卡特罗、沙美特罗、班布特罗等,作用时间为 12~24 小时,夜间哮喘适用。给药途径首选吸入法。

(2)茶碱类药物:茶碱类药物除能抑制磷酸二酯酶,提高平滑肌细胞内环磷酸腺苷(cAMP)浓度外,同时具有腺苷受体拮抗作用,刺激肾上腺分泌肾上腺素,增强呼吸肌的收缩,增强气道纤毛清除功能和抗炎作用,是目前治疗哮喘的有效药物。常用氨茶碱。

(3)抗胆碱药:可抑制分布于气道平滑肌的迷走神经释放乙酰胆碱,松弛气道平滑肌。异丙托溴铵雾化吸入见效快,约 5 min 起效,可维持 4~6 小时,尤其适用于夜间哮喘和痰多者。

2.糖皮质激素

由于哮喘的病理基础是慢性非特异性炎症,糖皮质激素是目前防治哮喘最有效的药物。主要机制是增强平滑肌细胞 β₂ 受体的反应性。可采用吸入、口服或静脉用药,吸入治疗仍是目前推荐长期抗感染治疗哮喘的最常用方法。重度或严重哮喘发作时应及早使用琥珀酸氢化可的松。

3.其他处理

促进痰液引流、氧疗、控制感染,对危重患者应注意水、电解质和酸碱平衡紊乱并及时纠正,必要时给予机械通气。

4.重度哮喘的处理原则

重度哮喘病情危重、病情复杂,必须及时合理抢救。予以补液,糖皮质激素、氨茶碱静脉注射或静脉滴注,β₂ 受体激动剂雾化吸入,纠正酸中毒,吸氧,注意纠正电解质紊乱及抗感染等。

(三)预防发作

嘱患者避免接触变应原,参加体育锻炼,增强体质,预防感冒。除此之外,还可以采用以下措施。

1.色甘酸钠

色甘酸钠能稳定肥大细胞的细胞膜,阻止其脱颗粒和释放介质;降低呼吸道末梢感受器的兴奋性或抑制迷走神经反射弧的传入支;降低气道高反应性。对预防由运动或变应原诱发的哮喘最为有效。多用雾化吸入或干粉吸入。

2.酮替芬

酮替芬能抑制炎性介质的释放,降低气道高反应性,增强 β₂ 受体激动剂扩张气道的作用。

3.倍氯米松雾化吸入

倍氯米松雾化吸入可控制气道反应性炎症。

4.脱敏疗法

针对变应原做脱敏治疗可以减轻或减少哮喘发作,但要注意制剂的标准化和可能出现的全身过敏反应和哮喘的严重发作。

六、常用护理诊断/问题

1.焦虑/恐惧

焦虑/恐惧与哮喘发作时伴濒死感有关。

2.低效性呼吸形态

低效性呼吸形态与支气管平滑肌痉挛、气道炎症和高反应性有关。

3.清理呼吸道无效

清理呼吸道无效与支气管平滑肌痉挛、痰液黏稠、无效咳嗽有关。

4.气体交换受损

气体交换受损与支气管痉挛致低氧血症有关。

5.活动无耐力

活动无耐力与发作时呼吸困难有关。

七、护理措施

1.一般护理

提供安静、舒适的休息环境。保持空气流通,使室温维持在 18～22 ℃,保持病室湿度在 50%～70%,定期空气加湿;室内避免放置花草、地毯、皮毛,整理床铺时避免尘埃飞扬等。根据病情提供舒适体位,如为端坐呼吸者提供床旁桌以作支撑,减少体力消耗。提供清淡、易消化、有足够热量的食物,避免进食硬、冷、油煎食物,不宜食用鱼、虾、蟹、蛋类、牛奶等易过敏食物。鼓励患者多饮水,饮水量大于 2500 mL/d,以补充丢失的水分,稀释痰液,防止便秘。

2.氧疗

急性期给氧,对有二氧化碳潴留的患者,应低流量氧气吸入,保持呼吸道湿化。重症哮喘患者鼻导管、面罩吸氧无效时,尽快给予其人工呼吸机辅助呼吸。

3.病情观察

观察患者意识、面容、出汗、发绀、呼吸困难程度、血气分析、血电解质、肺功能等,监测呼吸音、哮鸣音变化,了解病情和治疗效果。加强对急性发作患者的监护,及时发现危重症状或并发症,如自发性气胸、肺不张、酸碱失衡、电解质紊乱、呼吸衰竭、肺性脑病等。

4.协助排痰

使用蒸汽吸入,遵医嘱给予祛痰药物,并定期为患者翻身、拍背,促使痰液排出。

对哮喘患者不宜用超声雾化吸入,因雾液刺激可使支气管痉挛,使哮喘症状加重。禁用吗啡和大量镇静剂,以免抑制呼吸。

5.按医嘱使用支气管解痉药物和抗炎药物

(1)β_2 受体激动剂的不良反应是心悸、肌颤,停药或坚持用药一段时间后症状可消失。久用可能会产生耐药性,停药 1～2 周可恢复敏感性。

(2)静脉滴注氨茶碱时,速度不宜过快,防止出现不良反应,主要有恶心、呕吐、腹泻,药量过大时会出现心律失常和癫痫样发作。

(3)对于糖皮质激素,静脉用药应注意全身副作用。激素吸入的主要不良反应是口咽部真菌感染和咽部不适,吸药后漱口可减轻或避免发生。

八、健康指导

(1)发作时指导:告诉患者哮喘发作前的先兆,发现有先兆,立即吸入短效、速效 β_2 受体激动剂。嘱患者应随身携带药物。气雾剂的使用方法如下。①移去套口的盖,使用前轻摇贮药罐使之混匀。②头略后仰并缓慢地呼气,尽可能呼出肺内空气。③将吸入器吸口紧紧含在口中,并屏住呼吸,以示指和拇指紧按吸入器,使药物释出,并同时做与喷药同步的缓慢深吸气,最好大于 5 秒(有的装置带笛声,没有听到笛声则表示未将药物吸入)。④尽量屏住呼吸 5~10 秒,使药物充分分布到下气道,以达到良好的治疗效果。若要再次吸入,应至少间隔 1 min,使吸入的药物扩张到狭窄的气道,有利于再次吸入的药物达到更远的气管。⑤将盖子套回喷口上。⑥用清水漱口,去除上咽部残留的药物。

(2)调整环境,避免接触变应原和刺激因素,避免吸入花粉、烟尘、异味气体等,必要时采用脱敏疗法或迁移治疗。对日常生活中存在的诱发因素,如情绪紧张、温度突变、煤气、油烟、室内地毯、油漆、家庭中饲养的宠物等,均应尽量避免。不宜摄入能诱发哮喘的食物,如鱼虾、胡椒、生姜等。指导患者摄入营养丰富的清淡饮食,鼓励多饮水,积极参与适当的体育锻炼,增强体质,预防上呼吸道感染。

(3)记录哮喘日记。

通过记录哮喘日记,观察每天病情变化、峰流速变化,以及服药情况。峰流速通过袖珍式峰流速仪来测定,便于携带,适用于患者在家每天客观监测气流受限情况。峰流速仪的使用方法如下。①取站立位,手握峰流速仪,注意不要妨碍游标移动,并确认游标位于标尺的基底部。②深吸气后将峰流速仪放入口中,用嘴唇包住吹气口,尽可能快而用力地呼气,注意不要将舌头放在吹气口内。③再重复检查 2 次,选择 3 次的最高数值。如果在 2~3 周结果不能达到呼吸流量峰值预计值(正常值)的 80%,则需要及时就诊。

第五节　支气管肺炎

一、概述

肺炎是指终末气道、肺泡和肺间质的炎症,由病原微生物、理化因素、免疫损伤、过敏及药物所致。细菌性肺炎是最常见的肺炎。也是最常见的感染性疾病之一。尽管新的强效抗生素不断投入应用,但其发病率和病死率仍很高,其原因可能有社会人口老龄化、吸烟人群的低龄化、伴有基础疾病、免疫功能低下,加之病原体变迁、医院获得性肺炎发病率增加、病原学诊断困难、抗生素的不合理使用导致细菌耐药性增加和部分人群贫困化加剧等因素。

(一)分类

肺炎可按解剖、病因或患病环境加以分类。

1.解剖分类

(1)大叶性(肺泡性)肺炎:为肺实质炎症,通常并不累及支气管。病原体先在肺泡引起炎症,经肺泡间孔(Cohn)向其他肺泡扩散,导致部分或整个肺段、肺叶发生炎症改变。致病菌多为肺炎链球菌。

(2)小叶性(支气管)肺炎:指病原体经支气管入侵,引起细支气管、终末细支气管和肺泡的炎症。病原体有肺炎链球菌、葡萄球菌、病毒、肺炎支原体以及军团菌等。常继发于其他疾病,如支气管炎、支气管扩张、上呼吸道病毒感染以及长期卧床的危重患者。

(3)间质性肺炎:以肺间质炎症为主,病变累及支气管壁及其周围组织,有肺泡壁增生及间质水肿。可由细菌、支原体、衣原体、病毒或肺孢子菌等引起。

2.病因分类

(1)细菌性肺炎:如肺炎链球菌、金黄色葡萄球菌、甲型溶血性链球菌、肺炎克雷白杆菌、流感嗜血杆菌、铜绿假单胞菌、棒状杆菌、梭形杆菌等引起的肺炎。

(2)非典型病原体所致肺炎:如支原体、军团菌和衣原体等。

(3)病毒性肺炎:如冠状病毒、腺病毒、呼吸道合胞病毒、流感病毒、麻疹病毒、巨细胞病毒、单纯疱疹病毒等。

(4)真菌性肺炎:如白念珠菌、曲霉、放射菌等。

(5)其他病原体所致的肺炎:如立克次体(如 Q 热立克次体)、弓形虫(如鼠弓形虫)、寄生虫(如肺包虫、肺吸虫、肺血吸虫)等。

(6)理化因素所致的肺炎:如放射性损伤引起的放射性肺炎、胃酸吸入、药物等引起的化学性肺炎等。

3.患病环境分类

由于病原学检查阳性率低,培养结果滞后,病因分类在临床上应用较为困难,目前多按肺炎的获得环境分成两类,有利于指导经验治疗。

(1)社区获得性肺炎(CAP)是指在医院外罹患的感染性肺实质炎症,也称院外肺炎,包括具有明确潜伏期的病原体感染而在入院后平均潜伏期内发病的肺炎。常见致病菌为肺炎链球菌、流感嗜血杆菌、卡他莫拉菌和非典型病原体。

(2)医院获得性肺炎(HAP)简称医院内肺炎,是指患者入院时既不存在、也不处于潜伏期,而于入院 48 小时后在医院(包括老年护理院、康复院等)内发生的肺炎,也包括出院后 48 小时内发生的肺炎。无感染高危因素患者的常见病原体依次为肺炎链球菌、流感嗜血杆菌、金黄色葡萄球菌、铜绿假单胞菌、大肠杆菌、肺炎克雷白杆菌等;有感染高危因素患者的常见病原体依次为金黄色葡萄球菌、铜绿假单胞菌、肠杆菌属、肺炎克雷白杆菌等。

(二)病因及发病机制

正常的呼吸道免疫防御机制(支气管内黏液-纤毛运载系统、肺泡巨噬细胞防御的完整性等)使气管隆凸以下的呼吸道保持无菌。肺炎的发生主要由病原体和宿主两个因素决定。如果病原体数量多、毒力强和(或)宿主呼吸道局部和全身免疫防御系统损害,即可发生肺炎。病原体可通过空气吸入、血行播散、邻近感染部位蔓延、上呼吸道定植菌的误吸引起社区获得性肺炎。医院获得性肺炎还可通过误吸胃肠道的定植菌(胃食管反流)和通过人工气道吸入环境中的致病菌引起。

二、肺炎链球菌肺炎

肺炎链球菌肺炎或称肺炎球菌肺炎,是由肺炎链球菌或称肺炎球菌所引起的肺炎,约占社区获得性肺炎的半数以上。通常急骤起病,以高热、寒战、咳嗽、血痰及胸痛为特征。X 线胸片呈肺段或肺叶急性炎性实变,近年来因抗菌药物的广泛使用,致使本病的起病方式、症状及 X 线改变均不典型。

肺炎链球菌为革兰染色阳性球菌,多成双排列或短链排列。有荚膜,其毒力大小与荚膜中的多糖结构及含量有关。根据荚膜多糖的抗原特性,肺炎链球菌可分为 86 个血清型。成人致病菌多属 1～9 及 12 型,以第 3 型毒力最强,儿童则多为 6、14、19 及 23 型。肺炎链球菌在干燥痰中能存活数月,但在阳光直射 1 小时,或加热至 52 ℃ 10 min 即可杀灭,对石炭酸等消毒剂亦甚敏感。机体免疫功能正常时,肺炎链球菌是寄居在口腔及鼻咽部的一种正常菌群,其带菌率常随年龄、季节及免疫状态的变化而有差异。机体免疫功能受损时,有毒力的肺炎链球菌入侵人体而致病。肺炎链球菌除引起肺炎外,少数可发生菌血症或感染性休克,老年人及婴幼儿的病情尤为严重。

本病以冬季与初春多见,常与呼吸道病毒感染相伴行。患者常为原来健康的青壮年或老年与婴幼儿,男性较多见。吸烟者、痴呆者、慢性支气管炎、支气管扩张、充血性心力衰竭、慢性病患者以及免疫抑制宿主均易受肺炎链球菌侵袭。肺炎链球菌不产生毒素,不引起原发性组织坏死或形成空洞。其致病力是由于有高分子多糖体的荚膜对组织的侵袭作用,首先引起肺泡壁水肿,出现白细胞与红细胞渗出,含菌的渗出液经肺泡间孔(Cohn)向肺的中央部分扩展,甚至累及几个肺段或整个肺叶,因病变开始于肺的外周,故叶间分界清楚,易累及胸膜,引起渗出性胸膜炎。

病理改变有充血期、红肝变期、灰肝变期及消散期。表现为肺组织充血水肿,肺泡内浆液渗出及红、白细胞浸润,白细胞吞噬细菌,继而纤维蛋白渗出物溶解、吸收、肺泡重新充气。在肝变期病理阶段实际上并无确切分界,经早期应用抗菌药物治疗,此种典型的病理分期已很少见。病变消散后肺组织结构多无损坏,不留纤维瘢痕。极个别患者肺泡内纤维蛋白吸收不完全,甚至有成纤维细胞形成,形成机化性肺炎。老年人及婴幼儿感染可沿支气管分布(支气管肺炎)。若未及时使用抗菌药物,5%～10%的患者可并发脓胸,10%～20%的患者因细菌经淋巴管、胸导管进入血液循环,可引起脑膜炎、心包炎、心内膜炎、关节炎和中耳炎等肺外感染。

(一)护理评估

1.健康史

肺炎的发生与细菌的侵入和机体防御能力的下降有关。吸入口咽部的分泌物或空气中的细菌、周围组织感染的直接蔓延、菌血症等均可成为细菌入侵的途径;吸烟、酗酒、年老体弱、长期卧床、意识不清、吞咽和咳嗽反射障碍、慢性或重症患者、长期使用糖皮质激素或免疫抑制剂、接受机械通气及大手术者均可因机体防御机制降低而继发肺炎。注意询问患者起病前是否存在机体抵抗力下降、呼吸道防御功能受损的因素,了解患者既往的健康状况。

2.身体状况

发病前常有受凉、淋雨、疲劳、醉酒、病毒感染史,多有上呼吸道感染的前驱症状。

(1)主要症状:起病多急骤,高热、寒战,全身肌肉酸痛,体温通常在数小时内升至 39～40℃,高峰在下午或傍晚,或呈稽留热,脉率随之增速。可有患侧胸部疼痛,放射到肩部或腹部,咳嗽或深呼吸时加剧。痰少,可带血或呈铁锈色,食欲锐减,偶有恶心、呕吐、腹痛或腹泻,易被误诊为急腹症。

(2)护理体检:患者呈急性病容,面颊绯红,鼻翼扇动,皮肤灼热、干燥,口角及鼻周有单纯疱疹;病变广泛时可出现发绀。有败血症者,可出现皮肤、黏膜出血点,巩膜黄染。早期肺部体征无明显异常,仅有胸廓呼吸运动幅度减小,叩诊稍浊,听诊可有呼吸音减低及胸膜摩擦音。肺实变时叩诊浊音、触觉语颤增强并可闻及支气管呼吸音。消散期可闻及湿啰音。心率增快,有时心律不齐。重症患者有肠胀气,上腹部压痛多与炎症累及膈胸膜有关。重症感染时可伴休克、急性呼吸窘迫综合征及神经精神症状,表现为意识模糊、烦躁、呼吸困难、嗜睡、谵妄、昏迷等。累及脑膜时有颈抵抗及出现病理性反射。

本病自然病程1~2周。发病5~10天,体温可自行骤降或逐渐消退;使用有效的抗菌药物后可使体温在1~3天内恢复正常。患者的其他症状与体征亦随之逐渐消失。

(3)并发症:肺炎链球菌肺炎的并发症近年来已很少见。严重败血症或毒血症患者易发生感染性休克,尤其是老年人。表现为血压降低、四肢厥冷、多汗、发绀、心动过速、心律失常等,而高热、胸痛、咳嗽等症状并不突出。其他并发症有胸膜炎、脓胸、心包炎、脑膜炎和关节炎等。

3.实验室及其他检查

(1)血常规检查:血白细胞计数 $10 \times 10^9/L$~$20 \times 10^9/L$,中性粒细胞多在 80% 以上,并有核左移,细胞内可见中毒颗粒。年老体弱、酗酒、免疫功能低下者的白细胞计数可不增高,但中性粒细胞的百分比仍增高。

(2)痰直接涂片作革兰染色及荚膜染色镜检:发现典型的革兰染色阳性、带荚膜的双球菌或链球菌,即可初步做出病原诊断。

(3)痰培养:24~48小时可以确定病原体。痰标本送检应注意器皿洁净无菌,在抗菌药物应用之前漱口后采集,取深部咳出的脓性或铁锈色痰。

(4)聚合酶链反应(PCR)检测及荧光标记抗体检测:可提高病原学诊断率。

(5)血培养:约 10%~20% 的患者合并菌血症,故重症肺炎应做血培养。

(6)细菌培养:如合并胸腔积液,应积极抽取积液进行细菌培养。

(7)X线检查:早期仅见肺纹理增粗,或受累的肺段、肺叶稍模糊。随着病情进展,肺泡内充满炎性渗出物,表现为大片炎症浸润阴影或实变影,在实变阴影中可见支气管充气征,肋膈角可有少量胸腔积液。在消散期,X线显示炎性浸润逐渐吸收,可有片状区域吸收较快,呈现"假空洞"征,多数病例在起病3~4周后才完全消散。老年患者肺炎病灶消散较慢,容易出现吸收不完全而成为机化性肺炎。

4.心理-社会评估

肺炎起病多急骤,短期内病情严重,加之高热和全身中毒症状明显,患者及家属常深感不安。当出现严重并发症时,患者会表现出忧虑和恐惧。

(二)主要护理诊断及医护合作性问题

1.体温过高

与肺部感染有关。

2.气体交换受损

与肺部炎症、痰液黏稠等引起呼吸面积减少有关。

3.清理呼吸道无效

与胸痛、气管、支气管分泌物增多、黏稠及疲乏有关。

4.疼痛

胸痛与肺部炎症累及胸膜有关。

5.潜在并发症

感染性休克。

(三)护理目标

体温恢复正常范围;患者呼吸平稳,发绀消失;症状减轻呼吸道通畅;疼痛减轻,感染控制未发生休克。

(四)护理措施

1.一般护理

(1)休息与环境:保持室内空气清新,病室保持适宜的温、湿度,环境安静、清洁、舒适。限制患者活动,限制探视,避免因谈话过多影响体力。要集中安排治疗和护理活动,保证足够的休息,减少氧耗量,缓解头痛、肌肉酸痛、胸痛等症状。

(2)体位:协助或指导患者采取合适的体位。对有意识障碍患者,如病情允许可取半卧位,增加肺通气量;或侧卧位,以预防或减少分泌物吸入肺内。为促进肺扩张,每 2 小时变换体位1 次,减少分泌物淤积在肺部而引起并发症。

(3)饮食与补充水分:给予高热量、高蛋白质、高维生素、易消化的流质或半流质饮食,以补充高热引起的营养物质消耗。宜少食多餐,避免压迫膈肌。若有明显麻痹性肠梗阻或胃扩张,应暂时禁食,遵医嘱给予胃肠减压,直至肠蠕动恢复。鼓励患者多饮水(1~2 L/d),来补充发热、出汗和呼吸急促所丢失的水分,并利于痰液排出。轻症者无须静脉补液,脱水严重者可遵医嘱补液,补液有利于加快毒素排泄和热量散发,尤其是食欲差或不能进食者。心脏病或老年人应注意补液速度,过快过多易导致急性肺水肿。

2.病情观察

监测患者意识、体温、呼吸、脉搏、血压和尿量,并做好记录。尤其应注意密切观察体温的变化。观察有无呼吸困难及发绀,及时适宜给氧。重点观察儿童、老年人、久病体弱者的病情变化,注意是否伴有感染性休克的表现。观察痰液颜色、性状和量,如肺炎球菌肺炎呈铁锈色,葡萄球菌肺炎呈粉红色乳状,厌氧菌感染者痰液多有恶臭等。

3.对症护理

(1)高热的护理。

(2)咳嗽、咳痰的护理:协助和鼓励患者有效咳嗽、排痰,及时清除口腔和呼吸道内痰液、呕吐物。痰液黏稠不易咳出时,在病情允许情况下可扶患者坐起,给予拍背,协助咳痰,遵医嘱应用祛痰药以及超声雾化吸入,稀释痰液,促进痰的排出。必要时吸痰,预防窒息。吸痰前,注意告知病情。

(3)气急发绀的护理:监测动脉血气分析值,给予吸氧,提高血氧饱和度,改善发绀,增加患者的舒适度。氧流量一般为每分钟 4~6 L,若为 COPD 患者,应给予低流量低浓度持续吸氧。注意观察患者呼吸频率、节律、深度等变化,皮肤色泽和意识状态有无改变,如果病情恶化,准备气管插管和呼吸机辅助通气。

(4)胸痛的护理:维持患者舒适的体位。患者胸痛时,常随呼吸、咳嗽加重,可采取患侧卧位,在咳嗽时可用枕头等物夹紧胸部,必要时用宽胶布固定胸廓,以降低胸廓活动度,减轻疼痛。疼痛剧烈者,遵医嘱应用镇痛、止咳药,缓解疼痛和改善肺通气,如口服可待因。此外可用物理止痛和中药止痛擦剂。物理止痛,如按摩、针灸、经皮肤电刺激止痛穴位或局部冷敷等,可降低疼痛的敏感性。中药经皮肤吸收,无创伤,且发挥药效快,对轻度疼痛效果好。中药止痛擦剂具有操作简便、安全、毒副作用小,无药物依赖现象等优点。

(5)其他:鼓励患者经常漱口,做好口腔护理。口唇疱疹者局部涂液状石蜡或抗病毒软膏,防止继发感染。烦躁不安、谵妄、失眠者酌情使用地西泮或水合氯醛,禁用抑制呼吸的镇静药。

4.感染性休克的护理

(1)观察休克的征象:密切观察生命体征、实验室检查和病情的变化。发现患者意识模糊、烦躁、发绀、四肢湿冷、脉搏细数、脉压变小、呼吸浅快、面色苍白、尿量减少(每小时少于30 mL)等休克早期症状时,及时报告医师,采取救治措施。

(2)环境与体位:应将感染性休克的患者安置在重症监护室,注意保暖和安全。取仰卧中凹位,抬高头胸部 $20°$,抬高下肢约 $30°$,有利于呼吸和静脉回流,增加心排出量。尽量减少搬动。

(3)吸氧:应给高流量吸氧,维持动脉氧分压在 60 mmHg(7.99 kPa)以上,改善缺氧状况。

(4)补充血容量:快速建立两条静脉通路,遵医嘱给予右旋糖酐或平衡液以维持有效血容量,降低血液的黏稠度,防止弥散性血管内凝血。随时监测患者一般情况、血压、尿量、尿比重、血细胞比容等;监测中心静脉压,作为调整补液速度的指标,中心静脉压 <5 cmH$_2$O(0.49 kPa)可放心输液,达到10 cmH$_2$O(0.98 kPa)应慎重。以中心静脉压不超过 10 cmH$_2$O(0.98 kPa)、尿量每小时在 30 mL 以上为宜。补液不宜过多过快,以免引起心力衰竭和肺水肿。若血容量已补足而 24 小时尿量仍 <400 mL、尿比重 <1.018 时,应及时报告医师,注意是否合并急性肾衰竭。

(5)纠正酸中毒:有明显酸中毒可静脉滴注 5%的碳酸氢钠,因其配伍禁忌较多,宜单独输入。随时监测和纠正电解质和酸碱失衡等。

(6)应用血管活性药物的护理:遵医嘱在应用血管活性药物,如多巴胺、间羟胺(阿拉明)时,滴注过程中应注意防止液体溢出血管外,引起局部组织坏死和影响疗效。可应用输液泵单独静脉输入血管活性药物,根据血压随时调整滴速,维持收缩压在 90~100 mmHg(11.99~13.33 kPa),保证重要器官的血液供应,改善微循环。

(7)对因治疗:应联合、足量应用强有力的广谱抗生素控制感染。

(8)病情转归观察:随时监测和评估患者意识、血压、脉搏、呼吸、体温、皮肤、黏膜、尿量的变化,判断病情转归。如患者意识逐渐清醒、皮肤及肢体变暖、脉搏有力、呼吸平稳规则、血压回升、尿量增多,预示病情已好转。

5.用药护理

遵医嘱及时使用有效抗感染药物,注意观察药物疗效及不良反应。

(1)抗菌药物治疗:一经诊断即应给予抗菌药物治疗,不必等待细菌培养结果。首选青霉素 G,用药途径及剂量视病情轻重及有无并发症而定:对于成年轻症患者,可用 240 万 U/d,分 3 次肌内注射,或用普鲁卡因青霉素每 12 小时肌内注射 60 万 U。病情稍重者,宜用青霉素 G 240 万～480 万 U/d,分次静脉滴注,每 6～8 小时 1 次;重症及并发脑膜炎者,可增至 1000 万～3000 万 U/d,分 4 次静脉滴注。对青霉素过敏者或耐青霉素或多重耐药菌株感染者,可用呼吸氟喹诺酮类、头孢噻肟或头孢曲松等药物,多重耐药菌株感染者可用万古霉素、替考拉宁等。药物治疗 48～72 小时后应对病情进行评价,治疗有效表现为体温下降、症状改善、白细胞逐渐降低或恢复正常等。如用药 72 小时后病情仍无改善,需及时报告医师并作相应处理。

(2)支持疗法:患者应卧床休息,注意补充足够蛋白质、热量及维生素。密切监测病情变化,注意防止休克。剧烈胸痛者,可酌情用少量镇痛药,如可待因 15 mg。不用阿司匹林或其他解热药,以免过度出汗、脱水及干扰真实热型,导致临床判断错误。鼓励饮水每天 1～2 L,轻症患者不需常规静脉输液,确有失水者可输液,保持尿比重在 1.020 以下,血清钠保持在 145 mmol/L 以下。中等或重症患者($PaO_2 < 60$ mmHg 或有发绀)应给氧。若有明显麻痹性肠梗阻或胃扩张,应暂时禁食、禁饮和胃肠减压,直至肠蠕动恢复。烦躁不安、谵妄、失眠者酌用地西泮 5 mg 或水合氯醛 1～1.5 g,禁用抑制呼吸的镇静药。

(3)并发症的处理:经抗菌药物治疗后,高热常在 24 小时内消退,或数天内逐渐下降。若体温降而复升或 3 天后仍不降者,应考虑肺炎链球菌的肺外感染,如脓胸、心包炎或关节炎等。持续发热的其他原因尚有耐青霉素的肺炎链球菌(PRSP)或混合细菌感染、药物热或并存其他疾病。肿瘤或异物阻塞支气管时,经治疗后肺炎虽可消散,但阻塞因素未除,肺炎可再次出现。10%～20%肺炎链球菌肺炎伴发胸腔积液者,应酌情取胸液检查及培养以确定其性质。若治疗不当,约 5%并发脓胸,应积极排脓引流。

6.心理护理

患病前健康状态良好的患者会因突然患病而焦虑不安;病情严重或患有慢性基础疾病的患者则可能出现消极、悲观和恐慌的心理反应。要耐心给患者讲解疾病的有关知识,解释各种症状和不适的原因,讲解各项诊疗、护理操作目的、操作程序和配合要点,使患者清楚大部分肺炎治疗、预后良好。询问和关心患者的需要,鼓励患者说出内心感受,与患者进行有效的沟通。帮助患者祛除不良心理反应,树立治愈疾病的信心。

7.健康指导

(1)疾病知识指导:让患者及家属了解肺炎的病因和诱因,有皮肤疖、痈、伤口感染、毛囊炎、蜂窝织炎时应及时治疗。避免受凉、淋雨、酗酒和过度疲劳,特别是年老体弱和免疫功能低下者,如糖尿病、慢性肺病、慢性肝病、血液病、营养不良、艾滋病等。天气变化时随时增减衣服,预防上呼吸道感染。可注射流感或肺炎免疫疫苗,使之产生免疫力。

(2)生活指导:劝导患者要注意休息,劳逸结合,生活有规律。保证摄取足够的营养物质,适当参加体育锻炼,增强机体抗病能力。对有意识障碍、慢性病、长期卧床者,应教会家属注意帮助患者经常改变体位、翻身、拍背,协助并鼓励患者咳出痰液,有感染征象时及时就诊。

(3)出院指导:出院后需继续用药者,应指导患者遵医嘱按时服药,向患者介绍所服药物的疗效、用法、疗程、不良反应,不能自行停药或减量。教会患者观察疾病复发症状,如出现发热、咳嗽、呼吸困难等不适表现时,应及时就诊。告知患者随诊的时间及需要准备的有关资料,如

X 线胸片等。

(五)护理评价

患者体温恢复正常;能进行有效咳嗽,痰液易咳出,显示咳嗽次数减少或消失,痰量减少;休克发生时及时发现并给予及时的处理。

三、其他类型肺炎

(一)葡萄球菌肺炎评估

葡萄球菌肺炎是由葡萄球菌引起的急性肺部化脓性炎症。葡萄球菌的致病物质主要是毒素与酶,具有溶血、坏死、杀白细胞和致血管痉挛等作用。其致病力可用血浆凝固酶来测定,阳性者致病力较强,是化脓性感染的主要原因。但其他凝固酶阴性的葡萄球菌亦可引起感染。随着医院内感染的增多,由凝固酶阴性葡萄球菌引起的肺炎也不断增多。

医院获得性肺炎中,葡萄球菌感染占 11%～25%。常发生于有糖尿病、血液病、艾滋病、肝病或慢性阻塞性肺疾病等原有基础疾病者。若治疗不及时或不当,病死率甚高。

1.临床表现

起病多急骤,寒战、高热,体温高达 39～40 ℃,胸痛,咳大量脓性痰,带血丝或呈脓血状。全身肌肉和关节酸痛,精神萎靡,病情严重者可出现周围循环衰竭。院内感染者常起病隐袭,体温逐渐上升,咳少量脓痰。老年人症状可不明显。

早期可无体征,晚期可有双肺散在湿啰音。病变较大或融合时可出现肺实变体征。但体征与严重的中毒症状和呼吸道症状不平行。

2.实验室及其他检查

(1)血常规:白细胞计数及中性粒细胞显著增加,核左移,有中毒颗粒。

(2)细菌学检查:痰涂片可见大量葡萄球菌和脓细胞,血、痰培养多为阳性。

(3)X 线检查:胸部 X 线显示短期内迅速多变的特征,肺段或肺叶实变,可形成空洞,或呈小叶状浸润,可有单个或多个液气囊腔,约2～4周后完全消失,偶可遗留少许条索状阴影或肺纹理增多等。

3.治疗要点

为早期清除原发病灶,常采用强有力的抗感染治疗,加强支持疗法,预防并发症。通常首选耐青霉素酶的半合成青霉素或头孢菌素,如苯唑西林、头孢呋辛等。对甲氧西林耐药株(MRSA)可用万古霉素、替考拉宁等治疗。疗程 2～3 周,有并发症者需 4～6 周。

(二)肺炎支原体肺炎评估

肺炎支原体肺炎是由肺炎支原体引起的呼吸道和肺部的急性炎症。常同时有咽炎、支气管炎和肺炎。肺炎支原体是介于细菌和病毒之间,兼性厌氧、能独立生活的最小微生物。健康人吸入患者咳嗽、打喷嚏时喷出的口鼻分泌物可感染,即通过呼吸道传播。病原体通常吸附宿主呼吸道纤毛上皮细胞表面,不侵入肺实质,抑制纤毛活动和破坏上皮细胞。其致病性可能与患者对病原体及其代谢产物的过敏反应有关。

支原体肺炎约占非细菌性肺炎的 1/3 以上,或各种原因引起的肺炎的 10%。以秋冬季发病较多,可散发或小流行,患者以儿童和青年人居多,婴儿间质性肺炎亦应考虑本病的可能。

1.临床表现

通常起病缓慢,潜伏期2～3周,症状主要为乏力、咽痛、头痛、咳嗽、发热、食欲不振、肌肉酸痛等。多为刺激性咳嗽,咳少量黏液痰,发热可持续2～3周,体温恢复正常后可仍有咳嗽。偶伴有胸骨后疼痛。

可见咽部充血、颈部淋巴结肿大等体征。肺部可无明显体征,与肺部病变的严重程度不相称。

2.实验室及其他检查

(1)血常规:血白细胞计数正常或略增高,以中性粒细胞为主。

(2)免疫学检查:起病2周后,2/3的患者冷凝集试验阳性,滴度效价大于1:32,尤以滴度逐渐升高更有价值。约半数患者对链球菌MG凝集试验阳性。还可评估肺炎支原体直接检测、支原体IgM抗体、免疫印迹法和聚合酶链反应(PCR)等检查结果。

(3)X线检查:肺部可呈多种形态的浸润影,呈节段性分布,以肺下野为多见,有的从肺门附近向外伸展。3～4周后病变可自行消失。

3.治疗要点

肺炎支原体肺炎首选大环内酯类抗生素,如红霉素。疗程一般为2～3周。

(三)病毒性肺炎评估

病毒性肺炎评估是由上呼吸道病毒感染,向下蔓延所致的肺部炎症。常见病毒为甲、乙型流感病毒、腺病毒、副流感病毒、呼吸道合胞病毒和冠状病毒等。患者可同时受一种以上病毒感染,气道防御功能降低,常继发细菌感染。病毒性肺炎为吸入性感染,常有气管支气管炎。呼吸道病毒通过飞沫与直接接触而迅速传播,可暴发或散发流行。

病毒性肺炎约占需住院的社区获得性肺炎的8%,大多发生于冬春季节。密切接触的人群或有心肺疾病者、老年人等易受感染。

1.临床表现

一般临床症状较轻,与支原体肺炎症状相似。起病较急,发热、头痛、全身酸痛、乏力等较突出。有咳嗽、少痰或白色黏液痰、咽痛等症状。老年人或免疫功能受损的重症患者,可表现为呼吸困难、发绀、嗜睡、精神萎靡,甚至并发休克、心力衰竭和呼吸衰竭,严重者可发生急性呼吸窘迫综合征。

本病常无显著的胸部体征,病情严重者有呼吸浅速、心率增快、发绀、肺部干湿性啰音。

2.实验室及其他检查

(1)血常规:白细胞计数正常、略增高或偏低。

(2)病原体检查:呼吸道分泌物中细胞核内的包涵体可提示病毒感染,但并非一定来自肺部。需进一步评估下呼吸道分泌物或肺活检标本培养是否分离出病毒。

(3)X线检查:可见肺纹理增多,小片状或广泛浸润。病情严重者,显示双肺呈弥漫性结节浸润,而大叶实变及胸腔积液者不多见。

3.治疗要点

病毒性肺炎以对症治疗为主,板蓝根、黄芪、金银花、连翘等中药有一定的抗病毒作用。对某些重症病毒性肺炎应采用抗病毒药物,如选用利巴韦林(病毒唑)、阿昔洛韦(无环鸟苷)等。

（四）真菌性肺炎评估

肺部真菌感染是最常见的深部真菌病。真菌感染的发生是机体与真菌相互作用的结果，最终取决于真菌的致病性、机体的免疫状态及环境条件对机体与真菌之间关系的影响。广谱抗生素、糖皮质激素、细胞毒药物及免疫抑制剂的广泛使用，人免疫缺陷病毒（HIV）感染和艾滋病增多使肺部真菌感染的机会增加。

真菌多在土壤中生长，孢子飞扬于空气中，极易被人体吸入而引起肺真菌感染（外源性）；或使机体致敏。引起表现为支气管哮喘的过敏性肺泡炎。有些真菌为寄生菌，如念珠菌和放线菌，当机体免疫力降低时可引起感染。静脉营养疗法的中心静脉插管如留置时间过长。白念珠菌能在高浓度葡萄糖中生长，引起念珠菌感染中毒症。空气中到处有曲霉属孢子，在秋冬及阴雨季节。储藏的谷草发热霉变时更多。若大量吸入可能引起急性气管支气管炎或肺炎。

1.临床表现

真菌性肺炎多继发于长期应用抗生素、糖皮质激素、免疫抑制剂、细胞毒药物或因长期留置导管、插管等诱发，其症状和体征无特征性变化。

2.实验室及其他检查

（1）真菌培养：其形态学辨认有助于早期诊断。

（2）X线检查：可表现为支气管肺炎、大叶性肺炎、弥漫性小结节及肿块状阴影和空洞。

3.治疗要点

真菌性肺炎目前尚无理想的药物，两性霉素 B 对多数肺部真菌仍为有效药物，但由于其不良反应较多，使其应用受到限制。其他药物尚有氟胞嘧啶、咪康唑、酮康唑、制霉菌素等也可选用。

（五）重症肺炎评估

目前重症肺炎还没有普遍认同的标准，各国诊断标准不一，但都注重肺部病变的范围、器官灌注和氧合状态。我国制定的重症肺炎标准为：①意识障碍。②呼吸频率＞30 次/min。③$PaO_2 < 60$ mmHg（7.99 kPa），$PO_2/FiO_2 < 300$，需行机械通气治疗。④血压＜90/60 mmHg（11.99/7.99 kPa）。⑤胸片显示双侧或多肺叶受累，或入院 48 小时内病变扩大≥50%。⑥少尿：尿量每小时＜20 mL，或每 4 小时＜80 mL，或急性肾衰竭需要透析治疗。

第六节　肺　脓　肿

肺脓肿是由多种病原菌引起肺实质坏死的肺部化脓性感染。早期为肺组织的化脓性炎症，继而坏死、液化，由肉芽组织包绕形成脓肿。高热、咳嗽和咳大量脓臭痰为其临床特征。本病可见于任何年龄，青壮年男性及年老体弱有基础疾病者多见。自抗生素广泛应用以来，发病率有明显降低。

一、病因及发病机制

急性肺脓肿的主要病原体是细菌，常为上呼吸道、口腔的定植菌，包括需氧、厌氧和兼性厌氧菌。厌氧菌感染占主要地位，较重要的厌氧菌有核粒梭形杆菌、消化球菌等。常见的需氧和兼性厌氧菌为金黄色葡萄球菌、化脓链球菌(A 组溶血性链球菌)、肺炎克雷白杆菌和铜绿假单胞菌等。免疫力低下者,如接受化学治疗、白血病或艾滋病患者其病原菌也可为真菌。根据不同病因和感染途径,肺脓肿可分为以下 2 种类型。

1.吸入性肺脓肿

吸入性肺脓肿是临床上最多见的类型,病原体经口、鼻、咽吸入致病,误吸为最主要的发病原因。正常情况下,吸入物可由呼吸道迅速清除,但当由于受凉、劳累等诱因导致全身或局部免疫力下降时;在有意识障碍,如全身麻醉或气管插管、醉酒、脑血管意外时,吸入的病原菌即可致病。此外,也可由上呼吸道的慢性化脓性病灶,如扁桃体炎、鼻窦炎、牙槽脓肿等脓性分泌物经气管被吸入肺内致病。吸入性肺脓肿发病部位与解剖结构有关,常为单发性,由于右主支气管较陡直,且管径较粗大,因而右侧多发。病原体多为厌氧菌。

2.继发性肺脓肿

继发性肺脓肿可继发于:①某些肺部疾病如细菌性肺炎、支气管扩张、空洞性肺结核、支气管肺癌、支气管囊肿等感染。②支气管异物堵塞也是肺脓肿尤其是小儿肺脓肿发生的重要因素。③邻近器官的化脓性病变蔓延至肺,如食管穿孔感染、膈下脓肿、肾周围脓肿及脊柱脓肿等波及肺组织引起肺脓肿。阿米巴肝脓肿可穿破膈肌至右肺下叶,形成阿米巴肺脓肿。

3.血源性肺脓肿

因皮肤外伤感染、痈、疖、骨髓炎、静脉吸毒、感染性心内膜炎等肺外感染病灶的细菌或脓毒性栓子经血行播散至肺部引起小血管栓塞,产生化脓性炎症、组织坏死导致肺脓肿。金黄色葡萄球菌、表皮葡萄球菌及链球菌为常见致病菌。

二、病理

肺脓肿早期为含致病菌的污染物阻塞细支气管,继而形成小血管炎性栓塞,进而致病菌繁殖引起肺组织化脓性炎症、坏死,形成肺脓肿,继而肺坏死组织液化破溃经支气管部分排出,形成有气液平的脓腔。另因病变累及部位不同,可并发支气管扩张、局限性纤维蛋白性胸膜炎、脓胸、脓气胸、支气管胸膜瘘等。急性肺脓肿经积极治疗或充分引流,脓腔缩小甚至消失,或仅剩少量纤维瘢痕。如治疗不彻底或支气管引流不畅,炎症持续存在,超过 3 个月称为慢性肺脓肿。

三、实验室及其他检查

1.实验室检查

急性肺脓肿患者血常规白细胞计数明显增高,中性粒细胞在 90% 以上,多有核左移和中毒颗粒。慢性肺脓肿血白细胞可稍升高或正常,红细胞和血红蛋白减少。血源性肺脓肿患者的血培养可发现致病菌。并发脓胸时,可做胸腔脓液培养及药物敏感试验。

2.痰细菌学检查

气道深部痰标本细菌培养可有厌氧菌和(或)需氧菌存在。血培养有助于确定病原体和选择有效的抗菌药物。

3.影像学检查

X 线胸片早期可见肺部炎性阴影,肺脓肿形成后,脓液排出,脓腔出现圆形透亮区和气液平面,四周有浓密炎症浸润。炎症吸收后遗留有纤维条索状阴影。慢性肺脓肿呈厚壁空洞,周围有纤维组织增生及邻近胸膜增厚。CT 能更准确定位及发现体积较小的脓肿。

4.纤维支气管镜检查

纤维支气管镜检查有助于明确病因、病原学诊断及治疗。

四、心理-社会评估

部分肺脓肿患者起病多急骤，畏寒、高热伴全身中毒症状明显，厌氧菌感染时痰有腥臭味等，使患者及家属常深感不安。患者会表现出忧虑、悲观、抑郁和恐惧。

五、主要护理诊断及医护合作性问题

(一)体温过高

与肺组织炎症性坏死有关。

(二)清理呼吸道无效

与脓痰聚积有关。

(三)营养失调,低于机体需要量

与肺部感染导致机体消耗增加有关。

(四)气体交换受损

与气道内痰液积聚、肺部感染有关。

(五)潜在并发症

咯血、窒息、脓气胸、支气管胸膜瘘。

六、护理目标

体温降至正常,营养改善,呼吸系统症状减轻或消失,未发生并发症。

七、护理措施

(一)一般护理

保持室内空气流通、适宜温湿度、阳光充足。晨起、饭后、体位引流后及睡前协助患者漱口,做好口腔护理。鼓励患者多饮水,进食高热量、高蛋白、高维生素等营养丰富的食物。

(二)病情观察

观察痰的颜色、性状、气味和静置后是否分层。准确记录24小时排痰量。当大量痰液排出时,要注意观察患者咳痰是否顺畅,咳嗽是否有力,避免脓痰引起窒息;当痰液减少时,要观察患者中毒症状是否好转,若中毒症状严重,提示痰液引流不畅,做好脓液引流的护理,以保持呼吸道通畅。若发现血痰,应及时报告医师,咯血量较多时,应严密观察体温、脉搏、呼吸、血压以及意识的变化,准备好抢救药品和用品,嘱患者患侧卧位,头偏向一侧,警惕大咯血或窒息的突然发生。

(三)用药及体位引流护理

肺脓肿治疗原则是抗生素治疗和痰液引流。

1.抗生素治疗

吸入性肺脓肿一般选用青霉素,对青霉素过敏或不敏感者可用林可霉素、克林霉素或甲硝唑等药物。开始给药采用静脉滴注,体温通常在治疗后3～10天降至正常,然后改为肌内注射或口服。如抗生素有效,宜持续8～12周,直至胸片上空洞和炎症完全消失,或仅有少量稳定的残留纤维化。若疗效不佳,要注意根据细菌培养和药物敏感试验结果选用有效抗菌药物。遵医嘱使用抗生素、祛痰药、支气管扩张剂等药物,注意观察疗效及不良反应。

2.痰液引流

痰液引流可缩短病程,提高疗效。无大咯血、中毒症状轻者可进行体位引流排痰,每天 2～3 次,每次 10～15 min。痰黏稠者可用祛痰药、支气管舒张药或生理盐水雾化吸入以利脓液引流。有条件应尽早应用纤维支气管镜冲洗及吸引治疗,脓腔内还可注入抗生素,加强局部治疗。

3.手术治疗

内科积极治疗 3 个月以上效果不好,或有并发症可考虑手术治疗。

(四)心理护理

向患者及家属及时介绍病情,解释各种症状和不适的原因,说明各项诊疗、护理操作目的、操作程序和配合要点。由于疾病带来口腔脓臭气味使患者害怕与人接近,在帮助患者口腔护理的同时消除患者的紧张心理。主动关心并询问患者的需要,使患者增加治疗的依从性和信心,指导患者正确对待本病,使其勇于说出内心感受,并积极进行疏导。教育患者家属配合医护人员做好患者的心理指导,使患者树立治愈疾病的信心,以促进疾病早日康复。

(五)健康指导

1.疾病知识指导

指导患者及家属了解肺脓肿发生、发展、治疗和有效预防方面的知识。积极治疗肺炎、皮肤疖、痈或肺外化脓性等原发病灶。教会患者练习深呼吸,鼓励患者咳嗽并采取有效的咳嗽方式进行排痰,保持呼吸道的通畅,促进病变的愈合。对重症患者做好监护,教育家属及时发现病情变化,并及时向医师报告。

2.生活指导

指导患者生活要有规律,注意休息,劳逸结合,应增加营养物质的摄入。提倡健康的生活方式,重视口腔护理,在晨起、饭后、体位引流后、晚睡前要漱口、刷牙,防止污染分泌物误吸入下呼吸道。鼓励平日多饮水,戒烟、酒。保持环境整洁、舒适,维持适宜的室温与湿度,注意保暖,避免受凉。

3.用药指导

抗生素治疗非常重要,但需要时间较长,为防止病情反复,应遵从治疗计划。指导患者及家属根据医嘱服药,向患者讲解抗生素等药物的用药疗程、方法、不良反应,发现异常及时向医师报告。

4.加强易感人群护理

对意识障碍、慢性病、长期卧床者,应注意指导家属协助患者经常变换体位、翻身、拍背促进痰液排出,疑有异物吸入时要及时清除。有感染征象时应及时就诊。

八、护理评价

患者体温平稳,呼吸系统症状消失,营养改善,无并发症发生或发生后及时得到处理。

第七节　周围神经疾病

周围神经系统由除嗅神经与视神经以外的 10 对脑神经和 31 对脊神经及周围自主神经系统所组成。周围神经疾病是指周围运动、感觉和自主神经的结构改变或功能障碍。临床上较常见。

周围神经疾病的原因很多，包括炎症、压迫、外伤、代谢、遗传、变性、免疫、中毒、肿瘤等。周围神经再生能力很强，不管何种原因引起的周围神经损害，只要保持神经元完好，均有可能经再生而修复，但再生的速度极为缓慢，为 1～5 mm/d。其发病机制包括：①前角细胞和运动神经根破坏导致沃勒变性；②结缔组织病变可压迫周围神经或神经滋养血管而使周围神经受损；③自身免疫性周围神经病可引起小静脉周围炎性细胞浸润及神经损伤；④中毒性和营养缺乏病变损害神经轴索或髓鞘；⑤遗传代谢性疾病可因酶系统障碍而影响周围神经。周围神经疾病症状学特点为感觉障碍、运动障碍、自主神经障碍、腱反射减弱或消失等。

一、三叉神经痛

三叉神经痛是一种原因未明的三叉神经分布区内闪电样反复发作的剧痛，而不伴三叉神经功能破坏的症状，又称为原发性三叉神经痛。70%～80% 的病例发生在 40 岁以上，女性稍多于男性，多为一侧发病。

原发性三叉神经痛的病因到目前为止仍不十分清楚，可能为三叉神经脱髓鞘产生异位冲动或伪突触传递所致。继发性三叉神经痛多为脑桥小脑角占位病变压迫三叉神经以及多发性硬化等所致。临床中迅速有效止痛是治疗本病的关键。

【护理评估】

（一）健康史

了解有无引起三叉神经痛的诱因，询问三叉神经痛的发作史，了解既往健康状况等。

（二）身体状况

1.主要症状

临床以面部三叉神经分布区内突发的剧痛为特点，似触电、刀割、火烫样疼痛，以面颊部、上下颌或舌疼痛最明显；口角、鼻翼、颊部和舌等处最敏感，轻触、轻叩即可诱发，故有"触发点"或"扳机点"之称。严重者洗脸、刷牙、谈话、咀嚼都可诱发，以致不敢做这些动作。发作时患者常常双手紧握拳或握物，或用力按压痛部，或用手擦痛部，以减轻疼痛。因此，患者多出现面部皮肤粗糙、色素沉着、眉毛脱落等现象。每次发作从数秒至 2 min 不等。其发作来去突然，间歇期完全正常。疼痛可固定累及三叉神经的某一分支，尤以第二、三支多见。病程可呈周期性，开始时发作次数较少，间歇期长，随着病程进展使发作逐渐频繁，间歇期缩短，甚至整日疼痛不止。本病可缓解，但极少自愈。

2.护理体检

原发性三叉神经痛者神经系统检查无阳性体征。继发性三叉神经痛，多伴有其他脑神经及脑干受损的症状和体征。

（三）心理-社会状况

多数患者病情反复发作，久治不愈，且病情发作时疼痛剧烈，情绪不宁，急躁心烦，甚至有忧郁、恐惧等心理。

【主要护理诊断/问题】

疼痛：面颊、上下颌及舌疼痛与三叉神经受损（发作性放电）有关。

【护理措施】

（一）避免发作诱因

由于本病为突然、反复发作的阵发性剧痛，患者非常痛苦，加之咀嚼、打哈欠和讲话均可能诱发，患者常不敢洗脸、刷牙、进食和大声说话等，患者精神抑郁和情绪低落，应指导患者保持心情愉快，生活有规律、合理休息、适度娱乐；选择清淡、无刺激的软食；保持环境安静、光线柔和，避免因周围环境刺激而产生焦虑情绪。

（二）疼痛护理

（1）病情观察：观察患者疼痛的部位、性质，了解疼痛的原因与诱因。

（2）非药物护理：指导患者非药物止痛的方法与技巧，如鼓励患者运用听轻音乐、阅读报纸杂志等分散注意力，以达到精神放松、减轻疼痛。

（3）用药护理：指导患者遵医嘱正确服用止痛药，如用卡马西平，0.1 g 口服，每天 2 次。告知药物可能出现的不良反应和用药的注意事项。患者不要随意更换药物或自行停药，护士应观察、记录患者用药不良反应并及时报告医生。

（三）健康指导

（1）疾病知识指导：本病可为周期性发作，病程长，且发作间期趋向随病程延长而缩短，应帮助患者及家属掌握本病相关知识与自我护理方法，以减少发作频率，减轻患者痛苦。

（2）避免诱因：指导患者建立良好的生活规律，保持情绪稳定和心情愉快，培养多种兴趣爱好，适当分散注意力；保持正常作息和睡眠；洗脸、刷牙动作宜轻柔，食物宜软，忌生硬、油炸食物。

（3）用药与就诊指导：遵医嘱合理用药，服用卡马西平者每 1～2 月检查 1 次肝功能和血常规，出现眩晕、步态不稳或皮疹时及时就医。

二、面神经炎

面神经炎是由茎乳孔内面神经非特异性炎症所致的周围性面瘫，又称为特发性面神经麻痹，或称贝尔麻痹，是一种最常见的面神经瘫痪疾病。本病任何年龄、任何季节均可发病，男性比女性略多。一般为急性发病，常于数小时或 1～3 天内症状达高峰。

面神经炎的病因与发病机制尚未完全阐明。受凉、感染、中耳炎、茎乳孔周围水肿及面神经在面神经管出口处受压、缺血、水肿等均可引起发病。本病治疗原则为改善局部血液循环，减轻面部神经水肿，促使功能恢复。

【护理评估】

（一）健康史

询问患者发病相关因素，了解起病缓急，了解其既往健康状况等。

（二）身体状况

（1）主要症状：患者一侧面部表情肌瘫痪，额纹消失，不能皱额蹙眉；眼裂闭合不能或闭合不完全;病侧鼻唇沟变浅,口角歪向健侧(露齿时更明显);吹口哨及鼓腮不能等。病初可有麻痹侧耳后或下颌角后疼痛。少数患者可有茎乳孔附近及乳突压病,说话时回响过度,病侧舌前2/3味觉缺失。

(2)护理体检:患侧面部表情肌出现不同程度瘫痪。

临床 EMG 检查,表现为病侧诱发的肌电动作电位 M 波波幅明显减低。

【主要护理诊断/问题】

身体意象紊乱:与面神经麻痹所致口角歪斜等有关。

【护理措施】

(一)心理护理

患者突然出现面部肌肉瘫痪,自身形象改变,害怕遇见熟人,不敢出现在公共场所,容易导致焦虑、急躁情绪。应观察有无心理异常的表现,告诉患者本病大多预后良好,指导克服焦躁情绪和害羞心理,正确对待疾病,积极配合治疗。

(二)休息与修饰指导

急性期注意休息,防风、防寒,尤其是患侧耳后茎乳孔周围应予保护,预防诱发。外出时可戴口罩,系围巾,或使用其他改善自身形象的恰当修饰。

(三)饮食护理

进食清淡饮食,避免粗糙、干硬、辛辣食物,有味觉障碍的患者应注意食物的冷热度,以防烫伤口腔黏膜;指导患者饭后及时漱口,清除口腔患侧滞留食物,保持口腔清洁,预防口腔感染。

(四)预防眼部并发症

眼睑不能闭合或闭合不全者予以眼罩、眼镜遮挡及点眼药水等保护,防止角膜炎症、溃疡。

(五)功能训练

指导患者尽早开始面肌的主动与被动运动。如可对着镜子做皱眉、举额、闭眼、露齿、鼓腮和吹口哨等动作,每天数次,每次 5~15 min,并辅以面肌按摩,以促进早日康复。

(六)健康指导

1.疾病知识指导

护士应帮助患者和家属掌握本病相关知识与自我护理方法,消除诱因和不利于康复的因素。

2.日常生活指导

鼓励患者保持心情愉快,防止受凉、感冒而诱发;面瘫未完全恢复时注意用围巾或高领风衣适当遮挡、修饰。

3.预防并发症

指导进食清淡软食,保持口腔清洁,预防口腔感染;保护角膜,防止角膜溃疡。

4.功能锻炼

指导患者掌握面肌功能训练的方法,坚持每天数次面部按摩和运动。

三、多发性神经病

多发性神经病主要表现为四肢对称性末梢型感觉障碍、下运动神经元瘫痪和(或)自主神经障碍的临床综合征,也称多发性神经炎、周围神经炎或末梢神经炎。本病可发生于任何年龄,临床表现主要为肢体远端对称性分布的感觉、运动和(或)自主神经障碍。

本病可由多种原因引起,常见病因如下。

1.中毒

如异烟肼、呋喃类药物、有机磷农药、重金属(铅、砷等)以及白喉毒素等。

2.营养缺乏或代谢障碍

B族维生素缺乏、慢性酒精中毒、妊娠、慢性胃肠道疾病或手术后等;代谢障碍性疾病如糖尿病、尿毒症、血卟啉病、淀粉样变、恶病质等。

3.自身免疫性

可见于格林巴利综合征、急性过敏性神经病、结缔组织病以及白喉性、麻风性多发性神经病等。

4.遗传性

遗传性运动感觉性神经病、遗传性共济失调性多发性神经病及遗传性自主神经障碍。

5.其他

如淋巴瘤、肺癌等所致癌性远端轴突病,癌性感觉神经元病,亚急性感觉神经元病以及POEMS综合征(多发性神经病、脏器肿大、内分泌病变、M蛋白及皮肤损害)等。

本病主要采取病因治疗和营养神经治疗及对症治疗。

【护理评估】

(一)健康史

询问患者发病相关因素,了解起病缓急,了解其既往健康状况等,了解患者是否有遗传性疾病。

(二)身体状况

由于本病为多种病因引起,其发病形式、病情、病程各不相同。临床表现主要为肢体远端对称性分布的感觉、运动和(或)自主神经障碍,其程度总是随病情发展而加重,受累区域也随之由远端向近端扩展,当病情缓解时则自近端向远端恢复,程度亦减轻。

【主要护理诊断/问题】

生活自理缺陷:与周围神经损害所致肢体远端下运动神经元瘫痪和感觉异常有关。

【护理措施】

(一)饮食护理

给予高热量、高维生素、清淡易消化的饮食,补充足够的B族维生素;对于营养缺乏者要保证各种营养物质的充分和均衡供给;对于烟酒嗜好者要规劝其戒酒、戒烟。

(二)生活护理

根据患者病情给予相应生活照顾,满足患者生活需求;做好口腔护理、皮肤护理,协助翻身,以促进睡眠、增进舒适、预防压疮等并发症。

(三)康复护理

指导患者进行肢体的主动和被动运动,并辅以针灸、理疗、按摩,防止肌肉萎缩和关节挛缩,促进知觉恢复;并为其提供宽敞的活动环境和必要的辅助设施。

(四)健康指导

(1)疾病知识指导:告知患者及家属疾病相关知识与自我护理方法,帮助患者分析寻找病因和不利于恢复的因素,指导患者保持平衡心态,积极治疗原发病。

(2)合理饮食:多吃富含 B 族维生素的食物,戒烟酒,保证营养均衡。

(3)自我护理指导:生活有规律,坚持适当运动和肢体功能锻炼,注意安全保护。

(4)就诊指导:定期门诊复查,当感觉和运动障碍症状加重或出现外伤、感染、尿潴留或尿失禁时立即就诊。

四、急性炎症性脱髓鞘性多发性神经病

急性炎症性脱髓鞘性多发性神经病(AIDP)又称格林-巴利综合征(GBS),为急性或亚急性起病的大多可恢复的多发性脊神经根(可伴脑神经)受累的一组疾病。其临床特征为急性起病,迅速出现四肢对称性弛缓性瘫痪,合并颅神经麻痹、手套袜套样四肢感觉障碍以及自主神经症状。本病的主要危险是呼吸肌麻痹,抢救呼吸肌麻痹是提高治愈率、减少死亡率的关键。

本病的病因和发病机制尚未完全明确。目前认为该病属神经系统的一种迟发性过敏反应的自身免疫性疾病。病变及其发病机制类似于 T 淋巴细胞介导的实验性变态反应性神经病。临床主要采取对症、对因治疗,支持疗法及预防和控制并发症的发生为主要治疗原则。

【护理评估】

(一)健康史

询问患者发病前有无上呼吸道、胃肠道感染史及有关疫苗接种史。

(二)身体状况

本病急性或亚急性起病,进展迅速,在数天至 2 周内达到高峰。

(1)运动障碍:四肢对称性瘫痪(首发),瘫痪可始于下肢、上肢或四肢同时发生,下肢常较早出现,可自肢体远端向近端发展或相反,或同时受累,波及躯干,严重者可累及肋间肌和膈肌而致呼吸肌麻痹,患者可由呼吸困难发展致呼吸衰竭而死亡。

(2)感觉障碍:肢体远端感觉异常,如烧灼感、麻木、刺痛和不适感,和/或呈手套、袜套型感觉减退。

(3)脑神经、延髓麻痹:脑神经损害以双侧面瘫多见;延髓麻痹,表现为构音障碍、吞咽困难。

(4)自主神经功能障碍:表现为多汗,皮肤潮红、手足肿胀及营养障碍,严重患者可出现窦性心动过速、体位性低血压、高血压和暂时性尿潴留等。

【主要护理诊断/问题】

1.低效性呼吸型态

与病变累及呼吸肌导致呼吸肌无力有关。

2.营养失调:低于机体需要量

与延髓麻痹致吞咽障碍有关。

3.躯体移动障碍

与四肢肌肉进行性瘫痪有关。

4.潜在并发症

(1)吸入性肺炎:与呼吸肌麻痹、呼吸道分泌物引流不畅、吞咽障碍致误吸有关。

(2)心肌炎：与病变累及心肌有关。

【护理目标/评价】

(1)患者能进行有效呼吸，皮肤、黏膜无发绀，血气分析值在正常范围。

(2)经鼻饲等方法进食，患者可获得足够的营养。

(3)瘫痪肢体得到良好护理，无压疮及挛缩畸形等发生；运动功能逐渐恢复。

(4)维持正常心肺功能，无并发症发生。

【护理措施】

(一)维持呼吸功能

1.保持呼吸道通畅

密切观察患者呼吸型态，协助选择良好的卧位和呼吸姿势，鼓励患者进行缓慢的腹式呼吸和有效的咳嗽、咳痰，如咳嗽无力，应随时吸痰以保持呼吸道通畅，维持有效通气量。同时应准备气管插管、气管切开包、人工呼吸机等抢救器械。

2.吸氧

轻度呼吸肌麻痹者，给予鼻导管低流量吸氧(2～3 L/min)，以缓解呼吸困难，改善缺氧状态。必须严格遵守操作规程，密切观察氧疗效果。

3.辅助呼吸护理

重症患者收住监护室。当缺氧症状加重，肺活量降低至 20～25 mL/kg 体重以下，血氧饱和度降低，动脉氧分压低于 70 mmHg(9.3 kPa)，宜及早使用呼吸机。通常先行气管内插管，如 1 天以上无好转，则行气管切开，外接呼吸机。根据患者的病情及血气分析资料，适当调整呼吸机的通气量和压力。加强呼吸机的管理，经常检查呼吸机连接处有无漏气、阻塞等，并遵医嘱应用抗生素预防呼吸道感染。

(二)营养支持

(1)鼓励进食营养丰富的易消化食物，补充 B 族维生素对神经髓鞘形成有重要作用，可促进损伤神经的修复。

(2)吞咽困难者，除静脉补液和静脉高营养外，应及早插胃管给予鼻饲流质饮食，进食时和进食后 30 min 取坐位，以免误入气管而致窒息。注意饮食合理搭配，保证机体摄入足够的营养，维持正氮平衡，是顺利度过疾病急性期的基本保证。

(3)指导患者进行吞咽功能训练，每周更换鼻饲管时，检查吞咽功能恢复情况，若吞咽功能恢复良好，饮水不呛咳，不噎食即可拔管。

(三)生活护理

(1)加强晨、晚间护理，保持皮肤及床单的清洁、干燥，衣着柔软、无皱褶，经常更换体位，避免局部受压。

(2)满足排便障碍患者的排泄需要，及时提供护理。如尿潴留患者可行下腹部加压按摩，必要时留置导尿；便秘者可用缓泻剂，必要时用肥皂水灌肠。

(3)提供适当的辅助设备及辅助方法，鼓励患者进行生活自理活动锻炼，以逐渐适应回归家庭和社会的需要。

(四)并发症预防及护理

(1)病室定时通风、消毒,防止院内感染的发生。

(2)长期卧床不能自主咳嗽、痰液积聚而并发肺炎者,应鼓励咳嗽排痰,定时翻身拍背,以利痰液排除;如痰液黏稠可行超声雾化吸入;吸痰时应严格遵守无菌技术操作原则。加强口腔护理,防止口腔感染。

(3)患者肢体不能自主运动及感觉缺失,易致压疮及外伤,肌肉挛缩致肢体关节畸形。应向患者及家属宣传翻身和早期肢体运动的重要性,使之配合治疗和护理。

(4)保持肢体轻度伸展,开始时帮助患者被动运动,防止肌肉失用性萎缩,维持运动功能;瘫痪肢体应处于功能位置,防止足下垂、爪形手等后遗症的发生,必要时用 T 形板固定双足;瘫痪肢体禁用热水袋,以免烫伤。

(5)穿抗血栓弹力长袜,预防深静脉血栓形成及并发的肺栓塞。

(6)提供良好的修养环境,保证患者安静休息;严密观察心率、心律、血压等变化,必要时心电监测;静脉输液时应严格控制输液速度,防止心力衰竭的发生。

(五)健康指导

(1)应使患者了解肢体瘫痪的恢复过程,使之安心配合治疗和护理。

(2)病情稳定后,应早期进行肢体功能锻炼,如主动-被动运动、步态训练等;坚持针灸、按摩和理疗,可防止或减轻肢体畸形。

(3)保证足够的营养,增强机体抵抗力,避免受凉及感冒。

第八节　脑血管疾病

脑血管疾病(CVD)是指由于各种脑部血管病变所引起的脑功能缺损的一组疾病的总称。脑血管疾病是神经系统的常见病及多发病,其致死、致残率高,是目前人类疾病的三大死亡原因之一。

(一)脑的血液供应

颈内动脉:眼动脉、后交通动脉、脉络膜前动脉、大脑前动脉和大脑中动脉,供应大脑半球前 3/5 的血液。基底动脉:大脑后动脉,供给大脑半球后 2/5 血液;小脑后下动脉、小脑前下动脉、脑桥支、内听动脉、小脑上动脉等供给小脑和脑干的血液。两侧大脑前动脉之间由前交通动脉、两侧颈内动脉与大脑后动脉之间由后交通动脉连接起来,构成脑底动脉环(Willis 环)。

(二)大脑血管结构特点

与人体其他部位血管不同,它的动脉内膜层厚,有较发达的弹力膜,中层和外层壁较薄,没有弹力膜,因此,脑动脉几乎没有搏动,这样可避免因血管搏动影响脑功能。脑静脉与颈静脉之间有静脉窦形成,它是颅内特有的结构,这就构成了脑血管病症状的复杂多样。脑血管长、弯曲度大,缺乏弹性搏动,不易推动和排出随血液来的栓子,易患脑栓塞。脑血管内膜厚,无搏动,又易导致胆固醇、甘油三酯等沉积,使血管硬化,管腔狭窄,形成脑血栓。另外,因脑动脉壁薄,当血压突然升高时,又容易导致脑出血。

（三）脑血液循环的生理和病理生理

成人脑的平均重量为 1400 g，占体重的 2％～3％，而脑的血流量占全身 15％～20％。脑组织几乎无葡萄糖和糖原的储备，需要血液连续地供应所需的氧和葡萄糖。脑的血管具有自动调节的功能，脑血液供应在平均动脉压 60～160 mmHg 发生改变时仍可维持稳定。当血压升高时，脑小动脉收缩，血流量降低，反之则相反，这种自动调节称为 Bayliss 效应。但超过自动调节的范围时或脑血管发生病变时，自动调节功能受到损害，脑血流随血压的升降而增减。脑血流量与脑动脉的灌注压成正比，与脑血管的阻力成反比（灌注压＝平均动脉压-静脉压）。影响脑血管的阻力因素有血管壁的构造和血管张力，颅内压和血液黏稠度等。

（四）脑血管疾病的分类

临床上常按起病的缓急，将脑血管疾病分为急性和慢性两种类型。急性脑血管疾病是指急性起病、迅速出现局限性或弥漫性脑功能缺失征象，又称脑卒中。其主要病理过程为短暂脑缺血发作、脑梗死、脑出血和蛛网膜下腔出血。慢性脑血管病是指脑部慢性供血不足，致脑代谢障碍和功能衰退，起病隐袭、进展缓慢。

（五）脑血管疾病的危险因素和病因

1.危险因素

（1）可干预的因素：高血压、糖尿病、心脏病、高同型半胱氨酸血症、脑卒中病史、肥胖、无症状性颈动脉狭窄、酗酒、吸烟、抗凝治疗、脑动脉炎等。

（2）不可干预的因素：年龄、性别、种族、遗传因素等。

其中高血压是该类脑卒中最重要的独立危险因素。

2.基本病因

（1）血管壁病变：高血压性脑细小动脉硬化；脑动脉粥样硬化为最常见；血管先天性发育异常和遗传性疾病；各种感染和非感染性动、静脉炎；中毒、代谢及全身性疾病导致的血管壁病变。

（2）心脏病：风湿性心脏病、先天性心脏病、细菌性心内膜炎、心房颤动等。

（3）其他原因：血管内异物如空气、脂肪等。

3.促发因素

（1）血液成分改变及血液流变学异常：如血液黏稠度增高、凝血机制异常。

（2）心脏疾病和血流动力学改变：如高血压、低血压、心瓣膜病、心房颤动。

（3）其他病因：如空气、脂肪、癌细胞的栓子，脑血管受压、外伤、痉挛等。

（4）与急性脑血管疾病的发生及发展有密切关系的危险因素有高年龄、高血压、高血糖、高血脂、肥胖、吸烟、酗酒、不良饮食习惯（如高盐、高动物脂肪、缺钙饮食）及体力活动减少、长期服用含雌激素的避孕药、药物滥用、寒冷的环境等。在众多可干预的危险因素中，高血压、心脏病、糖尿病和短暂性脑缺血发作是脑血管病发病的最重要的四大危险因素。

（六）脑血管病的三级预防

不论是出血性脑血管病还是缺血性脑血管病，迄今仍缺乏有效的治疗方法，且脑卒中的复发相当普遍，卒中复发导致已有的神经系统功能障碍加重，并使死亡率明显增加，因此预防脑血管病的发生、降低再次发生卒中的危险性非常重要。脑血管病的预防分为三级，故称三级预防，其主要内容如下。

（1）一级预防：为发病前的预防，即对有卒中倾向、尚无卒中病史的个体预防脑卒中发生，这是三级预防中最关键一环。如在社区人群中首先筛选上述可干预的危险因素，找出高危人群，提倡合理饮食，适当运动，积极治疗相关疾病。

（2）二级预防：针对发生过卒中或有 TIA 病史的个体，通过寻找意外事件发生的原因，治疗可逆性病因，纠正所有可干预的危险因素，预防脑卒中复发。如对短暂性脑缺血发作、可逆性缺血性神经功能缺失早期诊断，早期治疗，防止发展成为完全性卒中。

（3）三级预防：脑卒中发生后积极治疗，防治并发症，减少致残，提高脑卒中患者的生活质量，预防复发。通常也将三级预防并入二级预防中。

一、短暂性脑缺血发作

短暂性脑缺血发作（TIA）是颈动脉系统或椎-基底动脉系统历时短暂但反复发作的供血障碍，导致供血区局灶性脑或视网膜功能障碍，一般每次发作持续数分钟至数小时，24 小时内完全恢复，不遗留神经功能缺损的症状和体征。

短暂性脑缺血发作好发于 50～70 岁，男性多于女性。其病因与发病机制尚不完全清楚，多数认为与动脉硬化、动脉狭窄、血液成分改变及血流动力学变化等多种因素有关。治疗上以去除病因、减少和预防复发、保护脑功能为主，对有明确的颈部血管动脉硬化斑块引起明显狭窄或闭塞者可选用手术治疗。

【护理评估】

（一）健康史

应向患者询问既往有无动脉粥样硬化、高血压、糖尿病、高脂血症、心脏病及以前类似发作的病史，本次起病的形式及症状持续时间，生活习惯及家族史等。

（二）身体状况

短暂性脑缺血发作按其供血障碍区域不同而出现不同的临床表现。颈内动脉系统的 TIA 常见症状为病灶对侧单肢无力或不完全性瘫痪，对侧感觉障碍，眼动脉缺血时出现短暂的单眼失明，优势半球缺血时可有失语；椎-基底动脉系统 TIA 则以眩晕、平衡失调为常见症状，其特征性的症状有跌倒发作、短暂性全面遗忘症、双眼视力障碍发作等。

（三）心理-社会状况

多数患者因神经定位症状而产生恐惧心理，部分患者可因反复发作但未产生后遗症而疏忽大意。

【主要护理诊断/问题】

1.恐惧

与突发神经定位症状而致组织器官功能障碍有关。

2.潜在并发症

脑卒中。

3.有受伤的危险

与突发眩晕、平衡失调及一过性失明等有关。

【护理目标/评价】

（1）患者心理状态稳定，认识并正视疾病。

（2）TIA 发作次数减少。

【护理措施】

（1）密切观察病情,做好相关记录,警惕完全性缺血性脑卒中的发生。

（2）安全指导,TIA 患者因一过性失明或眩晕,容易摔倒和受伤,指导患者合理休息与运动,并采取适当的防护措施。如发作时卧床休息,头部活动要缓慢,动作轻柔,频繁发作者要避免重体力劳动。

（3）给予低脂、低胆固醇、低盐饮食,生活规律,忌刺激性及辛辣食物,根据身体情况适当参加体育锻炼。

（4）向患者解释疾病知识,帮助患者消除恐惧心理。

（5）在抗凝药物治疗期间,应密切观察有无出血倾向,及时测定出凝血时间及凝血酶原时间,一旦出现情况及时给予相应的处理。

（6）应避免各种引起循环血量减少、血液浓缩的因素,如大量呕吐、腹泻、高热、大汗等,以防诱发脑血栓形成。

（7）积极治疗原发病,坚持按医嘱服药,不可随意停药或换药,戒烟少饮酒,定期门诊复查。

（8）健康指导。①疾病知识指导:本病为脑卒中的一种先兆表现或警示,如未经正确治疗而任其自然发展,约 1/3 的患者在数年内会发展成为完全性卒中。护士应评估患者及家属对脑血管病的认识程度;帮助患者及家属了解脑血管病的基本病因、危害、主要危险因素、早期症状、就诊时机以及治疗与预后的关系;指导掌握本病的防治措施和自我护理方法;帮助寻找和去除自身的危险因素,主动采取预防措施,改变不健康的生活方式。定期体检,了解自己的心脏功能、血糖、血脂水平和血压高低。②饮食指导:指导患者了解肥胖、吸烟、酗酒及饮食因素与脑血管病的关系。一般认为高钠低钙、高肉类、高动物油的饮食摄入是促进高血压、动脉硬化的因素,故应指导患者改变不合理的饮食习惯和饮食结构。忌辛辣、油炸食物和暴饮暴食;注意粗细搭配、荤素搭配;戒烟、限酒;控制食物热量,保持理想体重。③保持心态平衡:长期精神紧张不利于控制血压和改善脑部的血液供应,甚至还可以诱发某些心脑血管病。应鼓励患者积极调整心态、稳定情绪,培养自己的兴趣爱好,增加社交机会,多参加有益身心的社交活动。

二、脑梗死

脑梗死(CI)又称缺血性脑卒中(CIS),是指局部脑组织由于血液供应中断而发生的缺血性坏死或脑软化。临床最常见的类型为脑血栓形成和脑栓塞。

脑血栓形成(CT)为脑血管病中最常见的一种,常指颅内外供应脑部的动脉血管壁因各种原因而发生狭窄或闭塞,在此基础上形成血栓,引起该血管供血范围内的脑组织梗死性坏死,出现相应的神经系统症状和体征。本病最常见的病因是脑动脉硬化,由于其动脉粥样硬化斑导致颈内动脉和椎-基底动脉系统的任何部位管腔狭窄和血栓形成而发病;其次为各种病因所致的脑动脉炎、红细胞增多症、弥漫性血管内凝血的早期等。

该病的治疗以挽救生命、降低病残、预防复发为目的,除应及时进行病因治疗外,常选用疏通微循环、抗血小板聚集、减轻脑血管痉挛、保护脑细胞等药物治疗,必要时外科手术治疗。另外在脑血栓形成的超早期(起病6小时内),可选用尿激酶、链激酶等药物溶栓治疗。因血管扩张剂可加重脑水肿或使病灶区的血流量降低,故一般不主张使用。

脑栓塞是指各种栓子随血流进入颅内动脉系统使血管腔急性闭塞引起相应供血区脑组织缺血坏死及脑功能障碍。脑栓塞的栓子来源不同,可分为心源性(多见于风湿性心瓣膜病)、非心源性(多为主动脉弓及其发出的大血管的动脉粥样硬化斑块和附着物脱落)、来源不明三大类,其中心源性为最常见的原因,占脑栓塞的 60%～75%。本病的治疗包括脑部病变和原发病的治疗两方面,脑部病变的治疗与脑血栓形成基本相同,但部分心源性栓塞的患者可选用较强的血管扩张剂,如罂粟碱、亚硝酸异戊酯等治疗。

【护理评估】

(一)健康史

注意询问患者有无动脉粥样硬化、高血压、风湿性心脏病(简称风心病)、冠心病、糖尿病等病史;本次起病的方式、发病时间及有无明显的诱因;病前有无头痛、头晕、肢体麻木、无力等前驱症状;患者的生活习惯及有无本病的家族史。

(二)身体状况

1.脑血栓形成

好发于中年以后,多见于 50～60 岁以上的患者。起病较缓,常在安静或休息状态下发病,部分患者在发作前有前驱症状,如头晕、头痛等;部分患者发病前曾有 TIA 史。

神经系统局灶性表现视脑血管闭塞的部位及梗死的范围而定,常在发病后 10 多个小时或 1～2 天内达到高峰,多数患者无意识障碍及生命体征的改变,少数患者可有不同程度的意识障碍,持续时间较短。神经系统体征主要取决于脑血管闭塞的部位及梗死的范围,常见为局灶性神经功能缺损的表现,如失语、偏瘫、偏身感觉障碍等。

颈内动脉闭塞可出现病灶侧单眼一过性黑蒙或病灶侧 Horner 征,大脑中动脉主干闭塞时出现"三偏"症状和不同程度的意识障碍,大脑前动脉主干闭塞时可出现对侧中枢性面瘫及偏瘫、尿潴留或尿急、精神障碍等。依据症状和体征的进展速度可分为完全性卒中、进展性卒中、可逆性缺血性神经功能缺失 3 种临床类型。

2.脑栓塞

任何年龄均可发病,以青壮年多见。常在活动中突然发病,起病急骤是本病的主要特征,局限性神经缺失症状多在数秒至数分钟内发展到高峰,为脑血管病中起病最快的一种。常见的脑部症状为局限性抽搐、偏盲、偏瘫、失语等,意识障碍较轻,个别患者在发病后数天内呈进行性加重,多因栓塞反复发生或继发出血所致。大多数患者有栓子来源的原发疾病,部分患者有其他部位血管栓塞的表现。

(三)心理-社会状况

因突然出现感觉与运动障碍、生活质量下降以及担忧今后生活能否自理,患者常表现为情绪不稳、自卑甚至悲哀、恐惧等。

【主要护理诊断/问题】

1.躯体移动障碍

与脑血管闭塞,脑组织缺血、缺氧使锥体束受损导致肢体瘫痪有关。

2.自理能力缺陷综合征

与脑血管闭塞所致一侧肢体瘫痪,肢体活动能力丧失有关。

3.语言沟通障碍

与病变累及大脑优势半球,语言中枢受损有关。

4.有废用综合征的危险

与肢体瘫痪及未能及时进行肢体康复锻炼有关。

【护理目标/评价】

(1)患者学会摆放瘫痪肢体的位置,保持身体平衡,躯体活动能力增强。

(2)生活自理能力逐步提高或恢复原来日常生活自理水平。

(3)能用简短的文字或其他方式有效地表达基本需要,保持沟通能力。

(4)坚持进行肢体功能锻炼,无并发症的发生。

【护理措施】

(一)防止脑部血流量减少

急性期患者绝对卧床休息,取平卧位,避免搬动,以使有较多血液供给脑组织。头部禁用冰袋或冷敷,以免血管收缩,血流缓慢而使脑血流量减少。及时测量以发现血压的变化,若血压过高或过低应及时通知医师并配合处理。

(二)饮食护理

低盐低脂饮食,如有吞咽困难、呛咳者,可予糊状流质或半流质小口慢慢喂食,必要时给予鼻饲。

(三)心理护理

为患者创造安静、舒适的环境,给予精神上的安慰和支持。加强与患者交流,尤其对失语患者,应鼓励并指导患者用非语言方式来表达自己的需求及情感。指导家庭成员积极参与患者的康复训练,鼓励或组织病友之间康复训练的经验交流,帮助患者树立恢复生活自理的信心,积极配合治疗。

(四)用药护理

遵医嘱用药,并注意药物的副作用。如静脉滴注扩血管药物时,滴速宜慢,并随时观察血压的变化,根据血压情况调整滴速;低分子右旋糖酐应用时,可出现发热、荨麻疹等过敏反应,应注意观察,必要时须做过敏试验;如服用阿司匹林后出现黑便以及使用抗凝剂和溶栓剂期间有全身皮肤黏膜出血时,应立即报告医生处理。

(五)康复训练

(1)告知患者康复训练应在病情稳定、心功能良好、无出血倾向时及早进行,给患者及家属讲解早期活动的必要性及重要性,并指导功能训练。

(2)训练时不可操之过急,要循序渐进,活动量应由小渐大、时间由短到长、被动与主动运动、床上与床下运动相结合,语言训练与肢体锻炼相结合。

(3)教会患者及家属保持关节功能位置:上肢,手关节保持轻微背屈,手中可握一手帕,肘关节微屈曲,上臂高于肩部水平,避免关节内收、下垂,可采用夹板或三角巾托起;下肢,足底垫起,使足背与小腿呈90°角,防止足下垂;预防膝关节伸展性挛缩,将膝关节下放一小枕垫起,使腿微屈,外侧放枕头垫好,以防止下肢外旋。

(4)教会患者及家属锻炼和翻身技巧,训练患者平衡和协调能力,在训练时保持环境安静,使患者注意力集中。

(5)鼓励患者做力所能及的活动,培训患者日常生活基本技能,如穿脱衣服、系纽扣、洗脸、漱口、自己动手吃饭、使用各种餐具等。指导患者调动健侧肢体能动性,辅助瘫侧进行运动。

(六)健康指导

(1)告知患者及家属应积极治疗原发病,如高血压、糖尿病、风湿性心瓣膜病等,在降压治疗过程中要做到平稳降压、不宜使血压波动过大或下降过低。

(2)生活有规律,平时保持适量体力活动,促进心血管功能,改善脑血液循环。以低脂、低胆固醇、高维生素饮食为宜,忌烟、酒及辛辣食物,忌暴饮暴食或过分饥饿。

(3)老年人晨间睡醒时不要急于起床,最好安卧 10 min 后缓慢起床,以防体位性低血压致脑血栓形成。

(4)抗血小板聚集的药物应坚持长期服用,告知患者药物常见的不良反应,一旦出现应及时就医。

(5)患者及家属学会康复功能训练的基本方法,并鼓励患者长期坚持进行,多数可在 1~3 年内逐步恢复肢体功能。

(6)定期到医院复查,如出现头晕、肢体麻木、短暂脑缺血发作等先兆表现时,应及时就诊。

三、脑出血

脑出血(ICH)是指原发性非外伤性脑实质内出血,好发于 50~70 岁的中老年人。高血压合并小动脉硬化是脑出血最常见的病因,高血压伴发脑内小动脉病变,血压骤升引起动脉破裂出血称为高血压性脑出血,多由于长期高血压,导致脑内小动脉或深穿支动脉壁纤维素样坏死或脂质透明变性、小动脉瘤或微夹层动脉瘤形成,当血压骤然升高时,血液自血管壁渗出或动脉瘤壁直接破裂,血液进入脑组织形成血肿。脑出血发生于大脑半球者占 80%,在脑干或小脑者约占 20%。豆纹动脉自大脑中动脉近端呈直角分支,受高压血流冲击最大,是脑出血最好发部位,故出血多在基底节、内囊和丘脑附近。脑出血的致残率和病死率均较高,脑水肿、颅内压增高和脑疝形成是导致患者死亡的主要原因。

脑出血急性期治疗的基本原则是防止再出血、控制脑水肿、维持生命体征和防治并发症。内科治疗包括应用甘露醇、利尿剂、地塞米松等控制脑水肿、降低颅内压,应用卡托普利、美托洛尔等控制血压在较理想水平,防治并发症等。外科治疗可采用开颅血肿清除术、钻孔扩大骨窗血肿清除术、立体定向血肿引流术、脑室引流术等手术方法治疗。

【护理评估】

(一)健康史

(1)既往有高血压、动脉粥样硬化史。

(2)发病前有精神紧张、情绪激动、劳累或用力排便等诱因存在。

(3)病前有先兆表现及起病的形式。

(4)有无本病的家族史,患者的生活习惯、年龄、烟酒嗜好、体重等。

(二)身体状况

多在白天体力活动、酒后或情绪激动时突然起病,往往在数分钟至数小时内病情发展到高峰。患者先有进行性加重的头痛、头晕、呕吐,随即出现意识障碍,颜面潮红、呼吸深沉而有鼾声,脉搏缓慢有力、血压升高(180 mmHg 以上)、全身大汗、大小便失禁。根据出血部位的不同,出现不同的神经系统局灶体征。

1.内囊出血

最常见,除脑出血的一般症状外,此类患者常有头和眼转向出血病灶侧,呈双眼"凝视病灶"状。同时可有典型的"三偏"症状,即出血灶对侧偏瘫、偏身感觉障碍和对侧同向偏盲。如出血灶在优势半球,可伴有失语。轻症患者多意识清楚,而重症患者的临床特点为发病急,昏迷快而深,反复呕吐。如呕吐物为咖啡样液体时,多系丘脑下部功能障碍引起应激性溃疡而致上消化道出血。如有两侧瞳孔不等大,出血侧瞳孔散大或先缩小后散大,多为脑疝的表现。

2.脑桥出血

出血可无意识障碍,表现为交叉性瘫痪,头和眼转向非出血侧,呈"凝视瘫肢"状;大量出血常破入第四脑室,患者立即进入昏迷状态、双侧瞳孔缩小呈针尖样、呕吐咖啡样胃内容物、中枢性高热、中枢性呼吸障碍,病情常迅速恶化,多数在24~48小时死亡。

3.小脑出血

表现为枕部剧烈头痛、眩晕、频繁呕吐和平衡障碍,但无肢体瘫痪。当出血量较多时,可有颅神经麻痹、两眼向病变对侧同向凝视,肢体瘫痪及病理反射阳性。

4.脑室出血

若为小量出血,表现为头痛、呕吐、脑膜刺激征阳性,一般无意识障碍和神经系统定位症状,预后良好。大量脑室出血时,患者迅速出现昏迷、频繁呕吐、针尖样瞳孔、四肢弛缓性瘫痪及去大脑强直,预后不良,多迅速死亡。

(三)心理-社会状况

患者如能清醒,面对突然发生的感觉障碍与肢体瘫痪的残酷现实以及担心预后,表现为情绪沮丧、悲观绝望,对自己生活的能力和生存的价值丧失信心,且因失语或构音困难而不能表达情感,使患者内心苦闷,心情急躁。严重脑出血患者意识不清、病情危重,家属多处于紧张、恐惧的状态。

【主要护理诊断/问题】

1.疼痛:头痛

与出血性脑血管病致颅内压增高有关。

2.急性意识障碍

与脑出血、脑水肿所致脑功能损害有关。

3.躯体移动障碍

与脑血管破裂形成的血肿使锥体束受损导致肢体瘫痪有关。

4.自理能力缺陷综合征

与出血性脑血管病致肢体瘫痪、意识障碍有关。

5.语言沟通障碍

与出血性脑血管病病变累及舌咽、迷走神经及大脑优势半球的语言中枢有关。

6.有受伤的危险

与出血性脑血管病致意识障碍及感觉障碍有关。

7.潜在并发症

如脑疝、上消化道出血。

【护理目标/评价】

(1)患者头痛减轻或消失。

(2)患者意识障碍无加重,或意识逐渐清醒。

(3)能说出逐步进行功能锻炼的方法,能使用合适的器具增加活动量,活动量有增加。

(4)生活自理能力逐渐增强,能参与进食、穿衣、如厕、沐浴和使用器具等活动。

(5)能以非语言沟通方式表达自己的需要,能有效地与医护人员和家属进行沟通,能说出训练语言功能的方法,语言功能好转或恢复。

(6)能说出引起患者受伤的危险因素,未发生外伤。

(7)生命体征稳定,无严重并发症的发生。

【护理措施】

(一)降低颅内压,缓解头痛

(1)密切观察生命体征、意识、瞳孔变化等情况,及时判断患者有无病情加重及并发症的发生。

(2)如迅速出现的持续高热,常由于脑出血累及下丘脑体温调节中枢所致,应给予物理降温头部置冰袋或冰帽,并予以氧气吸入,提高脑组织对缺氧的耐受性。

(3)意识障碍呈进行性加重,常提示颅内有进行性出血;当出现剧烈头痛、频繁呕吐、烦躁不安、血压进行性升高、脉搏加快、呼吸不规则、意识障碍加重、一侧瞳孔散大,常提示脑疝可能,应立即与医生联系,迅速建立静脉通路,按医嘱快速静脉滴注 20% 甘露醇 250 mL(30 min 内滴注完成),限制每天液体摄入量(一般禁食患者以尿量加 500 mL 液体为宜),避免导致颅内压增高的因素(如剧咳、打喷嚏、躁动、用力排便等)。

(4)每次鼻饲前抽吸胃液,观察胃液颜色的变化,以及时发现上消化道出血的情况。

(二)促进意识恢复,防止进一步出血

1.休息

与体位急性期应绝对卧床,尤其是发病后 24~48 小时避免搬动。患者取侧卧位,有利于唾液和呼吸道分泌物的自然流出,如有面神经瘫痪的患者,可取面瘫侧朝上侧卧位。头部抬高 15°~30°,以利于颅内血液回流,减轻脑水肿。病室应保持安静,避免声、光刺激,限制亲友探视。各项护理操作如翻身、吸痰、鼻饲等动作均需轻柔,必须搬动患者时需保持身体的长轴在一条直线上。保持患者情绪稳定,避免情绪激动、剧烈咳嗽、打喷嚏等,以防止颅内压和血压增高而导致进一步出血。

2.饮食

脑出血患者在发病 3 天内禁食。此后如生命体征平稳、无颅内压增高及严重上消化道出血,可开始流质饮食,昏迷者可鼻饲。每天的总热量维持在 8368 kJ 左右,并保证有足够蛋白质、维生素、纤维素摄入;根据患者情况调整饮食中的水和电解质的量,入液量应适当控制,一般每天不超过 1500~2000 mL;清醒患者摄食时一般以坐位或头高侧卧位为宜,进食要慢,面颊肌麻痹时食物可由一侧口角流出,应将食物送至口腔健侧近舌根处,使患者容易控制和吞咽食物。

3.大小便护理

保持大便通畅,防止用力排便而导致颅内压增高,必要时按医嘱给予缓泻剂,禁止大量不保留灌肠。对尿失禁或尿潴留患者应及时留置导尿,并做好相应的护理。

(三)保持呼吸道通畅

(1)对昏迷较深患者,口腔放置通气管或用舌钳将舌头外拉,以防舌后坠造成窒息。

(2)随时给患者吸痰、翻身拍背,做好口腔护理,清除呼吸道分泌物,以防误吸。

(3)准备好气管切开或气管插管包,必要时配合医生进行气管切开或气管插管,做好相应的术后护理。

(四)促进肢体功能恢复

急性期患者绝对卧床休息,每2小时翻身1次,以免局部皮肤长时间受压,翻身后保持肢体于功能位置。病情稳定后,可对瘫痪肢体关节进行按摩和被动运动,防止肢体肌肉失用性萎缩;康复期功能训练详见脑梗死护理。

(五)健康指导

(1)向患者和家属介绍有关疾病的基本知识,告知积极治疗原发病对防止再次发生出血性脑血管疾病的重要性。

(2)避免精神紧张、情绪激动、用力排便及过度劳累等诱发因素,指导患者自我控制情绪、保持乐观心态。

(3)教会患者家属测量血压的方法,每天定时监测血压,发现血压异常波动及时就诊。

(4)饮食宜清淡,摄取低盐、低胆固醇食物,避免刺激性食物及饱餐,多吃新鲜蔬菜和水果,矫正不良的生活方式,戒除烟酒。

(5)告知患者家属,家人的支持对患者疾病恢复的重要性,引导家属以乐观的态度接受自己亲人躯体和精神方面的改变;让患者及家属明白功能锻炼开始越早疗效越好,向患者及家属介绍康复功能锻炼的具体操作方法,鼓励患者增强自我照顾的意识,通过康复锻炼,尽可能恢复生活自理能力,同时告知患者只要坚持功能锻炼,许多症状和体征可以在1~3年得到改善。

(6)向患者及家属介绍脑出血的先兆症状,如出现严重头痛、眩晕、肢体麻木、活动不灵、口齿不清时,应及时就诊,教会家属再次发生脑出血时现场的急救处理措施。

四、蛛网膜下腔出血

蛛网膜下腔出血(SAH)是指脑表面血管破裂后,血液流入蛛网膜下腔引起相应临床症状的一种脑卒中,又称为原发性蛛网膜下腔出血。脑实质出血,血液穿破脑组织流入蛛网膜下腔者,称为继发性蛛网膜下腔出血。SAH占整个脑卒中的5%~10%,年发病率为5/10万~20/10万。本病各个年龄组均可发病,青壮年更常见,女性多于男性;先天性动脉瘤破裂者多见于20~40岁的年轻人,50岁以上发病者以动脉硬化多见。

SAH最常见的病因为先天性动脉瘤(50%~85%)破裂,其次是动静脉畸形和高血压性动脉硬化,还可见于血液病、各种感染所致的脑动脉炎、肿瘤破坏血管、抗凝治疗的并发症等。在上述病变的基础上,当重体力劳动、情绪变化、血压突然升高、饮酒,特别是酗酒时,脑底部及脑表面血管发生破裂,血液流入蛛网膜下腔,刺激血管、蛛网膜、脑膜等敏感组织或引起颅内压突然升高,导致剧烈头痛或血管痉挛,甚至因脑推移压迫脑干以致猝死。

蛛网膜下腔出血的治疗原则:制止继续出血,防治血管痉挛,防止复发,降低病死率。

【护理评估】

(一)健康史

询问病史,了解有无导致蛛网膜下腔出血的诱因,既往有无类似病史,了解平素健康状况等健康史。

(二)身体状况

1.主要症状

起病急骤,由于突然用力或情绪兴奋等诱因,出现剧烈头痛、呕吐、面色苍白、全身冷汗,数分钟至数小时内发展至最严重程度。半数患者有不同程度的意识障碍,有些患者可伴有局灶性或全身性癫痫发作。少数患者可出现烦躁、谵妄、幻觉等精神症状以及头晕、眩晕、颈背及下肢疼痛等。

2.护理体检

发病数小时后体查可发现脑膜刺激征阳性,部分患者可出现一侧动眼神经麻痹。少数患者可有短暂性或持久的局限性神经体征,如偏瘫、偏盲、失语等。眼底检查可见玻璃体下片状出血,约10%的患者可有视盘水肿。可能与出血引起的脑水肿、出血破入脑实质直接破坏和压迫脑组织以及并发脑血管痉挛导致脑梗死有关。

老年人蛛网膜下腔出血临床表现常不典型,头痛、呕吐、脑膜刺激征等都可不明显,而精神症状及意识障碍较重。个别重症患者可很快进入深昏迷,出现去大脑强直,因脑疝形成而迅速死亡。

(三)心理-社会状况

患者因起病突然,剧烈头痛,病情危重及医护人员的高度重视,会对疾病过度关注,精神紧张,甚至产生恐惧、焦虑等心理,影响疾病的诊疗护理。

【主要护理诊断/问题】

1.疼痛:头痛

与脑水肿、颅内高压、血液刺激脑膜或继发性脑血管痉挛有关。

2.潜在并发症

再出血。

3.恐惧

与担心再出血、害怕 DSA 检查、开颅手术以及担心疾病预后有关。

4.生活自理缺陷

与长期卧床(医源性限制)有关。

【护理目标/评价】

(1)患者头痛减轻或消失,病情平稳。

(2)患者情绪稳定,能积极配合治疗护理。

(3)能说出引起病情加重甚至再出血的常见可能诱因及危害因素,未发生再出血。

(4)生命体征稳定,无严重并发症的发生,逐渐康复。

【护理措施】

(一)对症护理

维持生命体征稳定、降低颅内压、纠正水电解质平衡紊乱、预防感染等。如遵医嘱使用甘露醇等脱水剂治疗,应快速静脉滴注,密切观察有无不良反应发生。必要时记录 24 小时尿量。

(二)防止再出血

(1)活动与休息:蛛网膜下腔出血的患者应绝对卧床休息 4～6 周,告诉患者及家属绝对卧床休息的重要性,为患者提供安静、安全、舒适的休养环境,控制探视,避免不良的声、光刺激,治疗护理活动也应集中进行,避免频繁接触和打扰患者休息。

(2)避免诱因:告诉患者及家属容易诱发再出血的各种因素,指导患者与医护人员密切配合,避免精神紧张、情绪波动、用力排便、屏气、剧烈咳嗽及血压过高等。

(3)病情监测:蛛网膜下腔出血再发率较高,以 5～11 天为高峰,81% 发生在首次出血后 1 月内,颅内动脉瘤初次出血后 24 小时内再出血率最高,2 周时再发率累计为 19%。再出血的临床特点:首次出血后病情稳定好转的情况下,突然再次出现剧烈头痛、恶心呕吐、意识障碍加重、原有局灶症状和体征重新出现等。应密切观察病情变化,发现异常及时报告医生处理。

(4)止血药物的运用:遵医嘱使用大剂量止血剂制止继续出血和预防再出血,密切观察有无不良反应发生。

(三)心理护理

指导患者了解疾病的过程与预后、DSA 检查的目的与安全性等相关知识;指导患者消除紧张、恐惧、焦虑心理,增强战胜疾病的信心,配合治疗和检查。

(四)健康指导

(1)合理饮食:见本节"短暂性脑缺血发作"中的"健康指导"。

(2)避免诱因:见本节"脑出血"中的"健康指导"。

(3)检查指导:SAH 患者一般在首次出血 3 周后进行 DSA 检查,应告知脑血管造影的相关知识,指导患者积极配合,以明确病因,尽早手术,解除隐患或危险。

(4)照顾者指导:家属应关心、体贴患者,为其创造良好的休养环境,督促尽早检查和手术,发现再出血征象及时就诊。

第九节　癫　痫

癫痫是一组由大脑神经元异常放电引起的以暂时性中枢神经系统功能障碍为特征的慢性脑部疾病,具有突发性和反复发作的特点。大脑神经元异常放电是各种癫痫发作的病理基础。每次发作或每种发作的过程称为痫性发作。流行病学显示我国有 900 万以上癫痫患者,其中难治性癫痫患者占 25%,每年新发患者 65 万～70 万。

一、病因与发病机制

癫痫的发病原因非常复杂,依据现有的检查方法,按病因是否明确而将癫痫分为特发性癫痫和症状性癫痫两大类。

1.病因

特发性癫痫患者脑部并无可以解释症状的结构变化或代谢异常,而和遗传因素有较密切的关系,多数患者在儿童或青年时期首次发病。症状性癫痫是由脑部器质性病变和代谢疾病所引起,占癫痫的大多数,可发生于各个年龄组。

(1)脑部疾病:包括脑先天性疾病、颅脑外伤(新生儿或婴儿、成人颅脑外伤)、颅内感染(如各种脑炎)、脑血管病(如脑血管畸形)、颅内肿瘤、脑部变性病(如结节性硬化症)。

(2)全身性疾病:包括各种原因引起的脑缺氧(如窒息)、中毒、儿童期的发热惊厥、遗传性代谢病、家族性黑矇性痴呆、尿毒症等。

2.发病机制

痫性发作的机制尚未完全阐明,各种痫性发作均因脑部神经元过度的同步性放电而引起,不同的原因导致异常放电机制可能有所不同。影响癫痫发作的因素可概括为遗传和环境两方面。

(1)遗传因素:在特发性癫痫的近亲中,癫痫患病率为1%～6%,高于普通人口的0.5%～1%。在症状性癫痫的近亲中,癫痫患病率为1.5%,也略高于一般人。

(2)环境因素:年龄、内分泌、睡眠等环境因素与癫痫发生有关。疲劳、饥饿、过饱、饮酒、感情冲动以及一过性代谢紊乱和过敏反应都可能诱发癫痫发作。部分患者仅在某种特定的条件下发作,如闪光、音乐、阅读、下棋、刷牙,这一类癫痫统称为反射性癫痫。

二、临床表现

癫痫的临床表现极为多样,但均具有短暂性、刻板性、反复性、发作性的特征,可分为痫性发作和癫痫症。癫痫患者有多种发作类型,每一个癫痫患者可以只有一种发作类型,也可以有一种以上的发作类型。因此,痫性发作与癫痫症是两种概念,痫性发作为临床表现,有一种或数种发作类型且反复发作者即为癫痫症。

(一)部分性发作

部分性发作是痫性发作最常见的类型,发作起始症状和脑电图特点均提示起于一侧脑结构。发作不伴有意识障碍者为单纯部分性发作;如伴有意识障碍,发作后不能回忆,称为复杂部分性发作。

1.单纯部分性发作

发作时意识始终存在是其主要特征,可分为运动性、体觉性或特殊感觉性、自主神经性和精神性发作等4种亚型。

(1)部分性运动性发作:为局部肢体的抽搐,大多见于一侧口角、眼睑、手指或足趾,也可涉及整个一侧面部或一个肢体的远端。如果发作自一处开始后,按大脑皮质运动区的分布顺序移动,例如自一侧拇指沿手指、腕部、肘部、肩部扩展,称为Jackson癫痫;如部分性运动性发作后,遗留暂时性肢体瘫痪(30 min至36小时),称为Todd瘫痪。

(2)体觉性发作:常为肢体的麻木感和针刺感,多数发生在口角、舌部、手指或足趾,病灶在中央后回体感觉区。特殊感觉性发作包括视觉性、听觉性、嗅觉性和眩晕性发作。

(3)自主神经性发作:可表现为脐周围或上腹部突发性剧烈疼痛,呈绞痛或刀割样。同时还可伴有周期性呕吐或反复的肢体疼痛,以下肢最为常见。半数以上的患者伴有自主神经功能紊乱等其他表现,如面色改变、烦躁不安、心悸、出汗等。

(4)精神性发作的症状包括各种类型的遗忘精神症状,可单独发作,但常为复杂部分发作的先兆,有时为继发的全面性强直-阵挛发作(GTCS)的先兆。

2.复杂部分性发作

发作时主要有意识障碍,病灶多在颞叶、额叶。部分患者先出现单纯部分性发作,继而意识障碍,甚至还出现自动症,即先两眼瞪视不动,并在意识模糊的状态中做不自主动作如吸吮、咀嚼、舔唇、清喉或拂面、搓手、解扣脱衣或游走、奔跑等。

3.部分性发作

继发全面性强直-阵挛发作这一部分患者先出现单纯部分性发作或复杂部分性发作,随后继发强直-阵挛发作、强直性发作、阵挛性发作。

(二)全面性发作

1.强直-阵挛发作

全面性强直-阵挛发作(GTCS)在特发性癫痫中也称大发作,为最常见的发作类型之一,以全身抽搐和意识障碍为特征。其发作经过可分为3期。①强直期:突发意识丧失,全身骨骼肌持续收缩,眼球上翻,喉肌痉挛,发出叫声。口部先张开后突闭,可咬破舌头。颈部和躯干先屈曲后反张,上肢自上举、后旋,转为内收、前旋,下肢自屈曲转为伸直。常持续10～20秒转入阵挛期。②阵挛期:不同肌群强直和松弛交替出现,由肢端延及全身。阵挛频率逐渐减慢,松弛期逐渐延长,此期持续0.5～1 min。最后一次强直痉挛后抽搐停止,进入惊厥后期。以上两期,都出现心率增快,血压升高,汗、唾液和支气管分泌物增多,瞳孔散大等自主神经征象;瞳孔对光反射及深浅反射消失,病理征出现;呼吸暂停导致皮肤发绀。③惊厥后期:阵挛期后,尚有短暂的强直痉挛,造成牙关紧闭和大、小便失禁。首先恢复呼吸,口鼻喷出泡沫和血沫,随后心率、血压、瞳孔等恢复正常,意识逐渐恢复。自发作开始至意识恢复5～10 min,醒后觉头痛、疲乏,对抽搐过程不能回忆。一些患者意识障碍减轻后进入昏睡,少数在完全清醒前有自动症和意识模糊。GTCS若在短期内频繁发生,以致发作间歇期内意识未恢复正常者,或一次痫性发作时间持续30 min以上者,称癫痫持续状态。

2.失神发作

典型的表现为突然发生和突然终止的意识丧失,持续3～15秒,无先兆,每天发作数次至数百次不等,患者可停止当时的活动,呼之不应,两眼瞪视不动,手中持物可坠落,事后立即清醒,继续原来之活动,对发作无记忆。典型脑电图改变为规律和对称的每秒3周棘-慢波组合。

三、诊断要点

首先应根据病史和发作时目击者的描述明确癫痫的诊断,如发作期脑电图呈现癫痫波可确诊,但间歇期脑电图异常不能排除癫痫的诊断。如为癫痫,应进一步明确癫痫的类型,即癫痫为单纯部分性发作、复杂部分性发作、全面性发作;借助生化等实验室检查、CT和MRI等影像学检查进一步明确癫痫的原因。

四、治疗要点

1.病因治疗

对查明病因者应积极进行病因治疗,如脑寄生虫病、占位病变的治疗应针对病因。对颅内占位性病变首先应考虑手术治疗,但残余的病灶和手术瘢痕形成可使半数以上的患者在术后继续发生癫痫,仍需药物治疗。

2.药物治疗

癫痫患者在间歇期应定时服用抗癫痫药物,药物治疗的原则:①从单一药物开始,剂量由小到大,逐步增加至有效剂量。②一种药物增加到有效血药浓度而仍不能控制发作者再考虑换药或加用第二种药物。③经药物治疗,控制发作 2～3 年,脑电图随访痫性活动消失者可以开始减少药量,不能突然停药;应首先从复合药物治疗转为单一药物治疗,单一药物的剂量逐步减少,切忌突然停药;间断、不规则服药易发生癫痫持续状态。④药物的选择主要取决于痫性发作的类型,也要注意药物的毒性;特发性 GTCS 首选丙戊酸钠,次选苯妥英钠;失神发作首选乙琥胺,次选丙戊酸钠;单纯部分性发作、复杂部分性发作、症状性或性质不明的 GTCS 首选卡马西平,次选苯妥英钠。根据癫痫临床发作类型、癫痫综合征、合并用的药物、不同年龄段癫痫患者的生理特点等,合理选择抗癫痫药物(表 1-1)。

表 1-1　新诊断癫痫患者初始药物的选择

发作类型	首选药物	一线药物
部分性癫痫发作	卡马西平或拉莫三嗪	奥卡西平、丙戊酸
全面强直、阵挛发作	丙戊酸	拉莫三嗪、奥卡西平、卡马西平
失神发作	丙戊酸或乙琥胺	拉莫三嗪
肌阵挛发作	丙戊酸	左乙拉西坦、托吡酯
强直发作或失张力性发作	丙戊酸	拉莫三嗪

3.癫痫持续状态的治疗

在给氧、防护的同时,应从速制止发作。可依次选用下列药物。①地西泮:10～20 mg 静脉注射,速度不超过每分钟 2 mg,有效而复发者可在 30 min 后重复注射;或 100～200 mg 溶于 5% 葡萄糖盐水 500 mL 中,于 12 小时内缓慢静脉滴注,根据发作情况调节滴速。儿童一次静脉注射量为每千克体重 0.25～1 mg,总量不超过 10 mg,必要时亦可重复。如出现呼吸抑制,则需停止注射。②异戊巴比妥钠:0.5 g 溶于注射用水 10 mL 做静脉注射,其速度不超过每分钟 0.1 g,注射时应注意呼吸抑制和血压降低,每天极量为 1 g。③苯妥英钠:每千克体重 10～20 mg,溶于生理盐水 20～40 mL,静脉注射,速度不超过每分钟 50 mg。④水合氯醛:灌肠。在给药的同时,必须保持呼吸道通畅,随时吸引痰液,必要时气管切开行人工呼吸。高热时采取物理降温,及时纠正血酸碱度和电解质;发生脑水肿时采用静脉快速输注 20% 甘露醇和静脉推注呋塞米。抽搐停止后,肌内注射苯巴比妥 0.2 g,8～12 小时 1 次;清醒后可用口服抗癫痫药,并进一步检查病因。

五、常见护理诊断/问题

1.有窒息的危险

与癫痫发作时喉头痉挛、气道分泌物增多有关。

2.有受伤的危险

与癫痫发作时不受控制的强直性痉挛有关。

3.恐惧、焦虑

与癫痫反复发作、呼吸窘迫有关。

4.知识缺乏

缺乏自我保健的知识。

六、护理措施

1.发作时护理

发作时应注意安全,避免外伤。当患者还处在全身抽搐和意识丧失时,应迅速使患者躺下,头偏向一侧,解松患者衣服的领口、裤带,不可强行按压肢体或喂水,以免造成骨折、脱臼或窒息等,但应予适当保护肢体防外伤。及时吸出口腔和气道内分泌物,保持呼吸道通畅。

2.病情观察

抽搐期间密切观察患者的抽搐情况、生命体征、意识、瞳孔等的变化及用药反应,并做好观察记录。

3.癫痫持续状态患者的护理

应专人守护,床旁加床挡。对突然发病跌倒而易擦伤的关节处,用棉花及软垫加以保护。躁动患者必要时给予约束带防护。少数患者抽搐停止、意识恢复的过程中有短时的兴奋躁动,也应加强保护,防止自伤或他伤。保证患者充分休息。GTCS 时应尽快按医嘱用药,从速控制发作,用强烈中枢抑制剂静脉注射时,应有两人操作,一人专心缓慢注射,另一人严密监护癫痫发作情况和心率、脉搏、呼吸、血压、血氧饱和度及瞳孔变化。

4.用药护理

根据癫痫发作的类型遵医嘱用药,注意观察用药疗效、不良反应,必要时部分患者结合疗效可做血药浓度检测。由于各种抗癫痫药物都有一定的不良反应,如苯妥英钠可致牙龈增厚、毛发增多、乳腺增生、皮疹、中性粒细胞减少和眼球震颤、小脑性共济失调等毒性反应;卡马西平有中性粒细胞减少、骨髓抑制之不良反应;丙戊酸钠、苯巴比妥、扑米酮等均有不同程度的肝脏损害。因此,服药前应做血、尿常规和肝、肾功能检查,服药后定期体检、复查血常规和生化检查。

七、健康指导

1.饮食指导

嘱患者生活规律,睡眠充足,避免疲劳、过度紧张,同时防止感染、发热、低血糖、低血钾等诱因。保持良好的饮食习惯,宜清淡且营养丰富,不宜辛、辣、咸,防过饥、过饱和饮水过多,避免烟酒。

2.用药指导

坚持长期正规用药,不可突然停药、换药或减少剂量。并讲明不规律服药与疾病复发或引起持续状态的关系,调整药物应在医师指导下。个别药物治疗剂量和中毒剂量很接近,如苯妥英钠,故不可随便增加剂量。按要求每月查血常规、血药浓度,每季度查肝功能,小儿定期查血钙、血磷,酌情补充维生素 D_3。

3.活动与休息指导

适当参加体育锻炼和脑力劳动,以增进身心健康,切勿从事高空或水上作业、驾驶等工作,避免游泳、登高活动,以利安全。

4.患者外出指导

应随身携带个人资料卡,写明姓名、详细诊断、药名、地址、病史、联系电话等,以备癫痫发作时及时了解病情及联系家人。

第十节 急性脑血管疾病

脑血管疾病(CVD)是由于各种脑血管病变所引起的脑功能障碍。脑卒中(stroke)指急性起病、迅速出现局限性或弥漫性脑功能缺失征象的脑血管临床事件,其发病率为 100/10 万～300/10 万,患病率为 500/10 万～740/10 万,病死率为 50/10 万～100/10 万,位居常见死亡原因的前 3 位。卒中幸存者中 50%～70% 留有残疾,给社会和家庭带来极大负担。

(一)脑血管疾病分类

脑血管疾病有不同的分类方法:①依据病理性质可分为缺血性卒中和出血性卒中,前者又称为脑梗死,包括脑血栓形成和脑栓塞,后者包括脑出血和蛛网膜下腔出血;②依据神经功能缺失症状持续的时间,将不足 24 小时者称为短暂性脑缺血发作(TIA),超过 24 小时者称为脑卒中。

(二)脑的血液供应

脑部的血液由两条颈内动脉和两条椎动脉(颈内动脉系统和椎-基底动脉系统)供给,颈内动脉进入颅内后依次分出眼动脉、后交通动脉、脉络膜前动脉、大脑前动脉和大脑中动脉,这些动脉供给眼部以及大脑半球前部 3/5 的血液;双侧椎动脉经枕骨大孔入颅后汇合成基底动脉,基底动脉在脑干头端腹侧面分为两条大脑后动脉,供应大脑半球后部 2/5 的血液。椎-基底动脉在颅内依次分出小脑后下动脉、小脑前下动脉、脑桥支、内听动脉、小脑上动脉等,供应小脑和脑干。两侧大脑前动脉之间由前交通动脉连接,两侧颈内动脉与大脑后动脉之间由后交通动脉连接,构成脑底动脉环(Willis 环)。当此环的某一处血供减少或闭塞时,可互相调节血液供应。此外,颈内动脉还可通过眼动脉与颈外动脉的面动脉及颞浅动脉分支和脑膜中动脉末梢支吻合,以沟通颈内、外动脉血流。椎动脉与颈外动脉的分支之间以及大脑表面的软脑膜动脉间亦有多处吻合。

(三)脑血管疾病的病因和危险因素

1.病因

(1)血管壁病变:以高血压动脉硬化和动脉粥样硬化所致的血管损害最常见,其次是动脉炎(风湿、钩端螺旋体、结核、梅毒等)、发育异常(先天性脑动脉瘤、脑动静脉畸形)、外伤等。

(2)血液成分改变及血液流变学异常:①血液黏稠度增高,如高脂血症、高血糖、白血病、红细胞增多症等;②凝血机制异常,如血小板减少性紫癜、血友病、应用抗凝剂、DIC 等,此外妊娠、产后、术后也可引起高凝状态。

(3)血流动力学异常:如高血压、低血压、心脏功能障碍等。

(4)其他病因:包括颈椎病、肿瘤等压迫邻近的大血管,影响供血;颅外形成的各种栓子(如空气、脂肪、肿瘤等)引起脑栓塞。

2.危险因素

包括可干预和不可干预两类,不可干预危险因素有年龄、性别、种族和家族史;可干预危险因素包括吸烟、酗酒、肥胖、缺乏体力活动等不健康生活方式以及高血压、糖尿病、心房纤颤、高脂血症、脑供血动脉狭窄、高同型半胱氨酸血症、血液流变学异常等,是脑卒中的一级预防目标。

(四)脑血管疾病的防治

脑血管疾病不仅是常见病和多发病,而且死亡率、致残率和花费极高,发病后治疗效果差,因此预防脑血管病的发生显得尤为重要。脑卒中的预防分为一级预防和二级预防两种,一级预防是指对没有发生脑卒中但具有脑卒中的危险因素的人群进行预防;二级预防是指对已发生脑卒中或 TIA 的个体再发脑卒中的预防。无论一级或二级预防都能明显降低脑卒中或 TIA 的发生率。在脑卒中的预防中,除了对危险因素进行调整外,主要的预防性药物有阿司匹林、噻氯匹定和华法林等,应依据患者个体情况选择。

一、短暂性脑缺血发作

短暂性脑缺血发作(TIA)是由颅内动脉病变致脑动脉一过性供血不足引起的短暂性、局灶性脑或视网膜功能障碍,表现为供血区神经功能缺失的症状、体征。每次发作一般持续数分钟至数小时,24 小时内完全恢复,可有反复发作。频繁的 TIA 发作是脑梗死前的警报。

(一)病因与发病机制

关于 TIA 的病因与发病机制尚不完全清楚,其发病主要与动脉粥样硬化、动脉狭窄、心脏病、血液成分的改变及血流动力学等多种病因及途径有关,主要假说包括微栓塞学说、血流动力学障碍学说、脑血管痉挛学说、锁骨下动脉盗血综合征等。

(二)临床表现

TIA 发作年龄以 50～70 岁多见,男性多于女性。起病突然,迅速出现大脑某一局部的神经功能缺失,历时数分钟至数小时,可有反复发作,并在 24 小时内完全恢复且无后遗症。

1.颈动脉系统 TIA

常见症状为对侧单肢无力或不完全性偏瘫,对侧感觉异常或减退,短暂的单眼失明是颈内动脉分支眼动脉缺血的特征性症状,可出现失语。

2.椎-基底动脉系统 TIA

以阵发性眩晕最常见,一般不伴有明显的耳鸣,可发生复视、眼震、构音障碍、吞咽困难、共济失调及交叉瘫和交叉性感觉障碍。

(三)诊断要点

绝大多数 TIA 患者就诊时症状已经消失,故其诊断主要依据病史。凡年龄在 45 岁以上,突然发作,持续时间短,症状和体征在 24 小时内完全恢复,不留下任何功能缺损并反复发作者应考虑本病。应注意和部分性癫痫、晕厥鉴别。

(四)治疗要点

1.病因治疗

确诊 TIA 后,应针对危险因素进行治疗,如控制血压,治疗心律失常、大动脉狭窄,纠正血液成分的异常等。注意防止颈部活动过度等诱因。

2.药物治疗

所有 TIA 都应作为神经科急诊处理,迅速确定病因,控制发作,防止演变为脑卒中。

(1)抗血小板聚集剂治疗:可减少微栓子的发生,预防复发。常用的药物:①阿司匹林,目前主张使用小剂量,每天 50～300 mg 不等,晚餐后服用。阿司匹林抗血小板聚集的机制为抑制环氧化酶。②双嘧达莫,其抗血小板聚集的机制是抑制磷酸二酯酶,每次 25 mg 或 50 mg,每天 3 次。③噻氯吡啶(抵克力得),一种新型的抗血小板聚集药,125～250 mg,每天 1～2 次。服用阿司匹林或抗凝治疗不理想者应用噻氯吡啶治疗仍有效。

(2)抗凝治疗:对频繁发作的 TIA,或持续时间长,每次发作症状逐渐加重,同时又无明显的抗凝治疗禁忌者(无出血倾向,无严重高血压,无肝、肾疾病,无溃疡病等),可及早进行抗凝治疗。对频繁发作者可静脉注射肝素,后改用口服华法林等抗凝剂。

(3)脑保护剂治疗:脑保护剂可扩张血管,防止脑动脉痉挛。如尼莫地平 20～40 mg,每天 3 次。

3.外科手术治疗

经血管造影证实有颈部血管动脉硬化斑块引起明显狭窄(>70%)或闭塞者,可考虑颈动脉内膜剥离术、颈动脉支架术等。

(五)常见护理诊断/问题

1.恐惧

与突发眩晕和单侧肢体活动障碍有关。

2.潜在并发症

脑卒中。

3.有受伤的危险

与眩晕、复视、共济失调有关。

(六)护理措施

1.饮食护理

给予低脂、低盐、低胆固醇、适量糖类、丰富维生素饮食,忌烟、酒及辛辣食物,切忌暴饮暴食或过分饥饿。

2.安全护理

指导患者发作时卧床休息,枕头不宜太高(15°～20°为宜),以免影响患者头部血流供应。频繁发作者应避免重体力劳动,沐浴或外出应有家人陪伴,以防发生跌倒和外伤。

3.用药护理

在用抗凝药治疗时,应密切观察有无出血倾向。临床上有少数患者可出现全身出血点及青紫斑,个别患者有消化道出血,发现这些现象应及时与医师联系并给予积极治疗。

4.心理护理

了解患者及其家属的思想顾虑,评估患者心理的状态,帮助患者消除恐惧心理,树立与疾病做斗争的信心,养成良好的生活习惯,注意锻炼身体,加强功能运动。

(七)健康指导

通过健康教育使患者了解个体的危险因素,针对不同的危险因素采取不同的干预措施,如鼓励患者适当运动、戒烟限酒、合理饮食、控制体重、遵医嘱服药、勿随意停药和换药。积极治疗高血压、动脉硬化、心脏病、糖尿病和高脂血症等,同时注意定期体检。患者了解卒中的临床表现,重视 TIA,积极预防,防止发生脑梗死。

二、脑梗死

脑梗死(CI)又称缺血性脑卒中,是局部脑组织由于各种原因引起的缺血、缺氧而发生的软化或坏死。脑梗死占全部脑卒中的 60%~80%,临床上最常见的类型有脑血栓形成和脑栓塞。

(一)病因和发病机制

1.病因

脑血栓形成的主要条件是血管病变合并溃疡,凡是能引起血管病变并溃破的病因都可产生病变部位血小板的凝聚、血栓形成,其中最常见的病因是动脉粥样硬化。此外,血小板凝聚能力增加、血黏度增高、血细胞比容增大等均可以诱发。血管痉挛、血流缓慢、血压下降等也是诱因之一。

2.发病机制

在颅内血管壁病变的基础上,当处于睡眠、失水、心力衰竭、心律失常、红细胞增多症等情况时,血压下降、血流缓慢,胆固醇易沉积于内膜下层,从而引起血管壁脂肪透明变性,进一步纤维增生,动脉变硬、迂曲、管壁厚薄不匀,血小板及纤维素等血中有形的成分黏附、聚集、沉着,形成血栓。随着血栓逐渐增大,使动脉管腔变狭窄,最终完全闭塞。所供血的脑组织则因血管闭塞的快慢、部位及侧支循环能提供代偿的程度而产生不同范围、不同程度的梗死。

脑的任何血管均可发生血栓形成,约 4/5 的脑梗死发生在颈内动脉系统。血栓形成后,血流受阻或完全中断,若侧支循环不能代偿供血,受累血管供应区的脑组织则缺血、水肿软化、坏死而出现相应的临床表现。

(二)临床表现

本病好发于中老年,多见于 50~60 岁以上患有动脉粥样硬化者,多伴有高血压、冠心病或糖尿病,男性稍多于女性。有些患者会出现前驱症状,如头昏、头痛等;约有 1/4 的患者既往有 TIA 发作史。

1.一般特点

多在安静状态下或睡眠中发病,通常数小时或 1~2 天达高峰,多数无全脑症状,即无头痛、呕吐、意识障碍,只有大面积梗死或脑干梗死时出现全脑症状。

2.脑梗死的临床综合征

(1)颈内动脉病灶侧单眼一过性黑矇或病灶侧霍纳征(瞳孔缩小、眼裂变小和眼球内陷,面部少汗),对侧偏瘫、偏身感觉障碍,优势半球病变时可有失语。

(2)大脑中动脉主干闭塞表现为病变对侧偏瘫、偏身感觉障碍,在优势半球有失语,严重者有轻度意识障碍;皮质深支闭塞表现为对侧偏瘫和失语。

(3)大脑前动脉主干闭塞表现为病变对侧肢体瘫痪,下肢多重于上肢,面部较少受累,一般无失语,可伴随感觉障碍;深穿支闭塞主要表现为对侧上肢和面神经、舌下神经中枢性瘫痪。

(4)椎-基底动脉闭塞表现为眩晕、复视、眼震、吞咽困难、构音障碍、共济失调、交叉瘫等,基底动脉主干闭塞时常迅速死亡。

(5)小脑后下动脉闭塞又称为延髓背外侧综合征,表现为突然眩晕、恶心、呕吐、构音不良、饮水呛咳、病侧咽反射消失、软腭上举不能,病变侧出现霍纳综合征、肢体共济失调及面部痛、温觉消失,病变对侧半身痛、温觉障碍。

(三)诊断要点

应根据病史,如发病前有 TIA 病史,在安静休息时发病;症状逐渐加重;发病时意识清醒,而偏瘫、失语等神经系统局灶性体征明显等特点,结合 CT 或 MRI 检查,一般可明确诊断。

(四)治疗要点

1.急性期治疗

提高全民急救意识,力争超早期溶栓治疗并采取个体化治疗,对卒中的危险因素进行干预,最终达到挽救生命、降低病残及预防复发的目的。

(1)早期溶栓:脑血栓形成后,尽快恢复梗死区的灌注、减轻脑神经损害是"超早期"的主要处理原则。超早期是指发病 3 小时以内,抢救缺血半暗带。应用此类药物首先需经 CT 证实无出血灶,患者无溶栓禁忌证,并监测出凝血时间、凝血酶原时间等。常用的溶栓药有:重组组织型纤溶酶原激活剂(rt-PA)(循证医学 A 级推荐)、尿激酶(UK)。rt-PA 是选择性纤维蛋白溶解剂,与血栓中纤维蛋白形成复合体后增强了与纤溶酶原的亲和力,使纤溶作用局限于血栓形成的部位;每次用量为每千克体重 0.9 mg,最大用量 90 mg,在发病后 3 小时内进行;它是美国 FDA 推荐的唯一一种用于治疗急性缺血性卒中的溶栓药物。UK 常用量 100 万～150 万 U,加入 0.9%生理盐水 100 mL 中,静脉滴注 1 小时;也可采用 DSA 监视下超选择性介入动脉溶栓。

(2)抗凝治疗:目的在于预防脑血栓扩展和新血栓形成,常用的药物有肝素、低分子肝素和华法林,具体用法和注意事项参考本节"短暂性脑缺血发作"的护理。

(3)脑保护剂:临床上常用的药物有尼莫地平、尼卡地平、盐酸氟桂利嗪(西比灵)等。

(4)降纤治疗:通过降解血中的纤维蛋白原,增强纤溶系统的活性,抑制血栓形成,可供选择的药物有降纤酶、巴曲酶等。

(5)抗血小板聚集剂治疗:静脉溶栓后 24 小时和发生脑卒中后 48 小时内不能进行溶栓的患者,在排除了出血性脑血管疾病时,用阿司匹林每天 200～300 mg,共 10 天,维持剂量每天 75～120 mg。

(6)防治脑水肿、降低颅内压:梗死范围大或发病急骤时可产生脑水肿,脑水肿进一步影响脑梗死后缺血带的血供,加剧脑组织的缺血、缺氧。如患者意识障碍加重、出现颅内压增高症状,应行降低颅内压治疗,常用的药物为 20%甘露醇、10%复方甘油等。

(7)控制血压:使血压维持在比患者病前稍高的水平,一般急性期不使用降压药,以免血压过低而导致脑血流量不足,使脑梗死加重。

(8)高压氧治疗。

(9)其他治疗:①脑代谢活化剂,胞磷胆碱、吡拉西坦、7-氨酪酸、都可喜等;②中药治疗,一般采用活血化瘀、通经活络的治疗,可用丹参、川芎、红花等。

(10)手术治疗:急性大面积小脑梗死产生脑积水者,可行脑室引流术或手术切除坏死组织,以挽救生命;对大面积梗死所致颅内高压危象者,可行开颅,切除坏死组织和颅骨减压。

2.恢复期治疗

主要目的是促进神经功能的恢复。康复治疗应从起病到恢复期,贯穿于护理各个环节和全过程中,要求患者、医护人员、家属均应积极而系统地参与和进行患肢运动、语言功能的训练和康复治疗。

(五)常见护理诊断/问题

1.躯体移动障碍

与脑梗死压迫神经细胞和锥体束有关。

2.生活自理能力缺陷

与偏瘫、认知障碍、体力不支有关。

3.语言沟通障碍

与脑梗死部位、范围有关。

4.吞咽功能障碍

与脑梗死的真假延髓性麻痹有关。

(六)护理措施

1.早期康复护理

给患者讲解早期活动的必要性及重要性。教会患者保持关节功能位置,防止关节变形而失去正常功能。每1～2小时翻身1次,以免瘫痪的一侧长期受压而形成压疮;翻身时做一些主动或被动活动锻炼,逐渐增加肢体活动量,做到强度适中、循序渐进、持之以恒。教会患者及家属锻炼和翻身技巧,训练患者平衡和协调能力。在训练时保持环境安静,使患者注意力集中。

2.日常生活护理

将患者的用物放在易拿取的地方,以方便随时取用。信号灯(家里也可安装)放在患者手边,听到铃声立即予以答复及帮助解决。协助卧床患者完成生活护理,如穿衣、洗漱、沐浴、如厕等,保持皮肤清洁、干燥,及时更换衣服、床单,保持床单位清洁。鼓励患者用健侧手进食,消除患者依赖心理,必要时协助进食。训练患者及告知家属定时协助患者排便。恢复期尽力要求患者完成生活自理活动,以增进患者自我照顾的能力和信心,适应回归家庭和社会的需要,提高生活质量,减少致残率。

3.语言沟通障碍的护理

进行语言功能锻炼,包括肌肉功能的刺激(生物反馈或热刺激),增强和替换交流系统,人工发音器官辅助装置(如腭托),代偿措施(如减慢语速),或者辅助翻译构音障碍患者语言的一些方法。同时采用交流板和肢体语言进行有效交流。

4.下肢深静脉血栓的护理

早期下床活动和床上主动肢体运动是有效的预防措施,对于能下床活动的患者,鼓励早期下床适当活动;已出现下肢深静脉血栓者,应抬高患肢、制动。

5.大小便的护理

每天给予充足的水分,可增加粗纤维食物,养成每天或隔日排便习惯。保持尿道口及会阴部清洁;锻炼膀胱括约肌功能;对于有保留尿管的患者,应定期更换导尿管与引流袋。

6.饮食护理

给予低盐、低脂饮食。对患者进行吞咽功能评估,如有吞咽困难、饮水呛咳时,则遵医嘱安置胃管,给予鼻饲流质,通过胃肠道营养支持的方式保证患者的营养需求。如有糖尿病者予以糖尿病饮食。

7.用药护理

①溶栓治疗时护士应认真阅读药物说明书,严格按照用药要求使用,严密监测血压;用药后观察舌和唇有无水肿;观察皮肤、黏膜有无瘀点、瘀斑等出血倾向。久服阿司匹林时可引起不同程度的胃肠道反应或溃疡病,应注意观察。②抗凝治疗时应注意观察大便情况,必要时送检粪隐血和检查全血细胞记数;预防消化道出血。③使用改善微循环的药物,如右旋糖酐-40,可有过敏反应,如发热、皮疹等,应注意观察。④应用抗凝及溶栓药物:如患者再次出现偏瘫或原有症状加重等,应考虑是否为梗死灶扩大或并发颅内出血等;同时应观察全身情况,及早发现是否有栓子脱落引起栓塞,如肠系膜上静脉栓塞后可出现腹痛,有肢体血液循环障碍时,出现皮肤肿胀、发绀,进一步可导致功能障碍。

8.心理护理

不同程度的神经功能废损症状常常使患者生活不能自理,性情变得急躁,甚至发脾气,同时也会产生自卑、消极的心理状态,常影响疾病的康复,甚至会使血压升高、病情加重。应主动关心患者,教会患者一些应对困难的办法,如利用身体语言交流、书面交流、定时体位的更换等。嘱家属给予患者物质和精神上的支持,鼓励或组织病友之间经验的交流,树立患者战胜疾病的信心。

(七)健康指导

适度参加一些体育活动。积极治疗原发病,如高血压、高脂血症、糖尿病等。以低脂、高维生素饮食为宜,忌烟、酒。积极治疗 TIA,以减少脑血栓形成的发病率。老年人晨间睡醒时不要急于起床,最好安静 10 min 后缓慢起床,以防直立性低血压致脑血栓形成。

三、脑栓塞

脑栓塞是指各种栓子沿血液循环进入颅内动脉系统,导致血管腔急性闭塞,血流中断,引起相应供血区的脑组织坏死及脑功能障碍,并出现局灶性神经功能缺损的症状和体征,占脑梗死的 15%～20%。

(一)病因与发病机制

脑栓塞的栓子来源可分为心源性、非心源性、来源不明性三大类。

(1)心源性栓子为脑栓塞最常见的原因,在发生脑栓塞的患者中一半以上为风湿性心脏病二尖瓣狭窄合并心房颤动,风湿性心脏病患者中发生脑栓塞的占 14%～48%。亚急性细菌性心内膜炎瓣膜上的炎性赘生物脱落、心肌梗死或心肌病时心内膜病变形成的附壁血栓脱落均可形成栓子,心脏黏液瘤、二尖瓣脱垂等也可引起脑栓塞。

(2)非心源性栓塞常见的为主动脉弓及其发出的大血管的动脉粥样硬化斑块和附着物脱落,引起血栓栓塞。其他非心源性栓子还包括骨折和手术引起的脂肪栓子、肺部感染性脓栓、癌性栓子、寄生虫虫卵栓子、潜水员或高空飞行员发生减压病时的气体栓子等。

(3)来源不明性栓子指虽经过仔细检查也未能找到栓子来源。

(二)临床表现

脑栓塞最常见于颈内动脉系统,特别是大脑中动脉。任何年龄均可发病,但以青壮年多见。起病急骤是主要特征,常在数秒钟或数分钟内发展到高峰。4/5 的患者栓塞发生在大脑中动脉及分支,出现局限性抽搐、偏瘫、偏身感觉障碍、失语等,可有轻度意识障碍。栓子若进入基底动脉主干可突然昏迷、全身抽搐,患者因脑水肿或发生脑疝而死亡。

(三)诊断要点

对年轻患者出现突然偏瘫、一过性意识障碍,症状在数秒至数分钟内达到高峰,其他部位栓塞或有心脏病史者诊断不难。头颅 CT 和 MRI 检查可确定栓塞的部位、数量及是否伴出血,有助于明确诊断。中老年患者应注意与脑血栓形成和脑出血等相鉴别。

(四)治疗要点

脑栓塞治疗包括脑部病变及引起栓塞的病因治疗两方面,脑部病变的治疗与脑血栓形成相同;原发病的治疗在于根除栓子来源,防止脑栓塞复发,主要为心脏疾患的药物和手术治疗(如心间隔缺损的修补、心瓣膜分离术、瓣膜移植术、心脏肿瘤手术等)、细菌性心内膜炎的抗生素治疗、减压并行高压氧舱治疗等。

四、脑出血

脑出血(ICH)是指原发性非外伤性脑实质内出血,也称自发性脑出血,占急性脑血管病的20%~30%。脑出血的发病率为每年 60/10 万~80/10 万人口,在我国占急性脑血管病的30%左右。急性期病死率为30%~40%,是急性脑血管病中最高的。在脑出血中,大脑半球出血约占 80%,脑干和小脑出血约占 20%。脑出血预后与出血部位、出血量、病因和全身状态有关,脑干、丘脑、脑室大量出血预后差。高血压是脑出血最常见的原因,高血压伴颅内小动脉硬化、血压骤升可引起动脉破裂出血。

(一)病因和发病机制

1.病因

多数 ICH 是因高血压所致,以高血压合并小动脉硬化最常见,其他原因包括脑动脉硬化、血液病(白血病、再生障碍性贫血、血小板减少性紫癜)、颅内动脉瘤、脑内动静脉畸形、脑动脉炎、脑瘤以及应用抗凝治疗、溶栓治疗时也可并发脑出血。

2.发病机制

脑出血的发病多是在原有高血压和脑血管病变的基础上,用力和情绪改变等外加因素使血压进一步骤升所致。其发病机制可能与下列因素有关。

(1)高血压使颅内小动脉形成微动脉瘤,微动脉瘤可能破裂而引起脑出血。

(2)高血压引起颅内小动脉痉挛,可能造成其远端脑组织缺氧、坏死,发生点状出血和脑水肿,出血区融合扩大而成大片出血。

(3)颅内动脉壁薄弱,无外弹力纤维层,其外层结缔组织和中层肌细胞在结构上均少。

(4)大脑中动脉与其所发出的深穿支豆纹动脉呈直角,豆纹动脉承受的血流压力高,因此当血压骤然升高时此区血管最易破裂。

(二)临床表现

由于高血压发病有年轻化趋势,因此在年轻的高血压患者中也可发生脑出血。起病突然,多无前驱症状,常在情绪激动、过分兴奋、劳累、用力排便或脑力紧张活动时发病,伴有血压明显升高,数分钟至数小时内病情发展到高峰,主要表现为头痛、呕吐、意识障碍、偏瘫、失语、大小便失禁等。严重者出现潮式呼吸或不规则呼吸、深昏迷、四肢呈弛缓状态,此时局灶性神经体征不易确定,查体时可能发现轻度脑膜刺激症状以及局灶性神经受损体征。按不同部位脑出血的临床表现分述如下。

1.基底节出血

基底节出血占全部脑出血的70%,壳核出血最常见,其次是丘脑出血。由于出血常累及内囊,且以内囊损害的体征为突出表现,故也称内囊区出血。按其出血与内囊的关系可分为:①外侧型出血,位于外囊、壳核和带状核附近;②内侧型出血,位于内囊内侧和丘脑附近,血液常破入第三脑室和侧脑室,可直接破坏下丘脑甚至中脑;③混合型出血,常为内侧型或外侧型扩延的结果,出血范围较大。内囊出血的临床表现可分为轻症和重症,部分轻症亦可发展为重症。轻症多属于外侧型出血,突然头痛、呕吐、意识清楚或轻度障碍,典型的内囊出血表现为"三偏征",即病灶对侧的偏瘫、偏身感觉障碍和病灶对侧同相偏盲,头和眼向病灶侧凝视,呈"凝视病灶"状,在优势半球伴有失语。重症多属于内侧型或混合型,发病急、昏迷快而深、鼾声呼吸、呕吐、两侧瞳孔不等大;如呕吐咖啡样液体,多系丘脑下部受损产生的急性胃黏膜损伤引起的出血;瞳孔表现为出血侧瞳孔散大,或先缩小后散大,都是天幕疝的表现。

2.脑桥出血

脑桥出血占脑出血的10%,多由基底动脉脑桥支破裂所致。出血往往先从一侧脑桥开始,表现为交叉性瘫痪,头和眼向病灶对侧凝视,呈"凝视瘫肢"状。大量出血(血肿>10 mL)常破入第四脑室或波及对侧,患者迅速进入昏迷,四肢瘫和去大脑强直发作,双侧病理反射阳性,两侧瞳孔"针尖样"大小,中枢性高热,呼吸不规则。病情常迅速恶化,多数在24~48小时内死亡。

3.小脑出血

小脑出血占脑出血的10%,大多意识清楚或有轻度的意识障碍,后枕部头痛、眩晕、呕吐、一侧肢体共济失调,可有脑神经麻痹、眼球震颤,但无肢体瘫痪。如出血量大,病情迅速进展,12~24小时内出现昏迷、中枢性呼吸衰竭,最后发生枕骨大孔疝死亡。

4.脑室出血

脑室出血占脑出血的3%~5%,多数为继发性脑室出血,由于丘脑出血后破入侧脑室,或小脑出血、脑桥出血破入第四脑室。大量脑室出血发病急骤,头痛、立即昏迷、迅速出现去大脑强直、呕吐咖啡色残渣样液体、高热、多汗和瞳孔极度缩小,病程短,预后不良,多迅速死亡。

(三)诊断要点

对于50岁以上有长期高血压史的患者,情绪激动或体力活动时突然发病,迅速出现不同程度的意识障碍、颅内压增高症状,伴偏瘫、失语等体征,血压明显升高,结合CT检查有助于明确诊断。

(四)治疗要点

急性期治疗的主要原则是防止再出血、控制脑水肿、降低颅内压、调整血压、维持生命功能和防治并发症。

1.一般治疗

密切观察生命体征、瞳孔和意识变化,保持呼吸道通畅,必要时吸氧,有消化道出血宜禁食24~48小时。保证患者的水、电解质平衡和营养。患者卧床休息,减少探视,保持环境安静。

2.控制脑水肿、降低颅内压

是脑出血急性期处理的一个重要环节。由于脑出血后脑实质内突然出现了血肿的占位效应,可使颅内压急剧增高,引起脑疝而危及生命,因此应立即使用脱水剂。临床上最常用渗透性脱水剂,如 20％甘露醇 125～250 mL 在 30 min 内快速静脉滴注,每天 2～3 次,并可用呋塞米交替注射,维持渗透压梯度。也可用 10％甘油果糖 250～500 mL 静脉滴注,每天 1～2 次,甘油脱水作用较甘露醇温和。一般认为,对脑出血有明显脑水肿、需快速脱水降低颅内压者,应首先使用 20％甘露醇,静脉快速点滴或推注,连用 3～5 天后,待颅内压增加有所缓解后再改用 10％甘油果糖静脉滴注。急性期短期使用肾上腺糖皮质激素有助于减轻脑水肿,但对高血压、动脉粥样硬化、溃疡病、糖尿病有不利作用,故应慎用,更不可长期使用。

3.控制高血压

一般不必使用降血压药物,因为颅内压增高时为了保证脑组织供血,血压会代偿性升高。当收缩压超过 26.7 kPa(200 mmHg)时,可适当给予作用温和的降压药物,如呋塞米、硫酸镁等。急性期后血压仍持续过高时可系统应用降压药。

4.止血药和凝血药的使用

一般不用止血药,但如合并消化道出血或有凝血障碍时,可使用止血药。常用的有氨基己酸(EACA)、氨甲苯酸(PAMBA)、氨甲环酸(止血环酸)、酚磺乙胺(止血敏)等,近年来用奥美拉唑、巴曲酶等治疗消化道出血效果亦好。

5.手术治疗

对脑叶或壳核出血在 40～50 mL 以上和小脑出血量在 10 mL 以上,均可考虑手术治疗。常用的手术方法有开颅清除血肿、钻孔扩大骨窗血肿清除术、锥孔血肿吸除术、立体定位血肿引流术、脑室引流术等。

(五)常见护理诊断/问题

1.生活自理缺陷

与意识障碍、瘫痪有关。

2.语言沟通障碍

与脑出血部位、范围有关。

3.有受伤的危险

与脑出血导致脑功能损害、意识障碍有关。

4.有皮肤完整性受损的危险

与长期卧床、意识障碍、运动功能受损有关。

5.营养失调:低于机体需要量

与吞咽困难、意识障碍有关。

6.潜在并发症

脑水肿、脑疝、消化道出血、坠积性肺炎、泌尿系统感染。

(六)护理措施

1.饮食护理

发病 24 小时内禁食。当意识清醒后,评估患者吞咽功能,给予患者适宜的饮食。如为普通饮食,一般在进餐前、后尽可能使患者保持一定时间的坐姿,以利食物下行。发病 3 天后,如意识仍不清楚者,予鼻饲流质。因颊肌麻痹导致食物由一侧口角流出者,应将食物送至口腔近舌根处。

2.病情观察

观察生命体征和意识、瞳孔的变化,并做好详细记录;观察有无剧烈头痛、呕吐、视盘水肿、血压升高、脉搏变慢、呼吸不规则、瞳孔改变、意识障碍加重等脑疝先兆。一旦出现,应及时通知医师,配合抢救。

3.避免使颅压增高的因素

急性期尽量避免不必要的搬动,减少病室声光刺激,限制探视,患者应绝对卧床休息。尽量避免如情绪激动、呼吸道阻塞、躁动挣扎、抽搐、剧烈咳嗽、用力排便、高压灌肠等一切有可能增加颅内压的因素。同时,各项护理操作如翻身、吸痰、鼻饲等动作均需轻慢,应集中完成各项诊疗操作。

4.预防压疮

每1~2小时翻身1次,保持床铺平整、干燥、无屑,防止压疮形成。

5.用药护理

遵医嘱使用止血、降低颅内压等药物,注意观察其疗效和不良反应。大剂量的甘露醇可以引起肾功能损害,甘油果糖可引起溶血和血红蛋白尿。

6.心理护理

脑出血经过治疗后都留下不同程度神经功能废损的症状,患者在心理上会产生抑郁和焦虑情绪。护士应评估社会支持系统,良好的社会支持有利于健康,并可以有效地减少抑郁症状,重视对患者的心理护理,使患者早日回归社会。

(七)健康指导

指导患者避免情绪激动和不良刺激,戒烟、忌酒,给予低脂饮食,生活要有规律,要劳逸结合。指导脑出血患者应学会监测血压的方法,在专科医师的指导下规律地服用降压药,血压控制在 18.6/12 kPa(140/90 mmHg)以下。告诉患者需要就诊的症状及就诊途径。

五、蛛网膜下腔出血

蛛网膜下腔出血(SAH)是指颅内血管破裂后,血液直接流入蛛网膜下腔引起的一种临床综合征,可分为两种:①原发性 SAH,脑表面或脑底部的血管破裂,血液直接流入或主要流入蛛网膜下腔;②继发性 SAH,脑实质内出血,形成血肿,溃破后,血液穿过脑组织而流入脑室及蛛网膜下腔。蛛网膜下腔出血占急性脑卒中的 10%,占出血性脑卒中的 20%。其总体发病率约为 9/10 万,在不同国家存在很大差异,在某些国家可高达 20/10 万,发病最初数月内病死率为 50%~60%。

(一)病因和发病机制

1.病因

根据发病的原因不同,将其分为外伤性和非外伤性两大类。此处主要介绍非外伤性(即自发性)SAH。颅内动脉瘤为最常见的病因,占 50%~80%,其中先天性粟粒样动脉瘤引起蛛网膜下腔出血约占 75%,其他包括脑血管畸形、环中脑非动脉瘤性 SAH、高血压脑动脉粥样硬化、血液疾病、脑底异常血管网病等。

2.发病机制

由于蛛网膜下腔出血的病因不同,其发病机制也不同。一般来说,动脉瘤好发于脑底动脉环交叉处,由于该处动脉内弹力层和肌层的先天性缺陷,在血液涡流的冲击下渐向外突出而形成动脉瘤;脑血管畸形的血管壁常常为先天性发育不全、变性、厚薄不一;脑动脉硬化时,脑动脉中纤维组织替代了肌层,内弹力层变性、断裂和胆固醇沉积于内膜,加上血流的冲击,逐渐扩张而形成动脉瘤。因此,在脑血管发生了上述病变的基础上,当重体力劳动、情绪改变、血压突然升高以及酗酒时,脑表面及脑底部血管发生破裂,血液流入蛛网膜下腔。

(二)临床表现

SAH 的典型临床特点是突然发生剧烈头痛、呕吐、意识障碍、痫性发作、脑膜刺激征和血性脑脊液。发病前多有剧烈运动、劳累、情绪激动、酗酒、用力咳嗽和排便等诱因。半数患者有不同程度的意识障碍。

体征方面最具有特征性者为颈项强直等脑膜刺激征,多在发病后 30 min 内出现。有时脑膜刺激征是 SAH 唯一的临床表现。一侧动眼神经麻痹是最常见的脑神经体征,提示该侧后交通支动脉瘤。眼底检查特征性表现为玻璃体下片状出血,但临床少见;约 10% 的病例可见视盘水肿。局限性神经体征,如偏瘫、偏盲、失语等少见,多与出血破入脑实质,直接破坏和压迫脑组织或脑血管痉挛导致脑梗死有关。

老年患者临床表现常不典型,头痛、呕吐、脑膜刺激征都可不明显,精神障碍较明显。个别重症患者可很快进入深昏迷,出现去大脑强直,因脑疝形成而迅速死亡。

(三)诊断要点

对于突然出现的剧烈头痛、呕吐、脑膜刺激征阳性的患者,常规 CT 检查多可确诊。对疑似患者可做脑脊液检查确立诊断,以防漏诊。

(四)治疗要点

蛛网膜下腔出血的内科治疗原则是去除引起 SAH 的病因,防治继发性脑血管痉挛、脑积水,制止继续出血和预防复发。

1.一般处理

急性 SAH 的一般处理与高血压性脑出血相同,应绝对卧床休息 4～6 周,一切可能使患者的血压和颅内压增高的因素均应尽量避免。对头痛和躁动不安者应用足量的止痛、镇静剂,以保持患者安静休息,如索米痛片、异丙嗪、可待因,必要时可短期用布桂嗪 30 mg 口服或 0.1 g 肌内注射。

2.止血药物的应用

为制止继续出血和预防再出血,一般主张在急性期使用止血药,对避免早期再出血确有帮助。常用氨基己酸(EACA),抑制纤维蛋白溶酶原的形成,对因纤维蛋白溶解活性增高所致的出血有良好的效果,通常用量为 18～24 g 加入 5% 葡萄糖液内静脉滴注,连续使用 7～10 天,改口服,逐渐减量,用药时间不宜少于 3 周。其他有氨甲苯酸、氨甲环酸等。

3.调控血压

去除疼痛等诱因后,若平均动脉压>16 kPa(120 mmHg)或收缩压>24 kPa(180 mmHg),可在严密监测下应用短效降压药,使血压稳定在正常或发病前的水平。降压过程中应避免突然将血压降得过低。

4.防止迟发性脑血管痉挛

普遍认为凡降低细胞内 Ca^{2+} 水平的途径均能扩血管,解除 SAH 引起的血管痉挛。如应用尼莫地平 24～48 mg 静脉滴注,每天 1 次,连续 7～10 天;或在出血后口服尼莫地平 60 mg,每天 6 次,连续 21 天;异丙肾上腺素 0.4～0.8 mg 加入 5％葡萄糖 150 mL 静脉滴入,每天 3 次;利多卡因 2 g 加入 5％葡萄糖盐水 500 mL 中,由另一肢体静脉缓慢滴入,24 小时 1 次。当病情稳定或好转后,可于 1～2 天后逐渐减量,共用 2～9 天。

5.脑积水的防治

轻度的急、慢性脑积水都应先行药物治疗,给予乙酰唑胺等药物减少脑脊液分泌,酌情选用甘露醇、呋塞米等;脑室穿刺脑脊液外引流术适用于 SAH 脑室积血扩张或形成铸型出现急性脑积水,经内科治疗后症状仍进行性加剧,不能耐受开颅手术者。紧急脑室穿刺外引流术可降低颅内压,改善脑脊液循环,能使 50％～80％的患者症状改善。引流术后应尽快夹闭动脉瘤。

6.脑脊液置换

目前尚有争议。

7.手术和介入治疗

对颅内动脉瘤、动静脉畸形等进行手术和介入治疗是病因治疗的根本。

(五)常见护理诊断/问题

1.疼痛:头痛

与 SAH 致颅内压增高以及感觉神经受刺激有关。

2.潜在并发症

再出血、脑疝。

(六)护理措施

1.缓解头痛

用视觉模拟评分法(VAS)对患者进行头痛程度的评估,了解患者的头痛程度。遵医嘱使用脱水剂、镇痛药等缓解头痛,同时教会患者运用非侵袭性减轻疼痛的技巧,如缓慢地深呼吸、全身肌肉放松、意象法、分散注意力法等。在心理疏导的同时,每天常规两次按摩疼痛部位。观察患者头痛的缓解情况,及时调整护理措施。

2.预防再出血

嘱患者绝对卧床休息 4～6 周,减少探视人员。避免剧烈活动和用力排便,保持情绪稳定,多食水果、蔬菜,保持大便通畅,以免诱发再出血。应密切观察患者症状、体征好转后有无再次剧烈头痛、恶心、呕吐、意识障碍加重和原有体征出现等表现,若出现以上症状及时报告医师。

3.用药护理

快速滴入 20％甘露醇。缓慢静脉滴注氨甲苯酸,以免导致血压下降。尼莫地平治疗过程中可能出现头晕、头痛、胃肠不适、皮肤发红、多汗、心动过缓或过速等,应注意调节、控制好输液速度,并密切观察用药反应,如有异常及时报告医师处理。

4.预防脑疝发生

护理措施参见本节"脑出血"的护理。

（七）健康指导

向患者和家属介绍疾病的病因、诱因、临床表现、相关检查、病程和预后、防治原则和自我护理的方法。避免情绪激动、用力等导致血压升高、诱发再出血的因素，保持稳定情绪，多吃蔬菜、水果，养成良好的排便习惯。女性患者1～2年内避免妊娠和分娩。必要时定期到医院复查。

第十一节　帕金森病

帕金森病（PD）又名震颤麻痹，是一种常见的中老年人中枢神经系统变性疾病。60岁以上人群中患病率为1000/10万，并随年龄增长而增高，两性分布差异不大。临床上以静止性震颤、运动迟缓、肌强直和姿势步态异常为主要特征。

一、病因与发病机制

本病的病因迄今未明，故称原发性PD，发病机制十分复杂，可能与下列因素有关。

1.年龄老化

PD主要发生于中老年人，40岁以前发病十分少见，提示年龄老化与发病有关。单纯老年化并非本病病因，但老年化可能促进本病发生。

2.环境因素

环境中与1-甲基-4苯基-1,2,3,6-四氢吡啶（MPTP）分子结构类似的工业或农业毒素可能是PD的病因之一。

3.遗传因素

有少数报道家族性帕金森病，很可能有遗传因素决定本病的易感性，包括常染色体显性或隐性遗传等。

二、临床表现

多数患者50岁以后发病，平均发病年龄约为55岁，男性稍多于女性。起病缓慢，逐渐加剧，主要症状有静止性震颤、肌张力增高、运动迟缓、姿势步态异常等。症状常于一侧上肢开始，逐渐波及同侧下肢，呈"N"字形进展。

1.静止性震颤

静止性震颤常为首发症状，震颤常从一侧上肢开始，典型表现为规律的拇指对掌和手指屈曲的不自主震颤，如同"搓丸"样动作。静止时震颤明显，动作时减轻，入睡后消失，故称为"静止性震颤"。随病程进展，震颤可逐步涉及下颌、唇、颜面和四肢。部分患者可无震颤，尤其是发病年龄在70岁以上者。

2.肌强直

肌强直表现为屈肌和伸肌同时受累，被动运动关节时始终保持增高的阻力，类似弯曲软铅管的感觉，故称"铅管样强直"；部分患者因伴有震颤，检查时可感到在均匀的阻力中出现断续停顿，如同转动齿轮感，称为"齿轮样强直"，是由于肌强直与静止性震颤叠加所致。老年患者肌强直可引起关节疼痛，是由于肌张力增高使关节的血供受阻所致。

3.运动迟缓

随意动作减少,包括始动困难和运动迟缓,并因肌张力增高,姿势反射障碍而表现一系列特征性运动症状,如起床、翻身、步行、方向变换等运动迟缓;面部表情肌活动减少,常常双眼凝视,瞬目减少,呈现"面具脸";手指做精细动作如扣纽扣、系鞋带等困难;书写时字越写越小,呈现"写字过小征"。

4.姿势步态异常

站立时呈屈曲体姿,步态障碍甚为突出。疾病早期表现走路时下肢拖曳,随病情进展呈小步态,步伐逐渐变小变慢,启动困难,行走时上肢的前后摆动减少或完全消失;转身缓慢,迈步后以极小的步伐向前冲去,越走越快,不能及时停步或转弯,称慌张步态,此与姿势平衡障碍导致的重心不稳有关,在下坡时更为突出。严重时患者从坐位、卧位起立困难。

5.其他症状

口、咽、腭肌运动障碍,讲话缓慢,语音低沉单调,流涎,严重时可有吞咽困难。自主神经症状较普遍,可出现多汗、顽固性便秘、直立性低血压等。部分患者疾病晚期可出现认知功能减退、抑郁和视幻觉等,但常不严重。

三、诊断要点

根据中年以后发病,进行性加重的静止性震颤、运动减少、强直等典型神经症状和体征,结合多巴胺治疗敏感即可诊断。如患者由高血压脑动脉硬化、脑炎、外伤、中毒、基底节附近肿瘤以及吩噻嗪类药物治疗等产生的震颤、强直等帕金森症状,称为帕金森综合征或震颤麻痹综合征。

四、治疗要点

1.药物治疗

(1)抗胆碱能药物:对震颤和强直有一定效果,常用的有盐酸苯海索(安坦)2 mg,每天3次。

(2)金刚烷胺:为抗病毒药物,能促进神经末梢释放多巴胺(DA),并阻止其再吸收,从而使症状减轻。可以和左旋多巴等药合用,口服100 mg,每天2~3次。

(3)左旋多巴(L-Dopa):L-Dopa作为多巴胺的前体能通过血脑屏障,被DA神经元摄取后变成DA发挥替代作用。治疗自125 mg每天2次开始,缓慢增加剂量和服药次数,维持量一般为每天2~4 g,分4次服。服药后大多数患者症状改善,尤其是运动减少和强直。但是由于外周脱羧的不良反应,目前常用制剂为美多巴,即加入了外周脱羧的抑制剂——多巴丝肼。

(4)多巴胺受体激动剂:疗效不如复方L-Dopa,多与之合用。常用药物有培高利特和溴隐亭,溴隐亭开始剂量0.625 mg每天晨服,每隔3~5天增加0.625 mg,维持量在每天10~30 mg。

2.外科治疗

适用于药物治疗失效或出现运动障碍的患者。

五、常见护理诊断/问题

1.生活自理缺陷

与震颤、肌肉强直、运动减少有关。

2.营养失调:低于机体需要量

与吞咽困难有关。

3.知识缺乏

缺乏本病相关知识和药物治疗知识。

4.躯体移动障碍

与神经、肌肉受损,运动减少,随意运动减弱有关。

5.语言沟通障碍

与喉肌及面部肌肉强直,运动减少、减慢有关。

6.自尊紊乱

与身体形象改变有关。

六、护理措施

1.日常生活护理

鼓励患者自己照顾自己,增强独立性,避免过分依赖他人,如进食、穿衣、移动等。给患者足够的时间去完成日常活动,如说话、写字、吃饭等。鼓励患者每天活动各关节2～3次,加强主动运动;若患者主动运动完成不好时,应协助患者完成。家庭环境避免室内楼梯、上下有一定落差的门槛,移开环境中障碍物,指导并协助患者移动,克服胆怯心理。行走起动和终止时应给予协助,防止跌倒。

2.饮食护理

教育患者不要恐惧进食、饮水,防止体内电解质紊乱和营养障碍发生。提供黏稠不易反流的食物,让患者每吃一口吞咽2～3次,进食时尽量使患者保持坐位。严重手颤可协助患者进食;流涎过多的患者可使用吸管。少量多餐,多食水果与蔬菜等。每周测体重1次,动态观察体重变化,随时调整饮食计划。

3.用药护理

指导患者正确服药方法、注意事项,观察药效及不良反应。①L-Dopa:服用时一般从小剂量开始,逐步增加剂量,较长时间使用常出现症状波动(开一关现象)和运动障碍(亦称"异动症")。不良反应常有消化系统(恶心、呕吐、腹部不适、肝功能变化等)、心血管系统(心律失常、直立性低血压等)、泌尿系统(尿潴留、血尿素氮升高等)、神经精神系统(失眠、多梦、幻觉、妄想等)的症状。②抗胆碱能药物:因阻断了副交感神经产生不良反应,如口干,唾液、汗液分泌减少,肠鸣音减弱,排尿困难,瞳孔调节功能不良等。有青光眼或前列腺肥大者禁用,不宜用于老年患者。③金刚烷胺:不良反应有恶心、失眠、头晕、足踝水肿、幻觉、精神错乱等,有肾功能不良、癫痫病史者禁用。

4.心理护理

PD是一种慢性进展性疾病,目前尚无根治的方法,因此患者在心理上存在着悲观的情绪,加上患者出现自我形象紊乱,应鼓励患者面对疾病。

七、健康指导

告知不要单独外出,防止跌倒、摔伤。在医师的指导下选择药物,按时服药,并定期到门诊复查,注意药物的不良反应。经常运动躯体的各个关节,防止强直和僵硬。在家属的陪同下做适当的运动。

第十二节　重症肌无力

重症肌无力（MG）是乙酰胆碱受体抗体（AchR-Ab）介导、细胞免疫依赖及补体参与的一种神经-肌肉接头（NMJ）处传递障碍的自身免疫性疾病，病变主要累及 NMJ 突触后膜上的乙酰胆碱受体（AchR）。平均年发病率约为 7.40/100 万人（女性 7.14/100 万人，男性 7.66/100 万人），患病率约为 1/5000。临床特征为部分或全部骨骼肌易于疲劳，呈波动性无力，有活动后加重、休息后减轻和晨轻暮重等特点。

一、病因与发病机制

其发病原因包括自身免疫、被动免疫（暂时性新生儿 MG）、遗传性（先天性肌无力综合征）及药源性（D-青霉胺等）因素。MG 的患者中 70％以上有胸腺肥大、淋巴滤泡增生，10％～15％的患者合并胸腺肿瘤。切除胸腺后肌无力缓解，提示本病与自身免疫异常有关。正常的胸腺是 T 细胞成熟的场所，T 细胞可介导免疫耐受以免发生自身免疫反应，而 AchR-Ab 由 B 细胞在增生的胸腺中产生。在胸腺中还发现有"肌样细胞"的存在，这些细胞由于病毒或其他非特异因子感染胸腺后，导致"肌样细胞"上的 AchR 构型发生某些变化，刺激了机体的免疫系统而产生了 AchR 抗体。

发病机制可能为体内产生的 AchR-Ab，在补体参与下与 AchR 发生应答，足够的循环抗体能使 80％的肌肉 AchR 达到饱和，经由补体介导的细胞膜溶解作用使 AchR 大量破坏，导致突触后膜传递障碍而产生肌无力。

二、临床表现

任何年龄组均可发病，女性多于男性，40 岁前女性患病率为男性的 2～3 倍；患胸腺瘤者主要是 50～60 岁的中老年患者，以男性居多。感染、精神创伤、过劳为诱因。起病隐匿，首发症状多为一侧或双侧眼外肌麻痹、眼睑下垂、双眼复视，重者眼球运动明显受限，甚至眼球固定，双侧眼外肌受累时双眼症状多不对称。一般平滑肌、膀胱括约肌、瞳孔括约肌均不受累。主要临床特征是受累肌肉呈病态疲劳，连续收缩后发生无力甚至瘫痪，休息后又可好转；症状多于下午或傍晚劳累后加重，早晨和休息后减轻，呈较规律的晨轻暮重波动性变化。患者如发生延髓支配肌肉和呼吸肌严重无力，以致不能维持换气功能即为危象，又称重症肌无力危象，是 MG 死亡的主要原因。肺部感染或手术（如胸腺切除术）可诱发危象，情绪波动和系统性疾病可加重症状。

根据受累骨骼肌的解剖部位及受累程度，临床常采用 Osserman 分型，便于临床治疗分期和预后判断。

Ⅰ.单纯眼肌型（15％～20％）：仅为单纯眼外肌受累，出现上睑下垂和复视。此型为良性，但对药物治疗的敏感性较差。

ⅡA.轻度全身型（30％）：四肢肌肉轻度受累，可合并眼外肌受累，无咀嚼、吞咽及讲话困难，生活能自理。进展缓慢，无危象，对药物敏感。

ⅡB.中度全身型（25％）：骨骼肌和延髓支配肌肉严重受累，通常有咀嚼、吞咽和构音困难，自理生活困难。无危象,药物敏感性欠佳。

Ⅲ.急性进展型(15%):发病急,进展快,多于发病后数周或数月内出现麻痹(即延髓性麻痹)、呼吸麻痹。常有眼外肌受累,生活不能自理,病死率高。

Ⅳ.迟发重症型(10%):起病隐匿,进展缓慢,多在发病2年内逐渐由Ⅰ、ⅡA、ⅡB型发展到延髓性麻痹和呼吸麻痹。常合并胸腺瘤,预后较差。

Ⅴ.肌萎缩型:较早伴有明显的肌萎缩表现。

三、诊断要点

根据受累肌肉呈病态疲劳、一天内症状波动、晨轻暮重的特点对本病诊断不难。若临床特征不典型,下列试验有助于进一步明确诊断。

1.疲劳试验(Jolly试验)

让受累骨骼肌持续收缩而疲劳,如让患者连续睁闭眼观察眼裂大小,或连续咀嚼、讲话或两臂平举等,若发生困难即可确诊。

2.依酚氯铵试验

依酚氯铵10 mg,用注射用水稀释至1 mL,静脉注射0.2 mL,若症状无明显变化,则将其余0.8 mL注入,症状迅速缓解为阳性,持续10 min左右又恢复原状。

3.新斯的明试验

以新斯的明0.5～1.0 mg肌内注射,为防止新斯的明的毒蕈碱样作用,一般同时注射阿托品,比较注射前、后30 min受累骨骼肌的肌力,若注射后肌无力显著改善者可明确诊断。

四、治疗要点

1.药物治疗

(1)抗胆碱酯酶药物:此类药物是治疗MG的基本药物,常用以下几种:溴化新斯的明15 mg、溴吡斯的明60 mg、安贝氯铵5 mg,每天3～4次,药物的剂量因人而异,给药的时间和次数因病情而定。常用胆碱酯酶抑制药物及用法见表1-2。

表1-2 常用胆碱酯酶抑制药物及用法

药名	常用量	用药持续时间/h	等效剂量/mg	用法
甲基硫酸新斯的明	1.0～1.5 mg/次	0.5～1	1.0	注射
溴吡斯的明	90～720 mg/d	2～8	120.0	口服
溴化新斯的明	22.5～180 mg/d	3～6	30.0	口服
安贝氯铵	60 mg/d	4～6	10.0	口服

(2)肾上腺皮质类固醇类:对所有年龄的中至重度MG患者,特别是40岁以上的成年人,不论其是否做过胸腺切除均有效,且较安全,常同时合用抗胆碱酯酶药。目前采用的治疗方法有三种:①大剂量递减隔日疗法:隔日服泼尼松60～80 mg开始,症状改善多在1个月内出现,常于数月后疗效达到高峰,此时可逐渐减少剂量,直至隔日服20～40 mg的维持量,维持量的选择标准是不引起症状恶化的最少剂量。②小剂量递增隔日疗法:隔日服泼尼松20 mg开始,每周递增10 mg,直至隔日服70～80 mg或取得明显疗效为止。该法病情改善速度减慢,

最大疗效常见于用药后 5 个月,使病情加重的概率较小,但病情恶化的日期可能推迟,使医师和患者的警惕性削弱,故较推崇大剂量隔日疗法。③大剂量冲击疗法:此法用于不能缓解或反复发生危象的病例,可试用甲泼尼龙每天 1000 mg,连用 3 天。一个疗程常不能取得满意效果,隔 2 周再重复一个疗程,可治疗 2~3 个疗程。用药剂量、间隔时间及疗程次数等均应根据患者的具体情况做个体化处理。

(3)免疫抑制剂:激素治疗半年内无改善,应考虑选用硫唑嘌呤或环磷酰胺。使用免疫抑制剂时应定期检查肝、肾功能以及血常规和尿常规。

(4)免疫球蛋白:每天每千克体重 0.4 g 静脉滴注,连用 5 天,作用可持续 2 个月左右。主要用于病情急性进展的 MG 患者、各种类型危象、胸腺切除术前准备以及作为辅助用药。

2.血浆置换

常用于胸腺切除的术前处理,以避免或改善术后呼吸危象。也用于其他类型的危象,使绝大多数患者症状有程度不等的改善,疗效可持续数日或数月。其费用昂贵。

3.胸腺切除

全身型 MG 多适于做胸腺切除,约 80% 无胸腺瘤的患者术后症状可消失或缓解;症状严重患者一般不宜手术治疗,可增加死亡率;儿童或年龄大于 65 岁的患者,手术指征应个体化。尽管此手术较安全,但仍要慎重。

4.危象的处理

肌无力危象应及早诊断,积极抢救和治疗。患者如发生呼吸肌麻痹,应及时进行人工呼吸。如呼吸不能很快改善应立即进行气管切开,应用人工呼吸器辅助呼吸。在危象的处理过程中应及时给予吸氧、吸痰,保持呼吸道通畅,防治肺部感染等并发症发生。

(1)肌无力危象:为最常见的危象,通常由于抗胆碱酯酶药物用量不足所致。主要表现为全身肌肉极度无力、吞咽困难、瞳孔较大、肠鸣音正常或降低、消化道分泌正常、无肌束颤动等症状。明确诊断后立即给予足量抗胆碱酯酶药物。

(2)胆碱能危象:由于服用抗胆碱酯酶药物过量所引起,表现为患者肌无力加重、瞳孔缩小、全身肌束颤动、腹痛、肠鸣音亢进和分泌物质增多等症状。此时应停用抗胆碱酯酶药物,待药物排出后重新调整剂量,或改用糖皮质激素类药物。

(3)反拗危象:因患者对抗胆碱酯酶药物不敏感所致。患者出现呼吸肌麻痹后,应立即停用抗胆碱酯酶药物而用输液维持。停用一段时间后,出现对抗胆碱酯酶药物有效时,可再重新调整药物剂量,或改用其他方法治疗。

五、常见护理诊断/问题

1.营养失调:低于机体需要量

与肌无力致吞咽困难有关。

2.自理能力缺陷

与全身肌无力、不能行动有关。

3.潜在并发症

重症肌无力危象。

4.焦虑

与肌无力反复发作、担心预后有关。

六、护理措施

1.日常生活护理

协助生活护理,及时帮助患者解决问题。鼓励家属关心、爱护患者,共同协助患者做力所能及的事情,症状缓解期可鼓励患者尽量生活自理。

2.饮食护理

评估患者的饮食及营养状况。当患者吞咽能力较差时,在用抗胆碱酯酶药物后 15～30 min,药效较强时进餐。对咀嚼无力者注意进食宜缓慢,对有进食呛咳、吞咽困难、气管插管或气管切开患者可予以鼻饲流质。饮食原则以胃肠道营养支持为主,给予高维生素、高蛋白、高热量的营养饮食。

3.重症肌无力危象的护理

(1)避免诱因:应避免一切使肌无力危象发生的诱因,如妊娠、分娩、过度疲劳、创伤等。

(2)密切观察病情:突然出现肌无力加重,特别是肋间肌、膈肌和咽喉肌无力,可导致肺通气明显减少、呼吸困难、发绀、喉头分泌物增多、咳嗽无力、痰无法咳出,易造成缺氧、窒息而死亡。故一旦出现上述情况,应立即通知医师,配合抢救。

(3)保持呼吸道通畅:抬高患者床头,及时吸痰,清除呼吸道分泌物,遵医嘱吸氧,备好气管插管、气管切开包和呼吸机。必要时配合气管切开或人工呼吸机辅助呼吸。

(4)遵医嘱用药:在迅速判断 3 型重症肌无力危象的情况下,遵医嘱使用新斯的明、阿托品或停用新斯的明等药物。

4.用药护理

遵医嘱给予抗胆碱酯酶药及阿托品。溴吡斯的明最常用,不良反应较小,主要有唾液分泌增加、瞳孔缩小、腹痛、腹泻等,可使用阿托品对抗。使用免疫抑制剂需注意其骨髓抑制及感染,应定期检查血常规,一旦白细胞低于 $3×10^9/L$ 即停用,还应注意肝、肾功能。向患者讲解与本病有关的禁忌药物,如奎尼丁、利多卡因、磺胺类、氨基糖苷类(链霉素、庆大霉素、卡拉霉素)、地西泮等。

5.心理护理

患者因病情反复发作,不能像正常人一样坚持工作、学习,且因面部表情、视力、吞咽变化等而产生自卑情绪,常为自己的病情担忧、焦虑。护士应主动向患者介绍环境,消除陌生感。保持环境安静,以便患者得到充分的休息。在护理工作中经常巡视,及时了解患者的心理状况,耐心向患者解释病情以消除心理紧张和顾虑,使患者能保持最佳状态。

七、健康指导

注意休息,保持情绪稳定。防止感冒,避免过度劳累、感染、外伤,育龄期妇女避免妊娠、人工流产。在专科医师的指导下合理使用抗胆碱酯酶的药物,患其他疾病时应及时与专科医师联系,避免使用禁忌药物。外出时要带上急救药物。

第十三节 心 绞 痛

心绞痛是冠状动脉供血不足,由急剧、暂时的心肌缺血与缺氧引起的临床综合征。其特点为有阵发性的前胸压榨性疼痛感觉,主要位于胸骨后部,可放射至心前区和左上肢,常发生于劳动或情绪激动时,持续数分钟,休息或用硝酸酯制剂后消失。

一、病因和发病机制

本病多见于男性,多数患者在 40 岁以上,劳累、情绪激动、饱食、受寒、阴雨天气、急性循环衰竭等为常见诱因。除冠状动脉粥样硬化外,本病还可由主动脉瓣狭窄或关闭不全、梅毒性主动脉炎、原发性肥厚型心肌病、先天性冠状动脉畸形、风湿性冠状动脉炎等引起。

对心脏予以机械性刺激并不引起疼痛,但心肌缺血与缺氧则引起疼痛。当冠状动脉的供血与心肌的需血之间发生矛盾,冠状动脉血流量不能满足心肌代谢的需要,引起心肌急剧的、暂时的缺血与缺氧时,即产生心绞痛。

心肌耗氧的多少由心肌张力、心肌收缩强度和心率决定。心肌张力=左室收缩压(动脉收缩压)×心室半径。心肌收缩强度和心室半径经常不变,因此常用"心率×收缩压"(二重乘积)作为估计心肌氧耗的指标。心肌能量的产生要求大量的氧供,心肌细胞摄取血液氧含量的 $65\%\sim75\%$,而身体其他组织则仅摄取 $10\%\sim25\%$,因此心肌平时对血液中氧的吸收已接近最大量,氧需要增加时已难以从血液中更多地摄取氧,只能依靠增加冠状动脉的血流量来提供。在正常情况下,冠状循环有很大的储备力,其血流量可增加到休息时的 $6\sim7$ 倍。缺氧时,冠状动脉也扩张,能使其流量增加 $4\sim5$ 倍。动脉粥样硬化而致冠状动脉狭窄或部分分支闭塞时,其扩张性减弱,血流量减少,且对心肌的供血量相对稳定。心肌的血液供给如降低到尚能应付心脏平时的需要,休息时可无症状。一旦心脏负荷突然增加,如劳累、激动、左心衰竭等,使心肌张力增加(心腔容积增加、心室舒张末期压力增高)、心肌收缩力增加(收缩压增高、心室压力曲线最大压力随时间变化率增加)和心率增快等而致心肌氧耗量增加时,心肌对血液的需求增加;或当冠状动脉发生痉挛(如吸烟过度或神经体液调节障碍)时,冠状动脉血流量进一步减少;或在突然发生循环血流量减少的情况下(如休克、极度心动过速等),心肌血液供求之间的矛盾加深,心肌血液供给不足,遂引起心绞痛。严重贫血的患者,在心肌供血量虽未减少的情况下,可由红细胞减少、血液携氧量不足而引起心绞痛。

在多数情况下,劳累诱发的心绞痛常在同一"心率×收缩压"值的水平上发生。产生疼痛的直接因素,可能是在缺血、缺氧的情况下,心肌内积聚过多的代谢产物,如乳酸、丙酮酸、磷酸等酸性物质;或类似激肽的多肽类物质,刺激心脏内自主神经的传入纤维末梢,经第 $1\sim5$ 胸交感神经节和相应的脊髓段,传至大脑,产生疼痛的感觉。这种痛觉反映在与自主神经进入水平相同脊髓的脊神经所分布的皮肤区域,即胸骨后及两臂的前内侧与小指,尤其是在左侧,而多不在心脏解剖位置处。有人认为,在缺血区内富有神经供应的冠状血管的异常牵拉和收缩,可以直接产生疼痛冲动。

病理解剖检查显示,心绞痛的患者至少有一支冠状动脉的主支管腔显著狭窄为横切面的

75%以上。有侧支循环形成者,冠状动脉的主支有更严重的阻塞时才会发生心绞痛。此外,冠状动脉造影发现5%～10%的心绞痛患者,其冠状动脉的主要分支无明显病变,提示这些患者的心肌血供和氧供不足,可能是冠状动脉痉挛、冠状循环的小动脉病变、血红蛋白和氧的离解异常、交感神经过度活动、儿茶酚胺分泌过多或心肌代谢异常等所致。

患者在心绞痛发作之前,常有血压增高、心率增快、肺动脉压增高和肺毛细血管压增高的变化,反映心脏和肺的顺应性减低,发作时可有左心室收缩力和收缩速度降低、喷血速度减慢、左心室收缩压下降、心搏量和心排血量降低、左心室舒张末期压力和血容量增加等左心衰竭的病理生理变化。左心室壁可呈收缩不协调或部分心室壁有收缩减弱的现象。

二、临床表现

(一)症状

1.典型发作

突然发生在胸骨后上、中段可波及心前区,产生压榨性、闷胀性或窒息性疼痛,可放射至左肩、左上肢前内侧及无名指和小指。重者有濒死的恐惧感和出冷汗,往往迫使患者停止活动。疼痛历时1～5 min,很少超过15 min,休息或含化硝酸甘油多在1～2 min(很少超过5 min)缓解。

2.不典型发作

(1)疼痛部位可出现在上腹部、颈部、下颌、左肩胛部或右前胸、左大腿内侧等。

(2)疼痛轻微或无疼痛,出现胸部闷感、胸骨后烧灼感等,被称为心绞痛的相当症状。上述症状亦应为发作型,休息或含化硝酸甘油可缓解。

心前区刺痛,手指能明确指出疼痛部位,以及持续性疼痛或胸闷,多不是心绞痛。

(二)体征

平时一般无异常体征。心绞痛发作时可出现心率增快、血压增高、表情焦虑、出冷汗,有时出现第四或第三心音奔马律,可有暂时性心尖区收缩期杂音(乳头肌功能不全)。

(三)心绞痛严重程度的分级

根据加拿大心血管学会分类分为四级。①Ⅰ级:一般体力活动(如步行和登楼)不受限,仅在强、快或长时间劳力时发生心绞痛。②Ⅱ级:一般体力活动轻度受限。快步、饭后、寒冷或刮风中、精神应激或醒后数小时内步行或登楼;步行两个街区以上、登楼一层以上和爬山,均引起心绞痛。③Ⅲ级:一般体力活动明显受限,步行1～2个街区、登楼一层引起心绞痛。④Ⅳ级:一切体力活动都引起不适,静息时可发生心绞痛。

三、分型

(一)劳力性心绞痛

劳力性心绞痛由活动和其他可引起心肌耗氧增加的情况而诱发,可分为以下三种。

1.稳定型劳力性心绞痛

(1)病程大于1个月。

(2)胸痛发作与心肌耗氧量增加多有固定关系,即心绞痛阈值相对不变。

(3)诱发心绞痛的劳力强度相对固定,并可重复。

(4)胸痛发作在劳力当时,被迫停止活动,症状可缓解。

（5）心电图运动试验多呈阳性。

此型冠脉固定狭窄度超过管径 70％，多支病变居多，冠脉动力性阻塞多不明显，粥样斑块无急剧增大或破裂出血，故临床病情较稳定。

2.初发型劳力性心绞痛

（1）病程小于 1 个月。

（2）年龄较轻。

（3）男性居多。

（4）临床症状差异大。①轻型：中等度劳力时偶发。②重型：轻微用力或休息时频发；梗死前心绞痛为回顾性诊断。

此型单支冠脉病变多，侧支循环少，因冠脉痉挛或粥样硬化进展迅速，斑块破裂出血，血小板聚集，甚至有血栓形成，导致病情不稳定。

3.恶化型劳力性心绞痛

（1）心绞痛发作次数、持续时间、疼痛程度在短期内突然加重。

（2）活动耐量较以前明显降低。

（3）日常生活中轻微活动均可诱发，甚至安静睡眠时也可发作。

（4）休息或用硝酸甘油对缓解疼痛作用差。

（5）发作时心电图有明显的缺血性 ST-T 改变。

（6）血清心肌酶正常。

此型多属多支冠脉严重粥样硬化，并存在左主干病变，病情突然恶化可能因斑块脂质浸润急剧增大或破裂、出血，血小板凝聚血栓形成，使狭窄管腔更堵塞，致活动耐量下降。

（二）自发性心绞痛

心绞痛发作与心肌耗氧量增加无明显关系，与冠状血流储备量减少有关，可单独发生或与劳力性心绞痛并存。与劳力性心绞痛相比，自发性心绞痛疼痛持续时间一般较长，程度较重，且不易为硝酸甘油所缓解，包括以下四种类型。

1.卧位型心绞痛

（1）有较长的劳力性心绞痛史。

（2）平卧时发作，多在午夜前，即入睡 1～2 小时发作。

（3）发作时需坐起甚至需站立。

（4）疼痛较剧烈，持续时间较长。

（5）发作时 ST 段下降显著。

（6）预后差，可发展为急性心肌梗死（AMI）或发生严重心律失常而死亡。

此型发生机制尚有争论，可能与夜梦、夜间血压降低或发生未被察觉的左心室衰竭，以致狭窄的冠状动脉远端心肌灌注不足，或与平卧时静脉回流增加，心脏工作量增加，需氧增加等有关。

2.变异型心绞痛

（1）发病年龄较轻。

（2）发作与劳累或情绪多无关。

（3）易于午夜到凌晨时发作。

（4）几乎在同一时刻呈周期性发作。

（5）疼痛较重，历时较长。

（6）发作时心电图显示有关导联的 ST 段抬高，与之相对应的导联则 ST 段可压低。

（7）含化硝酸甘油可使疼痛迅速缓解，抬高的 ST 段随之恢复。

（8）血清心肌酶正常。

本型心绞痛是在冠状动脉狭窄的基础上，该支血管发生痉挛，引起一片心肌缺血所致。冠状动脉造影正常的患者，也可由该动脉痉挛引起。冠状动脉痉挛可能与 α 肾上腺素能受体受到刺激有关，患者迟早会发生心肌梗死。

3.中间综合征（亦称急性冠状动脉功能不全）

（1）心绞痛发作持续时间长，可为 30 min 至 1 小时。

（2）常在休息或睡眠中发作。

（3）心电图、放射性核素和血清学检查无心肌坏死的表现。

本型心绞痛其性质介于心绞痛与心肌梗死之间，常是心肌梗死的前奏。

4.梗死后心绞痛

梗死后心绞痛是急性心肌梗死发生后 1 个月内（不久或数周）又出现的心绞痛。由于供血的冠状动脉阻塞发生心肌梗死，但心肌尚未完全坏死，一部分未坏死的心肌在处于严重缺血的状态下又发生疼痛，随时有再发生梗死的可能。

（三）混合性心绞痛

混合性心绞痛的特点如下。

（1）劳力性与自发性心绞痛并存，如兼有大支冠状动脉痉挛，除劳力性心绞痛外可并存变异型心绞痛，如兼有中等大冠脉收缩，则劳力性心绞痛可在通常能耐受的劳动强度以下发生。

（2）心绞痛阈值可变性大，临床表现为在当天不同时间、当年不同季节的心绞痛阈值有明显变化，如伴有 ST 段压低的心绞痛患者运动能力的昼夜变化，或一天中首次劳力性发作的心绞痛。劳力性心绞痛患者遇冷诱发及餐后发作的心绞痛多属此型。

此类心绞痛为一支或多支冠脉有临界固定狭窄病变限制了最大冠脉储备力，同时有冠脉痉挛收缩的动力性阻塞使血流减少，故心肌耗氧量增加与心肌供氧量减少两个因素均可诱发心绞痛。

近年"不稳定型心绞痛"一词在临床上被广泛应用，指介于稳定型劳力性心绞痛与急性心肌梗死和猝死之间的中间状态。它包括除稳定型劳力性心绞痛外的上述所有类型的心绞痛，还包括冠状动脉成形术后心绞痛、冠状动脉旁路术后心绞痛等新近提出的心绞痛类型。其病理基础是在原有病变基础上发生冠状动脉内膜下出血、粥样硬化斑块破裂、血小板或纤维蛋白凝集、血栓形成、冠状动脉痉挛等。

四、辅助检查

（一）心电图

1.静息时心电图

约半数患者在正常范围，也可有非特异性 ST-T 异常或陈旧性心肌梗死图形，有时有房室或束支传导阻滞、期前收缩等。

2.心绞痛发作时心电图

绝大多数患者可出现由暂时性心肌缺血引起的 ST 段移位；ST 段水平或下斜压低大于等于 1 mm，3T 段抬高大于等于 2 mm（变异型心绞痛）；T 波低平或倒置，平时 T 波倒置者发作时变直立（伪改善）。可出现各种心律失常。

3.心电图负荷试验

该试验用于心电图正常或可疑时。有马斯特二级梯运动试验、活动平板运动试验、蹬车试验、双嘧达莫负荷试验、心房调搏和异丙肾上腺素静脉滴注试验等。

4.动态心电图

24 小时持续记录以证实患者胸痛时有无心电图缺血改变及无痛性禁忌缺血发作。

(二)放射性核素检查

1.^{201}铊(^{201}Tl)心肌显像或兼做负荷(运动)试验

休息时铊显像所示灌注缺损主要见于心肌梗死后瘢痕部位。而缺血心肌常在心脏负荷后显示灌注缺损，并在休息后复查出现缺损区再灌注现象。近年用^{99m}Tc-MIBI 做心肌灌注显像（静息或负荷）取得良好效果。

2.放射性核素心腔造影

静脉内注射焦磷酸亚锡被细胞吸附后，再注射^{99m}Tc，即可使红细胞被标记上放射性核素，得到心腔内血池显影。可测定左心室射血分数及显示室壁局部运动障碍。

(三)超声心动图

二维超声心动图可检出部分冠状动脉左主干病变，结合运动试验可观察到心室壁节段性运动异常，有助于心肌缺血的诊断，静息状态下心脏图像阴性，尚可通过负荷试验确定，近年三维、经食管、血管内和心内超声检查增加了其诊断的阳性率和准确性。

(四)心脏 X 线检查

心脏 X 线检查无异常发现或见心影增大、肺充血等。

(五)冠状动脉造影

冠状动脉造影可直接观察冠状动脉解剖及病变程度与范围，是确诊冠心病的最可靠方法。但它是一种有一定危险的有创检查，不宜作为常规诊断手段。其主要指征如下。

(1)胸痛疑似心绞痛不能确诊者。

(2)内科治疗无效的心绞痛，需明确冠脉病变情况而考虑手术者。

(六)激发试验

为诊断冠脉痉挛，常用冷加压、过度换气及麦角新碱做激发试验。前两种试验较安全，但敏感性差，麦角新碱可引起冠脉剧烈收缩，仅适用于造影时冠脉正常或固定狭窄病变小于50%的可疑冠脉痉挛患者。

五、诊断

根据典型的发作特点和体征，含用硝酸甘油后缓解，结合年龄和存在冠心病易患因素除外其他原因所致的心绞痛，一般即可建立诊断。下列几方面有助于临床上判别心绞痛。

(一)性质

心绞痛应是压榨紧缩、压迫窒息、沉重闷胀性疼痛，而非刀割样尖锐痛或抓痛、短促的针刺样或触电样痛或昼夜不停的胸闷感觉。其实也并非都感到"绞痛"，少数患者可为烧灼感、紧张感或呼吸短促伴有咽喉或气管上方紧窄感。疼痛或不适感开始时较轻，逐渐增剧，然后逐渐消失，很少为体位改变或呼吸所影响。

（二）部位

疼痛或不适处常位于胸骨或其邻近处，也可发生在上腹部至咽部之间的任何水平处，但极少在咽部以上。有时可位于左肩或左臂，偶尔也可位于右臂、下颌、下颈椎、上胸椎、左肩胛骨间或肩胛骨上区，然而位于左腋下或左胸下者很少。对于疼痛或不适感分布的范围，患者常需用整个手掌或拳头来指示，仅用一手指的指端来指示者极少。

（三）时限

时限为 1～15 min，多数为 3～5 min，偶有达 30 min 的（中间综合征除外）。疼痛持续仅数秒钟或不适感（多为闷感）持续整天或数天者均不似心绞痛。

（四）诱发因素

诱发因素以体力劳累为主，其次为情绪激动，以及寒冷环境、进冷饮和身体其他部位的疼痛。在体力活动后而不是在体力活动当时发生的不适感，不似心绞痛。体力活动若再加情绪激动，则更易诱发，自发性心绞痛可在无任何明显诱因下发生。

（五）硝酸甘油的效应

舌下含用硝酸甘油片如有效，心绞痛应在 1～2 min 缓解（也有需 5 min 的，要考虑到患者可能对时间的估计不够准确），对卧位型的心绞痛，硝酸甘油可能无效。在评定硝酸甘油的效应时，还要注意患者所用的药物是否已经失效或接近失效。

（六）心电图

发作时心电图检查可见以 R 波为主的导联，ST 段压低，T 波平坦或倒置（变异型心绞痛者则有关导联 ST 段抬高），发作过后数分钟内逐渐恢复。心电图无改变的患者可考虑做负荷试验。发作不典型者，诊断要依靠观察硝酸甘油的疗效和发作时心电图的改变；如仍不能确诊，可多次复查心电图、心电图负荷试验或 24 小时动态心电图连续监测，若心电图出现阳性变化或负荷试验诱致心绞痛发作时亦可确诊。

六、鉴别诊断

（一）特纳综合征

目前临床上被称为特纳综合征的有两种情况：一是 1973 年肯普（Kemp）所提出的原因未明的心绞痛；二是 1988 年基文（Keaven）所提出的与胰岛素抵抗有关的代谢失常。心绞痛需与特纳综合征相鉴别。特纳综合征目前被认为是由小的冠状动脉舒缩功能障碍所致，以反复发作劳力性心绞痛为主要表现，疼痛亦可在休息时发生，发作时或负荷后心电图可示心肌缺血表现、核素心肌灌注可示灌注缺损、超声心动图可示节段性室壁运动异常。本病多见于女性，冠心病的易患因素不明显，疼痛症状不甚典型，冠状动脉造影阴性，左心室无肥厚表现，麦角新碱试验阴性，若治疗反应不稳定而预后良好则与冠心病心绞痛不同。

（二）心脏神经官能症

心脏神经官能症多发于青年或更年期的女性患者，心前区刺痛或经常性胸闷，与体力活动无关，常伴心悸及叹息样呼吸、手足麻木等。过度换气或自主神经功能紊乱时可有 T 波低平或倒置,但心电图普萘洛尔试验或氯化钾试验时 T 波多能恢复正常。

(三)急性心肌梗死

本病疼痛部位与心绞痛相仿,但程度更剧烈,持续时间多在半小时以上,硝酸甘油不能缓解。常伴有休克、心律失常及心衰;心电图面向梗死部位的导联 ST 段抬高,常有异常 Q 波;血清心肌酶增高。

(四)其他心血管病

其他心血管病如主动脉夹层形成、主动脉窦瘤破裂、主动脉瓣病变、肥厚型心肌病、急性心包炎等。

(五)颈胸疾患

颈胸疾患如颈椎病、胸椎病、肋软骨炎、肩关节周围炎、胸肌劳损、肋间神经痛、带状疱疹等。

(六)消化系统疾病

消化系统疾病如食管裂孔疝、贲门痉挛、胃及十二指肠溃疡、急性胰腺炎、急性胆囊炎及胆石症等。

七、治疗

预防主要是防止动脉粥样硬化的发生和发展。治疗原则是改善冠状动脉的供血和减轻心肌的耗氧,同时治疗动脉粥样硬化。

(一)发作时的治疗

1.休息

发作时立刻休息,一般患者在停止活动后症状即可消除。

2.药物治疗

较重的发作,可使用作用快的硝酸酯制剂。这类药物除扩张冠状动脉、降低其阻力、增加其血流量外,还通过对周围血管的扩张作用,减少静脉回心血量,降低心室容量、心腔内压、心排血量和血压,减低心脏前后负荷和心肌的需氧,从而缓解心绞痛。

(1)硝酸甘油:可用 0.3～0.6 mg 片剂,置于舌下含化,使其迅速为唾液所溶解而吸收,1～2 min 即开始起作用,约半小时后作用消失,对约 92% 的患者有效,其中对 76% 的患者在 3 min 内见效。延迟见效或完全无效时提示患者并非患冠心病或患严重的冠心病,也可能所含的药物已失效或未溶解,如属后者可嘱患者轻轻嚼碎并继续含化。长期反复应用可产生耐药性而效力减低,停用 10 天以上,可恢复有效性。近年还有喷雾剂和胶囊制剂,能达到更迅速起效的目的。不良反应有头晕、头胀痛、头部跳动感、面红、心悸等,偶尔有血压下降,因此第一次用药时,患者宜取平卧位,必要时吸氧。

(2)硝酸异山梨酯(消心痛):可用 5～10 mg,舌下含化,2～5 min 见效,作用维持 2～3 小时;或用喷雾剂喷到口腔两侧黏膜上,每次 1.25 mg,1 min 见效。

(3)亚硝酸异戊酯:为极易气化的液体,盛于小安瓿内,每安瓿 0.2 mL,用时以小手帕包裹敲碎,立即盖于鼻部吸入。作用快且短,10～15 秒起效,几分钟即消失。本药作用与硝酸甘油相同,其降低血压的作用更明显,有引起晕厥的可能,目前多数学者不推荐使用。同类制剂还有亚硝酸辛酯。

在应用上述药物的同时,可考虑用镇静药。

(二)缓解期的治疗

宜尽量避免各种确知足以诱致发作的因素。调节饮食,特别是每次进食不应过饱,禁烟酒。调整日常生活与工作量;减轻精神负担;保持适当的体力活动,但以不致发生疼痛症状为度;有血脂质异常者积极调整血脂;一般不需要卧床休息。在初次发作(初发型)或发作增多、加重(恶化型),或卧位型、变异型、中间综合征、梗死后心绞痛时,疑为心肌梗死前奏的患者,应予休息一段时间。

使用作用持久的抗心绞痛药物,应防止心绞痛发作,可单独选用、交替应用或联合应用下列作用持久的药物。

1.硝酸酯制剂

(1)硝酸异山梨酯。①硝酸异山梨酯:口服后半小时起作用,持续 3～5 小时,常用量为每 4～6 小时服用10～20 mg,初服时常有头痛反应,可将单剂改为 5 mg,以后逐渐加量。②单硝酸异山梨酯(异乐定):口服后吸收完全,解离缓慢,药效达 8 小时,常用量为每 8～12 小时服用 20～40 mg。近年倾向于应用缓释制剂以减少服药次数,硝酸异山梨酯的缓释制剂 1 次口服作用持续 8 小时,每 8 小时可用20～60 mg;单硝酸异山梨酯的缓释制剂用量为 50 mg,每天 1～2次。

(2)长效硝酸甘油制剂。①硝酸甘油缓释制剂:口服后使硝酸甘油部分药物得以避免被肝脏代谢,进入体循环而发挥其药理作用。一般服后半小时起作用,作用持续时间可长达 8～12 小时,常用剂量为 2.5 mg,每天 2 次。②硝酸甘油软膏和贴片制剂:前者为 2%软膏,均匀涂于皮肤上,每次直径2～5 cm,涂药 60～90 min 起作用,维持 4～6 小时;后者每贴含药 20 mg,贴于皮肤后 1 小时起作用,维持 12～24 小时。胸前或上臂皮肤是最适合涂药或贴药的部位。

患青光眼、颅内压增高、低血压或休克者不宜选用本类药物。

2.β肾上腺素能受体阻滞剂(β受体阻滞剂)

β受体有 β_1 和 β_2 两个亚型。心肌组织中 β_1 受体占主导地位,而支气管和血管平滑肌中以 β_2 受体为主。所有β受体阻滞剂对两型β受体都能抑制,但有些制剂对心脏有选择性作用。它们具有阻断拟交感胺类药物对心率和心收缩力受体的刺激作用,减慢心率,降低血压,减低心肌收缩力和氧耗量,从而缓解心绞痛的发作。此外,还减低运动时血流动力的反应,使在同一运动量水平上心肌耗氧量减少;使不缺血的心肌区小动脉(阻力血管)缩小,从而使更多的血液通过极度扩张的侧支循环(输送血管)流入缺血区。国外学者建议用量要大。不良反应有心室射血时间延长和心脏容积增加,这虽可能使心肌缺血加重或引起心力衰竭,但其使心肌耗氧量减少的作用远超过其不良反应。常用制剂如下。

(1)普萘洛尔(心得安):每天 3～4 次,开始时每次 10 mg,逐步增加剂量为每天 80～200 mg;其缓释制剂用 160 mg,每天 1 次。

(2)氧烯洛尔(心得平):每天 3～4 次,每次 20～40 mg。

(3)阿普洛尔(心得舒):每天 2～3 次,每次 25～50 mg。

(4)吲哚洛尔(心得静):每天 3～4 次,每次 5 mg,逐步增至 60 mg/d。

(5)索他洛尔(心得怡):每天 2～3 次,每次 20 mg,逐步增至 200 mg/d。

(6)美托洛尔(美多心安):每天两次,每次 25～100 mg;其缓释制剂用 200 mg,每天 1 次。

(7)阿替洛尔(氨酰心安):每天两次,每次 12.5～75 mg。

(8)醋丁洛尔(醋丁酰心安):每天 200～400 mg,分 2～3 次服。

(9)纳多洛尔(康加多尔):每天 1 次,每次 40～80 mg。

(10)噻吗洛尔(噻吗心安):每天两次,每次 5～15 mg。

本类药物有引起心动过缓、降低血压、抑制心肌收缩力、引起支气管痉挛等作用,有些药物长期应用可以引起血脂增高,故选用药物时和用药过程中要加以注意和观察。新一代制剂中,赛利洛尔具有心脏选择性 β_1 受体阻滞作用,同时有部分的 β_2 受体激动及血管扩张作用。其减缓心率的作用较轻,甚至可使夜间心率增快;有轻度兴奋心脏的作用;有轻度扩张支气管平滑肌的作用;使血胆固醇、低密度脂蛋白和甘油三酯降低,而使高密度脂蛋白胆固醇增高;使纤维蛋白降低而使纤维蛋白原增高。长期应用对血糖无影响,因而更适用于老年冠心病患者。剂量为 200～400 mg,每天 1 次。我国患者对 β 受体阻滞剂的耐受性较差,宜用低剂量。

β 受体阻滞剂可与硝酸酯合用,但要注意:①β 受体阻滞剂可与硝酸酯有协同作用,因而剂量应偏小,开始剂量尤其要注意减小,以免引起直立性低血压等不良反应。②停用 β 受体阻滞剂时应逐步减量,如突然停用有诱发心肌梗死的可能。③心功能不全、支气管哮喘及心动过缓者不宜用。其有减慢心律的不良反应,因而限制了剂量的加大。

3.钙通道阻滞剂(也称钙拮抗剂)

此类药物既抑制钙离子进入细胞内,也抑制心肌细胞兴奋-收缩偶联中钙离子的利用,因而可以:抑制心肌收缩,减少心肌耗氧;扩张冠状动脉,解除冠状动脉痉挛,改善心内膜下心肌的血供;扩张周围血管,降低动脉压,减轻心脏负荷;降低血液黏度,抗血小板聚集,改善心肌的微循环。常用制剂如下。

(1)苯烷胺衍生物:最常用的是维拉帕米(异搏定),用量为 80～120 mg,每天 3 次;其缓释制剂用量为240～480 mg,每天 1 次。不良反应有头晕、恶心、呕吐、便秘、心动过缓、PR 间期延长、血压下降等。

(2)二氢吡啶衍生物。①硝苯地平(心痛定):用量为 10～20 mg,每 4～8 小时 1 次,口服;舌下含用3 min后起效;其缓释制剂用量为 20～40 mg,每天 1～2 次。②氨氯地平(络活喜):用量为5～10 mg,每天 1 次。③尼卡地平:用量为 10～30 mg,每天 3～4 次。④尼索地平:用量为 10～20 mg,每天2～3 次。⑤非洛地平(波依定):用量为 5～20 mg,每天 1 次。⑥伊拉地平:用量为 2.5～10 mg,每 12 小时 1 次。

本类药物的不良反应有头痛、头晕、乏力、面部潮红、血压下降、心率增快、下肢水肿等,也可有胃肠道反应。

(3)苯噻氮唑衍生物:最常用的是地尔硫草(恬尔心、合心爽),用量为 30～90 mg,每天 3 次,其缓释制剂用量为 45～90 mg,每天两次。

不良反应有头痛、头晕、皮肤潮红、下肢水肿、心率减慢、血压下降、胃肠道不适等。

以钙通道阻滞剂治疗变异型心绞痛的疗效最好。本类药可与硝酸酯同服,其中二氢吡啶衍生物类如硝苯地平尚可与 β 受体阻滞剂同服,但维拉帕米和地尔硫草与 β 受体阻滞剂合用时则有过度抑制心脏的危险。停用本类药时也宜逐渐减量,然后停服,以免发生冠状动脉痉挛。

4.冠状动脉扩张剂

冠状动脉扩张剂为能扩张冠状动脉的血管扩张剂,从理论上说将能增加冠状动脉的血流,改善心肌的血供,缓解心绞痛。但由于冠心病时冠状动脉病变情况复杂,有些血管扩张剂如双嘧达莫,可能扩张无病变或轻度病变的动脉较扩张重度病变的动脉显著,减少侧支循环的血流量,引起"冠状动脉窃血",增加了正常心肌的供血量,使缺血心肌的供血量反而减少,因而不再用于治疗心绞痛。目前仍用的有以下七种。

(1)吗多明:1~2 mg,每天 2~3 次,不良反应有头痛、面红、胃肠道不适等。

(2)胺碘酮:100~200 mg,每天 3 次,也用于治疗快速心律失常,不良反应有胃肠道不适、药疹、角膜色素沉着、心动过缓、甲状腺功能障碍等。

(3)乙氧黄酮:30~60 mg,每天 2~3 次。

(4)卡波罗孟:75~150 mg,每天 3 次。

(5)奥昔非君:8~16 mg,每天 3~4 次。

(6)氨茶碱:100~200 mg,每天 3~4 次。

(7)罂粟碱:30~60 mg,每天 3 次。

(三)中医中药治疗

根据祖国医学辨证论治,采用治标和治本两种方法。治标,主要在疼痛期应用,以"通"为主,有活血、化瘀、理气、通阳、化痰等法;治本,一般在缓解期应用,以调整阴阳、脏腑、气血为主,有补阳、滋阴、补气血、调理脏腑等法。其中,以活血化瘀法(常用丹参、红花、川芎、蒲黄、郁金等)和芳香温通法(常用苏合香丸、苏冰滴丸、宽胸丸、保心丸、麝香保心丸等)最为常用。此外,针刺或穴位按摩治疗也有一定疗效。

(四)其他药物和非药物治疗

右旋糖酐 40 或羟乙基淀粉注射液:用量为 250~500 mL/d,静脉滴注 14~30 天为一个疗程;作用为改善微循环的灌流,可能改善心肌的血流灌注,可用于心绞痛的频繁发作。高压氧治疗增加全身的氧供应,可使顽固的心绞痛得到改善,但疗效不易巩固。体外反搏治疗可能增加冠状动脉的血供,也可考虑应用。兼有早期心力衰竭者,治疗心绞痛的同时宜用快速作用的洋地黄类制剂。鉴于不稳定型心绞痛的病理基础是在原有冠状动脉粥样硬化病变上发生冠状动脉内膜下出血、斑块破裂、血小板或纤维蛋白凝集形成血栓,近年对其采用抗凝血、溶血栓和抗血小板药物治疗,收到较好的效果。

(五)冠状动脉介入性治疗

1.经皮冠状动脉腔内成形术(PTCA)

用带球囊的心导管经周围动脉送到冠状动脉,在导引钢丝的引导下进入狭窄部位,向球囊内注入造影剂使其扩张,在有指征的患者中可收到与外科手术治疗同样的效果。过去认为,理想的指征为:①心绞痛病程小于 1 年,药物治疗效果不佳,患者失健。②1 支冠状动脉病变,且病变在近端、无钙化或痉挛。③有心肌缺血的客观证据。④患者有较好的左心室功能和侧支循环。施行本术如不成功需做紧急主动脉-冠状动脉旁路移植手术。

近年随着技术的改进,经验的累积,手术指征已扩展到:①治疗多支或单支多发病变。

②治疗近期完全闭塞的病变,包括发病 6 小时内的急性心肌梗死。③治疗病情初步稳定,两周后不稳定型心绞痛。④治疗主动脉-冠状动脉旁路移植术后血管狭窄。无血供保护的左冠状动脉主干病变为用本手术治疗的禁忌。本手术即时成功率在 90% 左右,但术后 3～6 个月,25%～35% 的患者可再发生狭窄。

2.冠状动脉内支架安置术

以不锈钢、钴合金或钽等金属和高分子聚合物制成的筛网状、含槽的管状和环绕状的支架,通过心导管置入冠状动脉,由于支架自行扩张或借球囊膨胀作用使其扩张,支撑在血管壁上,从而维持血管内血流畅通。用于:①改善 PTCA 的疗效,降低再狭窄的发生率,尤其适于 PTCA 扩张效果不理想者。②PTCA 术时由于冠状动脉内膜撕脱、血管弹性回缩、冠状动脉痉挛或血栓形成而出现急性血管闭塞者。③慢性病变冠状动脉近于完全阻塞者。④旁路移植血管段狭窄者。⑤急性心肌梗死者。

术后使用抗血小板治疗预防支架内血栓形成,目前认为新一代的抗血小板制剂——血小板 GPⅡb/Ⅲ受体阻滞剂有较好效果,可用阿昔单抗静脉注射,0.25 mg/kg,然后静脉滴注 10 $\mu g/(kg \cdot h)$,共12小时;或依替巴肽静脉注射,180 $\mu g/kg$,然后静脉滴注每分钟2 $\mu g/kg$,共 96 小时;或替罗非班,静脉滴注每分钟 0.4 $\mu g/kg$,共 30 min,然后每分钟 0.1 $\mu g/kg$,滴注 48 小时。口服制剂:珍米洛非班,5～20 mg,每天 2 次。也可口服常用的抗血小板药物,如阿司匹林、双嘧达莫、噻氯吡啶或较新的氯吡格雷等。

3.其他介入性治疗

尚有冠状动脉斑块旋切术、冠状动脉斑块旋切吸引术、冠状动脉斑块旋磨术、冠状动脉激光成形术等,这些在 PTCA 的基础上发展的方法,期望使冠状动脉再通更好,使再狭窄的发生率降低。近年还有用冠状动脉内超声、冠状动脉内放射治疗(简称"放疗")的介入性方法,其结果有待观察。

(六)运动锻炼疗法

谨慎安排进度适宜的运动锻炼有助于促进侧支循环的发展,提高体力活动的耐受量,改善症状。

(七)不稳定型心绞痛的处理

各种不稳定型心绞痛患者均应住院卧床休息,在密切监护下进行积极的内科治疗,尽快控制症状和防止发生心肌梗死。需取血测血清心肌酶和观察心电图变化以除外急性心肌梗死,并注意胸痛发作时的 ST 段改变。胸痛时可先含硝酸甘油 0.3～0.6 mg,如反复发作可舌下含硝酸异山梨酯 5～10 mg,每2 小时 1 次,必要时加大剂量,以收缩压不过于下降为度,症状缓解后改为口服。如无心力衰竭可加用β受体阻滞剂和/或钙通道阻滞剂,剂量可偏大些。胸痛严重而频繁或难以控制者,可静脉内滴注硝酸甘油,以1 mg溶于 5% 葡萄糖液 50～100 mL,开始时为 10～20 $\mu g/min$,需要时逐步增加为 100～200 $\mu g/min$;也可用硝酸异山梨酯 10 mg 溶于 5% 葡萄糖 100 mL 中,以 30～100 $\mu g/min$ 静脉滴注。对发作时 ST 段抬高或有其他证据提示其发作主要由冠状动脉痉挛引起者,宜用钙通道阻滞剂取代β受体阻滞剂。鉴于本型患者常有冠状动脉内粥样斑块破裂、血栓形成、血管痉挛及血小板聚集等病变基础,近年主张用阿司匹林口服和肝素低分子肝素皮下或静脉内注射以预防血栓形成。情况稳定后行选择性冠状动脉造影,考虑介入或手术治疗。

八、护理

(一)护理评估

1.病史

询问有无高血压、高脂血症、吸烟、糖尿病、肥胖等危险因素,以及劳累、情绪激动、饱食、寒冷、吸烟、心动过速、休克等诱因。

2.身体状况

主要评估胸痛的特征,包括诱因、部位、性质、持续时间、缓解方式及心理感受等。典型心绞痛的特征为:①发作在劳力等诱因的当时。②疼痛部位在胸骨体上段或中段之后,可波及心前区约手掌大小范围,甚至横贯前胸,边界不清楚,常放射至左肩臂内侧达无名指和小指,或至颈、咽、下颌部。③疼痛性质为压迫、紧缩性闷痛或烧灼感,偶伴濒死感,迫使患者立即停止原来的活动,直至症状缓解。④疼痛一般持续3~5 min,经休息或舌下含化硝酸甘油,几分钟内缓解,可数天或数周发作1次,或每天发作多次。⑤发作时多有紧张或恐惧,发作后有焦虑、多梦情况。

发作时体检常有心率加快、血压升高、面色苍白、出冷汗,部分患者有暂时性心尖部收缩期杂音、舒张期奔马律、交替脉。

3.实验室及其他检查

(1)心电图检查:主要是在以R波为主的导联上,ST段压低,T波平坦或倒置等。

(2)心电图负荷试验:通过增加心脏负荷及心肌氧耗量,激发心肌缺血性ST-T改变,有助于临床诊断和疗效评定等。常用的方法有饱餐试验、双倍阶梯运动试验及次极量运动试验(蹬车运动试验、活动平板运动试验)等。

(3)动态心电图:可以连续24小时记录心电图,观察缺血时的ST-T改变,有助于诊断、观察药物治疗效果,以及有无心律失常。

(4)超声波检查:二维超声显示左主冠状动脉及分支管腔可能变窄,管壁不规则增厚及回声增强。心绞痛发作时或运动后局部心肌运动幅度减低或无运动及心功能减低。超声多普勒于二尖瓣上取样,可测出舒张早期血液速度减低,舒张末期流速增加,表示舒张早期心肌顺应性减低。

(5)X射线检查:冠心病患者在合并有高血压或心功能不全时,可有心影扩大、主动脉弓屈曲延长;心衰重时,可合并肺充血改变;有陈旧性心肌梗死合并室壁瘤时,X射线下可见心室反向搏动(记波摄影)。

(6)放射性核素检查:静脉注射^{201}Tl,心肌缺血区不显像。^{201}Tl运动试验以运动诱发心肌缺血,可使休息时无异常表现的冠心病患者呈现不显像的缺血区。

(7)冠状动脉造影:可发现中动脉粥样硬化引起的狭窄性病变及其确切部位、范围和程度,并能估计狭窄处远端的管腔情况。

(二)护理目标

(1)患者主诉疼痛次数减少,程度减轻。

(2)患者能够掌握活动规律并保持最佳活动水平,表现为活动后不出现心律失常和缺氧表现。心率、血压、呼吸维持在预定范围。

（3）患者能够运用有效的应对机制减轻或控制焦虑。

（4）患者能了解本病防治常识，说出所服用药物的名称、用法、作用和不良反应。

（5）无并发症发生。

（三）护理措施

1.一般护理

（1）嘱患者应卧床休息，避免突然用力的动作，饭后不宜进行体力活动，防止精神紧张、情绪激动、受寒，禁止饱餐及吸烟、酗酒，宜少量多餐，进食清淡饮食，不宜进含动物脂肪及高胆固醇的食物。

对有恐惧和焦虑心理的患者，应向患者解释冠心病的性质，只要注意生活保健、坚持治疗，可以防止病情的发展；对情绪不稳者，可适当应用镇静药。

（2）嘱患者保持大小便通畅，做好皮肤及口腔的护理。

2.病情观察与护理

（1）不稳定型心绞痛患者应放监护室予以监护，密切观察病情和心电图变化，观察胸痛持续的时间、次数，并注意观察硝酸盐类等药物的不良反应。若发现异常，及时报告医师，并协助相应的处理。

（2）患者心绞痛发作时，嘱其安静卧床休息，做心电图检查观察其 ST-T 的改变，并给予舌下含化硝酸甘油 0.6 mg，吸氧。对有频繁发作的心绞痛或属自发型心绞痛的患者，需提高警惕，用心电监护观察是否发展为心肌梗死。如有上述变化，应及时报告医师。

（四）健康教育

（1）向患者及家属讲解有关疾病的病因及诱发因素，防止患者过度脑力劳动，嘱其适当参加体力活动，合理搭配饮食结构，嘱肥胖者需限制饮食，戒烟酒。积极防治高血压、高脂血症和糖尿病。有上述疾病家族史的青年，应注意血压及血脂变化，争取早期发现，及时治疗。

（2）嘱患者在心绞痛症状控制后，应坚持服药治疗，避免导致心绞痛发作的诱因。对不经常发作者，需鼓励其做适当的体育锻炼如散步、打太极拳等，这样有利于冠状动脉侧支循环的建立。嘱患者随身携带硝酸甘油片或亚硝酸异戊酯等药物，以备心绞痛发作时自用。

（3）出院时指导患者根据病情调整饮食结构，坚持食用医师、护士建议的合理化饮食。教会家属正确测量血压、脉搏、体温的方法。教会患者及家属识别与自身有关的诱发因素，如吸烟、情绪激动等。

（4）出院带药，给患者提供有关的书面材料，指导患者正确用药。

（5）教会患者门诊随访知识。

第十四节　急性心肌梗死

急性心肌梗死是急性心肌缺血性坏死，是在冠状动脉病变的基础上，发生冠状动脉血供急剧减少或中断，使相应的心肌严重而持久地急性缺血，通常是在冠状动脉样硬化病变的基础上继发血栓形成的。非动脉粥样硬化所导致的心肌梗死可由感染性心内膜炎、血栓脱落、主动脉夹层形成、动脉炎等引起。

本病在欧美常见,20世纪50年代美国本病死亡率大于300/10万,20世纪70年代以后降到小于200/10万。在美国35～84岁人群中,年发病率男性为71‰,女性为22‰;每年约有80万人发生心肌梗死,45万人再梗死。在我国本病远不如欧美多见,20世纪70年代和80年代,河北、黑龙江、北京、上海等省市年发病率仅为0.2‰～0.6‰,其中以华北地区最高。

一、病因和发病机制

急性心肌梗死绝大多数(90%以上)是由冠状动脉粥样硬化所致。由于冠状动脉有弥漫而广泛的粥样硬化病变,管腔有大于75%的狭窄。侧支循环尚未充分建立。一旦管腔内血栓形成、劳力、情绪激动、休克、外科手术或血压剧升等诱因导致血供进一步急剧减少或中断,使心肌严重而持久急性缺血在1小时以上,即可发生心肌梗死。

冠状动脉闭塞后约半小时,心肌开始坏死,1小时后心肌凝固性坏死,心肌间质充血、水肿,炎性细胞浸润以后坏死心肌逐渐溶解,形成肌溶灶,随后渐有肉芽组织形成,坏死组织1周后开始吸收,逐渐纤维化,在6～8周形成瘢痕而愈合,即为陈旧性心肌梗死。坏死心肌波及心包可引起心包炎。心肌全层坏死,可产生心室壁破裂,游离壁破裂或室间隔穿孔,也可引起乳头肌断裂。若仅有心内膜下心肌坏死,在心室腔压力的冲击下,外膜下层向外膨出,形成室壁膨胀瘤,造成室壁运动障碍甚至矛盾运动,严重影响左心室射血功能。冠状动脉可有一支或几支闭塞而引起所供血区部位的梗死。

急性心肌梗死时,心脏收缩力减弱,顺应性减低,心肌收缩不协调,心排血量下降,严重时发生泵衰竭、心源性休克及各种心律失常,病死率高。

二、病理生理

病理生理主要出现左心室舒张和收缩功能障碍等一些血流动力学变化,其严重度和持续时间取决于梗死的部位、程度和范围。心脏收缩力减弱、顺应性减低、心肌收缩不协调,左心室压力曲线最大上升速度(dp/dt)减低,左心室舒张末期压增高、舒张和收缩末期容量增多。射血分数减低,心搏量和心排血量下降,心率增快或有心律失常,血压下降,静脉血氧含量降低。心室重构出现心壁厚度改变、心脏扩大和心力衰竭(先左心衰竭然后全心衰竭),可发生心源性休克。右心室梗死在心肌梗死患者中少见,其主要病理生理改变是右心衰竭的血流动力学变化,右心房压力增高,高于左心室舒张末期压,心排血量减低,血压下降。

急性心肌梗死引起的心力衰竭称为泵衰竭,按Killip分级法可分为Ⅰ级尚无明显心力衰竭,Ⅱ级有左心衰竭,Ⅲ级有急性肺水肿,Ⅳ级有心源性休克等不同程度或阶段的血流动力学变化。心源性休克是泵衰竭的严重阶段,但如兼有肺水肿和心源性休克则情况最严重。

三、临床表现

(一)病史

发病前常有明显诱因,如精神紧张、情绪激动、过度体力活动、饱餐、高脂饮食、糖尿病未控制、感染、手术、大出血、休克等,少数在睡眠中发病。半数以上的患者过去有高血压及心绞痛史。部分患者则无明确病史及先兆表现,首次发展即是急性心肌梗死。

(二)症状

1.先兆症状

急性心肌梗死多突然发病,少数患者起病症状轻微。1/2～2/3的患者起病前1～2日或1～2周或更长时间有先兆症状。其中,最常见的是稳定型心绞痛转变为不稳定型;或既往无心绞痛,突然出现心绞痛,且发作频繁,程度较重,用硝酸甘油难以缓解,持续时间较长。伴恶心、呕吐、血压剧烈波动。心电图显示ST段一时性明显上升或降低,T波倒置或增高。这些先兆症状如诊断及时、治疗得当,半数以上患者可免于发生心肌梗死;即使发生心肌梗死,症状也较轻,预后较好。

2.胸痛

胸痛为最早出现且突出的症状。其性质和部位多与心绞痛相似,但程度更为剧烈,呈难以忍受的压榨、窒息,甚至濒死感,伴有大汗淋漓及烦躁不安。持续时间可为1～2小时甚至10小时以上,或时重时轻达数天之久。用硝酸甘油无效,需用麻醉性镇痛药才能减轻。疼痛部位多在胸骨后,但范围较为广泛,常波及整个心前区,约10%的病例波及剑突下及上腹部或颈、背部,偶尔到下颌、咽部及牙齿处。约25%的病例无明显的疼痛,多见于老年、糖尿病(由于感觉迟钝)或意识不清患者,或有急性循环衰竭者,疼痛被其他严重症状所掩盖。15%～20%的病例在急性期无症状。

3.心律失常

心律失常见于75%～95%的患者,多发生于起病后1～2周,而以24小时内最多见。经心电图观察可出现各种心律失常,可伴乏力、头晕、晕厥等症状,且为急性期引起死亡的主要原因之一。其中,最严重的心律失常是室性异位心律(频发性期前收缩、阵发性心动过速和颤动)。频发(大于5次/min),多源,成对出现,或R波落在T波上的室性期前收缩可能为心室颤动的先兆。房室传导阻滞和束支传导阻滞也较多见,严重者可出现完全性房室传导阻滞。室上性心律失常则较少见,多发生于心力衰竭患者。前壁心肌梗死易发生室性心律失常,下壁(膈面)梗死易发生房室传导阻滞。

4.心力衰竭

心力衰竭主要是急性左心衰竭,由心肌梗死后收缩力减弱或不协调所致,可出现呼吸困难、咳嗽、烦躁及发绀等症状。严重时两肺满布湿啰音,形成肺水肿,进一步则导致右心衰竭。右心室心肌梗死者可一开始就出现右心衰竭。

5.低血压和休克

仅于疼痛剧烈时血压下降,未必是休克。但如疼痛缓解而收缩压仍低于10.7 kPa(80 mmHg),伴有烦躁不安、大汗淋漓、脉搏细快、尿量减少(小于20 mL/h)、意识恍惚甚至晕厥时,则为休克,主要为心源性,是由心肌广泛坏死、心排血量急剧下降所致。而神经反射引起的血管扩张尚属次要,有些患者还有血容量不足的因素参与。

6.胃肠道症状

疼痛剧烈时,伴有频繁的恶心呕吐、上腹胀痛、肠胀气等,与迷走神经张力增高有关。

7.坏死物质吸收引起的症状

此类症状主要是发热,一般在发病后1～3天出现,体温在38 ℃左右,持续约1周。

(三)体征

①半数患者心浊音界轻度至中度增大,有心力衰竭时较显著。②心率多增快,少数可减慢。③心尖区第一心音减弱,有时伴有奔马律。④10%～20%的患者在病后2～3天出现心包摩擦音,多数在几天内又消失,是由坏死波及心包面引起的反应性纤维蛋白性心包炎所致。⑤心尖区可出现粗糙的收缩期杂音或收缩中晚期喀喇音,由二尖瓣乳头肌功能失调或断裂所致。⑥可听到各种心律失常的心音改变。⑦常见到血压下降到正常以下(病前高血压者血压可降至正常),且可能不再恢复到起病前水平。⑧还可有休克、心力衰竭的相应体征。

(四)并发症

心肌梗死除可并发心力衰竭及心律失常外,还可有下列并发症。

1.动脉栓塞

动脉栓塞主要由左室壁血栓脱落引起。根据栓塞的部位,可能产生脑部或其他部位的相应症状,常在起病后1～2周发生。

2.心室膨胀瘤

梗死部位在心脏内压的作用下显著膨出。心电图常示持久的ST段抬高。

3.心肌破裂

心肌破裂少见。可在发病1周内出现,患者常突然休克,甚至死亡。

4.乳头肌功能不全

乳头肌功能不全的病变可分为坏死性与纤维性两种,在发生心肌梗死后,心尖区突然出现响亮的全收缩期杂音,第一心音减低。

5.心肌梗死后综合征

心肌梗死后综合征发生率约为10%,于心肌梗死后数周至数月出现,可反复发生,表现为发热、胸痛、心包炎、胸膜炎或肺炎等症状、体征,可能为机体对坏死物质的变态反应。

四、诊断要点

(一)诊断标准

诊断AMI必须至少具备以下标准中的两条。

(1)缺血性胸痛的临床病史,疼痛常持续30 min以上。

(2)心电图的特征性改变和动态演变。

(3)心肌坏死的血清心肌标记物浓度升高和动态变化。

(二)诊断步骤

对疑为AMI的患者,应争取在10 min内完成以下操作。

(1)临床检查(问清缺血性胸痛病史,如疼痛性质、部位、持续时间、缓解方式、伴随症状;查明心、肺、血管等的体征)。

(2)描记18导联心电图(常规12导联加V_7～V_9,V_{3R}～V_{5R}),并立即进行分析、判断。

(3)迅速进行简明的临床鉴别诊断后做出初步诊断(老年人突发原因不明的休克、心衰、上腹部疼痛伴胃肠道症状、严重心律失常或较重而持续性胸痛或胸闷,应慎重考虑有无本病的可能)。

(4)对病情做出基本评价并确定即刻处理方案。

(5)尽快进行相关的诊断性检查和监测,如血清心肌标记物浓度的检测,结合缺血性胸痛的临床病史、心电图的特征性改变,做出 AMI 的最终诊断。此外,尚应进行血常规、血脂、血糖、凝血时间、电解质等检测,二维超声心动图检查,床旁心电监护等。

(三)危险性评估

(1)伴下列任一项者,如高龄(大于 70 岁)、既往有心肌梗死史、心房颤动、前壁心肌梗死、心源性休克、急性肺水肿或持续低血压等,可确定为高危患者。

(2)病死率随心电图 ST 段抬高的导联数的增加而增加。

(3)血清心肌标记物浓度与心肌损害范围呈正相关,可助估计梗死面积和患者预后。

五、鉴别诊断

(一)不稳定型心绞痛

疼痛的性质、部位与心肌梗死相似,但发作持续时间短、次数频繁、含服硝酸甘油有效。心电图的改变及酶学检查是与心肌梗死鉴别的主要依据。

(二)急性肺动脉栓塞

大块的栓塞可引起胸痛、呼吸困难、咯血、休克,但多出现右心负荷急剧增加的表现,如有心室增大,P_2 亢进、分裂和有心力衰竭体征。无心肌梗死时的典型心电图改变和血清心肌酶的变化。

(三)主动脉夹层

该病也具有剧烈的胸痛,有时出现休克,其疼痛常为撕裂样,一开始即达高峰,多放射至背部、腹部、腰部及下肢。两上肢的血压和脉搏常不一致是本病的重要体征。可出现主动脉瓣关闭不全的体征,心电图和血清心肌酶学检查无 AMI 时的变化。X 射线和超声检查可出现主动脉明显增宽。

(四)急腹症

急性胆囊炎、胆石症、急性坏死性胰腺炎、溃疡病穿孔等常出现上腹痛及休克的表现,但应有相应的腹部体征,心电图及酶学检查有助于鉴别。

(五)急性心包炎

急性心包炎尤其是非特异性急性心包炎,也可出现严重胸痛、心电图 ST 段抬高,但该病发病前常有上呼吸道感染,呼吸和咳嗽时疼痛加重,早期即有心包摩擦音。无心电图的演变及酶学异常。

六、处理

(一)治疗原则

改善冠状动脉血液供给,减少心肌耗氧,保护心脏功能,挽救因缺血而濒死的心肌,防止梗死面积扩大,缩小心肌缺血范围,及时发现、处理、防治严重心律失常、泵衰竭和各种并发症,防止猝死。

(二)院前急救

流行病学调查发现,50%的患者发病后 1 小时在院外猝死,死因主要是可救治的心律失常。因此,院前急救的重点是尽可能缩短患者就诊延误的时间和院前检查、处理、转运所用的时间;尽量帮助患者安全、迅速地转送到医院;尽可能及时给予相关急救措施,如嘱患者停止任何主动性活动和运动,舌下含化硝酸甘油,高流量吸氧,镇静止痛(吗啡或派替啶),必要时静脉注射或滴注利多卡因,或给予除颤治疗和心肺复苏;缓慢性心律失常给予阿托品肌内注射或静脉注射;及时将患者情况通知给急救中心或医院,在严密观察、治疗下迅速将患者送至医院。

(三)住院治疗

急诊室医师应力争在10～20 min完成病史、临床检数记录、18 导联心电图,尽快明确诊断。对ST段抬高者应在30 min内收住冠心病监护病房(CCU)并开始溶栓,或在90 min内开始行急诊PTCA治疗。

1.休息

患者应卧床休息,保持环境安静,减少探视,防止不良刺激。

2.监测

在冠心病监护病房中进行5～7日的心电图、血压和呼吸监测,必要时进行床旁血流动力学监测,以便于观察病情和指导治疗。

3.护理

第1周完全卧床,加强护理,进食、洗漱、大小便、翻身等都需要别人帮助。第2周可从床上坐起,第3～4周可逐步离床和在室内缓步走动。但病重或有并发症者,卧床时间宜适当延长。食物以易消化的流质或半流质为主,病情稳定后逐渐改为软食。便秘3日者可服轻泻剂或用甘油栓等,必须防止用力大便造成病情突变。焦虑、不安患者可用地西泮等镇静药。禁止吸烟。

4.吸氧

在急性心肌梗死早期,即便未合并有左侧心力衰竭或肺疾病,也常有不同程度的动脉低氧血症。其原因可能是细支气管周围水肿,使小气道狭窄,增加小气道阻力,气流量降低,局部换气量减少,特别是两肺底部最为明显。有些患者虽未测出动脉低氧血症,但由于增加肺间质液体,肺顺应性一过性降低,而有气短症状。因此,应给予吸氧,通常在发病早期用鼻塞给氧24～48小时,3～5 L/min,有利于将氧气运送到心肌,可能减轻气短、疼痛或焦虑症状。严重左侧心力衰竭、肺水肿合并有机械并发症的患者,多伴有严重低氧血症,需面罩加压给氧或气管插管并机械通气。

5.补充血容量

心肌梗死患者,由于发病后出汗、呕吐或进食少,以及应用利尿药等因素,故血容量不足和血液浓缩,从而加重缺血和血栓形成,有导致心肌梗死面积扩大的危险。因此,如每天摄入量不足,应适当补液,以保持出入量的平衡。一般可用极化液。

6.缓解疼痛

AMI时,剧烈胸痛使患者交感神经过度兴奋,产生心动过速、血压升高和心肌收缩力增强,从而增加心肌耗氧量,并易诱发快速性室性心律失常,应迅速给予有效镇痛药。本病早期疼痛是难以区分坏死心肌疼痛和可逆性心肌缺血疼痛,二者常混杂在一起。先予含服硝酸甘油,随后静脉点滴硝酸甘油,如疼痛不能迅速缓解,应立即用强镇痛药,吗啡和派替啶最为常用。吗啡是解除急性心肌梗死后疼痛最有效的药物,其作用于中枢阿片受体而发挥镇痛作用,并阻滞中枢交感神经冲动的传出,导致外周动、静脉扩张,从而降低心脏前后负荷及心肌耗氧量。通过镇痛,减轻疼痛引起的应激反应,使心率减慢。1 次给药后 10～20 min 发挥镇痛作用,1～2 小时作用最强,持续 4～6 小时。通常静脉注射吗啡 3 mg,必要时每 5 min 重复 1 次,总量不宜超过 15 mg。应用治疗剂量吗啡时即可发生不良反应,随剂量增加,发生率增加。不良反应有恶心、呕吐、低血压和呼吸抑制,其他不良反应有眩晕、嗜睡、表情淡漠、注意力分散等。一旦出现呼吸抑制,可每隔 3 min 静脉注射有拮抗吗啡作用的纳洛酮,剂量为 0.4 mg,总量不超过 1.2 mg。一般用药后呼吸抑制症状可很快消除,必要时采用人工辅助呼吸。哌替啶有消除迷走神经作用和镇痛作用,其血流动力学作用与吗啡相似,75 mg 哌替啶相当于 10 mg 吗啡,不良反应有致心动过速和呕吐,但较吗啡轻,可用阿托品 0.5 mg 对抗。临床上可肌内注射 25～75 mg,必要时 2 小时后重复,过量使用可出现麻醉作用和呼吸抑制。当引起呼吸抑制时,也可应用纳洛酮治疗。对重度烦躁者可应用冬眠疗法,经肌内注射哌替啶 25 mg、异丙嗪(非那根)12.5 mg,必要时 4 小时后重复 1 次。

中药可用复方丹参滴丸、麝香保心丸口服,或将复方丹参注射液 16 mL 加入 5% 葡萄糖液 250～500 mL 中静脉滴注。

(四)再灌注心肌

起病 3～6 小时,可使闭塞的冠状动脉再通,心肌得到再灌注,濒临坏死的心肌可能得以存活或使坏死范围缩小,预后改善,是一种积极的治疗措施。

1.急诊溶栓治疗

溶栓治疗是 20 世纪 80 年代初兴起的一项新技术,其治疗原理是针对急性心肌梗死发病的基础,即大部分穿壁性心肌梗死是由冠状动脉血栓性闭塞引起的。血栓是凝血酶原在异常刺激下被激活,形成凝血酶,使纤维蛋白原转化为纤维蛋白,然后与其他有形成分如红细胞、血小板一起形成的。机体内存在一个纤维蛋白溶解系统,它是由纤维蛋白溶解原和内源性或外源性激活物组成的。在激活物的作用下,纤维蛋白溶酶原被激活,形成纤维蛋白溶酶,它可以溶解稳定的纤维蛋白血栓,还可以降解纤维蛋白原,促使纤维蛋白裂解,使血栓溶解。但是纤维蛋白溶酶的半衰期很短,要想获得持续的溶栓效果,只有依靠连续输入外源性补给激活物的办法。现在临床常用的纤溶激活物有两大类:一类为非选择性纤溶剂,如链激酶、尿激酶。它们除了激活与血栓相关的纤维蛋白溶酶原,还激活循环中的纤溶酶原,导致全身呈现纤溶状态,可以引起出血并发症。另一类为选择性纤溶剂,有重组组织型纤溶酶原激活剂(rt-Pa)、单链尿激酶型纤溶酶原激活剂(scu-PA)及乙酰化纤溶酶原-链激酶激活剂复合物(APSAC)。它们选择性地激活与血栓有关的纤溶酶原,而对循环中的纤溶酶原仅有中等度的作用,这样可以避免或减少出血并发症的发生。

(1)溶栓治疗的适应证:①持续性胸痛超过半小时,含服硝酸甘油片后症状不能缓解。②相邻两个或更多导联 ST 段抬高大于 0.2 mV。③发病 6 小时内,或虽超过 6 小时,患者仍有严重胸痛,并且 ST 段抬高的导联有 R 波者,也可考虑溶栓治疗。

(2)溶栓治疗的禁忌证:①近 10 天内施行过外科手术,包括活检、胸腔或腹腔穿刺和心脏体外按压术等。②10 天内进行过动脉穿刺术。③颅内病变,包括出血、梗死或肿瘤等。④有明显出血或潜在的出血性病变,如溃疡性结肠炎、胃十二指肠溃疡或有空洞形成的肺部病变。⑤有出血性或脑梗死倾向的疾病,如各种出血性疾病、肝肾疾病、心房纤颤、感染性心内膜炎、收缩压大于 24 kPa(180 mmHg)、舒张压大于 14.7 kPa(110 mmHg)等。⑥妊娠期和分娩后头10 天。⑦在半年至 1 年进行过链激酶治疗。⑧年龄大于 65 岁,因为高龄患者溶栓疗法引起颅内出血者多,而且冠脉再通率低于中年。

链激酶(SK):SK 是 C 类乙型链球菌产生的酶,在体内将前活化素转变为活化素,后者将纤溶酶原转变为纤溶酶。有抗原性,用前需做皮肤过敏试验。静脉滴注常用量为 50 万～100 万U 加入 5％葡萄糖液 100 mL 内,30～60 min 滴完,后每小时给予 10 万 U,滴注 24 小时。治疗前半小时肌内注射异丙嗪 25 mg,加少量(2.5～5 mg)地塞米松同时滴注可减少变态反应的发生。用药前后进行凝血方面的化验检查,用量大时尤应注意出血倾向。冠脉内注射时先做冠脉造影,经导管向闭塞的冠状动脉内注入硝酸甘油 0.2～0.5 mg,后注入 SK 2 万 U,继之每分钟 2000～4000 U,共 30～90 min,至再通后继用每分钟 2000 U,共 30～60 min。患者胸痛突然消失,ST 段恢复正常,心肌酶峰值提前出现为再通征象,可每分钟注入 1 次造影剂观察是否再通。

尿激酶(UK):作用于纤溶酶原使其转变为纤溶酶。本品无抗原性,作用较 SK 弱。50 万～100 万 U 静脉滴注,60 min 滴完。冠状动脉内应用时每分钟 6 000 U,持续 1 小时以上至溶栓后再维持 0.5～1 小时。

重组组织型纤维蛋白溶酶原激活剂:对血凝块有选择性,故疗效高于 SK。冠脉内滴注,用量为 0.375 mg/kg,持续 45 min。静脉滴注用量为 0.75 mg/kg,持续 90 min。

其他制剂还有单链尿激酶型纤维蛋白溶酶原激活剂、异化纤维蛋白溶酶原链激酶激活剂复合物等。

(3)以上溶栓剂的选择:文献资料显示,用药 2～3 小时的开通率 rt-PA 为 65％～80％,SK为 65％～75％,UK 为 50％～68％,APSAC 为 68％～70％。究竟选用哪一种溶栓剂,不能根据以上数据武断地选择,而应根据患者的病变范围、部位、年龄、起病时间的长短及经济情况等因素选择。比较而言,如患者年轻(年龄小于 45 岁)、大面积前壁 AMI、到达医院时间较早(2小时内)、无高血压,应首选 rt-PA。如果年龄较大(大于 70 岁)、下壁 AMI、有高血压,应选 SK或 UK。由于 APSAC 的半衰期最长(70～120 min),因此它可在患者家中或救护车上一次性快速静脉注射;rt-PA 的半衰期最短(3～4 min),需静脉持续滴注 90～180 min;SK 的半衰期为 18 min,给药持续时间为 60 min;UK 半衰期为 40 min,给药时间为 30 min。SK 与 APSAC可引起低血压和变态反应,UK 与 rt-PA 无这些不良反应。rt-PA 需要联合使用肝素,SK、UK、APSAC 除具有纤溶作用外,还有明显的抗凝作用,不需要积极使用静脉肝素。另外,rt-PA 价格较贵,SK、UK 较低廉。以上这些因素在临床选用溶栓剂时应予以考虑。

(4)溶栓治疗的并发症。①出血。轻度出血:皮肤、黏膜、肉眼及显微镜下血尿,或小量咯血、呕血等(穿刺或注射部位少量瘀斑不作为并发症)。重度出血:大量咯血或消化道大出血、腹膜后出血等引起失血性休克或低血压,需要输血者。危及生命的出血:颅内、蛛网膜下腔、纵隔内或心包出血。②再灌注心律失常,注意其对血流动力学的影响。③一过性低血压及其他的变态反应。

溶栓治疗急性心肌梗死的价值是肯定的,加速血管再通,减少和避免冠脉早期血栓性再堵塞,可望进一步增加疗效。已证实有效的抗凝治疗可加速血管再通,有助于保持血管通畅。今后研究应着重于改进治疗方法或使用特异性溶栓剂,以减少纤维蛋白分解,防止促凝血活动和纤溶酶原偷窃,以及研制合理的可联合使用的药物和方法。如此,可望使现已明显降低的急性心肌梗死死亡率进一步下降。

2.经皮腔内冠状动脉成形术

(1)直接 PTCA(direct PTCA):急性心肌梗死发病后直接做 PTCA。指征:静脉溶栓治疗有禁忌证者;合并心源性休克者(急诊 PTCA 挽救生命作为首选治疗);诊断不明患者,如急性心肌梗死病史不典型或左束支传导阻滞(LBBB)者,可从直接冠状动脉造影和 PTCA 中受益;有条件在发病后数小时内行 PTCA 者。

(2)补救性 PTCA(rescue PTCA):在发病 24 小时内,静脉溶栓治疗失败,患者胸痛症状不缓解时,行急诊 PTCA,以挽救存活的心肌,限制梗死面积进一步扩大。

(3)半择期 PTCA(semi-elective PTCA):溶栓成功患者在梗死后 7~10 天,有心肌缺血指征或冠脉再闭塞。

(4)择期 PTCA(elective PTCA):在急性心肌梗死后 4~6 周,用于再发心绞痛或有心肌缺血客观指征,如运动试验、动态心电图、^{201}Tl 运动心肌断层显像等证实有心肌缺血。

(5)冠状动脉旁路移植术(CABG):适用于溶栓疗法及 PTCA 无效,而仍有持续性心肌缺血;急性心肌梗死合并有左房室瓣关闭不全或室间隔穿孔等机械性障碍需要手术矫正和修补,同时进行 CABG;多支冠状动脉狭窄或左冠状动脉主干狭窄。

(五)缩小梗死面积

AMI 是心肌氧供/氧需的严重失衡,纠正这种失衡,就能挽救濒死的心肌,限制梗死的扩大,有效减少并发症和改善患者的预后。控制心律失常,适当补充血容量和治疗心力衰竭,均有利于减少梗死区。目前多主张采用以下药物。

1.扩血管药物

扩血管药物必须应用于梗死初期的发展阶段,即起病后 4~6 小时。一般首选硝酸甘油静脉滴注或异山梨酯舌下含化,也可在皮肤上用硝酸甘油贴片或软膏。使用时应注意:静脉给药时,最好有血流动力学监测,当肺动脉楔压小于 2 kPa,动脉压正常或增高时,其疗效较好,反之则可使病情恶化;应从小剂量开始,在应用过程中保持肺动脉楔压不低于 2 kPa(2~2.4 kPa),且动脉压不低于正常低限,以保证必需的冠状动脉灌注。

2.β受体阻滞剂

大量临床资料表明,在 AMI 发生后的 4~12 小时,给普萘洛尔或阿普洛尔、阿替洛尔(氨酰心安)、美托洛尔等药治疗(最好是早期静脉内给药),常能达到明显降低患者的最高血清酶(CPK,CK-MB 等)水平,提示有限制梗死范围扩大的作用。但因这些药的负性肌力、负性频率作用,临床应用时,当心率低于每分钟 60 次,收缩压小于等于 14.6 kPa 时,有心力衰竭及下壁心梗者应慎用。

3.低分子右旋糖酐及复方丹参等活血化瘀药物

一般可选用低分子右旋糖酐每天静脉滴注 250~500 mL,7~14 天为一个疗程。在低分子右旋糖酐内加入活血化瘀药物,如血栓通 4~6 mL、川芎嗪 80~160 mg 或复方丹参注射液 12~30 mL,疗效更佳。心功能不全者低分子右旋糖酐者慎用。

4.极化液

极化液可减少心肌坏死,加速缺血心肌的恢复。但近几年因其效果不显著,已趋向不用,仅用于 AMI 伴有低血容量者。其他改善心肌代谢的药物有维生素 C(3~4 g)、辅酶 A(50~100 U)、肌苷(0.2~0.6 g)、维生素 B_6(50~100 mg),每天 1 次静脉滴注。

5.其他

有人提出用大量激素(氢化可的松 150 mg/kg)或透明质酸酶(每次 500 U/kg,每 6 小时1次,每天4次),或用钙拮抗剂(硝苯地平 20 mg,每 4 小时 1 次)治疗 AMI,但对此分歧较大,尚无统一结论。

(六)严密观察,及时处理并发症

1.左心功能不全

AMI 时左心功能不全因病理生理改变的程度不同,可表现轻度肺瘀血、急性左心衰竭(肺水肿)、心源性休克。

(1)急性左心衰竭(肺水肿)的治疗:可选用吗啡、利尿剂(呋塞米等)、硝酸甘油(静脉滴注),尽早口服血管紧张素转化酶抑制剂(以短效制剂为宜)。肺水肿合并严重高血压时应静脉滴注硝普钠,由小剂量(10 $\mu g/min$)开始,据血压调整剂量。伴严重低氧血症者可行人工机械通气治疗。洋地黄制剂在 AMI 发病 24 小时内不主张使用。

(2)心源性休克:在严重低血压时应静脉滴注多巴胺 5~15 $\mu g/(kg \cdot min)$,一旦血压升为 90 mmHg 以上,则可同时静脉滴注多巴酚丁胺 3~10 $\mu g/(kg \cdot min)$,以减少多巴胺用量。如血压不升应使用大剂量多巴胺[大于等于 15 $\mu g/(kg \cdot min)$]。大剂量多巴胺无效时,可静脉滴注去甲肾上腺素 2~8 $\mu g/min$。轻度低血压时,可用多巴胺或与多巴酚丁胺合用。药物治疗无效者,应使用主动脉内球囊反搏(IABP)。AMI 合并心源性休克提倡 PTCA 再灌注治疗。中药可酌情选用独参汤、参附汤、生脉散等。

2.抗心律失常

急性心肌梗死约有 90%的出现心律失常,绝大多数发生在梗死后 72 小时内,无论是快速性还是缓慢性心律失常,对急性心肌梗死患者均可引起严重后果。因此,应及早发现心律失常,特别是严重的心律失常前驱症状,并给予积极的治疗。

(1)对出现室性期前收缩的急性心肌梗死患者,均应严密进行心电监护及处理。频发的室性期前收缩或室性心动过速,应以利多卡因 50~100 mg 静脉注射,无效时 5 min 后可重复,控制后以每分钟 1~3 mg 静脉滴注维持,情况稳定后可改为药物口服;美西律的用量为 150~200 mg,普鲁卡因胺的用量为 250~500 mg,溴苄胺的用量为 100~200 mg,每6 小时1 次维持。

(2)对已发生的心室颤动应立即行心肺复苏术,在进行心脏按压和人工呼吸的同时争取尽快实行电除颤,一般首次即采取较大能量(200~300 J),争取一次成功。

(3)对窦性心动过缓,如心率小于每分钟 50 次,或心率在每分钟 50~60 次但合并低血压或室性心律失常,可以静脉注射阿托品,每次用量为 0.3~0.5 mg,无效时 5 min 后重复,但总量不超过 2 mg。也可以将0.25 g氨茶碱或 1 mg 异丙肾上腺素分别加入 300~500 mL 液体中静脉滴注,但这些药物有可能增加心肌氧耗或诱发室性心律失常,故均应慎用。以上治疗无效症状严重时可采用临时起搏措施。

(4)对房室传导阻滞Ⅰ度和Ⅱ度量型者,可应用肾上腺皮质激素、阿托品、异丙肾上腺素治疗,但应注意其不良反应。对Ⅲ度及Ⅱ度Ⅱ型者宜行临时心脏起搏。

(5)对室上性快速心律失常可选用β受体阻滞剂、洋地黄类(24小时内尽量不用)、维拉帕米、胺碘酮、奎尼丁、普鲁卡因胺等治疗,对阵发性室上性心房颤动及房扑动药物治疗无效,可考虑直流同步电转复或人工心脏起搏器复律。

3.机械性并发症的处理

(1)心室游离壁破裂:可引起急性心包填塞致突然死亡,临床表现为电-机械分离或心脏停搏,患者常因难以及时救治而死亡。对亚急性心脏破裂应积极争取冠状动脉造影后行手术修补及血管重建术。

(2)室间隔穿孔:对伴血流动力学失代偿者,提倡在血管扩张剂和利尿剂治疗及IABP支持下,早期或急诊手术治疗。如穿孔较小、无充血性心力衰竭、血流动力学稳定,可保守治疗,6周后择期手术。

(3)急性二尖瓣关闭不全:急性乳头肌断裂时突发左心衰竭和(或)低血压,主张用血管扩张剂、利尿剂及IABP治疗,在血流动力学稳定的情况下急诊手术。对因左心室扩大或乳头肌功能不全者,应积极应用药物治疗心力衰竭,改善心肌缺血并行血管重建术。

(七)恢复期处理

患者住院3周后,如病情稳定、体力增进,可考虑出院。近年主张出院前做症状限制性运动负荷心电图、放射性核素和(或)超声显像检查,如显示心肌缺血或心功能较差,宜行冠状动脉造影检查考虑进一步处理。心室晚电位检查有助于预测发生严重室性心律失常的可能性。

七、护理

(一)护理评估

1.病史

发病前常有明显诱因,如精神紧张、情绪激动、过度体力活动、饱餐、高脂饮食、糖尿病未控制、感染、手术、大出血、休克等。少数在睡眠中发病。半数以上的患者过去有高血压及心绞痛史。部分患者则无明确病史及先兆表现,首次发病即是急性心肌梗死。

2.身体状况

(1)先兆:半数以上患者在梗死前数日至数周,有乏力、胸部不适、活动时心悸、气急、心绞痛等,最突出为心绞痛发作频繁,持续时间较长,疼痛较剧烈,甚至伴恶心、呕吐、出大汗、心动过缓、硝酸甘油疗效差等,特称为梗前先兆。患者应警惕近期内发生心肌梗死的可能,要及时住院治疗。

(2)症状:急性心肌梗死的临床表现与梗死的大小、部位、发展速度及原来心脏的功能情况等有关。①疼痛:最常见的起始症状。典型的疼痛部位和性质与心绞痛相似,但疼痛更剧烈,诱因多不明显,持续时间较长,多在30 min以上,也可达数小时或更长,休息和含服硝酸甘油多不能缓解。患者常烦躁不安、出汗、恐惧,或有濒死感。老年人、糖尿病患者,以及脱水、休克患者常无疼痛。少数患者以休克、急性心力衰竭、突然晕厥为始发症状。部分患者疼痛位于上腹部,或者疼痛放射至下颌、颈部、背部上方,易被误诊,应与相关疾病鉴别。②全身症状:发热和心动过速等。发热由坏死物质吸收所引起,一般在疼痛后24~48小时出现,体温一般在

38 ℃左右,持续约 1 周。③胃肠道症状:常伴有恶心、呕吐、肠胀气和消化不良,特别是下后壁梗死者。重症者可发生呃逆。④心律失常:见于 75%~95% 的患者,以发病 24 小时内最多见,可伴心悸、乏力、头晕、晕厥等症状。其中以室性心律失常居多,可出现室性期前收缩、室性心动过速、心室颤动或加速性心室自主心律。如出现频发的、成对的、多源和 R 落在 T 的室性期前收缩,或室性心动过速,常为心室颤动的先兆。心室颤动是急性心肌梗死早期主要的死因。室上性心律失常则较少,多发生在心力衰竭者中。缓慢型心律失常中以房室传导阻滞最为常见,束支传导阻滞和窦性心动过缓也较多见。⑤低血压和休克:见于 20%~30% 的患者。疼痛期的血压下降未必是休克。如疼痛缓解后收缩压仍低于 10.7 kPa(80 mmHg),伴有烦躁不安、面色苍白、皮肤湿冷、大汗淋漓、脉细而快、少尿、精神迟钝甚至昏迷,则为休克表现。休克多在起病后数小时至 1 周发生,主要是心源性,由心肌收缩力减弱、心排血量急剧下降所致,尚有血容量不足、严重心律失常、周围血管舒缩功能障碍和酸中毒等因素参与。⑥心力衰竭:主要为急性左心衰竭。可在发病最初的几天内发生,或在疼痛、休克好转阶段出现,是由心肌梗死后心脏收缩力显著减弱或不协调所致。患者可突然出现呼吸困难、咳泡沫痰、发绀等,严重时可发生急性肺水肿,也可继而出现全心衰竭。

(3)体征。①一般情况:患者常呈焦虑不安或恐惧,手抚胸部,面色苍白,皮肤潮湿,呼吸增快;如左心功能不全时呼吸困难,常采半卧位或咳粉红色泡沫痰;发生休克时四肢厥冷,皮肤有蓝色斑纹。多数患者于发病第二天体温升高,一般在 38 ℃左右,1 周内退至正常。②心脏:心脏浊音界可轻度至中度增大;心率增快或减慢;可有各种心律失常;心尖部第一心音常减弱,可出现第三或第四音奔马律;一般听不到心脏杂音,二尖瓣乳头肌功能不全或腱索断裂时心尖部可听到明显的收缩期杂音;室间隔穿孔时,胸骨左缘可闻及响亮的全收缩期杂音;发生严重的左心衰竭时,心尖部也可闻及收缩期杂音;1%~20% 的患者可在发病 1~3 天出现心包摩擦音,持续数天,少数可持续 1 周以上。③肺部:发病早期肺底可闻及少数湿啰音,常在 1~2 天消失,啰音持续存在或增多常提示左心衰竭。

3.实验室及其他检查

(1)心电图:可起到定性、定位、定期的作用。透壁性心肌梗死典型改变是出现异常、持久的 Q 波或 QS 波。损伤型 ST 段的抬高,弓背向上与 T 波融合形成单向曲线,起病数小时之后出现,数日至数周回到基线。T 波改变:起病数小时内异常增高,数日至两周变为平坦,继而倒置。但有 5%~15% 的病例心电图表现不典型,其原因有小灶梗死、多处或对应性梗死、再发梗死、心内膜下梗死,以及伴室内传导阻滞、心室肥厚或预激综合征等。以上情况可不出现坏死性 Q 波,只表现为 QRS 波群高度,ST 段,T 波的动态改变。另外,右室心肌梗死、真后壁和局限性高侧壁心肌梗死,常规导联中不显示梗死图形,应加做特殊导联以明确诊断。

(2)心向量图:当心电图不能肯定诊断为心肌梗死时,往往可通过心向量图得到证实。

(3)超声心动图:超声心动图并不用来诊断急性心肌梗死,但对探查心肌梗死的各种并发症极有价值,尤其是室间隔穿孔破裂、乳头肌或腱索断裂或功能不全造成的二尖瓣关闭不全、脱垂、室壁瘤和心包积液。

(4)放射性核素检查:放射性核素心肌显影及心室造影 ^{99m}Tc、^{131}I 等形成热点成像或 ^{201}铊、^{42}钾等冷点成像可判断梗死的部位和范围。用门电路控制 γ 闪烁照相法进行放射性核素血池显像,可观察壁动作及测定心室功能。

(5)心室晚电位检查:心肌梗死时心室晚电位阳性率为28%~58%,其出现不似陈旧性心肌梗死稳定,但与室性心动过速度心室颤动有关,阳性者应进行心电监护及予以有效治疗。

(6)磁共振成像:易获得清晰的空间隔像,故对发现间隔段运动障碍、间隔心肌梗死并发症较其他方法优越。

(7)血常规:白细胞计数上升,达(10~20)×10^9/L,中性粒细胞增至75%~90%。

(8)红细胞沉降率:增快,可持续1~3周。

(9)血清酶学检查:心肌细胞内含有大量的酶,受损时这些酶进入血液,测定心肌酶谱对诊断及估计心肌损害程度有十分重要的价值。常用的有:①血清肌酸磷酸激酶(CPK),发病4小时后在血中出现,24小时达峰值,后很快下降,2~3天消失。②乳酸脱氢酶(LDH),在起病8小时后升高,达到高峰时间为2~3天,持续1~2周恢复正常。其中,CPK的同工酶CPK-MB和LDH的同工酶CDH诊断的特异性最高,其增高程度还能更准确地反映梗死的范围。

(10)肌红蛋白测定:血清肌红蛋白升高出现时间比CPK略早,在4小时左右,多数24小时即恢复正常;尿肌红蛋白在发病后5~40小时开始排泄,持续时间平均83小时。

(二)护理目标

(1)患者疼痛减轻。

(2)患者能遵医嘱服药,说出治疗的重要性。

(3)患者的活动量增加、心率正常。

(4)患者生命体征维持在正常范围。

(5)患者看起来放松。

(三)护理措施

1.一般护理

(1)安置患者于冠心病监护病房,连续监测心电图、血压、呼吸5~7日,对行漂浮导管检查者做好相应护理,询问患者有无心悸、胸闷、胸痛、气短、乏力、头晕等不适。

(2)病室保持安静、舒适,限制探视,有计划地护理患者,减少对患者的干扰,保证患者充足的休息和睡眠时间,防止任何不良刺激。据病情安置患者于半卧位或平卧位。第1~3天绝对卧床休息,翻身、进食、洗漱、排便等均由护理人员帮助料理;第4~6天可在床上活动肢体,无并发症者可在床上坐起,逐渐过渡到坐在床边或椅子上,每次20 min,每天3~5次,鼓励患者深呼吸;第1周后开始在室内走动,逐步过渡到室外行走;第3~4周可试着上下楼梯或出院。病情严重或有并发症者应适当延长卧床时间。

(3)向患者介绍本病知识和监护室的环境。关心、尊重、鼓励、安慰患者,以和善的态度回答患者提出的问题,帮助其树立战胜疾病的信心。

(4)给予低钠、低脂、低胆固醇、无刺激、易消化的饮食,少量多餐,避免进食过饱。

(5)心肌梗死患者由于卧床休息、消化功能减退、哌替啶或吗啡等止痛药物的应用,胃肠功能和膀胱收缩无力抑制,易发生便秘和尿潴留。应予以足够的重视,酌情给予轻泻剂,嘱患者排便时勿屏气,避免增加心脏负担和附壁血栓脱落。排便不畅时宜加用开塞露,对5天无大便者可保留灌肠或给予低压盐水灌肠。对排尿不畅者,可采用物理或诱导法,协助排尿,必要时行导尿。

(6)吸氧:氧治疗可提高改善低氧血症,有利于心肌梗死的康复。急性期给患者高流量吸氧,持续48小时。氧流量在每分钟 3～5 L,病情变化可延长吸氧时间。待疼痛减轻,休克解除,可减低氧流量。注意鼻导管的通畅,24 小时更换 1 次。如果合并急性左心衰竭,出现重度低氧血症时,死亡率较高,可采用加压吸氧或酒精除泡沫吸氧。

(7)防止血栓性静脉炎或深部静脉血栓形成:血栓性静脉炎表现为受累静脉局部红、肿、痛,可延伸呈条索状,多为反复静脉穿刺输液和多种药物输注所致。所以行静脉穿刺时应严格无菌操作,患者感觉输液局部皮肤疼痛或红肿,应及时更换穿刺部位,并予以热敷或理疗。下肢静脉血栓形成一般在血栓较大引起阻塞时才出现患肢肤色改变、皮肤温度升高和可凹性水肿。应注意每天协助患者做被动下肢活动2～3次,注意下肢皮肤温度和颜色的变化,避免选用下肢静脉输液。

2.病情观察与护理

急性心肌梗死系危重疾病,应早期发现危及患者生命的先兆表现,如能得到及时处理,可使病情转危为安。故需严密观察以下情况。

(1)血压:始发病时应每 0.5～1 小时测量血压 1 次,随血压恢复情况逐步减少测量次数为每天4～6次,基本稳定后每天 1～2 次。若收缩压在 12 kPa(90 mmHg)以下,脉压减小,且音调低落,要注意患者的意识状态、脉搏、面色、皮肤色泽及尿量等,是否有心源性休克的发生。此时,在通知医师的同时,对休克者采取抗休克措施,如补充血容量,应用升压药、血管扩张剂,以及纠正酸中毒、避免脑缺氧、保护肾功能等。有条件者应准备好中心静脉压测定装置或漂浮导管测定肺微血管楔压设备,以正确应用输液量及调节液体滴速。

(2)心率、心律:在冠心病监护病房进行连续的心电、呼吸监测,在心电监测示波屏上,应注意观察心率及心律变化。及时检出可能作为恶性心动过速先兆的任何室性期前收缩,以及室颤动或完全性房室传导阻滞、严重的窦性心动过缓、房性心律失常等。如发现室性期前收缩在每分钟 5 次以上,呈二、三联律,多源性室性期前收缩,室性期前收缩的 R 波落在前一次主搏的 T 波之上,均为转变阵发性室性心动过速及心室颤动的先兆,易造成心搏骤停。遇有上述情况,在立即通知医师的同时,需应用相应的抗心律失常药物,并准备好除颤器和人工心脏起搏器,协同医师抢救处理。

(3)胸痛:急性心肌梗死患者常伴有持续剧烈的胸痛。因此,应注意观察患者的胸痛程度,剧烈胸痛可导致低血压,加重心肌缺氧,扩大梗死面积,引起心力衰竭、休克及心律失常。常用的止痛剂有罂粟碱肌内注射或静脉滴注,或硝酸甘油 0.6 mg 含服,疼痛较重者可用哌替啶或吗啡。在护理中应注意可能出现的药物不良反应,同时注意观察血压、尿量、呼吸及一般状态,确保用药的安全。

(4)呼吸急促:注意观察患者的呼吸状态,对有呼吸急促的患者应注意观察血压、皮肤黏膜的血液循环情况、肺部体征的变化及血流动力学和尿量的变化。发现患者有呼吸急促、不能平卧、烦躁不安、咳嗽、咳泡沫样血痰时,立即取半坐位,给予吸氧,准备好快速强心药、利尿剂,配合医师按急性心力衰竭处理。

(5)体温:急性心肌梗死患者可有低热,体温在 37～38.5 ℃,多持续 3 天左右。如体温持续升高,1周后仍不下降,应疑有继发肺部或其他部位感染,及时向医师报告。

(6)意识变化:如发现患者意识恍惚、烦躁不安,应注意观察血流动力学及尿量的变化。警惕心源性休克的发生。

(7)器官栓塞:在急性心肌梗死第1、第2周内,注意观察组织或脏器有无发生栓塞现象。左心室内附壁血栓可脱落,从而引起脑、肾、四肢、肠系膜等动脉栓塞,应及时向医师报告。

(8)心室膨胀瘤:在心肌梗死恢复过程中,心电图表现虽有好转,但患者仍有顽固性心力衰竭或心绞痛发作,应疑有心室膨胀瘤的发生。这是由于在心肌梗死区愈合过程中,心肌被结缔组织替代,成为无收缩力的薄弱纤维瘢痕区。该区内受心腔内的压力而向外呈囊状膨出,造成心室膨胀瘤。应配合医师进行X射线检查以确诊。

(9)心肌梗死后综合征:需注意在急性心肌梗死后2周、数月甚至2年内,可并发心肌梗死后综合征。表现为肺炎、胸膜炎和心包炎征象,同时有发热、胸痛、红细胞沉降率和白细胞升高现象,酷似急性心肌梗死的再发,这是坏死心肌引起机体自身免疫变态反应所致。如心肌梗死的特征性心电图变化有好转现象又有上述表现时,应做好X射线检查的准备,配合医师做出鉴别诊断。本病应用激素治疗效果良好,若因误诊而用抗凝药物,可导致心腔内出血而发生急性心包填塞。故应严密观察病情,在确诊为本病后,应向患者及家属做好解释工作,解除顾虑,必要时给患者应用镇痛及镇静剂。做好休息、饮食等生活护理。

(四)健康教育

(1)注意劳逸结合,根据心功能进行适当的康复锻炼。

(2)避免紧张、劳累、情绪激动、饱餐、便秘等诱发因素。

(3)节制饮食,禁忌烟酒、咖啡、酸辣刺激性食物,多吃蔬菜、蛋白质类食物,少食动物脂肪、胆固醇含量较高的食物。

(4)按医嘱服药,随身常备硝酸甘油等扩张冠状动脉药物,定期复查。

(5)指导患者及家属,病情突变时,采取简易应急措施。

第十五节　心　律　失　常

心脏传导系统由产生和传导冲动的特殊分化的传导组织构成,包括窦房结、结间束、房室结、房室束、左右束支及浦肯野纤维网。

冲动由窦房结产生,沿结间束和心房肌传递,到达房室结及左心房,此时冲动传递速度极慢,当冲动传递到房室束后传递速度再度加速,左右束支及浦肯野纤维网传递速度极快,使整个心室几乎同时被激动,最终冲动到达心外膜,完成一次完整的心动周期。

心脏传导系统也接受迷走神经和交感神经的支配。迷走神经兴奋性增加会使窦房结的自律性和传导性抑制,延长窦房结和周围组织的不应期,减慢房室结的传导,延长房室结的不应期。交感神经作用与迷走神经相反。

各种原因引起心脏冲动频率、节律、起源部位、冲动传导速度和次序的异常均可引起心脏活动的规律发生紊乱,称为心律失常。

（一）分类

临床上根据心律失常发作时心率的快慢可分为快速型心律失常和缓慢型心律失常。心律失常按其发生原理可分为冲动形成异常和冲动传导异常两大类。

1.冲动形成异常

（1）窦性心律失常：由窦房结发出的冲动频率过快、过慢或有明显不规则形成的心律失常，如窦性心动过速、窦性心动过缓、窦性心律不齐、窦性停搏。

（2）异位心律：起源于窦房结以外（异位）的冲动，形成期前收缩、阵发性心动过速、心房扑动、心房颤动、心室扑动、心室颤动，以及逸搏心律等心律失常。

2.冲动传导异常

（1）生理性：干扰及房室分离。

（2）病理性：传导阻滞常见的有窦房传导阻滞、房室传导阻滞、房内传导阻滞、室内传导阻滞（左、右束支及分支传导阻滞）。

（3）房室间传导途径异常：预激综合征。

（二）发病机制

心律失常有多种不同机制，如折返、异常自律性、后除极触发激动等，主要心律失常的电生理机制包括冲动形成异常、冲动传导异常，以及二者并存。

1.冲动形成异常

（1）正常自律性状态：窦房结、结间束、冠状窦口周围、房室结的远端和房室束-浦肯野纤维系统的心肌细胞均有自律性。自主神经系统兴奋性改变或心脏传导系统的内在病变，均可导致原有正常自律性的心肌细胞发放不适当的冲动，如窦性心律失常、逸搏心律。

（2）异常自律性状态：正常情况下，心房、心室肌细胞是无自律性的快反应细胞，病变使膜电位降低为$-50\sim-60$ mV 时，使其出现异常自律性，而原本有自律性的快反应细胞（浦肯野纤维）的自律性也增高，异常自律性从而引起心律失常，如房性或室性快速型心律失常。

（3）后除极触发激动：当局部儿茶酚胺浓度增高、低血钾、高血钙、洋地黄中毒及心肌缺血再灌注时，心房、心室与房室束-浦肯野组织在动作电位后可产生除极活动，被称为后除极。若后除极的振幅增高并抵达阈值，便可引起反复激动，可导致持续性、快速型心律失常。

2.冲动传导异常

折返是所有快速型心律失常最常见的发病机制，传导异常是产生折返的基本条件。传导异常包括：①心脏两个或多个部位的传导性与应激性各不相同，相互连接形成一个有效的折返环路；②折返环的两支应激性不同，形成单向传导阻滞；③另一通道传导缓慢，使原来发生阻滞的通道有足够时间恢复兴奋性；④原来阻滞的通道再次激动，从而完成一次折返激动。冲动在折返环内反复循环，从而产生持续而快速的心律失常。

（三）实验室检查

1.心电图检查

心电图检查是诊断心律失常最重要、最常用的无创性的检查技术。需记录 12 导联心电图，并记录清楚显示 P 波导联的心电图长条以备分析，往往选择 Ⅱ 或 V_1 导联。

心电图分析主要包括：①心房、心室节律是否规则，频率如何；②P-R 间期是否恒定；③P

波、QRS 波群形态是否正常,P 波与 QRS 波的相互关系等。

2.长时间心电图记录

(1)动态心电图检查是在患者日常工作和活动情况下,连续记录患者 24 小时的心电图。其作用是:①了解患者症状如心悸、晕厥等的发生,是否与心律失常有关;②明确心律失常或心肌缺血的发作与活动日常的关系及昼夜分布特征;③帮助评价抗心律失常药物的疗效、起搏器、埋藏式自动复律除颤器的效果和功能状态。

(2)事件记录器。①事件记录器:应用于间歇、不频繁发作的心律失常患者,通过直接回放、电话、互联网将实时记录的发生心律失常及其发生心律失常前后的心电图传输至医院。②埋植皮下事件记录器:这种事件记录器可埋于患者皮下,记录器可自行启动、检测和记录心律失常,应用于发作不频繁,可能是心律失常所致的原因不明的晕厥患者。

3.运动试验

运动试验用于运动时出现心悸的患者以协助诊断。但运动试验的敏感性不如动态心电图,须注意健康人进行运动试验时亦可出现室性期前收缩。

4.食管心电图

将食管电极导管插入食管并置于心房水平位置,能记录心房电位,并能进行心房快速起搏和程序电刺激。其作用是:①可以提供对常见室上性心动过速发生机制的判断的帮助,帮助鉴别室上性心动过速;②可以诱发和终止房室结折返性心动过速;③有助于不典型预激综合征的诊断;④评价窦房结功能;⑤评价抗心律失常药物的疗效。

5.临床心内电生理检查

(1)心内电生理检查的临床作用。①诊断性应用:确诊心律失常及其类型,了解心律失常的起源部位及发生机制。②治疗性应用:以电刺激终止心动过速发作,评价某些治疗措施(如起搏器、埋藏式自动复律除颤器、射频导管消融术、手术治疗、药物治疗等)能否防止电刺激诱发心动过速;通过电极导管进行消融如射频、冷冻,达到治愈心动过速的目的。③判断预后:通过电刺激确定患者是否易于诱发室性心动过速,有无发生猝死的危险。

(2)心内电生理检查适应证。①窦房结功能测定。②房室与室内传导阻滞。③心动过速。④不明原因晕厥。

一、窦性心律失常

心脏的正常起搏点位于窦房结,其冲动产生的频率是 60~100 次/min,产生的心律称为窦性心律。心电图特征 P 波在 Ⅰ、Ⅱ、aVF 导联直立,aVR 导联倒置,P-R 间期为 0.12~0.20 秒。窦性心律的频率因年龄、性别、体力活动等不同有显著的差异。

(一)窦性心动过速

成人窦性心律在 100~150 次/min,偶有高达 200 次/min,称窦性心动过速。窦性心动过速通常逐渐开始与终止。刺激迷走神经可以使其频率减慢,但刺激停止又加速到原来的水平。

1.病因

病因多数属生理现象,健康人常在吸烟、饮茶、咖啡、酒、剧烈运动或情绪激动等情况下发生。在某些病时也可发生,如发热、甲亢、贫血、心肌缺血、心力衰竭、休克等。应用肾上腺素、阿托品等药物亦常引起窦性心动过速。

2.心电图特征

窦性 P 波规律出现,频率大于 100 次/min,P-P 间期相隔小于 0.6 秒。

3.治疗原则

一般不需要特殊治疗。去除诱发因素和针对原发病做相应处理。必要时可应用 β 受体阻滞剂如美托洛尔,来减慢心率。

(二)窦性心动过缓

成人窦性心律频率小于 60 次/min,称窦性心动过缓。常同时伴发窦性心律不齐(不同 P-P 间期的差异大于 0.12 秒)。

1.病因

窦性心动过缓多见于健康的青年人、运动员及睡眠状态,为迷走神经张力增高所致。亦可见于颅内压增高、器质性心脏病、严重缺氧、甲状腺功能减退、阻塞性黄疸等。服用抗心律失常药物如 β 受体阻滞剂、胺碘酮、钙通道阻滞剂和洋地黄过量等也可发生。

2.心电图特征

窦性 P 波规律出现,频率小于 60 次/min,P-P 间期差异大于 1 秒。

3.临床表现

一般无自觉症状,当心率过分缓慢,心排血量不足时,可出现胸闷、头晕,甚至晕厥等症状。

4.治疗原则

窦性心动过缓一般无症状也不需要治疗;病理性心动过缓应针对病因采取相应治疗措施。如因心率过慢而出现症状者则可用阿托品、异丙肾上腺素等药物,但不宜长期使用。症状不能缓解者可考虑心脏起搏治疗。

(三)病态窦房结功能综合征

病态窦房结功能综合征简称"病窦综合征",是窦房结的病变导致功能减退,出现多种心律失常的表现。病窦综合征常合并心房自律性异常,部分患者可有房室传导功能障碍。

1.病因

某些疾病如甲状腺功能亢进症、伤寒、布鲁氏菌病、淀粉样变、硬化与退行性变等,在病程中损害了窦房结,导致窦房结起搏和传导功能障碍;窦房结周围神经和心房肌的病变,减少窦房结的血液供应,影响其功能;迷走神经张力增高、某些抗心律失常药物抑制窦房结功能,亦可导致窦房结功能障碍。

2.心电图特征的主要表现

①非药物引起的持续的窦性心动过缓,心率小于 50 次/min;②窦性停搏与窦房传导阻滞;③窦房传导阻滞与房室传导阻滞同时并存;④心动过缓与房性快速型心律失常交替发作。

其他表现:①心房颤动患者自行心室率减慢,或发作前后有心动过缓和(或)一度房室传导阻滞;②房室交界区性逸搏心律。

3.临床表现

发作性头晕、黑矇、乏力,严重者可出现晕厥等,与心动过缓有关的心、脑血管供血不足的症状。有心动过速的症状者,还可有心悸、心绞痛等症状。

4.治疗原则

对于无心动过缓有关供血不足症状的患者,不必治疗,定期随访;对于有症状的患者,应用起搏器治疗。心动过缓-心动过速综合征患者应用起搏器后,仍有心动过速症状,可应用抗心律失常药物,但避免单独使用抗心律失常药物,以免加重心动过缓症状。

二、期前收缩

根据异位起搏点部位的不同,期前收缩可分为房性、房室交界性和室性期前收缩。期前收缩起源于一个异位起搏点,称为单源性;起源于多个异位起搏点,称为多源性。

临床上将偶尔出现期前收缩称为偶发性期前收缩,但期前收缩大于 5 个/min 称为频发性期前收缩。如每一个窦性搏动后出现一个期前收缩,称为二联律;每两个窦性搏动后出现一个期前收缩,称为三联律;每一个窦性搏动后出现两个期前收缩,称为成对期前收缩。

(一)病因

各种器质性心脏病如冠心病、心肌炎、心肌病、风湿性心脏病、二尖瓣脱垂等可引起期前收缩。电解质紊乱、应用某些药物亦可引起期前收缩。另外,健康人过度劳累、情绪激动,以及大量吸烟、饮酒、饮浓茶、进食咖啡因等可引起期前收缩。

(二)心电图特征

1.房性期前收缩

P 波提早出现,其形态与窦性 P 波不同,P-R 间期大于 0.12 秒,QRS 波群形态与正常窦性心律的 QRS 波群相同,期前收缩后有不完全代偿间歇。

2.房室交界性期前收缩

提前出现的 QRS 波群,其形态与窦性心律相同;P 波为逆行型(在 II、III、aVF 导联中倒置)出现在 QRS 波群前,P-R 间期小于 0.12 秒,或出现在 QRS 波后,R-P 间期小于 0.20 秒,也可出现在 QRS 波之中。期前收缩后大多有完全代偿间歇。

3.室性期前收缩

QRS 波群提前出现,形态宽大畸形,QRS 时限大于 0.12 秒,与前一个 P 波无相关;T 波常与 QRS 波群的主波方向相反;期前收缩后有完全代偿间歇。

(三)临床表现

偶发性期前收缩大多无症状,可有心悸或感到 1 次心跳加重或有心跳暂停感。频发性期前收缩可使心排血量降低,引起乏力、头晕、胸闷等。

脉搏检查可有脉搏不齐,有时期前收缩本身的脉搏减弱。听诊呈心律不齐,期前收缩的第一心音常增强,第二心音相对减弱,甚至消失。

(四)治疗原则

1.病因治疗

积极治疗病因,消除诱因。如改善心肌供血,控制炎症,纠正电解质紊乱,防止情绪紧张和过度疲劳。

2.对症治疗

偶发期前收缩无重要临床意义,不需要特殊治疗,亦可用小量镇静剂或 β 受体阻滞剂;对症状明显、呈联律的期前收缩需应用抗心律失常药物治疗,如频发房性、房室交界区性期前收缩常选用维拉帕米、β受体阻滞剂等；室性期前收缩常选用利多卡因、美西律、胺碘酮等；洋地黄中毒引起的室性期前收缩应立即停用洋地黄，并给予钾盐和苯妥英钠治疗。

三、阵发性心动过速

阵发性心动过速是指阵发性、快速而规则的异位心律，由 3 个以上包括 3 个连续发生的期前收缩形成。根据异位起搏点的部位不同，可分为房性、交界区性和室性三种，房性与交界区性心动过速有时难以区别，故统称为室上性心动过速。

(一)病因

1.室上性心动过速病因

室上性心动过速常见于无器质性心脏病的健康人，也可见于各种心脏病患者，如冠心病、高血压、风湿性心脏病、甲状腺功能亢进症、洋地黄中毒等患者。

2.室性心动过速(简称"室速")病因

室速多见于器质性心脏病患者，最常见于冠心病急性心肌梗死，其他如心肌病、心肌炎、风湿性心脏病、电解质紊乱、洋地黄中毒、长 Q-T 间期综合征、药物中毒等。

(二)心电图特征

1.室上性心动过速心电图特征

连续 3 次或 3 次以上快而规则的房性或交界区性期前收缩(QRS 波群形态正常)，频率在 150～250 次/min，P 波为逆行性(Ⅱ、Ⅲ、aVF 导联倒置)，常埋藏于 QRS 波群内或位于其终末部分，与 QRS 波群保持恒定关系，但不易分辨。

2.室性心动过速心电图特征

连续 3 次或 3 次以上室性期前收缩；QRS 波形态畸形，时限大于 0.12 秒，有继发性 ST-T 改变，T 波常与 QRS 波群主波方向相反；心室率为 140～220 次/min，心律可以稍不规则；一般情况下，P 波与 QRS 波群无关，形成房室分离；常可见到心室夺获或室性融合波，是诊断室速的最重要依据。

(三)临床表现

1.室上性心动过速临床表现特点

心率快而规则，常为 150～250 次/min。突发突止，持续数秒、数小时，甚至数日不等。发作时患者可有心悸、胸闷、乏力、头晕、心绞痛，甚至发生心力衰竭、休克。症状轻重取决于发作时的心率及持续时间。

2.室性心动过速临床表现特点

发作时，临床症状轻重可因发作时心率、持续时间、原有心脏病变而各有不同。非持续性室性心动过速(发作持续时间少于 30 秒，能自行终止)患者，可无症状；持续性室性心动过速(发作持续时间长于 30 秒，不能自行终止)患者由于快速心率及心房、心室收缩不协调而致心排血量降低，血流动力学明显障碍，心肌缺血，可出现呼吸困难、心绞痛、血压下降、晕厥、少尿、休克，甚至猝死。听诊心率增快为 140～220 次/min，心律可有轻度不齐，第一心音强弱不一。

(四)治疗原则

1.室上性心动过速治疗

发作时间短暂，可自行停止者，不需要特殊治疗。

持续发作几分钟以上或原有心脏病患者应采取：①刺激迷走神经的方法，刺激咽部引起呕吐反射、瓦尔萨尔瓦(Valsalva)动作(深吸气后屏气，再用力做呼气动作)、按压颈动脉窦、将面部浸没于冰水中等。②抗心律失常药物，首选维拉帕米，其他可选用艾司洛尔、普罗帕酮等。③对于合并心力衰竭的患者，洋地黄可作为首选药物，毛花苷 C 静脉注射。但对其他患者洋地黄目前已少用。④应用升压药物，常用间羟胺、去甲肾上腺素(norepinephrine)等。

对于药物效果不好的患者可采用食管心房起搏，效果不佳可采用直流电同步心律转复。对于症状重、频繁发作、用药效果不好的患者，可应用经射频导管消融术进行治疗。

2.室速治疗

无器质性心脏病患者非持续性室性心动过速，又无症状者，无须治疗。

持续性发作时治疗首选利多卡因静脉注射，首次剂量为 50～100 mg，必要时 5～10 min 重复。发作控制后应继续用利多卡因静脉滴注维持 24～48 小时，维持量为 1～4 mg/min，防止复发。其他药物有普罗帕酮、索他洛尔、普鲁卡因胺、苯妥英钠、胺碘酮、溴苄铵等。

如应用药物无效，或患者已出现低血压、休克、心绞痛、充血性心力衰竭、脑血流灌注不足时，可用直流电同步心律转复。洋地黄中毒引起的室性心动过速，不宜应用直流电同步心律转复。

四、心房和心室扑动与颤动

当异位搏动的频率超过阵发性心动过速的范围时，形成的心律称为扑动或颤动。可分为心房扑动(简称"房扑")、心房颤动(简称"房颤")、心室扑动(简称"室扑")、心室颤动(简称"室颤")。房颤是仅次于期前收缩的常见心律失常，远比房扑多见，还是心力衰竭常见的诱因之一。室扑、室颤是极危重的心律失常。

(一)房扑与房颤

心房内产生极快的冲动，心房内心肌纤维极不协调地乱颤，心房丧失有效的收缩，心排血量比窦性心律减少 25% 以上。

1.病因

房扑、房颤病因基本相同，常发生于器质性心脏病患者，如风湿性心脏病、冠心病、高血压心脏病、甲状腺功能亢进症、心力衰竭、心肌病等。也可发生于健康人情绪激动、手术后、急性酒精中毒、运动后。

2.心电图特征

(1)房扑心电图特点：P 波消失，呈规律的锯齿状扑动波(F 波)，心房率为 250～350 次/min，F 波与 QRS 波群成某种固定的比例，最常见的比例为 2∶1 房室传导，心室率规则或不规则取决于房室传导比例是否恒定，QRS 波群形态一般正常，伴有室内差异性传导或原有束支传导阻滞者 QRS 波群可宽大变形。

(2)房颤心电图特点：窦性 P 波消失，代之以大小形态及规律不一的 F 波，频率为 350～600 次/min，R-R 间期完全不规则，心室率极不规则，通常在 100～160 次/min。QRS 波群形态一般正常，伴有室内差异性传导或原有束支传导阻滞者，QRS 波群可宽大变形。

3.临床表现

房扑与房颤的临床症状轻重取决于心室率的快慢，如心室率不快者可无任何症状。房颤心室率小于 150 次/min，患者可有心悸、气促、心前区不适等症状，心室率极快者大于 150 次/min，可因心排血量降低而发生晕厥、急性肺水肿、心绞痛或休克。持久性房颤易形成左心房附壁血栓，若脱落可引起动脉栓塞。

房颤心脏听诊第一心音强弱不一致，心律绝对不规则。脉搏表现为快慢不均、强弱不等，发生脉搏短绌现象。

房扑心室率如极快，可诱发心绞痛和心力衰竭。

4.治疗原则

(1)房扑治疗：针对原发病进行治疗。应用直流电同步心律转复转复房扑是最有效的方法。普罗帕酮、胺碘酮对转复、预防房扑复发有一定疗效。洋地黄类制剂是控制心室率的首选药物，钙通道阻滞剂对控制心室率亦有效。部分患者可行经射频导管消融术治疗。

(2)房颤治疗：积极查出房颤的原发病及诱发原因，并给予相应的处理。急性期应首选直流电同步心律转复治疗。心室率不快，发作时间短暂者无须特殊治疗，如心室率快，且发作时间长，可用洋地黄减慢心室率，用维拉帕米、地尔硫䓬等药物终止房颤。对持续性房颤患者，如恢复正常窦性心律指征，可用直流电同步心律转复或药物复律。也可应用经射频导管消融术进行治疗。

(二)室扑与室颤

心室内心肌纤维发生快而微弱的、不协调的乱颤，心室完全丧失射血能力，是最严重的心律失常，相当于心室停搏。

1.病因

急性心肌梗死是最常见病因，洋地黄中毒、严重低钾血症、心脏手术、电击伤，以及胺碘酮、奎尼丁中毒等也可引起，是器质性心脏病和其他疾病危重患者临终前发生的心律失常。

2.临床表现

室颤一旦发生，表现为迅速意识丧失、抽搐、发绀，继而呼吸停止、瞳孔散大，甚至死亡。查体心音消失，脉搏触不到，血压测不到。

3.心电图特征

(1)室扑心电图特征：QRS-T 波群消失，代之以相对规律均齐的快速大幅波动，频率为 150～300 次/min。

(2)室颤心电图特征：QRS 波群与 T 波消失，呈完全无规则的波浪状曲线，形状、频率、振幅高低各异。

4.治疗原则

室颤可致心脏停搏，一旦发生应立即做非同步直流电除颤，同时进行胸外心脏按压及人工呼吸，保持呼吸道通畅，迅速开放静脉通道，给予复苏和抗心律失常药物等抢救措施。

五、房室传导阻滞

冲动从心房传至心室的过程中发生障碍，冲动传导延迟或不能传导，称为房室传导阻滞，按其阻滞的程度，分为 3 度：一度房室传导阻滞、二度房室传导阻滞、三度房室传导阻滞。一度、二度又称为不完全性房室传导阻滞，三度则为完全性房室传导阻滞。此时，全部冲动均不能被传导。

（一）病因

房室传导阻滞多见于器质性心脏病，如冠心病、心肌炎、心肌病、高血压、心内膜炎、甲状腺功能减退等。另外，电解质紊乱、药物中毒、心脏手术等也是引发房室传导阻滞的病因。偶见健康人在迷走神经张力增高时可出现不完全性房室传导阻滞。

（二）临床表现

一度房室传导阻滞患者除有原发病的症状外，一般无其他症状。

二度房室传导阻滞又分为Ⅰ型和Ⅱ型，Ⅰ型又称文氏型房室传导阻滞或莫氏Ⅰ型房室传导阻滞。二度Ⅰ型患者常有心悸和心搏脱落感，听诊第一心音强度逐渐减弱并有心搏；二度Ⅱ型又称莫氏Ⅱ型房室传导阻滞，患者心室率较慢时，可有心悸、头晕、气短、乏力等症状，脉率可不规则或慢而规则，但第一心音强度恒定。此型易发展为完全性房室传导阻滞。

三度房室传导阻滞的临床症状轻重取决于心室率的快慢，如患者心率为 30～50 次/min，则出现心跳缓慢，脉率慢而规则，有心悸、头晕、乏力的感觉，出现晕厥、心绞痛、心力衰竭和脑供血不全等表现。当心率小于 20 次/min 时，可引起阿-斯综合征，甚至心跳暂停。

（三）心电图特征

一度房室传导阻滞 P-R 间隔大于 0.20 秒，无 QRS 波群脱落。

二度房室传导阻滞莫氏Ⅰ型（文氏型房室传导阻滞）的特征：P-R 间期逐渐延长，直至 QRS 波群脱落；相邻的 R-R 间期逐渐缩短，直至 P 波后 QRS 波群脱落，之后 P-R 间期又恢复以前时限，如此周而复始；包含 QRS 波群脱落的 R-R 间期比两倍正常窦性 P-P 间期短；最常见的房室传导比例为 3：2 或 5：4。

莫氏Ⅱ型的特征：P-R 间期固定（正常或延长），有间歇性 P 波与 QRS 波群脱落，常呈2：1 或 3：1 传导；QRS 波群形态多数正常。

三度房室传导阻滞的特征：心房和心室独立活动，P 波与 QRS 波群完全脱离关系；P-P 距离和R-R距离各自相等；心室率慢于心房率；QRS 波群形态取决于阻滞部位。

（四）治疗原则

一度及二度Ⅰ型房室传导阻滞如心室率不慢且无症状者，一般不需要治疗。心室率小于 40 次/min或症状明显者，可选用阿托品、异丙肾上腺素，提高心室率。急性心肌梗死患者应慎用药物，可导致严重室性心律失常。二度Ⅱ型和三度房室传导阻滞，心室率缓慢，伴有血流动力学障碍，出现阿-斯综合征时，应立即按心脏停搏处理。对反复发作、曾有阿-斯综合征发作的患者，应及时安装临时或埋藏式自动复律除颤器。

六、心律失常患者的护理措施

（一）休息与活动

嘱影响心功能的心律失常患者应绝对卧床休息，以减少心肌耗氧量和对交感神经的刺激。协助做好生活护理，保持大便通畅，减少和避免任何不良刺激，以利于身心休息。对于伴有呼吸困难、发绀等症状者，给予氧气吸入。

嘱功能性和轻度器质性心律失常血流动力学改变不大的患者，应注意劳逸结合，避免感染，可维持正常工作和生活，积极参加体育运动，改善自主神经功能。

(二)心理护理

给予必要的解释和安慰,加强巡视;给予必要的生活护理,增加患者的安全感。

(三)饮食护理

给予低脂、易消化的营养饮食,不宜饱食,少量多餐,避免吸烟、酗酒、刺激性饮料和食物。

(四)病情观察

1.观察生命体征

密切观察患者脉搏、呼吸、血压、心率、心律,以及意识、面色等变化,同时应注意患者的电解质及酸碱平衡情况变化。

2.心电监测

严重心律失常患者应实行心电监测,注意有无引起猝死的危险征兆,如心律失常频发性、多源性、成联律、R-on-T 型室性期前收缩、阵发性室上性心动过速、房颤、二度Ⅱ型及三度房室传导阻滞等。如发现上述情况,立即报告医生进行处理,同时做好抢救工作,如吸氧、开放静脉通道及准备抗心律失常药物、除颤器、临时起搏器等。

(五)用药护理

1.正确、准确使用抗心律失常药物

口服药应按时、按量服用,静脉注射及静滴药物速度要严格按医嘱执行,用药过程及用药后要注意观察患者心律、心率、血压、脉搏、呼吸和意识,必要时行心电监测,判断疗效和有无不良反应。

2.观察药物不良反应

利多卡因对心力衰竭、肝肾功能不全、酸中毒、老年患者的药物半衰期明显延长,应用时须注意减量。另外,静脉注射利多卡因不可过快、过量,以免导致中枢神经系统毒性反应,如嗜睡、感觉异常、眩晕、视物模糊,甚至谵妄、昏迷等。还可以引起心血管系统不良反应,如传导阻滞、低血压、抽搐,甚至呼吸抑制和心脏停搏。

奎尼丁药物有较强的心脏毒性作用,使用前测血压、心率,用药期间应观察血压、心电图,如有明显血压下降、心率减慢或不规则,心电图示 Q-T 间期延长,须暂停给药,并给予处理。

胺碘酮最严重的心外毒性为肺纤维化,应严密观察患者的呼吸状态,及早发现肺损伤的情况。

(六)健康指导

(1)向患者及家属讲明心律失常的病因、诱因和防治知识。

(2)嘱患者注意休息,劳逸结合,防止增加心脏负担。无器质性心脏病的患者应积极参加体育运动,改善自主神经功能;器质性心脏病患者可根据心功能适当活动和休息。

(3)嘱患者积极治疗原发病,避免诱因如发热、寒冷、睡眠不足等。

(4)嘱患者按医嘱服用抗心律失常药物,不可自行增减和撤换药物,注意药物副作用,如有不良反应及时就医。

(5)嘱患者应选择低脂、易消化、富营养食物,少量多餐。应避免吸烟、酗酒、饱食、饮刺激性饮食、饮含咖啡因饮料,以免引起心律失常。

(6)教会患者及其家属测量脉搏和心律的方法,每天至少 1 次,每次至少 1 min。对于反

复发生严重心律失常患者的家属,要教会其心肺复苏术以备急救。

(7)嘱有晕厥史的患者要避免从事驾驶、高空作业等危险工作,当出现头晕、黑矇时,立即半卧,以免晕厥发作时摔倒。

(8)定期门诊随访,复查心电图。

第十六节 心 力 衰 竭

心力衰竭是由心脏收缩功能及(或)舒张功能障碍,不能将静脉回心血量充分排出心脏,造成静脉系统瘀血及动脉系统血液灌注不足而出现的综合征。

一、病因

(一)基本病因

1.心肌损伤

任何大面积(大于心室面积的40%)的心肌损伤都会导致心脏收缩和(或)舒张功能的障碍。

2.心脏负荷过重

心脏压力负荷(后负荷)过重,心脏排血阻力增大,心排血量降低,心室收缩期负荷过度,引起心室肥厚性心力衰竭;容量负荷(前负荷)过重,心脏舒张期容量增大,心排血量降低,引起心室扩张性心力衰竭。

3.机械障碍

由腱索或乳头肌断裂、心室间隔穿孔、心脏瓣膜严重狭窄或关闭不全等引起的心脏机械功能衰退,导致心力衰竭。

4.心脏负荷不足

心脏负荷不足如缩窄性心包炎、大量心包积液、限制型心肌病等,使静脉血液回心受限,因而心室心房充盈不足,腔静脉及门脉系统瘀血,心排血量降低。

5.血液循环容量过多

如静脉过多、过快输液,尤其在无尿、少尿时超量输液,急性或慢性肾炎引起高度水钠潴留、高度水肿等,均引起血液循环容量急剧膨胀而致心力衰竭。

(二)诱发因素

1.感染

感染可增加基础代谢、机体氧耗、心脏排血量而诱发心力衰竭,尤其呼吸道感染较多见。

2.体力过劳

正常心脏在体力活动时,随身体代谢增高心脏排血量也随之增加。而有器质性心脏病患者在体力活动时,心率增快、心肌耗氧量增加、心排血量减少、冠状动脉血液灌注不足,导致心肌缺血、心慌气急,诱发心力衰竭。

3.情绪激动

情绪激动促使儿茶酚胺释放,心率增快,心肌耗氧增加,动脉与静脉血管痉挛,增加心脏前后负荷而诱发心力衰竭。

4.妊娠与分娩

风湿性心脏病或先天性心脏病患者,心脏功能减退,在妊娠 32~34 周,以及在分娩期及产褥期最初 3 天内心脏负荷最重,易诱发心力衰竭。

5.动脉栓塞

心脏病患者长期卧床,静脉系统长期处于瘀血状态,容易形成血栓,一旦血栓脱落导致肺栓塞,会加重肺循环阻力,诱发心力衰竭。

6.水、钠摄入量过多

心脏功能减退时,肾脏排水、排钠功能减弱,如果水、钠摄入量过多可引起水钠潴留,血容量扩增。

7.心律失常

心动过速可使心脏无效收缩次数增加而加重心脏负荷;心脏舒张期缩短使心室充盈受限进而降低心排血量,同时心脏氧渗透期缩短不利于心肌代谢。

8.冠脉痉挛

冠状动脉粥样硬化易发生冠脉痉挛,引起心肌缺血,导致心脏收缩或舒张功能障碍。

9.药物反应

用药或停药不当导致的心力衰竭或心力衰竭恶化不在少数。例如,慢性心力衰竭不该停用强心剂而停用,服用过量洋地黄、利尿药或抗心律失常药,都可导致心力衰竭恶化。

二、病理生理

(一)心脏的代偿机制

正常心脏有比较充足的储备能力,以适应一般生活需要所增加的心脏负担。当心脏功能减退,心排血量降低不足以供应机体需要时,机体将同时通过神经、体液等机制进行调整,力争恢复心排血量。

(1)反射性交感神经兴奋,迷走神经抑制,代偿性心率加快及心肌收缩力加强,以维持心排血量。由于交感神经兴奋,周围血管及小动脉收缩可使血压维持正常,不随心排血量降低而下降;小静脉收缩可使静脉回心血量增加,从而使心搏血量增加。

(2)心肌肥厚:长期的负荷加重,使心肌肥厚和心室扩张,维持心排血量。然而,扩大和肥厚的心脏虽然能完成较多的工作,但耗氧量也随之增加,可是心肌内毛细血管数量并没有相应地增加,所以扩大肥厚的心肌细胞相对地供血不足。

(3)心率增快:心率增加快在一定范围内使心排血量增加,但如果心率太快则心脏舒张期显著缩短,使心室充盈不足,导致心排血量降低及静脉瘀血加重。

(二)心脏的失代偿机制

当心脏储备力耗损至不能适应机体代谢的需要时,心功能便由代偿转为失代偿阶段,即心力衰竭。

心力衰竭时,心排血量相对或绝对降低。一方面,供给各器官的血流不足,引起各器官组织的功能改变,血液重新分配,首先为保证心、脑、肾血液供应,皮肤、内脏、肌肉的供血相应有较大的减少。肾血流量减少时,可使肾小球滤过率降低和肾素分泌增加,进而促使肾上腺皮质的醛固酮分泌增加,引起水钠潴留,血容量增加,静脉和毛细血管充血和压力增加。另一方面,心脏收缩力减弱,不能完全排出静脉回流的血液,心室收缩末期残留血量增多,心室舒张末期压力升高,遂使静脉回流受阻,引起静脉瘀血和静脉压力升高,从而引起外周毛细血管的漏出增加,水分渗入组织间隙引起各脏器瘀血、水肿,肝脏瘀血时对醛固酮的灭活减少,以及抗利尿激素分泌增加,肾排水量进一步减少,水钠潴留进一步加重,这也是水肿发生和加重的原因。

根据心脏代偿功能发挥的情况及失代偿的程度,可将心力衰竭分为心力衰竭Ⅲ度或心功能Ⅳ级。

Ⅰ级:有心脏病的客观证据,而无呼吸困难、心悸、水肿等症状(心功能代偿期)。

Ⅱ级:日常劳动并无异常感觉,但稍重劳动即有心悸、气急等症状(心力衰竭Ⅰ度)。

Ⅲ级:普通劳动也有症状,但休息时消失(心力衰竭Ⅱ度)。

Ⅳ级:休息时也有明显症状,甚至卧床仍有症状(心力衰竭Ⅲ度)。

三、临床表现

心力衰竭在早期可仅有一侧衰竭,临床上以左心衰竭多见,但左心衰竭后,右心也相继发生功能损害,最后导致全心衰竭。临床表现的轻重,常依病情发展的快慢和患者的耐受能力的不同而不同。

(一)左心衰竭

1.呼吸困难

轻症患者自觉呼吸困难,重者同时有呼吸困难和短促的征象。早期仅发生于劳动或运动时,休息后很快消失,这是由于劳动促使回心血量增加、肺瘀血加重。随着病情加重,轻度劳动即感到呼吸困难,严重者休息时也感到呼吸困难,以致被迫采取半卧位或坐位,端坐呼吸。

2.阵发性呼吸困难

阵发性呼吸困难多发生于夜间,故又称为阵发性夜间性呼吸困难。患者常在熟睡中惊醒,出现严重呼吸困难及窒息感,被迫坐起,咳嗽频繁,咳粉红色泡沫样痰液。轻者数分钟,重者经1~2小时逐渐停止。阵发性呼吸困难的发生原因可能为:①睡眠时平卧位,回心血量增加,超过左心负荷的限度,加重了肺瘀血。②睡眠时,膈肌上升,肺活量减少。③夜间迷走神经兴奋性增高,使冠状动脉和支气管收缩,影响了心肌的血液供应,发生支气管痉挛,降低心肌收缩性能和肺通气量,肺瘀血加重。④熟睡时中枢神经敏感度降低,因此肺瘀血必须达到一定程度后方能使患者因气喘惊醒。

3.急性肺水肿

急性肺水肿是左心衰竭的重症表现,是阵发性呼吸困难的进一步发展。常突然发生,呈端坐呼吸,表情焦虑不安,频频咳嗽,咳大量泡沫状或血性泡沫性痰液,严重时可有大量泡沫样液体由鼻涌出,面色苍白,口唇发绀,皮肤湿冷,两肺布满湿啰音及哮鸣音,血压可下降,甚至休克。

4.咳嗽和咯血

咳嗽和咯血为肺泡和支气管黏膜瘀血所致,多与呼吸困难并存,咳白色泡沫样黏痰或血性痰。

5.其他症状

其他症状可有疲乏无力、失眠、心悸、发绀等。严重患者脑缺氧、缺血时可出现陈-施呼吸、嗜睡、眩晕、意识丧失、抽搐等。

6.体征

除原有心脏病体征外,可有舒张期奔马律、交替脉、肺动脉瓣区第二心音亢进。轻症肺底部可听到散在湿性啰音,重症则湿啰音满布全肺,有时可伴哮鸣音。

7.X射线及其他检查

X射线检查可见左心扩大及肺瘀血,肺纹理增粗。急性肺水肿时可见由肺门伸向肺野呈蝶形的云雾状阴影。心电图检查可出现心率快及左心室肥厚图形。臂舌循环时间延长(正常为10~15秒),臂肺循环时间正常(4~8秒)。

(二)右心衰竭

1.水肿

皮下水肿是右心衰竭的典型症状。在水肿出现前,由于体内已有水钠潴留,体液潴留在5 kg以上才出现水肿,故多只有体重增加。水肿多先见于下肢,卧床患者则在腰、背及骶部等低重部位明显,呈凹陷性水肿。重症则波及全身。水肿多于傍晚发生或加重,休息一夜后消失或减轻,伴有夜间尿量增加。这是由于夜间休息时,回心血量比白天活动时增多,心脏能将静脉回流血量排出,心室收缩末期残留血量减少,静脉和毛细血管压力有所减轻,因而水肿减轻或消退。

少数患者可出现胸腔积液和腹腔积液。胸腔积液可同时见于左、右两侧胸腔,但以右侧较多,其原因不甚明了。壁层胸膜静脉血回流体静脉,而脏层胸膜静脉血流入肺静脉,因而胸腔积液多见于左、右心衰竭并存时。腹腔积液多由心源性肝硬化引起。

2.颈静脉怒张和内脏瘀血

坐位或半卧位时可见颈静脉怒张,其出现常较皮下水肿或肝大出现为早,同时可见舌下、手臂等浅表静脉异常充盈。肝大并压痛可先于皮下水肿出现。长期肝瘀血、缺氧可引起肝细胞变性、坏死,并发展为心源性肝硬化,肝功能检查异常或出现黄疸。若与三尖瓣关闭不全并存,肝脏触诊呈扩张性搏动。胃肠道瘀血常引起消化不良、食欲减退、腹胀、恶心和呕吐等症状。肾瘀血致尿量减少,尿中可有少量蛋白和细胞。

3.发绀

右心衰竭患者多有不同程度发绀,首先见于指端、口唇和耳郭,与单纯左心功能不全者相比较显著,除血红蛋白在肺部氧合不全外,其与血流缓慢,以及组织自身毛细血管中吸取较多的氧而使脱氧血红蛋白增加有关。严重贫血者则不出现发绀。

4.神经系统症状

神经系统症状可有神经过敏、失眠、嗜睡等症状。重者可发生精神错乱,可能是由脑出血、缺氧或电解质紊乱等原因引起的。

5.心脏及其他检查

主要为原有心脏病体征,由于右心衰竭常继发于左心衰竭的基础上,因而左、右心均可扩大。右心扩大引起了三尖瓣关闭不全时,在三尖瓣音区可听到收缩期吹风样杂音。静脉压增高,臂肺循环时间延长,因而臂舌循环时间也延长。

(三)全心衰竭

左、右心功能不全的临床表现同时存在,但患者或以左心衰竭的表现为主或以右心衰竭的表现为主,左心衰竭肺充血的临床表现可因右心衰竭的发生而减轻。

四、护理

(一)护理要点

(1)减轻患者心脏负担,预防心力衰竭的发生。

(2)合理使用强心、利尿、扩血管药物,改善心功能。

(3)密切观察患者病情变化,及时救治急性心力衰竭。

(4)对患者进行健康教育。

(二)减轻心脏负担,预防心力衰竭

休息可减少全身肌肉活动,减少氧的消耗,也可减少静脉回心血量及减慢心率,从而减轻心脏负担。根据患者病情适当安排其生活和劳动,可以尽量减轻心脏负荷。对于轻度心力衰竭患者,可仅限制其体力活动,并规定充分的午睡时间或较健康人多一些的夜间睡眠时间。较重的心力衰竭患者均应卧床休息,并尽可能使卧床休息患者的体位舒适。当心力衰竭表现有明显改善时,应尽快允许和鼓励患者逐渐恢复体力活动,恢复体力活动的速度和程度视患者心力衰竭的严重程度、发作时间的长短及患者对治疗的反应等而定。如心脏功能已完全恢复正常或接近正常,则每天可做轻度的体力活动。

饮食应少食多餐,给予低热量、多维生素、易消化食物,避免过饱而加重心脏负担。目前由于利尿剂应用方便,对钠盐限制不必过于严格,一般轻度心力衰竭患者每天摄入食盐 5 g 左右(健康人每天摄入食盐 10 g 左右),中度心力衰竭患者给予低盐饮食(含钠 2~4 g),重度心力衰竭患者给予无钠饮食。对经一般限盐、利尿,病情未能得到很好控制者,则应进一步严格限盐,摄入量不超过 1 g。饮水量一般不加限制,仅对并发稀释性低钠血症者,限制每天饮水量500 mL左右。

(三)合理使用强心药物并观察毒性反应

洋地黄类强心苷是目前治疗心力衰竭的主要药物,能直接加强心肌收缩力,增加心排血量,从而使心脏收缩末期残余血量减少,舒张末期压力下降,有利于缓解各器官的瘀血,增加尿量,减慢心率。常用的给药方法:负荷量加维持量,在短期内 1~3 天给予一定的负荷量,以后每天用维持量,适用于急性心力衰竭、较重的心力衰竭或需尽快控制病情的患者;单用维持量,近年来证实,洋地黄类药物治疗剂量的大小与其增强心肌收缩力作用呈线性关系,故对较轻的心力衰竭和易发生中毒的患者可用较小的剂量,而不采用惯用的洋地黄负荷量法,尤其对慢性心力衰竭更适用。

洋地黄用量的个体差异大,且治疗剂量与中毒剂量较接近,故用药期间需要密切观察洋地黄的毒性反应。洋地黄毒性反应如下。①消化道反应:食欲不振、恶心、呕吐、腹泻等。②神经系统反应:头痛、眩晕、视觉改变(黄视或绿视)。③心脏反应:可发生各种心律失常。常见的心律失常类型为室性期前收缩,尤其是呈二联、三联或多源性者;其他的有房性心动过速伴有房室传导阻滞交界性心动过速各种不同程度的房室传导阻滞室性心动过速心房纤维颤动等。

④血清洋地黄含量:放射性核素免疫法测定血清地高辛含量小于 2.0 ng/mL,或洋地黄毒苷小于20 μg/mL为安全剂量。中毒者多数大于以上浓度。

使用洋地黄类药物时的注意事项:①服药前要先了解病史,如询问已用洋地黄情况、利尿剂的使用情况及电解质浓度如何,如果存在低钾、低镁易诱发洋地黄中毒。②心力衰竭反复发作、严重缺氧、心脏明显扩大的患者对洋地黄药物耐受性差,宜小剂量使用。③询问有无合并使用增加或降低洋地黄敏感性的药物。例如,普萘洛尔、利舍平、利尿剂、抗甲状腺药物、维拉帕米、胺碘酮、肾上腺素等可增加洋地黄敏感性;而考来烯胺、抗酸药物、降胆固醇药及巴比妥类药则可降低洋地黄敏感性。④了解肝脏肾脏功能,地高辛主要自肾脏排泄,肾功能不全者,宜减少用量;洋地黄毒苷经肝脏代谢胆管排泄,部分转化为地高辛。⑤密切观察洋地黄毒性反应。⑥静脉给药时应用 5%～20%GS 溶液稀释,混匀后缓慢静推,一般不少于 15 min,用药时注意听诊心率及节律的变化。

(四)观察应用利尿剂后的反应

慢性心力衰竭患者,首选噻嗪类药,采用间歇用药,即每周固定服药 2～3 天,停用 4～5天。若无效可加服氨苯蝶啶或螺内酯。如果上两药联用效果仍不理想,可以用呋塞米代替噻嗪类药物。急性心力衰竭或肺水肿者,首选呋塞米或依他尼酸钠等快速利尿药。在应用利尿剂 1 小时后,静脉缓慢注射氨茶碱0.25 g,可增加利尿效果。应用利尿剂后要密切观察尿量,每天测体重,准确记录 24 小时液体出入量,大量利尿者应测血压、脉搏和抽血查电解质,观察有无利尿过度引起的脱水、低血容量和电解质紊乱的表现,尤其是应用排钾利尿剂后有无乏力、恶心、呕吐、腹胀等低钾表现。对于利尿反应差者,应找出利尿不佳的原因,如了解肾脏功能情况,是否存在低血压、低血钾、低血镁或稀释性低钠血症,以及用药是否合理等。

(五)合理使用扩血管药物并观察用药反应

血管扩张剂既可以扩张周围小动脉,减轻心脏排血时的阻力,从而减轻心脏后负荷,又可以扩张周围静脉,减少回心血量,减轻心脏前负荷,进而改善心功能。常用的以扩张静脉为主的药物有硝酸甘油、硝酸酯类及吗啡类药物;以扩张动脉为主的药物有苄胺唑啉、肼屈嗪、硝苯地平;兼有扩张动脉和静脉的药物有硝普钠、哌唑嗪及卡托普利等。在开始使用血管扩张剂时,要密切观察病情和用药前后血压、心率的变化,慎防血管扩张过度、心脏充盈不足、血压下降、心率加快等不良反应。用血管扩张药时要注意,应从小剂量开始,用药前后对比心率、血压变化情况或床边监测血流动力学。根据具体情况,每 5～10 min 测量 1 次,若用药后血压较用药前降低 1.33～2.66 kPa,应谨慎调整药物浓度或停用。

(六)急性肺水肿的救治及护理

急性肺水肿为急性左心功能不全或急性左心衰竭的主要表现,多为突发严重的左心室排血不足或左心房排血受阻引起肺静脉及肺毛细血管压力急剧升高所致。当肺毛细血管压升高超过血浆胶体渗透压时,液体即从毛细血管漏到肺间质、肺泡甚至气道内,引起肺水肿。典型发作表现为突然严重气急,每分钟呼吸可为 30～40 次,端坐呼吸,阵阵咳嗽,面色苍白,出大汗,常咳出泡沫样痰,严重者可从口腔和鼻腔内涌出大量粉红色泡沫液体。发作时心率、脉搏增快,血压在起始时可升高,以后降至正常或低于正常。两肺内可闻及广泛的水泡音和哮鸣音,心尖部可听到奔马律。

1.治疗原则

(1)减少肺循环血量和静脉回心血量。

(2)增加心搏量,包括增强心肌收缩力和降低周围血管阻力。

(3)减少血容量。

(4)减少肺泡内液体漏出,保证气体交换。

2.护理措施

(1)使患者取坐位或半卧位,两腿下垂,减少下肢静脉回流,减少回心血量。

(2)立即皮下注射吗啡 10 mg 或派替啶 50~100 mg,使患者安静并减轻呼吸困难。但对昏迷、严重休克、有呼吸道疾病或痰液极多者忌用,对年老、体衰、瘦小者应减量。

(3)改善通气、换气功能,轻度肺水肿早期高流量氧气吸入,开始是 2~3 L/min,以后逐渐增为4~6 L/min,氧气湿化瓶内加 75 %酒精或选用有机硅消泡沫剂,以降低肺泡内泡沫的表面张力,使泡沫破裂,改善通气功能。肺水肿明显出现即应做气管插管进行加压辅助呼吸,改善通气与氧的弥散,减少肺内分流,提高血氧分压。肺水肿基本控制后,可采用呼吸机间歇正压呼吸,当动脉血氧分压小于 9.31 kPa 时,可改为持续正压呼吸。

(4)速给毛花苷 0.4 mg 或毒毛花苷 K 0.25 mg,加入葡萄糖溶液中缓慢静推。

(5)快速利尿,如呋塞米 20~40 mg 或依他尼酸钠 25 mg 静脉注射。

(6)静脉注射氨茶碱 0.25 g 用 50%葡萄糖溶液 20~40 mL 稀释后缓慢注入,减轻支气管痉挛,增加心肌收缩力和促进尿液排出。

(7)氢化可的松 100~200 mg 或地塞米松 10 mg 溶于葡萄糖溶液中静脉注射。

(七)健康教育

随着人们生活水平的不断提高,人们对生活质量的要求也越来越高。心力衰竭的转归及治愈程度将直接影响患者的生活质量,预防心力衰竭发生以保证患者的生活质量就显得更为重要。首先,要避免诱发因素,如气候转换时要预防感冒,及时添加衣服;以乐观的态度对待生活,情绪平稳,不要大起大落、过于激动;体力劳动不要过重;适当掌握有关的医学知识以便自我保健;等等。其次,对已明确心功能Ⅱ级、Ⅲ级的患者要按一般治疗标准,合理正确按医嘱服用强心、利尿、扩血管药物,注意休息和营养,并定期门诊随访。

第十七节　心脏瓣膜病

心脏瓣膜病是指各种原因,包括炎症粘连和纤维化、黏液瘤样变性、缺血坏死、钙质沉着或先天性发育畸形,引起心脏瓣膜(瓣叶、腱索及乳头肌)解剖结构或功能上的异常,造成单个或多个瓣膜急性或慢性狭窄和(或)关闭不全,导致心脏血流动力学显著变化,所出现的一系列临床症候群。临床上常见的瓣膜病为风湿热所致的风湿性心脏瓣膜病,其次为动脉硬化及老年性退行性变所致的瓣膜钙化、增厚,冠心病心肌梗死及慢性心肌缺血引起的乳头肌纤维化伴功能障碍、感染性心内膜炎、先天性畸形亦能见到。心脏瓣膜病最常累及的瓣膜为二尖瓣,其次为主动脉瓣,三尖瓣和肺动脉瓣较少累及。本节主要介绍风湿性心脏瓣膜病。

风湿性心脏瓣膜病简称风心病,是指风湿热后所遗留下来的以心脏瓣膜病变为主的心脏病。风心病在我国较常见,主要累及40岁以下的人群,女性略多于男性,目前风心病的发病率正在降低。在慢性瓣膜病的基础上,可以有急性风湿炎症的反复发作,称为风湿活动,反复的风湿活动可使原有的瓣膜病变进一步加重。

风湿热与甲族乙型溶血性链球菌感染有关。感染后人体对链球菌产生免疫反应,使心脏、关节、皮肤、神经等部位的结缔组织发生炎症病变。急性心肌炎后,在炎症修复过程中,心脏瓣膜可因相互粘连、增厚、变硬、畸形而致瓣膜开放受到限制,阻碍血流通过,称为瓣膜狭窄;瓣膜也可因增厚、缩短而导致不能完全闭合,使部分血液反流,称为瓣膜关闭不全。瓣膜狭窄或关闭不全均可造成血流动力学的改变,使心脏的负荷增加。病变早期,心脏尚能通过代偿维持其正常的功能状态,一旦代偿功能不全,便出现心力衰竭的各种临床表现。

解决瓣膜病变的根本办法是手术治疗,包括瓣膜分离术、瓣膜修复术、瓣膜置换术等。但在风心病的整个病程中,积极预防和控制风湿活动、减轻症状、改善心功能仍是内科治疗的主要原则。

一、护理评估

(一)健康史

通常,从初次发生风湿性心肌炎到出现明显的风心病的症状可长达10~20年。由于目前临床上典型的风湿热已很少见,故在对患者疾病史的询问中很难了解到详细的有关资料,但仍应仔细询问患者以往是否曾有咽喉部、扁桃体感染史。反复的风湿活动、呼吸道感染、妊娠与分娩、感染性心内膜炎等,是促使病情加重、心功能恶化的主要诱因,在评估时应注意这方面的因素并收集患者心功能变化的情况。

(二)身体状况

1.二尖瓣狭窄

二尖瓣狭窄后,舒张期血流由左心房流入左心室时受限,使左心房压力异常增高。左心房压力的升高可引起肺静脉和肺毛细血管压力升高,继而扩张和瘀血。肺循环血容量的长期超负荷,可导致肺动脉压力上升。长期肺动脉高压,使肺小动脉痉挛、硬化,右心室压力负荷加重,引起右心室肥厚与扩张,继而可发生右心室衰竭。发生右心室衰竭后,肺动脉压力会有所降低,肺循环血容量有所减少,肺瘀血得以缓解。此外,由于左心房扩大和压力增高,难以维持正常的心电活动,故常发生心房颤动;快速的心房颤动可使肺毛细血管压力升高,易加重肺瘀血或诱发肺水肿。

(1)主要症状早期患者可无症状,随病情进展可出现如下症状。①呼吸困难:为最常见的早期症状,主要由肺的顺应性降低所致。开始出现在劳动、活动或用力时,以后随着狭窄的加重、日常活动即可出现呼吸困难,重者呈端坐呼吸。当有劳累、情绪激动、呼吸道感染、妊娠、快速心房颤动等诱因时,可诱发急性肺水肿。②咳嗽、咯血:咳嗽多在夜间睡眠时及劳动后发生,多为干咳。咯血常见,若肺泡壁或支气管内膜毛细血管破裂可致痰中带血;若因肺静脉压力升高使曲张的支气管静脉破裂则可发生大咯血,急性肺水肿时咳粉红色泡沫样痰。③乏力、心悸:前者由心功能减退、心排血量减少致供血不足所致,后者由心律失常尤其是心房颤动所致。④食欲减退、腹胀、肝区胀痛、下肢水肿:由右心衰竭致体循环瘀血所致。

（2）护理体检：①二尖瓣面容，见于严重二尖瓣狭窄的患者；②心尖部可触及舒张期震颤；③心尖区舒张中晚期隆隆样杂音是二尖瓣狭窄最重要的体征；④心尖区第一心音亢进呈拍击样及二尖瓣开瓣音（Os），存在则高度提示二尖瓣狭窄以及瓣膜仍有一定的柔顺性和活动力，对决定手术治疗的方法有一定的意义；⑤肺动脉瓣区第二心音亢进、分裂。

（3）并发症。①心律失常：以心房颤动最常见，开始为阵发性，以后可发展为持久性，常可诱发心功能不全、栓塞、急性肺水肿等。②充血性心力衰竭和急性肺水肿：充血性心力衰竭是心脏瓣膜病患者的主要死亡原因之一，呼吸道感染是常见诱因。急性肺水肿是重度二尖瓣狭窄的急重并发症，多发生于剧烈体力活动、情绪激动、感染、突发心动过速或快速心房颤动时，妊娠和分娩时更易诱发。③栓塞：以脑栓塞最常见，亦可发生于四肢、肠、肾、脾等脏器。栓子多来源于扩大的左心房，伴房颤者更易发生。④肺部感染：肺静脉压力增高及肺瘀血易合并肺部感染，出现肺部感染后又可加重或诱发心力衰竭。⑤感染性心内膜炎：较少见。

2.二尖瓣关闭不全

二尖瓣关闭不全使心脏在收缩时，部分血流自左心室反流入左心房，左心房除接受肺静脉回流的血液外，还接受左心室反流的血液，因此左心房负荷加重，导致左心房压力增高、内径扩大。左心房压力的升高可引起肺静脉和肺毛细血管压力的升高，继而扩张和瘀血。同时，左心室舒张期容量负荷增加，左心室扩大，早期通过代偿使每搏量和射血分数增加，左心室舒张期末容量和压力可不增加；失代偿时，每搏量和射血分数下降，左心室舒张期末容量和压力明显增加，临床上出现肺瘀血和体循环灌注低下的表现。晚期可出现肺动脉高压和全心衰竭。

（1）主要症状：由于左心室代偿能力强，故二尖瓣关闭不全的代偿期很长，但一旦发生心力衰竭，则进展迅速。轻度关闭不全者可无明显症状或仅有轻度不适感，严重关闭不全可出现乏力、呼吸困难、端坐呼吸等，活动耐力明显下降。咯血较少见，晚期可出现右心功能不全的表现。

（2）护理体检：①心尖区全收缩期粗糙的吹风样杂音是二尖瓣关闭不全的最重要体征，杂音向左腋下、左肩胛下处传导；②心尖区第一心音减弱或被杂音掩盖；③肺动脉瓣区第二心音亢进；④心尖冲动向左下移位，触诊呈抬举性。

（3）并发症：与二尖瓣狭窄相似，但出现较晚。感染性心内膜炎较多见，栓塞少见。

3.主动脉瓣狭窄

主动脉瓣狭窄后，收缩期左心室阻力增加，逐渐引起左心室肥厚，导致左心室舒张期顺应性下降，舒张期末压力增高。当瓣口严重狭窄时，可导致左心房压、肺动脉压、肺毛细血管楔嵌压及右心室压均升高，心排血量减少，冠状动脉和全身动脉供血不足。

（1）主要症状：心绞痛、劳力性晕厥和呼吸困难等。

（2）护理体检：①主动脉瓣区粗糙而响亮的收缩期杂音是主动脉瓣狭窄的最重要体征，杂音向颈动脉及锁骨下动脉传导；②心尖区抬举性搏动；③脉压缩小。

（3）并发症：心力衰竭多见，50%~70%的患者死于充血性心力衰竭。

4.主动脉瓣关闭不全

主动脉瓣关闭不全使左心室在舒张期不仅要容纳左心房流入的血，还要接受大量从主动脉反流的血，使左心室舒张期容量负荷加重，左心室扩张。早期左心室代偿、收缩力正常或加强,左心室搏出量增加,射血分数正常。随着病情的进展,反流量增多,可达心搏出量的80%,左心室进一步扩张,当左心室收缩减弱时,心搏出量减少,左心室舒张期末容积和压力显著增加,并导致左心房、肺静脉和肺毛细血管压力的升高,继而扩张和瘀血。主动脉瓣反流明显时,主动脉舒张压明显下降,导致冠脉灌注压降低,使心肌供血减少,进一步使心肌收缩力减弱。

(1)主要症状。①心悸:因左心室明显增大、心尖冲动增强所致。②眩晕、头颈部搏动感:因舒张压过低,快速改变体位时可产生脑缺血而眩晕;脉压增大明显时可有颈部搏动感。③呼吸困难:呼吸困难的出现,表示心脏的储备能力已经降低,心功能失代偿。④心绞痛:由冠脉供血减少所致,比主动脉瓣狭窄少见。

(2)护理体检:①胸骨左缘3~4肋间主动脉瓣第二听诊区舒张期叹气样杂音是主动脉瓣关闭不全的最重要体征,杂音向心尖部传导;②主动脉瓣区第二心音减弱或消失,见于瓣膜活动很差或反流严重时;③心尖冲动向左下移位,呈抬举性搏动;④因脉压增大,出现周围血管体征,包括水冲脉、毛细血管搏动、股动脉枪击音、Duroziez双重杂音。

(3)并发症:充血性心力衰竭多见,也是主动脉瓣关闭不全患者的主要死亡原因。感染性心内膜炎亦可见,栓塞少见。

(三)实验室和其他检查

1.超声心动图检查

M型图可见瓣膜异常。二维和多普勒超声检查可见瓣膜狭窄、关闭不全及血流反流程度等,尤其对二尖瓣狭窄来说,超声心动图检查是最敏感和特异的诊断方法,M型超声检查可见舒张期充盈速率下降,正常的双峰消失,二尖瓣前叶、后叶于舒张期呈从属于前叶的同向运动,即所谓"城垛样"改变。

2.X线检查

二尖瓣狭窄见左心房增大及右心室增大,由于左心房增大、肺动脉高压,使心腰部膨出,心影呈梨形;二尖瓣关闭不全可见左心房及左心室增大;主动脉瓣狭窄可见左心室增大和主动脉瓣钙化影;主动脉瓣关闭不全见左心室增大,心影呈靴形。

3.心电图检查

二尖瓣狭窄主要为左心房增大(出现双峰型P波,即二尖瓣型P波)和右心室增大的表现;二尖瓣关闭不全主要显示左心室肥厚和劳损;主脉瓣狭窄和关闭不全均可显示左心室肥大的图形。此外,可出现各种类型的心律失常,以心房颤动最常见。

(四)心理-社会状况

风湿性心脏瓣膜病在瓣膜损害早期、心功能尚处于代偿阶段时,症状不明显,患者思想上常不重视,个体防御意识较差。随着瓣膜损害的加重,心功能逐渐减退,出现心力衰竭的表现,对活动的耐力逐渐下降,甚至丧失劳动力,导致患者情绪低落。以后,随着各种并发症的出现,反复发生的风湿活动,造成患者躯体不适的增加,加上治疗时间和治疗过程漫长,使患者和其家庭的负担加重,患者的性格逐渐发生改变,容易烦躁和焦虑,当病情进展而内科保守治疗效果不佳需外科手术时,患者或因经济条件限制,或因担心手术风险等,思想上常会产生顾虑,若得不到家庭的支持与帮助,则患者会产生悲观和厌世的情绪。而对于已决定手术的患者来说,由于心脏手术风险较大,患者和家属仍存有顾虑,尤其是患者,易显得焦虑和不安。

二、主要护理诊断/问题

(1)活动无耐力:与心排血量减少、冠状动脉灌注不足等有关。

(2)有感染的危险:与长期肺瘀血、呼吸道抵抗力低下、风湿活动等有关。

(3)知识缺乏:与患者不了解疾病过程、治疗手段、药物性能等有关。

(4)家庭应对无效:与长期照顾患者导致其家庭人力、精力及经济负担过重有关。

(5)体温过高:与风湿活动、并发感染有关。

(6)潜在并发症:心力衰竭、栓塞、心绞痛、心律失常、感染性心内膜炎、猝死等。

三、护理目标/评价

(1)患者能保持一定的活动耐力,生活自理。

(2)自我保护意识增强,感染减少。

(3)患者了解疾病的特点,理解治疗的长期性,能积极配合。

(4)家庭成员能从各方面给予患者支持与鼓励,积极配合医院治疗。

四、护理措施

(一)减轻心脏负担,增强活动耐力

(1)对患者的心功能状态进行评估,按照评估的结果与患者及其家属共同制定活动与休息的方案。要告知患者及家属适当的活动可改善心肌的新陈代谢,使心肌细胞得到更多的血液供应,增加心脏储备力,以减慢心率、增加心搏量。但应避免剧烈活动和过度疲劳,有风湿活动、并发症、心力衰竭时应卧床休息。

(2)饮食方面宜摄取易消化、低脂和低胆固醇、低热量、低盐、高蛋白质、丰富维生素的饮食,以增加机体抵抗力。

(3)保持情绪稳定,心情舒畅。

(二)预防和控制感染

(1)预防风湿活动,关键在于积极防治链球菌感染,应避免上呼吸道感染、咽炎、扁桃体炎等,如发生感染应及时用青霉素等药物控制。经常有风湿活动的患者,可长期甚至终生肌注苄星青霉素(长效青霉素),120万U,每月1次。

(2)平时注意保暖,预防感冒。

(三)并发症的预防及护理

1.充血性心力衰竭

积极预防和控制感染,纠正心律失常,避免过度劳累和情绪激动,以免诱发心力衰竭。保持有规律的生活,根据病情适当进行体育锻炼,提高机体抵抗力。监测生命体征,评估患者是否出现呼吸困难、乏力、食欲减退、尿量减少等症状及有无肺部湿啰音、颈静脉充盈怒张、肝脏肿大、下肢水肿等体征。一旦出现心力衰竭的表现,则按心力衰竭护理。

2.心律失常

最常见的为房颤。应注意稳定患者情绪,避免各种诱因。心室率不快者一般症状不明显,不需要处理;心室率较快的,常口服地高辛来减慢心率,应教患者学会听诊心率和检查脉搏的方法,以便调整用药,一般使心室率控制在休息状态下70次/min左右、活动状态下90次/min

左右。用药期间注意洋地黄的毒副作用。

3.栓塞

应遵医嘱使用抗血小板聚集的药物,若超声检查提示左心房扩大并有巨大附壁血栓者应严格卧床休息,以防血栓脱落。卧床时间较长的患者,如病情允许,应鼓励并协助其床上活动或下床活动,每天用温水泡脚或按摩下肢,防止下肢深静脉血栓形成。密切观察有无栓塞的征象,脑栓塞时有局灶性症状如偏瘫;四肢动脉栓塞可引起肢体剧痛、动脉搏动消失、局部皮肤苍白、发凉、发绀甚至坏死;肾栓塞可有腰痛、血尿、蛋白尿;脾栓塞时表现为左上腹剧痛并伴脾肿大;肠系膜动脉栓塞时出现剧烈腹痛,可伴有便血;肺栓塞则表现为突然出现的胸痛、气急、发绀、咯血和休克。一旦出现上述情况,应立即报告医生,并配合医生抢救,做好相应的护理。

4.感染性心内膜炎

当患者出现不明原因的发热、皮肤黏膜淤点、贫血、脾肿大、杵状指及栓塞等表现时,应警惕感染性心内膜炎的发生,及时通知医生并遵医嘱采血做血培养。

(四)手术患者的护理

1.术前准备

(1)常规检查:与准备除三大常规、肝肾功能及凝血机制等检查外,还必须做血沉和抗链球菌溶血素"O"检查,以确定体内是否有风湿活动。做好常规术前准备。

(2)改善心功能手术:尽量在心功能代偿期进行。心力衰竭者,或伴有房扑房颤的,可用地高辛 0.125～0.25 mg/d。应卧床休息,吸氧,控制钠盐和液体的摄入,交替或联合使用利尿剂,注意纠正电解质紊乱。

(3)改善呼吸功能:年老者,为减少术后发生呼吸衰竭,应注意在术前改善患者的呼吸功能。入院后告知患者戒烟,评价患者的肺功能,指导患者深呼吸和咳嗽。

(4)增加营养:心力衰竭患者因长期消化道瘀血、消化功能减退,会造成营养不良,甚至不能耐受手术。因此,术前要鼓励患者积极进食,饮食要富含营养。对饮食不良者,应静滴白蛋白、血浆、脂肪乳剂、维生素等,白蛋白浓度提高到 60 g/L 以上时才能手术。

(5)控制感染:凡有感染或有风湿活动的,应在感染或风湿活动控制 2 周后进行手术,遵医嘱使用抗生素。

(6)做好患者及家属工作:术前要向患者及家属耐心解释手术的必要性和手术风险,也可以让动过手术并已康复的患者现身说法,增加患者及家属的信心和安全感,使之有充分的思想准备,提高手术成功率。

(7)术前用药护理。①抗生素:术前 1 天、手术当日早晨,常规应用青霉素或头孢菌素。②麻醉前用药:术前 1 天晚上常规应用苯巴比妥或地西泮,去手术室前根据麻醉医生要求给予苯巴比妥、哌替啶、东莨菪碱等。③洋地黄:应用洋地黄的,术前 2 天应停药,心力衰竭较重的可继续使用。

2.术后护理

(1)重症监护:术后常见并发症包括心律失常、心脏骤停、低心排血量综合征、急性肺水肿、灌注肺、术后出血、心包填塞、急性肾功能衰竭、心内膜炎等,故术后应加强重症监护。①全面监测和记录体温、脉搏、呼吸、血压、中心静脉压等,每 30～60 min 重复一次;观察尿量和呼吸音改变。②床旁X线检查和心电监护。③监测血常规、血细胞比容、电解质,每天2次;血气分析,3～12小时一次。④术后初期患者取仰卧位,清醒后取半卧位。

(2)维持体液平衡:由于体外循环时的血液稀释、术后大量排尿和内环境紊乱以及心脏直视手术后的心功能受损等原因,患者容易出现体液失衡的现象,要及时纠正。补液常规用5%葡萄糖溶液,48小时内一般不给氯化钠,根据尿量和检查结果调整钾入量。

(3)引流管护理。①心包纵隔或心包内引流管:每15～30 min挤压一次,观察引流液的颜色、性质、量,如连续3小时不减少或出现血块,应开胸止血。②导尿管:每小时记录尿量一次,注意尿量、颜色、比重和酸碱度,术后以保持尿量在1～2 h/(kg·h)较合适;排尿中断时应及时查找原因,并用1:5000呋喃西林溶液冲洗。③胃管:体外循环术后常规保留胃管,通过自然引流或负压吸引,保持管道通畅,以防胃膨胀而影响呼吸,每6小时记录胃液一次,等量补充生理盐水,重症患者不能进食时,可间断适量进流质饮食。

(4)常规应用:头孢唑啉2 g,每天2～3次,肌注或静脉给药。

(五)健康指导

(1)向患者及家属说明本病的病因、病程进展特点、治疗的长期性和艰巨性,鼓励他们正确对待,积极配合。由于手术治疗可显著提高患者的存活率,改善生活质量,故对有手术适应证的,应劝说患者尽早择期手术并取得家庭的支持与配合。

(2)注意休息与活动。在心功能代偿期,仍可以参加工作并进行适当的体力与耐力的锻炼,以不感心悸、气促为度,但要保证充足的睡眠和健康良好的精神状态;心功能不全时,则不宜参加运动和体力劳动,应增加卧床休息的时间,避免情绪激动。女性患者不要因家务劳动过于繁重而使病情加重,要做好家属的工作,使其理解并给予支持。

(3)尽可能改善生活和工作环境,保持室内温暖、干燥、空气流通。

(4)风心病患者在施行拔牙、内镜检查、导尿术、分娩、人工流产等手术操作前,应告诉有关医生自己的详细病史,便于医生预防性地使用抗生素。扁桃体炎反复发作的患者,建议在风湿活动控制后2～4个月做扁桃体摘除术。

(5)育龄期妇女要在医生的指导下控制好妊娠与分娩的时机。一般来说,瓣膜病变较轻或心功能Ⅰ、Ⅱ级的,可在医生的严密监护下度过妊娠、分娩及产褥各期;心功能Ⅲ、Ⅳ级的,最好不要生育,以免加重病情,这尤其要取得男方及其家庭的理解、配合与支持。

(6)主动向患者提供有关药物的用药注意事项,特别是施行瓣膜置换术的患者,由于需终身服用抗凝药,故应告诉患者坚持按医嘱服药的重要性,定期门诊复查。

第十八节　冠状动脉粥样硬化性心脏病

冠状动脉粥样硬化性心脏病是指冠状动脉粥样硬化使血管腔狭窄或阻塞,和(或)因冠状动脉功能性改变(痉挛)导致的心肌缺血缺氧或坏死而引起的心脏病,统称冠状动脉性心脏病,简称冠心病,亦称缺血性心脏病。本病多发生在40岁以后,男性多于女性,但在更年期后的妇女发病率会明显增加。

本病病因尚未完全明确,目前认为是多种因素作用于不同环节所致。其主要的危险因素或易患因素有血脂异常、高血压、糖尿病、肥胖、吸烟、缺少体力活动、进食过多的动物脂肪及高糖高钠饮食、遗传和年龄、性别等。

根据冠状动脉病变的部位、范围及病变严重程度、心肌缺血程度,可将冠心病分为五种临床类型:无症状型冠心病、心绞痛型冠心病、心肌梗死型冠心病、缺血性心肌病型冠心病、猝死型冠心病。临床上以心绞痛型冠心病、心肌梗死型冠心病较常见。

一、心绞痛

心绞痛是因冠状动脉供血不足,导致心肌急剧、暂时的缺血与缺氧所引起的临床综合征。其特点为发作性胸痛或胸部不适。

引起心绞痛最常见的原因是冠状动脉粥样硬化引起的血管管腔狭窄和(或)痉挛。其次是重度主动脉瓣狭窄或关闭不全、肥厚型心肌病、先天性冠状动脉畸形、冠状动脉扩张症、冠状动脉栓塞等。

心脏对机械刺激不敏感,而对缺血、缺氧敏感,当缺血、缺氧时可引起疼痛。正常情况下,冠状动脉(简称冠脉)有很大的储备量,在剧烈活动或情绪激动等情况下,冠脉可适当扩张,血流量增加,以满足心肌需求。当冠脉狭窄时,在劳累、激动等心肌需血量增加的情况下,冠脉不能相应扩张增加心肌供血,或当冠脉痉挛时,血流量进一步减少,心肌缺氧。致痛因素可能是心肌内积聚过多代谢产物,如乳酸、丙酮酸、磷酸等酸性物质,或类激肽的多肽类物质,刺激心脏自主神经传入纤维,产生疼痛;或在缺血区内有神经支配的冠脉血管异常收缩,可直接产生疼痛冲动。

改善冠状动脉供血和减少心肌耗氧是治疗的主要原则,可通过药物治疗如硝酸甘油、硝酸异山梨酯等缓解疼痛和控制危险因素而达到治疗目的。如药物治疗不能缓解,可行经皮穿刺腔内冠状动脉成形术(PTCA)及冠状动脉内支架安置术,改善心肌供血,缓解疼痛。

【护理评估】

(一)健康史

评估时注意有无引起冠状动脉粥样硬化的危险因素、原有心脏病病史、既往健康状况。了解患者生活方式、工作性质和发病前情绪状态,有无劳累、情绪激动、饱食、受寒、阴雨天气、急性循环衰竭等诱因。

(二)身体状况

1.症状

以发作性胸痛为主要临床表现,典型的疼痛特点如下。

(1)部位位于胸骨体上段或中段之后,可波及心前区,有手掌大小范围,甚至横贯前胸,边界不很清楚。常放射至左肩、左臂内侧达无名指和小指,或至咽、颈或下颌部等。

(2)性质常为压迫、发闷或紧缩性,也可有堵塞、烧灼感,偶伴濒死感。

(3)诱因常因体力劳动或情绪激动(如愤怒、焦虑、过度兴奋)所诱发,也可在饱餐、寒冷、阴雨天气、吸烟、心动过速时发病。

(4)持续时间疼痛出现后逐步加重,一般可持续 3～5 min。

(5)缓解方式多于停止原来的活动后即缓解和(或)舌下含服硝酸甘油几分钟内缓解。疼痛可数天、数周发作 1 次,亦可一日内多次发作。

2.护理体检

一般无异常体征。心绞痛发作时常出现面色苍白、表情焦虑、皮肤湿冷或出汗、血压升高、心率增快。

(三)临床分型

心绞痛的临床分型有利于判断病情轻重,选择治疗措施,估计预后。参照世界卫生组织的"缺血性心脏病的命名及诊断标准",将心绞痛分为如下两种类型。

1.稳定型心绞痛

稳定型心绞痛是在冠状动脉狭窄的基础上,由于心肌负荷的增加而引起心肌急剧、暂时的缺血缺氧的临床综合征。其典型特点为阵发性的前胸压榨性疼痛,主要位于胸骨后部,可放射至心前区和左上肢尺侧,常发生于劳力负荷增加时,持续数分钟,休息或用硝酸甘油制剂后消失。

2.不稳定型心绞痛

目前,临床上已趋向于将除上述典型的稳定型劳力性心绞痛以外的缺血性胸痛统称为不稳定型心绞痛(UAP)。UAP 的胸痛部位、性质与稳定型心绞痛相似,表现为如下几点。①原有稳定型心绞痛在 1 个月内疼痛发作的频率增加、程度加重、时限延长、诱因发生改变,硝酸酯类药物缓解作用减弱。②1 个月之内新发生的较轻负荷所诱发的心绞痛。③休息状态下发作的心绞痛或较轻微活动即可诱发,发作时表现为 ST 段抬高的变异型心绞痛。此外,由于贫血、感染、甲亢、心律失常等原因诱发的心绞痛称为继发性不稳定型心绞痛。

临床上根据不稳定型心绞痛的严重程度,分为低危组、中危组和高危组。低危组是指新发生的,或者是原有劳力性心绞痛恶化加重,发作时 ST 段下移 1 mm 以内,持续时间不超过 20 min 的;中危组是指就诊前 1 个月内(但近 48 小时内未发)发生了静息心绞痛及梗死后心绞痛 1 次或数次,发作时 ST 段下移 1 mm 以上,持续时间不超过 20 min 的;高危组是指就诊前 48 小时内反复发作,静息心电图 ST 段下移 1 mm 以上,持续时间超过 20 min 的。

(四)心理-社会状况

患者多为易激动、急躁、性格好强者,心绞痛发作时的濒死感,使患者精神紧张、恐惧,发作后又易产生焦虑或夜间噩梦现象。患者在缓解期仍能正常工作,但因担心病情突然加重而出现意外,常出现紧张、焦虑的情绪反应。

【主要护理诊断/问题】

(1)疼痛:与心肌缺血、缺氧有关。

(2)活动无耐力:与心肌氧的供需失调有关。

(3)潜在并发症:心肌梗死。

(4)焦虑:与心绞痛反复频繁发作有关。

【护理目标评价】

(1)患者疼痛缓解,生活能自理。

(2)能叙述心绞痛的诱因,遵守保健措施。

【护理措施】

(一)缓解疼痛发作

心绞痛发作时应立即停止活动,坐下或躺下休息,或舌下含服硝酸甘油片 0.3~0.6 mg,服药后 3~5 min 疼痛不缓解,可再服药一次,仍不能缓解,应立即去医院就诊。

(二)健康指导

1.饮食

减少饱和脂肪的摄入,以多种不饱和脂肪替代,避免高胆固醇的食物,限制饮食中胆固醇含量,多食高纤维素食物,避免过饱、暴饮暴食。

2.避免诱因,防止意外

避免过劳、情绪激动及用力排便,寒冷刺激,戒烟酒;保持心态平和,改变急躁易怒、争强好胜的性格,洗澡时应有人在场,水温勿过冷或过热,时间不宜过长,以防发生意外。

3.用药指导

指导患者遵医嘱服药,不要擅自增减药量,自我监测药物的不良反应。嘱患者随身携带硝酸甘油,注意药物有效期一般为 6 个月。药物应放在棕色瓶内避光保存。必要时在体力活动前舌下含服硝酸甘油预防发作。

4.适当锻炼

要避免竞赛性运动,平时活动以步行、打太极拳、上下楼梯、骑自行车为宜,活动量以不引起疼痛为原则。

5.定期复诊

进行心电图、血糖、血脂检查。积极治疗高血压、糖尿病、高脂血症。

二、心肌梗死

心肌梗死是指在冠状动脉病变的基础上,发生冠状动脉供血急剧减少或中断,使相应的心肌因严重而持久的缺血导致的坏死。临床表现为持久的胸骨后剧烈疼痛、血清心肌酶增高、心电图进行性改变,可发生心律失常、心力衰竭或休克,属冠心病的严重类型。

本病男性多见,男、女之比为 2∶1~5∶1,40 岁以上占绝大多数。冬、春两季发病较高,北方地区较南方地区为多。其发病的危险因素有原发性高血压、高脂血症、糖尿病、吸烟等。

心肌梗死的基本病因是冠状动脉粥样硬化,造成管腔严重狭窄和心肌供血不足,而侧支循环未充分建立或各种原因导致心排血量锐减,心肌耗氧量剧增,以致心肌严重而持久地急性缺血达 1 小时以上,即可发生心肌梗死。可诱发心肌梗死的因素如下:①管腔内血栓形成、粥样斑块破溃或血管持续痉挛时冠状动脉完全闭塞;②休克、脱水、出血、外科手术或严重心律失常,使排血量骤降,冠状动脉灌流量锐减;③体力活动、情绪过分激动或血压骤升,致使左心负荷明显加重,儿茶酚胺分泌增多,心肌需氧量猛增,冠状动脉供血明显不足。

冠状动脉闭塞后 20~30 min,受其供血的心肌即有少数坏死,开始了急性心肌梗死的病理过程。1~2 小时之间绝大部分心肌呈凝固坏死,心肌间质充血、水肿,伴大量炎症细胞浸润。继之坏死的心肌纤维逐渐溶解,形成肌溶灶,以后肉芽组织逐渐形成。坏死组织在 1~2 周后开始吸收,并逐渐纤维化,6~8 周形成瘢痕愈合,称为陈旧性或愈合性心肌梗死。

急性心肌梗死发生后,常伴有不同程度的左心衰竭和血流动力学改变,主要包括心脏收缩力减弱、心排血量减少、动脉血压下降,心率增快或有心律失常,外周血管阻力有不同程度的增加,动脉血氧含量降低等。

本病治疗原则是保护和维持心脏功能,挽救濒死心肌,防止梗死扩大,缩小心肌缺血范围。如药物治疗不能缓解或为冠状动脉的主干病变,可行冠状动脉旁路移植手术(简称冠脉搭桥术)。

【护理评估】

(一)健康史

询问心绞痛发作史,疼痛加重的表现特点。心肌梗死多发生在饱餐特别是在进食多量脂肪后,或用力排便时。应了解患者发病的原因、发病时情绪状况等。

(二)身体状况

1.先兆症状

有 $50\%\sim81.2\%$ 的患者在起病前数日至数周有乏力、胸部不适、活动时心悸、气急、烦躁等前驱症状,其中以新发生心绞痛(初发型心绞痛)或原有心绞痛加重(恶化型心绞痛)最为突出。心绞痛发作较以往频繁,程度较重,时间较长,硝酸甘油疗效较差,诱发因素不明显。疼痛时伴恶心、呕吐、大汗和心动过速,或伴有心力衰竭、严重心律失常,同时心电图呈现明显缺血性改变。及时处理先兆症状,可使部分患者避免心肌梗死的发生。

2.主要症状

与心肌梗死面积的大小、部位以及侧支循环情况密切相关。

(1)疼痛最早、最突出的症状。其性质和部位与心绞痛相似,但多无明显诱因,常发生于安静时,程度更剧烈,呈难以忍受的压榨、窒息或烧灼样的疼痛,伴有大汗、烦躁不安、恐惧及濒死感,持续时间可长达数小时或数天,服硝酸甘油无效。部分患者疼痛可向上腹部、颈部、下颌、背部放射而被误诊。少数急性心肌梗死患者可无疼痛,开始即表现为休克或急性心力衰竭。部分患者疼痛位于上腹部,被误认为胃痉挛、急性胰腺炎等急腹症。

(2)发热体温可升高至 38℃ 左右,很少超过 39℃,持续约 1 周,伴心动过速或过缓。一般在疼痛发生后 24~48 小时出现,由坏死物质吸收引起。

(3)胃肠道症状疼痛剧烈时常伴频繁的恶心、呕吐和上腹胀痛,肠胀气。与迷走神经兴奋和心排血量降低、组织灌注不足等有关。

(4)心律失常见于 $75\%\sim95\%$ 的患者,多发生在起病 1~2 周内,常发生 24 小时之内,尤以室性期前收缩多见。前壁心肌梗死易发生室性心律失常,下壁心肌梗死易发生房室传导阻滞。

(5)低血压和休克疼痛期可表现为血压下降,休克多在起病后数小时至一周内发生,发生率为 20% 左右。如果疼痛缓解而收缩压仍低于 80 mmHg(10.67 kPa),同时有烦躁不安、面色苍白、皮肤湿冷、脉细而快、大汗淋漓、尿量减少(尿量<20 mL/h),则为休克的表现。主要为心源性休克,因心肌广泛坏死、心排血量急剧下降所致。近年来由于早期采用冠状动脉再通的措施,使心肌坏死的面积及时缩小,休克的发生率已大幅度下降。

(6)心力衰竭主要为急性左心衰竭,可在起病最初几天内发生,或在梗死演变期出现,为梗死后心肌收缩力显著减弱或不协调所致。其发生率为 $32\%\sim48\%$。患者表现为呼吸困难、咳嗽、发绀、烦躁等,重者出现肺水肿,随后可出现右心衰竭的表现。

3.护理体检

除急性心肌梗死早期血压可增高外,几乎患者都有血压降低。心率多增快,也可减慢,可有各种心律失常。心尖部第一心音减弱,可闻及奔马律。

4.并发症

(1)乳头肌功能失调或断裂:发生率为50%。二尖瓣乳头肌因缺血、坏死等使收缩功能发生障碍,造成二尖瓣脱垂及关闭不全。轻者可以恢复,重者可严重损害左心功能而发生急性左心衰竭,最终导致死亡。

(2)心脏破裂:少见,常在起病一周内出现,多为心室游离壁破裂,造成心包积血引起急性心包压塞而猝死。偶有室间隔破裂造成穿孔,可引起心力衰竭和休克而在数日内死亡。

(3)心室壁瘤(或称室壁瘤):主要见于左心室,发生率为5%~20%,较大的心室壁瘤体检时可有心脏扩大。超声心动图可见心室局部有反常运动,心电图示 ST 段持续抬高。后期可导致左心衰竭、心律失常、栓塞等。

(4)其他:尚有栓塞及心肌梗死后综合征。

(三)心理-社会状况

多数患者为初次发生心肌梗死,部分患者既往有心绞痛.急性心肌梗死时胸痛更为剧烈,持续时间更长,从而产生濒危感,表现出极度的恐惧。加之患者入院后常需在短期内采取一系列检查和治疗措施,进一步增加了患者的紧张和焦虑。另外,家属、亲友探视受到限制而感到孤独和忧郁。当体验到心脏受损,考虑到以后的生活和工作时,可出现悲哀的情绪。

【主要护理诊断/问题】

(1)疼痛:与心肌缺血坏死有关。

(2)活动无耐力:与氧的供需失调有关。

(3)恐惧:与剧烈疼痛产生濒死感、处于监护病室的陌生环境有关。

(4)有便秘的危险:与进食少、活动少、不习惯床上排便有关。

(5)潜在并发症:心律失常、心力衰竭、心源性休克。

【护理目标/评价】

(1)患者主诉疼痛程度减轻或消失。

(2)能参与所要求的身体活动,进行活动时舒适感逐步增加。

(3)能确认恐惧的来源,自诉恐惧感消失。

(4)能描述预防便秘的措施,排便通畅。

(5)无并发症发生。

【护理措施】

(一)监护

(1)当患者被确诊为急性心肌梗死时,应立即送入冠心病监护病房,密切监测心电图、血压、呼吸 3~5 天。

(2)急性期持续心电监护,观察有无心律失常。若发生严重的心律失常,遵医嘱使用抗心律失常药物,准备好抢救设备和急救药物,随时准备抢救。

(二)解除疼痛

(1)卧床休息,限制探视,减少干扰,安慰患者,稳定患者情绪。

(2)遵医嘱给予吗啡或哌替啶止痛,给予硝酸甘油或硝酸异山梨醇酯,并及时询问患者疼痛及其伴随症状的变化情况,注意有无呼吸抑制、脉搏加快等不良反应,随时监测血压的变化。

(3)间断或持续吸氧,氧流量为 $2\sim4$ L/min,以增加心肌氧供应量。

(三)提供生活照顾,限制活动,减轻心脏负荷

(1)根据患者不同阶段指导休息和活动。①急性心肌梗死后第 $1\sim3$ 天,绝对卧床休息,进食、排便、翻身、洗漱等活动由护理人员协助完成;②第 $4\sim6$ 天,卧床休息,可做深呼吸运动和上、下肢的被动与主动运动,由床上坐起,或坐在床上活动,有并发症者酌情延长卧床时间;③第 $1\sim2$ 周,开始在床边、病室内走动,在床边完成洗漱等个人卫生活动,根据病情和对活动的反应,逐渐增加活动量和活动时间;④第 $2\sim3$ 周,可在室外走廊行走、到卫生间洗漱或如厕;⑤第 $3\sim4$ 周,试着进行上下楼梯的活动。恢复正常生活至少需要 3 个月时间。对病情严重、有并发症的患者,病情稳定后 7 天再参照上述计划逐步增加活动量。

(2)在患者逐渐增加活动过程中,注意观察心率、血压、心电图的变化,询问其感受,了解其反应。若患者活动时主诉乏力、头晕、呼吸困难、心前区疼痛、心率比安静时增加 $20\sim30$ 次/min,血压降低 $10\sim15$ mmHg($1.33\sim2$ kPa)甚至以上或血压异常增高,心电图上出现心律失常或 ST 段改变等.表示活动量过大,应立即停止活动,卧床休息。

(四)稳定情绪

(1)保持环境安静,防止不良刺激。向患者介绍冠心病监护病房的环境、监护仪的作用等。

(2)以亲切的语言和耐心的态度回答患者提出的问题,解释不良情绪会增加心脏负荷和心肌耗氧量,不利于病情的控制。

(3)积极采取止痛措施,有效缓解胸痛,必要时遵医嘱用镇静剂。

(五)防止便秘

指导患者采取通便的措施,保持排便通畅。如进食清淡易消化饮食并及时添加纤维素丰富的食物,每天清晨给予蜂蜜 20mL 加适量温开水同饮;适当腹部按摩(按顺时针方向)以促进肠蠕动。嘱患者勿用力排便,必要时含服硝酸甘油,使用开塞露。

(六)用药护理

1.溶栓药物

心肌梗死不足 6 小时的患者,可遵医嘱给予溶栓治疗。应用尿激酶或重组组织型纤溶酶原激活剂,对血栓溶解有高度选择性,很少引起全身性出血。进行冠状动脉内给药或静脉用药,可使堵塞的冠状动脉再通,心肌得到再灌注,濒临坏死的心肌可能得以存活或使坏死范围缩小,预后改善。其护理措施包括:询问患者是否有脑血管疾病病史、活动性出血、近期大手术或外伤史、消化性溃疡等溶栓禁忌证;准确、迅速地配制并输注溶栓药物。监测:①观察患者用药后有无寒战、发热、皮疹等过敏反应,是否出现皮肤、黏膜及内脏出血等副作用,一旦出血严重应立即终止治疗、紧急处理;②使用溶栓药物前,应描记 18 导联心电图,溶栓开始后 3 小时内每 30 min 复查一次 12 导联心电图,以后应定期做全套导联心电图,导联电极位置应严格固定;③抽血测心肌酶,用肝素需监测凝血时间。询问患者胸痛有无缓解、消失,观察心电图 ST

段回降、CPK 峰值前移和出现再灌注心律失常是溶栓成功的指征。

2.洋地黄急性心肌梗死

发生后 24 小时内尽量避免应用洋地黄类药物,以免诱发室性心律失常;静脉输液时控制滴速和输入量,以防心脏负荷加重。

3.β 受体阻滞剂

早期应用效果好,按医嘱从小剂量开始,逐渐加量,须注意防止对心脏收缩功能的抑制。

4.抗凝药

阿司匹林、肝素、双香豆素等。治疗前先测凝血时间,治疗后需复查,并严密观察有无出血倾向。

5.抗心律失常药

一旦有频发室性期前收缩、室性心动过速等应按医嘱静注利多卡因 50～100 mg,继续以 1～4 mg/min 静滴维持。

6.其他药物

维生素 C、辅酶 A、肌苷酸钠、极化液(10% 葡萄糖 500 mL,胰岛素 8～10 U,10% 氯化钾 10～15 mL)、1,6-磷酸果糖(FDP)等。

(七)冠状动脉旁路移植手术的护理

常用的手术在升主动脉与冠状动脉之间用大隐静脉做旁路术,即采用一段自体大隐静脉,将静脉的近心端和远心端分别与狭窄段远端的冠状动脉的分支和升主动脉做端侧吻合,以增加心肌供血量。

1.术前护理

(1)详细了解患者的心、肝、肾脏器的功能,判断患者手术耐受力。术前应用药物控制高血压、糖尿病和高脂血症。

(2)药物的调整:①长期服用华法林药物者,应在术前 48～72 小时停药。如紧急手术时,应用维生素 K₁,以对抗华法林的抗凝作用。②服用洋地黄及钙通道阻滞剂者,应在术前 36 小时停药。合并快速房颤需要应用洋地黄药物控制心率者除外。③服用 β 受体阻滞剂如普萘洛尔,术前突然停药可能诱发急性心肌梗死,因此只需将大剂量服药的每天剂量逐渐减至适宜范围内。

(3)术前用药:应选择对心肌无抑制作用的镇静剂,如地西泮、哌替啶等。术前一天给予抗生素预防感染。

(4)教会患者深呼吸,有效咳嗽,说明术后翻身的重要性,术前戒烟 2 周以上,争取患者术后配合,保持呼吸道通畅和预防呼吸道感染。

(5)做好患者的解释工作,缓解恐惧心理,稳定情绪。多与患者交流,给予心理支持,增强自信。

2.术后护理

(1)保持体位:回重症病房后,麻醉未清醒的患者应取平卧位头偏向一侧,待拔除气管插管、生命体征平稳后取半卧位以利于胸腔和心包内引流。

(2)辅助呼吸:呼吸机辅助呼吸 4～6 小时至患者自主呼吸恢复后,根据动脉血气及患者心功能情况逐渐脱离呼吸机并拔除气管插管,对术前心、肺功能不良者,应适当延长呼吸机使用时间。

(3)病情观察:①术后应摄胸部 X 线片,了解心脏大小、形态与肺部情况,同时可了解中心静脉通道与气管插管、胸部引流管的位置。②密切观察血压、心率、心律,连续监测患者肺动脉楔压、中心静脉压和心电图变化,避免血压波动,以便及时发现和纠正心律失常与心力衰竭。③观察切口敷料有无渗液、渗血及脱落等情况。观察引流管是否通畅,记录引流液的性质和量,若在短时间内引出较多的血性液体时,应警惕有内出血的可能。

(4)维持体液平衡:①静脉输液,补充营养,维持体液平衡。记录液体出入量。②术后应保持尿量在 1 mL/(kg·h)以上。如尿量减少,根据病因补充血容量或应用利尿剂。③术后维持血红蛋白 10 g/L 即可,血红蛋白过高会增加血液黏稠度和循环阻力。

(5)术后用药护理:①术前应用钙离子阻滞剂或 β 受体阻滞剂的患者,术后应继续服用,以降低手术期心肌梗死的发生率。血压偏高者可用硝酸甘油静脉滴注,以防冠状血管痉挛,剂量为 0.5~2.0 μg/(kg·min)。②术后次日应口服阿司匹林 25 mg,一日 3 次,以避免吻合口血栓形成;对于行动脉内膜剥脱术者,若术后无出血征象,立即静脉滴注肝素 100~200 mg/d,能进食后可给予口服华法林抗凝治疗 3 日。③应用抗生素以预防感染;西咪替丁(甲氰米胍)静脉滴注,以预防术后急性胃黏膜病变。

(6)术后包扎:术后取大隐静脉处用弹力绷带包扎,次日即开始活动肢体,以避免发生下肢深静脉血栓或血栓性静脉炎。

(7)术后其他护理:术后次日,拔除气管插管后,进少量流食,3 日后进半流食,一周后可改为低盐、低脂肪、高蛋白质、高维生素饮食。促进排痰,注意翻身、拍背,预防并发症发生。

(八)健康指导

除参见"心绞痛"患者的指导外,还应注意如下几点。

(1)调整和改变以往的生活方式。应进食低糖、低脂、低胆固醇饮食,肥胖者限制热量摄入,控制体重,避免饱餐,戒烟酒;防止便秘;克服急躁、焦虑情绪,保持乐观、平和的心态;坚持服药,定期复查等。

(2)向家属解释,患者生活方式的改变需要家人的积极配合与支持,为患者创造一个良好的身心休养环境。

(3)合理安排休息与活动,保证足够的睡眠,适当参加力所能及的体力活动。若病情稳定无并发症,急性心肌梗死第 6 周后可每天步行、打太极拳等;第 8~12 周后可开始较大活动量的锻炼如洗衣、骑车等;3~6 个月后可部分或完全恢复工作,但对重体力劳动、驾驶员、高空作业及其他精神紧张或工作量过大的工种应予以更换。

(4)指导患者遵医嘱服用 β-受体阻滞剂、血管扩张剂、钙通道阻滞剂、降血脂药及抗血小板药物等。

(5)心肌梗死患者如无并发症,在 6~8 周后可恢复性生活,但要注意不宜过劳。

第十九节 原发性高血压

原发性高血压系指病因未明,以体循环动脉血压升高为主要表现的临床综合征。长期高血压可引起心、脑、肾等脏器损害,最终可致器官衰竭。原发性高血压应与继发性高血压相区别,后者约占5%,其血压升高是某些疾病的临床表现之一。

目前,我国采用国际上统一诊断标准,即在非药物状态下,收缩压≥18.6 kPa(140 mmHg)和(或)舒张压≥12.0 kPa(90 mmHg),除外继发性高血压,可诊断为原发性高血压。

一病因与发病机制

本病发生的原因和机制尚不完全清楚,目前认为是多种因素参与的结果。

(一)病因

1.超重、肥胖或腹型肥胖

中国成人正常体重指数(BMI)为19～24 kg/m²,BMI≥24 kg/m²为超重,BMI≥28 kg/m²为肥胖。人群体重指数的差别对人群的血压水平和高血压患病率有显著影响,男性腰围≥85 cm、女性腰围≥80 cm者患高血压的危险为腰围低于此界限者的3.5倍。

2.饮酒

男性持续饮酒者比不饮酒者4年内高血压发生危险增加40%。

3.膳食中钠盐过高

大量研究表明,膳食中钠的摄入量与血压呈显著相关性。

4.年龄与性别

高血压患病率随年龄而上升,35岁以后上升幅度较大。性别差异不大,虽然青年时期男性患病率高于女性,但女性绝经期后患病率又稍高于男性。

5.遗传父母

均为高血压者,其子女患高血压的概率明显高于父母均为正常血压者。

6.职业脑力劳动者

患病率高于体力劳动者,城市居民高于农村居民。

7.胰岛素抵抗

据观察,大多数高血压患者空腹胰岛素水平增高,而糖耐量有不同程度降低,提示有胰岛素抵抗现象。实验动物自发性高血压大鼠中也有类似现象。胰岛素抵抗在高血压发病机制中的具体意义尚不清楚,但胰岛素的以下作用可能与血压升高有关:①使肾小管对钠的重吸收增加;②增强交感神经活动;③使细胞内钠、钙浓度增加;④刺激血管壁增生、肥厚。

8.其他因素

吸烟,长期精神紧张、焦虑,长期的噪声影响等均与高血压的发生有一定关系。

(二)发病机制

1.中枢神经和交感神经系统的影响

反复的精神刺激和长期的过度紧张使大脑皮质兴奋与抑制过程失调,皮质下血管运动中枢失去平衡,交感神经活动增强,引起全身小动脉收缩,外周血管阻力增加,血压升高。

2.肾素-血管紧张素-醛固酮系统(RAAS)的影响

由肾小球旁细胞分泌的肾素可将肝产生的血管紧张素原水解为血管紧张素Ⅰ,再经血管紧张素转换酶的作用转化为血管紧张素Ⅱ,后者有强烈的收缩小动脉平滑肌作用,引起外周阻力增加;还可刺激肾上腺皮质分泌醛固酮,使钠在肾小管中再吸收增加,造成水、钠潴留,其结果均使血压升高。

此外,血管内皮系统生成、激活和释放的各种血管活性物质、胰岛素抵抗所致的高胰岛素血症亦参与发病。

二、临床表现

(一)一般表现

大多数患者起病缓慢,早期多无症状,偶于体检时发现血压升高,也可有头痛、头晕、眼花、乏力、失眠、耳鸣等症状。

(二)并发症

血压持续性升高,造成脑、心、肾、眼底等损伤,出现相应表现。

1.脑

长期高血压可形成小动脉的微小动脉瘤,血压骤然升高可引起破裂而致出血。高血压也促使动脉粥样硬化发生,可引起短暂性脑缺血发作及脑动脉血栓形成。

2.心

长期血压升高使左心室后负荷加重,心肌肥厚与扩大,逐渐进展可出现心力衰竭。长期血压升高可促进动脉粥样硬化的形成而发生冠心病。

3.肾

肾小动脉硬化使肾功能减退,出现多尿、夜尿、尿中有蛋白及红细胞,晚期可出现氮质血症及尿毒症。

4.眼底

可反映高血压的严重程度,分为4级。Ⅰ级,视网膜动脉痉挛、变细;Ⅱ级,视网膜动脉狭窄,动脉交叉压迫;Ⅲ级,眼底出血或絮状渗出;Ⅳ级,出血或渗出伴有视神经盘水肿。

(三)高血压急症

高血压急症和高血压亚急症曾被称为高血压危象。高血压急症指原发性或继发性高血压患者,在某些诱因作用下,血压突然和显著升高,一般超过 24/16 kPa(180/120 mmHg),同时伴有进行性心、脑、肾等重要靶器官功能不全的表现。

1.高血压危象

在高血压病程中,血压在短时间内剧升,收缩压达 34.6 kPa (260 mmHg),舒张压 16 kPa (120 mmHg)以上,出现头痛、烦躁、眩晕、心悸、气急、恶心、呕吐、视力模糊等征象。其发生机制是交感神经兴奋性增加导致儿茶酚胺分泌过多。

2.高血压脑病

高血压脑病指血压急剧升高的同时伴有中枢神经功能障碍,如严重头痛、呕吐、意识改变,重者意识模糊、抽搐、昏迷。其发生机制可能为过高的血压导致脑灌注过多,出现脑水肿所致。

3.急性心力衰竭、肺水肿

立即进行降压治疗以阻止靶器官进一步损害。

(四)高血压分类和危险度分层

1.高血压分类

2010年中国高血压防治指南修订分类标准,将18岁以上成人的血压按不同水平分类,见表1-3。

表1-3　血压水平的定义和分类

类别	收缩压		舒张压
正常血压	<16 kPa(120 mmHg)	和	<10.7 kPa(80 mmHg)
正常高值	16~18.6 kPa(120~139 mmHg)	和(或)	10.7~11.9 kPa(80~89 mmHg)
高血压:	≥18.7 kPa(140 mmHg)	和(或)	≥12 kPa(90 mmHg)
Ⅰ级高血压(轻度)	18.7~21.2 kPa(140~159 mmHg)	和(或)	12~13.2 kPa(90~99 mmHg)
Ⅱ级高血压(中度)	21.3~23.9 kPa(160~179 mmHg)	和(或)	13.3~14.6 kPa(100~109 mmHg)
Ⅲ级高血压(重度)	≥24 kPa(180 mmHg)	和(或)	≥14.7 kPa(110 mmHg)
单纯收缩高血压	≥18.7 kPa(140 mmHg)	和	<12 kPa(90 mmHg)

当收缩压与舒张压分别属于不同级别时,则以较高的分级为准。既往有高血压病史者,目前正服抗高血压药,血压虽已低于18.6/12 kPa(140/90 mmHg),仍应诊断为高血压。

2.高血压危险度的分层

根据血压水平结合危险因素及合并的器官受损情况将患者分为低、中、高、极高危险组。治疗时不仅要考虑降压,还要考虑危险因素及靶器官损害的预防及逆转(表1-4)。

表1-4　按危险度分层,量化估计预后

项目	Ⅰ级高血压	Ⅱ级高血压	Ⅲ级高血压
无其他危险因素	低危	中危	高危
1~2个危险因素	中危	中危	很高危
≥3个危险因素	高危	高危	很高危
或伴靶器官损害			
临床并发症或合并糖尿病	很高危	很高危	很高危

心血管疾病危险因素:吸烟、高脂血症、心血管疾病家族史、腹型肥胖或肥胖、缺乏体力活动、男性>55岁、女性>65岁。

三、诊断要点

定期且正确的血压测量是诊断高血压的关键,并且需在不同时间测量3次均值达到高血压诊断标准或通过动态血压监测方能确定,对可疑者应重复多次测量。同时,必须排除由其他疾病导致的继发性高血压,最常见的有肾脏疾病,如肾小球肾炎、多囊肾、肾动脉狭窄;内分泌疾病,如嗜铬细胞瘤、原发性醛固酮增多症、皮质醇增多症等。

四、治疗要点

原发性高血压病因未明,很难彻底治愈,但可通过调整生活方式和服用降压药物使血压下降到或接近正常范围,并可防止和减少心脑血管及肾脏并发症,降低病死率和病残率。

治疗包括非药物及药物治疗两大类。

(一)非药物治疗

非药物治疗适合于各型高血压患者,尤其是 I 级高血压,无糖尿病、靶器官损害者。

(二)药物治疗

目前常用降压药物有 5 类,见表 1-5。

(三)用药原则

(1)原发性高血压诊断一旦确立,通常需要终身治疗(包括非药物治疗)。

(2)药物一般从小剂量开始逐渐增加,达降压目的后改用维持量以巩固疗效。

(3)可联合用药以增强药物协同作用,并可降低每种药物的不良反应。

(4)对一般高血压患者不必急剧降压,以缓慢降压为宜,也不宜将血压降至过低,有效的治疗必须使血压降至正常范围,即 18.7/12 kPa(140/90 mmHg)以下;一般中青年人(<60 岁)或合并糖尿病及肾脏疾病的患者,应控制在 17.3/10.7 kPa(130/80 mmHg)以下。

(四)高血压急症的治疗

应迅速使血压下降,同时也应对靶器官的损害和功能障碍予以处理。

表 1-5　常用降压药物名称、剂量及用法

药物分类	药物名称	剂量(mg)	用法(次/d)	主要不良反应
二氢吡啶类钙通道阻滞剂				踝部水肿,头痛,潮红
	硝苯地平缓释片	10～80	2	
	硝苯地平控释片	30～60	1	
	氨氯地平	5～10	1	
	非洛地平缓释片	2.5～10	1	
非二氢吡啶类钙通道阻滞剂				房室传导阻滞,心功能抑制
	维拉帕米	80～480	2～3	
	地尔硫草	90～360	1～2	
利尿剂:噻嗪类				血钾降低,血钠降低,血尿酸升高
	氢氯噻嗪	6.25～25	1	
	吲达帕胺	0.625～2.5	1	
袢利尿剂	呋塞米	20～40	1～2	血钾降低

药物分类	药物名称	剂量(mg)	用法(次/d)	主要不良反应
保钾类	氨苯蝶啶	5～100	1～2	血钾增高
β-受体阻滞剂				支气管痉挛,心功能抑制
	美托洛尔	25～100	1～2	
	阿替洛尔	12.5～50	1～2	
血管紧张素转换酶抑制剂				咳嗽,血钾升高,血管神经性水肿
	卡托普利	25～300	2～3	
	依那普利	2.5～40	2	
	贝那普利	5～40	1～2	
	培哚普利	4～8	1	
血管紧张素Ⅱ-受体抑制剂				血钾升高,血管神经性水肿(罕见)
	氯沙坦	25～100	1	
	缬沙坦	80～160	1	

(1)快速降压首选硝普钠静脉滴注,开始剂量每分钟 10～25 μg,以后可根据血压情况逐渐加量,直至血压降至安全范围。

(2)硝酸甘油静脉滴注每分钟 5～100 μg 或硝苯地平舌下含服。

(3)乌拉地尔每分钟 10～50 mg 静脉滴注。

(4)有高血压脑病时宜给予脱水剂如甘露醇;亦可用快速利尿剂如呋塞米 20～40 mg,静脉注射。

(5)有烦躁、抽搐者则给予地西泮、巴比妥类药物肌内注射或水合氯醛保留灌肠。

五、常用护理诊断/问题

1.疼痛:头痛

与血压升高有关。

2.有受伤的危险

与头晕和视力模糊有关。

3.潜在并发症

高血压急症。

4.知识缺乏

缺乏原发性高血压饮食、药物治疗有关知识。

六、护理措施

1.休息

保持病室安静,光线柔和,尽量减少探视,保证充足的睡眠。护士操作应相对集中,动作轻巧,防止过多干扰加重患者的不适感。患者有头晕、眼花、耳鸣等症状时应卧床休息,上厕所或外出时有人陪伴,若头晕严重,应协助在床上大小便。高血压初期可不限制一般的体力活动,避免重体力活动;血压较高、症状较多或有并发症的患者应卧床休息,避免体力和脑力的过度兴奋。

2.饮食

限盐,一般每人每天平均食盐量应为 6 g 左右。减少膳食脂肪,补充适量优质蛋白质,多吃蔬菜和水果,应增加含钾多、含钙高的食物,如绿叶菜、鲜奶、豆类制品等。

3.控制体重及运动

减轻体重,BMI 保持在 $20\sim24$ kg/m^2。增加及保持适当体力活动,一般每周运动 $3\sim5$ 次,每次持续 $20\sim60$ min。

4.并发症的护理

高血压脑血管意外的处理:卧床休息,避免活动,安定情绪,遵医嘱给予镇静剂;保持呼吸道通畅,吸氧;心电监护;开放静脉通路,血压高时首选硝普钠静脉注射治疗。严密观察病情变化,发现血压急剧升高、剧烈头痛、呕吐、大汗、视力模糊、面色及意识改变、肢体活动障碍等症状,立即通知医师。

5.用药护理

遵医嘱予以降压药治疗时,测量用药后的血压以判断疗效,并观察药物不良反应:噻嗪类、袢利尿剂应注意补钾,防止低钾血症;β-受体阻滞剂应注意其抑制心肌收缩力、心动过缓、房室传导时间延长、支气管痉挛、降低血糖、升高血脂等不良反应;血管紧张素转换酶抑制剂可有头晕、咳嗽、血钾升高、肾功能损害;血管紧张素Ⅱ-受体抑制剂可有血钾升高;钙通道阻滞剂可有头痛、面红、下肢水肿、心动过速;地尔硫䓬可致心动过缓和负性肌力作用。

七、健康指导

1.加强疾病知识指导

向患者及家属解释引起原发性高血压的生理、心理、社会因素及高血压对机体的危害,以引起患者足够的重视。坚持长期的饮食、运动、药物治疗,将血压控制在接近正常的水平,以减少对靶器官的进一步损害。

2.改变不良的生活方式

戒烟限酒,劳逸结合,保证充分的睡眠。学会调整自我心理平衡,保持乐观情绪。家属也应给患者以理解、宽容与支持。

3.饮食指导

指导患者坚持低盐、低脂、低胆固醇饮食,限制动物脂肪、内脏、鱼子、软体动物、甲壳类食物,多吃新鲜蔬菜、水果,防止便秘。肥胖者控制体重,减少每天总热量摄入,养成良好的饮食习惯,细嚼慢咽、避免过饱、少吃零食等。

4.指导规律运动

根据病情选择慢跑、骑车、健身操、太极拳等有氧运动,当运动中出现头晕、心慌、气紧等症状时应就地休息。避免竞技性运动和力量型运动,如球类比赛、举重、俯卧撑等。适当运动有利于大脑皮质功能恢复,还能增加患者对生活的信心。

5.用药指导

告诉患者及家属有关降压药的名称、剂量、用法、作用与不良反应。教育患者服药剂量必须遵医嘱执行,不可随意增减药量或突然撤换药物。教会患者或家属定时测量血压并记录,定期门诊复查,若血压控制不满意或有心动过缓等应随时就诊。

6.其他注意事项

告诉患者及家属需要注意的安全事项,避免突然改变体位,不用过热的水洗澡,不洗蒸汽浴,禁止长时间站立。

第二十节 胃 炎

一、急性胃炎

急性胃炎是多种原因引起的急性胃黏膜炎症。临床常急性发病,可有明显上腹部症状,内镜检查可见胃黏膜充血、水肿、出血、糜烂、浅表溃疡等一过性的急性病变。急性胃炎主要包括:急性幽门螺杆菌感染引起的急性胃炎,除幽门螺杆菌之外的病原体感染及其毒素对胃黏膜损害引起的急性胃炎、急性糜烂出血性胃炎。急性糜烂出血性胃炎是指由各种病因引起的、以胃黏膜多发性糜烂为特征的急性胃黏膜病变,常伴有胃黏膜出血和一过性浅溃疡形成。

(一)病因与发病机制

引起急性糜烂出血性胃炎的常见病因有以下 3 种。

1.药物

常见的有非甾体抗炎药(NSAIDs),如阿司匹林、吲哚美辛,以及某些抗肿瘤药、口服氯化钾及铁剂等。

2.应激

严重创伤、大面积烧伤、大手术、颅内病变、败血症及其他严重脏器病变或多器官功能衰竭等均可使机体处于应激状态而引起急性胃黏膜损害。

3.酒精

由酒精引起的急性胃炎,其患者有明确的过量饮酒史,酒精有亲脂性和溶脂能力,高浓度酒精可直接破坏胃黏膜屏障,引起上皮细胞损害、黏膜出血和糜烂。

(二)临床表现

1.症状

急性糜烂出血性胃炎通常以上消化道出血为主要表现,一般出血量较少,呈间歇性,可自止,但也可发生大出血引起呕血和(或)黑粪。部分幽门螺杆菌感染引起的急性胃炎患者可表现为一过性的上腹部症状。不洁食物所致者通常起病较急,在进食污染食物后数小时至 24 小时发病,表现为上腹部不适、隐痛、食欲减退、恶心、呕吐等,伴发肠炎者有腹泻,常有发热。

2.体征

多无明显体征,个别患者可有上腹轻压痛。

(三)实验室检查

1.内镜检查

胃镜检查最具诊断价值,急性胃炎内镜下表现为胃黏膜局限性或弥漫性充血、水肿、糜烂,表面覆有黏液和炎性渗出物,以出血为主要表现者常可见黏膜散在的点、片状糜烂,黏膜表面有新鲜出血或黑色血痂。

2.粪便隐血检查

以出血为主要表现者,粪便隐血试验阳性。

(四)治疗要点

(1)针对病因,积极治疗原发疾病。

(2)去除各种诱发因素。嗜酒者宜戒酒,如由非甾体抗炎药引起,应立即停止服药并用抑制胃酸分泌药物来治疗,如患者必须长期使用这类药物,则宜同时服用抑制胃酸分泌药物。

(3)对症治疗:可用甲氧氯普胺(胃复安)或多潘立酮(吗丁啉)镇吐,用抗酸药或 H_2 受体拮抗药如西咪替丁、雷尼替丁或法莫替丁等以降低胃内酸度,减轻黏膜炎症。保护胃黏膜可用硫糖铝、胶体铋等。

(五)护理措施

1.基础护理

(1)休息:嘱病情较重者应卧床休息,注意胃部保暖。嘱急性大出血者绝对卧床休息。

(2)环境:保持环境安静、舒适,保证患者睡眠。

(3)饮食:以无渣、温凉半流食或软饭为宜,提倡少量多餐,避免辛辣、生冷食物;有剧烈呕吐、呕血者禁食。

(4)心理护理:由于严重疾病引起出血者,尤其当出血量大、持续时间较长时,患者往往精神十分紧张、恐惧。护士应关心、体贴患者,耐心加以解释,缓解患者紧张情绪,解除其恐惧心理,使患者积极配合治疗,促进身体早日康复。

2.疾病护理

(1)对症护理:观察腹痛的程度、性质及腹部体征的变化;呕吐物及大便的次数、量及性状;观察有无水、电解质和酸碱平衡紊乱的表现等。对有上消化道出血者更要注意观察其出血量和性状、尿量等。

(2)专科护理:遵医嘱用药,观察药物疗效及副作用。

3.健康指导

(1)嘱患者注意饮食卫生,进食规律,避免过冷、过热及不洁的食物。

(2)嘱患者尽可能不用非甾体抗炎药、激素等药物,若必须服用,可同时服用抗酸药。

(3)对嗜酒者劝告其戒酒。

(4)对腐蚀剂要严格管理,以免误服或被随意取用。

二、慢性胃炎

慢性胃炎系指不同病因引起的胃黏膜的慢性炎症或萎缩性病变,是一种十分常见的消化道疾病,慢性胃炎患者占接受胃镜检查患者的 $80\%\sim90\%$,男性发病率高于女性,随年龄增长发病率逐渐增高。根据病理组织学改变和病变在胃的分布部位,慢性胃炎分为非萎缩性、萎缩性和特殊类型三大类。

(一)病因与发病机制

1.幽门螺杆菌感染

目前认为 Hp 感染是慢性胃炎主要的病因。

2.饮食和环境因素

长期 Hp 感染增加了胃黏膜对环境因素损害的易感性;饮食中高盐和缺乏新鲜蔬菜及水果可导致胃黏膜萎缩、肠化生,以及胃癌的发生。

3.自身免疫

以胃体萎缩为主的慢性胃炎患者血清中常能检测出壁细胞抗体和内因子抗体,尤其是伴有恶性贫血的患者检出率相当高。

4.其他因素

机械性、温度性、化学性、放射性和生物性因子,如长期摄食粗糙性与刺激性食物、酗酒、吃咸食、长期服用非甾体抗炎药或其他损伤胃黏膜的药物、鼻咽部存在慢性感染灶等。

(二)临床表现

1.症状

大多数慢性胃炎患者无任何症状。有症状者主要表现为非特异性的消化不良症状,如上腹部隐痛、进食后上腹部饱胀、食欲缺乏、反酸、呕吐等。少数患者有呕血与黑粪,自身免疫胃炎可出现明显厌食和体重减轻,常伴贫血。

2.体征

本病多无明显体征,有时可有上腹部轻压痛,胃体胃炎严重时可有舌炎和贫血的相应体征。

(三)实验室检查

1.胃镜及胃黏膜活组织检查

胃镜及胃黏膜活组织检查是最可靠的确诊方法,并常规做幽门螺杆菌检查。

2.幽门螺杆菌检测

使用侵入性(如快呋塞米素酶测定、组织学检查等)和非侵入性(如 ^{13}C 或 ^{14}C 尿素呼气试验等)方法检测幽门螺杆菌。

(四)治疗要点

1.消除或削弱攻击因子

(1)根除 Hp 治疗:目前根除方案很多,但可归纳为以胶体铋剂为基础和以质子泵抑制药为基础的两大类。

(2)抑酸或抗酸治疗:适用于有胃黏膜糜烂,或以胃灼热、反酸、上腹饥饿痛等症状为主者,根据病情或症状严重程度,选用抗酸药。

(3)针对胆汁反流、服用非甾体抗炎药等做相关治疗处理。

2.增强胃黏膜防御

增强胃黏膜防御适用于有胃黏膜糜烂出血或症状明显者,药物包括兼有杀菌作用的胶体铋、兼有抗酸和胆盐吸收的硫糖铝等。

3.动力促进剂

动力促进剂可加速胃排空,适用于以上腹饱胀、早饱等症状为主者。

4.中医中药

中医辨证论治,中药可与西药联合应用。

5.其他

抗抑郁药、镇静药,适用于睡眠差、有精神因素者。

(五)护理措施

1.基础护理

(1)休息与体位:嘱患者在急性发作或症状明显时应卧床休息,以患者自觉舒适体位为宜。嘱患者平时注意劳逸结合,生活有规律,避免晚睡晚起或过度劳累,保持心情愉快。

(2)饮食:注意饮食规律及饮食卫生,选择营养丰富易于消化的食物,少量多餐,不暴饮暴食。避免刺激性和粗糙食物,勿食过冷、过热、易产气的食物和饮料等。养成细嚼慢咽的习惯,使食物和唾液充分混合,以帮助消化。胃酸高时忌食浓汤、酸味或烟熏味重的食物,胃酸缺乏者可酌情食用酸性食物如山楂等。

(3)心理护理:因腹痛等症状加重或反复发作,患者往往表现出紧张、焦虑等心理,有些患者因担心自己所患胃炎会发展为胃癌而恐惧不安。护理人员应根据患者的心理状态,给以关心、安慰,耐心细致地讲授有关慢性胃炎的知识,指导患者规律生活和正确饮食,消除患者紧张心理,使患者认真对待疾病,积极配合治疗,安心养病。

2.疾病护理

(1)疼痛护理:上腹疼痛时可给予局部热敷与按摩,或针灸合谷、足三里等穴位,也可用热水袋热敷胃部,以解除胃痉挛、减轻腹痛。

(2)用药护理:督促并指导患者及时、准确服用各种灭菌药物及制酸剂等,以缓解症状。

3.健康指导

(1)劳逸结合,适当锻炼身体,保持情绪乐观,提高免疫功能和增强抗病能力。

(2)饮食规律,少食多餐,软食为主;应细嚼慢咽,忌暴饮暴食;避免刺激性食物,忌烟戒酒、少饮浓茶咖啡及进食辛辣、过热和粗糙食物;胃酸过低和有胆汁反流者,宜多吃瘦肉、禽肉、鱼、奶类等高蛋白低脂肪饮食。

(3)避免服用对胃有刺激性的药物(如水杨酸钠、吲哚美辛、保泰松和阿司匹林等)。

(4)嗜烟、酒患者应与家属一起制订戒烟、酒的计划并执行。

(5)经胃镜检查肠上皮化生和不典型增生者,应定期门诊随访,积极治疗。

第二章　外科常见疾病的诊治与护理

第一节　垂　体　瘤

垂体瘤是一组在垂体前叶和后叶及颅咽管上皮残余细胞发生的肿瘤,占所有原发性颅脑肿瘤的10%～20%。此组肿瘤以前叶的腺瘤占大多数。据不完全统计,泌乳素瘤最常见,占50%～55%,其次为生长激素瘤占20%～23%,促肾上腺皮质激素瘤占5%～8%,促甲状腺激素瘤和促性腺激素(黄体生成素和尿促卵泡素)瘤较少见,无功能腺瘤占20%～25%。垂体瘤大部分为良性肿瘤,极少数为癌。

垂体瘤在手术切除的颅内肿瘤中占19%,为第三位,仅次于胶质瘤和脑膜瘤。常规的MRI扫描中,10%或者更多的垂体瘤具有轻微的信号改变,提示有微腺瘤。常见的发病年龄为30～60岁,其中,有功能的垂体瘤在成人中更常见。

一、专科护理

(一)护理要点

密切观察患者的病情变化,尤其是尿量变化,保证患者安全,注意患者的心理护理。

(二)主要护理问题

(1)自我认同紊乱:与功能垂体瘤分泌激素过多有关。

(2)舒适度减弱:与头痛与颅内压增高或肿瘤压迫垂体周围组织有关。

(3)有体液不足的危险:与呕吐、尿崩症和进食有关。

(4)感知觉紊乱:与肿瘤压迫视神经、视交叉及视神经束有关。

(5)活动无耐力:与营养摄入不足有关。

(6)潜在并发症:颅内出血、尿崩症、电解质紊乱、感染、垂体危象、癫痫等。

(7)焦虑:与疾病致健康改变及不良预后有关。

(三)护理措施

1.一般护理

嘱患者卧床休息,保持病室内环境安静、室温适宜,尽量减少不良因素的刺激,保证充足睡眠。病床安置护栏、备有呼叫器,病房走廊安置扶手,提供轮椅等辅助工具。

2.对症护理

(1)自我认同紊乱的护理:垂体瘤患者由于生长激素调节失衡,可出现巨人症、肢端肥大、相貌改变;泌乳素增高时,女性表现为闭经、不孕,男性表现为性功能障碍;肾上腺皮质分泌异常时,表现为水牛背、面部痤疮、尿频等。应鼓励患者树立战胜疾病的信心,耐心讲解疾病的相关知识,让患者正确认识疾病,积极配合治疗。针对女性出现的闭经及不孕,告知其勿过分紧张,经过治疗后可以康复。对于男性出现的性功能障碍,要注意保护患者隐私,鼓励积极应对。

(2)舒适度改变的护理:因颅内压增高或肿瘤压迫垂体,患者出现头痛等不适症状,应密切观察病情变化,必要时遵医嘱给予脱水、激素等。

评估患者疼痛的性质,区分切口疼痛与颅内高压引起的疼痛。合理给予镇静药,注意观察药物疗效。根据个体情况给予20%甘露醇注射液125 mL或者250 mL快速静脉滴注或利尿剂,并观察用药后患者头痛的缓解情况。注意运用技巧如放松疗法、音乐疗法、想象疗法等分散其注意力,减轻疼痛。

(3)有体液不足的危险的护理:垂体瘤患者术后易出现尿崩及呕吐等不适症状,应严密观察其病情变化,必要时给予抗利尿剂和止吐药物治疗。注意补充患者的液体量,避免出现体液不足引起的休克症状。术后6小时后可鼓励患者进食流食、半流食、软质饮食,逐渐过渡到普通饮食,以补充患者所需能量及体液,防止体液不足。

(4)感知觉紊乱的护理:肿瘤压迫视神经、视交叉及视神经束后,患者会出现感知觉障碍,应鼓励患者进行功能锻炼,避免肌肉萎缩。

(5)活动无耐力的护理:患者由于长期受疾病困扰,食欲减退,导致营养缺乏,肢体活动无耐力,应在指导患者活动的过程中注意节力原则。鼓励患者多进食高热量、高蛋白质、高维生素的食物,避免辛辣刺激、干硬及油腻性食物;注意保持患者进餐环境清洁、舒适、安静,尽量减少患者进餐时的干扰因素;提供充足的进餐时间;为患者准备其喜爱的食物,利于增进食欲、恢复体力,以增加机体抵抗力,提高手术耐受力。告知患者应避免便秘而引起颅内压升高,多进食易消化的食物,鼓励多饮水,必要时给予通便润肠药物。

(6)潜在并发症的护理与观察。①颅内出血的护理:严密观察患者意识、瞳孔、生命体征、肢体活动的变化,如出现意识加深、一侧瞳孔散大、对侧肢体瘫痪进行性加重、引流液颜色呈鲜红色、量多、头痛、呕吐等颅内压增高症状,应及时报告医师。②尿崩症的护理:严密观察尿量、尿色、尿比重。准确记录24小时出入量,术后尿量大于300 mL/h且持续2小时,或者24小时尿量大于5 000 mL时即发生尿崩,严密观察有无脱水指征并遵医嘱补液。忌摄入含糖量高的食物、药物,以免血糖升高,产生渗透性利尿,尿量增加。③电解质紊乱的护理:禁止长期使用含钠液体及甘露醇等高渗脱水剂。④感染的护理:对体温高于38.5 ℃者,遵医嘱合理使用抗生素。⑤垂体危象的护理:遵医嘱静脉推注50%葡萄糖溶液40~60 mL,以抢救低血糖,继而补充10%葡萄糖盐水。必要时静脉滴注氢化可的松,以解除急性肾上腺功能减退危象,并注意保暖。⑥癫痫的护理:若发生癫痫,及时通知医师,遵医嘱给予镇静药。保持呼吸道通畅并持续给氧,防止出现舌咬伤、窒息等。

(7)焦虑、恐惧的心理护理:向患者及家属宣讲疾病的相关知识,解释手术的必要性、手术方式及注意事项等。教会患者自我放松的方法,如采用心理治疗中的发泄疗法,鼓励患者表达自我感受等。注意保护患者的自尊,鼓励家属和朋友给予其关心和支持,消除其焦虑、恐惧心理。

3.围手术期的护理

(1)术前练习与准备。①开颅手术患者:术前进行头部皮肤准备,做好告知及配合。②经蝶窦入路手术者:手术前3日使用氯霉素滴鼻、漱口液漱口,并加强口腔及鼻腔的护理,指导患者练习做张口呼吸运动。术区备皮准备清剪鼻毛,清洁鼻腔,预防感染。③指导患者练习床上使用大小便器,避免术后便秘。手术当日测量生命体征,如有异常或者患者发生其他情况(如女患者月经来潮),及时与医师联系停止手术。告知患者更换清洁衣服,取下饰品、活动义齿等。

（2）术后体位。①经颅手术患者：全麻未清醒者，取侧卧位或平卧位，头偏向一侧，以保持呼吸道通畅。麻醉清醒、血压较平稳后，将床头抬高 15°～30°，以利于颅内静脉的回流。②经蝶窦手术患者：麻醉清醒后取半卧位，以促进术后硬脑膜粘连愈合，防止脑脊液逆流感染。

（3）病情观察及护理：密切观察患者生命体征、意识状态、瞳孔、肢体活动情况等。注意观察手术切口的敷料，以及引流管的引流情况，保持术区敷料完好、清洁干燥、引流管通畅。注意观察有无颅内压增高症状，避免情绪激动、用力咳嗽等。

二、健康指导

（一）疾病知识指导

1.概念

垂体瘤是起源于垂体前叶各种细胞的一种良性肿瘤。根据查体及激发状态下血浆激素的水平将垂体瘤分为有功能性垂体瘤和无功能性垂体瘤。有功能性垂体瘤包括过度分泌催乳素（PRL）、生长激素（GH）、促肾上腺皮质激素（ACTH）、促甲状腺激素（TSH）、黄体生成素（LH）和尿促卵泡素 FSH）的肿瘤，无功能性垂体瘤可分为裸细胞瘤、大嗜酸细胞瘤、无症状性ACTH 腺瘤。根据影像学特征进行分类包括垂体瘤瘤体小于 1cm 的微腺瘤和直径大于 1 cm的大腺瘤。

2.垂体瘤的主要症状

垂体瘤的大小、临床症状、影像学表现、内分泌功能、细胞组成、生长速度及形态学各不相同，以内分泌功能紊乱或者占位效应引起的症状为主，可出现头痛。生长激素瘤患者在儿童时期和青春期由于骨骼尚未闭合时呈现巨人症，成人表现为肢端肥大综合征，即五官粗大、喉部增大、足底厚垫、黑棘皮症、骨骼明显改变、牙距变宽及手脚骨骼变大等；泌乳素腺瘤女性患者表现为闭经、溢乳、性欲减退、无排卵性不孕，男性表现为乳房发育、溢乳及阳痿；促肾上腺皮质激素腺瘤患者表现为库欣综合征，如因糖皮质激素分泌过多而致向心性肥胖、满月脸、高血压、多毛、月经失调、低血钾、痤疮、瘀斑、紫纹及儿童发育迟缓等；无功能性垂体瘤常引起失明及垂体功能减退症状。

3.垂体瘤的诊断

通过垂体病变的影像学和测定血浆 PRL、GH、ACTH 水平进行诊断。

4.垂体瘤的处理原则

（1）手术治疗：经颅手术适用于肿瘤体积巨大且广泛侵袭生长，向鞍上、鞍旁、额下和斜坡等生长的肿瘤。经单鼻孔入路切除垂体腺瘤，适应于各种类型的垂体微腺瘤、大腺瘤及垂体巨大腺瘤（最大直径＞3 cm）。

（2）非手术治疗：放射治疗适用于肿瘤体积较小，易发生垂体功能减退等并发症者。伽马刀治疗适用于与视神经的距离大于 3 mm 者、术后残余或术后多次复发者、肿瘤直径小于 45 mm者、老年人合并其他器质性病变者、不能耐受手术者、拒绝手术或不具备手术条件者。

5.垂体瘤的预后

垂体腺瘤的预后主要取决于肿瘤类型及肿瘤大小。对于巨大腺瘤，尽管手术可以切除肿瘤、缓解其占位效应，但是很难达到全切除，使内分泌功能恢复正常，需接受手术、药物及放疗的综合治疗。对于肢端肥大症患者，需将血清激素水平降至正常后方可进行手术，以减轻全身损害。

（二）饮食指导

饮食规律，选用高蛋白、高热量、低脂肪、易消化食物，增加粗纤维食物摄入，如芹菜、韭菜等。

(三)药物指导

患者服用激素类药品时应严格遵医嘱用药,切不可自行停药。

(四)日常生活指导

为患者提供一个安静、舒适的环境,保持乐观的心态,改变不良的生活方式,如熬夜、酗酒、赌博等,适当运动,多参与有意义的社会活动。

三、循证护理

垂体瘤是发生在垂体上的肿瘤,是常见的神经内分泌肿瘤之一。文献报道中主要研究以围手术期及术后并发症的护理为主。其中,有学者将奥瑞姆自护理论应用于 87 名经鼻蝶垂体瘤切除术患者的围手术期护理中,在确定患者的护理需求后,建立具体的护理目标,并选择针对性的护理方法,实施护理计划,提高患者自护能力,提高其生存质量。有学者应用循证护理方法对经蝶入路垂体瘤切除术后的患者进行研究,结合 146 名患者的具体情况得出结论。只有采取有针对性的护理措施,使病情观察变得有据可依,才能及时发现并发症,为医师提供准确的信息。

(一)尿崩症

根据尿崩症发生和持续的时间,可分为暂时性、持续性和三相性。暂时性尿崩症常在术后或伤后突然发生,几天内即可恢复正常;持续性尿崩症常在 1～3 天出现,数天后可好转;三相性尿崩症则包括急性期、中间期和持续期。根据患者 24 小时尿量可分为轻(尿量 3000～4000 mL)、中(4000～6000 mL)、重(6000 mL 以上)三型。

(二)禁水试验

禁水试验是检验患者对血浆渗透压升高时浓缩尿的能力,作为中枢性尿崩症与肾性尿崩症的鉴别诊断。试验前数日停用一切可影响尿量的药物。试验开始前测体重、血压、血浆渗透压、尿比重和尿渗透压,以后每 1～2 小时排尿 1 次并测定。试验期间禁止饮水和各种饮料,可正常进食含水量少的食物。如果连续 2 次尿样的渗透压差值小于 30 mmol/L,即可结束试验。正常人禁水后数小时即出现尿量减少(<0.5 mL/min),尿比重显著增加(>1.020),尿渗透压显著增高(>800 mmol/L),而血浆渗透压无明显升高(<300 mmol/L)。完全性中枢性尿崩患者禁水后尿液不能充分浓缩,尿量无明显减少,尿比重<1.010,尿渗透压<300 mmol/L,血浆渗透压>300 mmol/L,尿渗透压和血浆渗透压之比<1。部分性尿崩症在禁水时尿比重的峰值一般不超过 1.020,尿渗透压峰值不超过 750 mmol/L。

第二节 脑 膜 瘤

脑膜瘤起源于蛛网膜内皮细胞,脑室内脑膜瘤来自脑室内脉络丛,也可来自硬脑膜成纤维细胞和软脑膜细胞。脑膜瘤是仅次于胶质瘤的颅内肿瘤,是良性肿瘤。发病率为19.2%,居颅内肿瘤的第二位,女性多于男性,比例约为 2:1,发病高峰年龄在 45 岁。脑膜瘤在儿童期极少见,仅占儿童期颅内肿瘤的0.4%～4.6%,16 岁以下发病率不足 1.3%。近年因 CT 及 MRI 的普遍应用,脑膜瘤发现率增高,特别是老年人群,偶尔会有无症状脑膜瘤和多发性脑膜瘤,可合并胶质瘤、垂体瘤和动脉瘤,但较罕见。

一、专科护理

(一)护理要点

密切观察患者疼痛的性质,在做好心理护理和安全防护的同时,注意观察患者生命体征的变化。

(二)主要护理问题

(1)急性疼痛:与颅内压增高及开颅手术创伤有关。

(2)焦虑:与疾病引起的不适、家庭经济条件及担心预后有关。

(3)有受伤害的危险:与癫痫发作有关。

(4)营养失调,低于机体需要量:与术中机体消耗及手术前后禁食水有关。

(5)有皮肤完整性受损的危险:与患者意识障碍或肢体活动障碍有关。

(6)潜在并发症:颅内感染。

(三)护理措施

1.一般护理

病室空气流通,光线充足,温湿度适宜,保证安静、有序、整洁、安全的诊疗修养环境。对颅内压增高患者需让其绝对卧床休息,给予日常生活护理。

2.对症护理

(1)急性疼痛的护理:针对因颅内压增高引起的疼痛,在患者发病早期疼痛多为发作性头痛,随着病情的进展,头痛可表现为持续性头痛,且较为剧烈,应给予脱水、激素等治疗使颅内压增高的症状得到改善,从而缓解头痛症状。对于术后疼痛的患者,应协助患者取头高位,耐心倾听患者的感受,指导患者进行深呼吸。

(2)心理护理:护士态度和蔼,具有亲和力,与患者进行有效沟通,增强其安全感和对护理人员的信任感。针对患者及家属提出的问题应运用专业技术知识进行耐心解释,用通俗易懂的语言介绍有疾病相关知识、术前术后注意事项,解除其思想顾虑,乐观接受手术。

(3)有受伤害的危险的护理:因肿瘤长期压迫,患者可出现不同程度的肢体麻木、步态不稳、平衡功能障碍、视力下降甚至癫痫发作,护士应保证患者安全。加设床挡,防止患者坠床,必要时给予约束带护理;对步态不稳的患者,外出要专人陪伴;对于听力、视力障碍的患者,要加强生活护理,防止因行动不便而发生意外。

(4)营养失调的护理:患者由于颅内压增高及频繁呕吐、脱水治疗,可出现营养不良和水电解质紊乱,从而加大手术风险。因此,术前应给予营养丰富、易消化、高蛋白、高热量饮食,或静脉补充营养液,以改善患者的全身营养状况。

(5)有皮肤完整性受损的危险的护理:对因肢体活动障碍而长期卧床患者,应注意定时翻身,预防压疮发生。对伴有癫痫发作的患者,使用约束带护理时应连续评估其被约束部位皮肤状况,如有红肿情况应解除约束,加强专人陪护。

(6)潜在并发症的观察与护理:护士在协助医师为患者头部敷料换药时,应遵循无菌操作原则,观察伤口渗血、出血情况。病室内每天开窗通风,保持病室空气清新。实行探视及陪伴管理制度,勿将学龄前儿童带入病室。

二、健康指导

(一)疾病知识指导

1.概念

脑膜瘤是起源于脑膜及脑膜间隙的衍生物,多来自蛛网膜细胞及含蛛网膜成分组织。其病因及发病机制不清,可能与内外环境因素有关。脑膜瘤约占颅内肿瘤的20%,良性居多,生长较为缓慢,病程较长,出现早期症状平均为2.5年,甚至可为10余年。

2.临床表现

颅内脑膜瘤多位于大脑半球矢状窦旁,邻近的颅骨会有增生或被侵蚀的迹象,因部位不同各具临床特点,但均有颅内压增高及局灶性体征。

(1)颅内压增高症状:颅内压增高表现为持续性、阵发性加剧头痛,晨起加重。疾病早期可有间断阵发性头痛,随病程推移头痛时间可延长,间隔时间缩短或变成持续性头痛;病情严重者呕吐呈喷射状,与饮食关系不大而与头痛剧烈程度有关,视神经盘水肿可有典型的眼底所见,但患者多无明显自觉症状。一般只有一过性视力模糊、色觉异常或短暂视力丧失。

(2)局灶性症状:肿瘤压迫位置的不同,产生的局灶性症状有所不同。大脑凸面脑膜瘤、矢状窦旁脑膜瘤、大脑镰旁脑膜瘤经常表现为癫痫发作、偏瘫及精神症状等;颅底脑膜瘤引起三叉神经痛,后期出现视神经萎缩、视野缺损、肢体运动障碍及精神症状;鞍结节脑膜瘤可表现为视力障碍、头痛等症状,下丘脑受累可表现为多饮、多尿、嗜睡等症状;蝶骨嵴脑膜瘤可表现为病变侧眼球突出、眼球活动障碍、头痛、癫痫、失语等。

3.脑膜瘤的诊断

具有重要参考价值的检查项目包括颅脑平片、CT、MRI和数字减影血管造影(DSA)。因其发病缓、病程长,不同部位脑膜瘤可有不同临床表现。如成年人伴有慢性疼痛、精神改变、癫痫、一侧或双侧视力减退甚至失明、共济失调或有局限性颅骨包块,应考虑脑膜瘤的可能性。眼底检查发现慢性视神经盘水肿或呈继发性萎缩。

4.脑膜瘤的处理原则

(1)手术治疗:脑膜瘤首选手术全切除。因大部分脑膜瘤为良性肿瘤,有完整的包膜,大多可完整切除。对于恶性脑膜瘤术后和不能完全切除的脑膜瘤,可进行部分切除配合放疗,以延长肿瘤复发的时间。

(2)放射治疗:对于不能接受手术治疗的患者,可以考虑采用放射治疗。放射治疗主要针对次全切除的肿瘤及非典型性、恶性脑膜瘤。

(3)立体定向放射外科治疗:立体定向放射外科治疗技术在两年内对肿瘤的生长控制率非常高,特别是对年龄较大、肿瘤位置较深的患者是一种相对安全和有效的治疗方法。但其相关并发症在一定程度上是不可逆的,主要包括急性放射反应,可表现为头痛、头晕、恶心、呕吐、癫痫发作等;脑神经损伤,可累及动眼神经、视神经、三叉神经等放射性水肿,常表现为头痛、头晕。

5.预后

绝大多数脑膜瘤为良性,预后较好。脑膜瘤术后10年生存率为43%~78%,但恶性脑膜瘤较易复发,辅助以放射治疗或伽马刀治疗,预后仍较差。

(二)饮食指导

(1)宜食抗肿瘤食物,如小麦、薏米、荸荠、海蜇、芦笋、海带等。

(2)宜食具有保护脑血管作用的食物,如芹菜、荠菜、茭白、葵花籽等。

(3)宜食具有防治颅内高压作用的食物,如玉米须、赤豆、核桃仁、紫菜、鲤鱼、鸭肉、海带、蟹等。

(4)宜食具有保护视力的食物,如菊花、荠菜、羊肝、猪肝等。

(5)合理进食,保持良好的饮食习惯。注意低盐饮食,防止由钠离子在机体潴留而引起血压升高,限制烟酒、辛辣等刺激性食物的摄入。

(6)合并糖尿病患者应选用少油少盐的清淡食品,菜肴烹调多用蒸、煮、凉拌、涮、炖、卤等方式。注意进食规律,定时、定量,两餐要间隔 4～5 小时。

(三)预防指导

(1)患者应遵医嘱合理使用抗癫痫药物及降压药物,口服药应按时服用,不可擅自减药、停药。如服用丙戊酸钠缓释片每天用量应根据患者的年龄和体重计算。对孕妇、哺乳期妇女、明显肝功能损害者应禁止使用,严禁击碎服用;糖尿病患者严格按医嘱用药,及时按血糖情况调节胰岛素剂量,用药后按计划进食,避免饮食习惯的较大改变。

(2)注意合理饮食及饮食卫生,避免致癌物质进入体内。进行有规律的锻炼,提高免疫系统功能,增强抵抗力,起到预防肿瘤作用。

(四)日常生活指导

(1)指导患者建立合理的生活方式,保证睡眠充足,注重个人卫生,劳逸结合。

(2)积极治疗原发病,保持心态平和、情绪稳定。

三、循证护理

随着医疗技术的不断提高,神经导航下显微手术切除病灶是治疗脑膜瘤的主要方法。由于瘤体生长部位的特殊性,手术及预后均存在风险,故做好患者围手术期的病情观察与护理,以及预防并发症是术后康复的关键。有学者在对 48 例鞍结节脑膜瘤患者围手术期护理中发现,通过在术后严格记录 24 小时尿量,对中枢性高热患者采用冰毯和冰帽物理降温能够促进患者病情恢复。有学者对 35 例脑膜瘤术后患者进行持续颅内压监测的研究结果显示,持续颅内压监测能够准确观察动态颅内压变化,有利于指导临床实践。

(一)晨间护理

1.目的

通过晨间护理观察和了解病情,为诊疗和调整护理计划提供依据;及时发现患者存在的健康问题,做好心理护理和卫生指导;促进身体受压部位的血液循环,预防压疮及肺炎等并发症;保持病床和病室的整洁。

2.护理措施

对不能离床活动、病情较轻的患者,鼓励其自行洗漱,包括刷牙、梳头;用消毒毛巾湿式扫床;根据清洁程度,更换床单,整理床单位。对于病情较重,不能离床活动的患者,如危重、高热、昏迷、瘫痪、年老体弱者,应协助患者排便,帮助其刷牙、漱口;对病情严重者给予口腔护理,洗脸、洗手、梳头,协助翻身并检查全身皮肤有无受压变红;与患者交谈,了解睡眠情况及有无病情变化,鼓励患者增强战胜疾病的信心并给予心理护理;根据室温适当开窗通风。

(二)晚间护理

1.目的

为患者创造良好的睡眠条件。

2.护理措施

(1)避免环境不良刺激;注意床铺的平整,棉被厚薄适宜,枕头高低适中;注意调节室温和光线,在室内通风换气后可酌情关闭门窗,放下窗帘;查房时动作轻柔。

(2)协助患者梳头、洗漱及用热水泡脚;睡前协助患者排尿。

(3)采取有效措施,尽量减少疾病带给患者的痛苦与不适,如解除咳嗽、腹胀、尿潴留等不适,取舒适体位。

第三节　神经胶质瘤

神经胶质瘤是颅内最常见的恶性肿瘤,发生于神经外胚层。神经外胚层发生肿瘤包括两类,分别为神经间质细胞形成的胶质瘤和神经元形成的神经细胞瘤。神经胶质瘤占全部脑肿瘤的33.3%～58.6%,以男性较多见,特别是在多形性胶质母细胞瘤、髓母细胞瘤中男性明显多于女性。各类型胶质瘤各有其好发年龄,如星形细胞瘤多见于壮年,多形性胶质母细胞瘤多见于中年,室管膜瘤多见于儿童及青年,髓母细胞瘤大多发生在儿童。

一、专科护理

(一)护理要点

在观察患者病情变化的同时,针对患者情绪状态的变化给予心理护理,对癫痫持续状态的患者给予安全护理,同时对长期卧床的患者应避免压疮的发生。

(二)主要护理问题

(1)有皮肤完整性受损的危险:与患者意识障碍或肢体活动障碍长期卧床有关。

(2)慢性疼痛:与肿瘤对身体的直接侵犯、压迫神经及心理因素有关。

(3)有受伤害的危险:与术前或术后癫痫发作有关。

(4)有窒息的危险:与癫痫发作有关。

(5)营养失调,低于机体需要量:与患者频繁呕吐及术后患者无法自主进食有关。

(6)活动无耐力:与偏瘫、偏身感觉障碍有关。

(7)无望感:与身体状况衰退和肿瘤恶化有关。

(三)护理措施

1.一般护理

将患者安置到相应病床后,责任护士向患者进行自我介绍,并向患者介绍同病室的病友,以增强患者的安全感和对医护人员的信任感。进行入院护理评估,为患者制定个性化的护理方案。

2.对症护理

(1)有皮肤完整性受损的危险的护理:由于长期卧床,神经胶质瘤患者存在皮肤完整性受损的危险,易发生压疮。护士应使用压疮危险因素评估量表进行评估,再采取相应的护理措施,从而避免压疮的产生。对出现中枢性高热的患者应适时给予温水浴等物理降温干预;对营养不良或水代谢紊乱的患者,在病情允许的情况下给予高蛋白质和富含维生素的饮食;保持床铺清洁、平整、无褶皱。

(2)慢性疼痛的护理:对疼痛的时间、程度、部位、性质、持续性和间断性、疼痛治疗史等进行详细的评估,做好记录并报告医师。当疼痛位于远端或躯干的某些部位时,应遵医嘱给予止痛药物。注意观察药物的作用和不良反应并慎用止疼剂和镇静剂,以免掩盖病情。神经外科患者应慎用哌替啶,因其可导致焦虑、癫痫等。引起慢性疼痛的原因不仅包含患者的躯体因素,还有其心理方面的因素,护士应运用技巧分散患者的注意力以减轻疼痛,如放松疗法、想象疗法、音乐疗法等。

(3)有受伤害的危险的护理:对术前有精神症状的患者,适当应用镇静药及抗精神病药物如地西泮、苯巴比妥、水合氯醛等,病床两侧加护栏以防止患者坠床;对躁动的患者要避免不良环境的刺激,保持病室安静,适当陪护,同时加强巡视,防止患者自伤及伤人;对行皮层运动区及附近部位手术的患者,以及术前有癫痫发作的患者,术后要常规给予抗癫痫药物进行预防用药。

(4)有窒息危险的护理:胶质瘤患者在癫痫发作期间可对呼吸产生抑制,导致脑代谢需求增加,引起脑缺氧。若忽视对癫痫持续状态的处理,可产生窒息或永久性神经功能损害。在癫痫发作时,应迅速让患者仰卧,将压舌板垫在其上下牙齿间以防舌咬伤。将患者头偏向一侧,清理口腔分泌物,保持气道通畅。

(5)营养失调的护理:患者由于颅内压增高及频繁呕吐,可出现营养不良和水电解质失衡,从而降低患者对手术的耐受力,并影响组织的修复,增加手术的危险性。因此,术前应给予营养丰富、易消化的高蛋白、高热量饮食,或静脉补充营养液,以改善患者的全身营养状况。鼓励其多进食富含纤维素的食物,以保持大便通畅,对于术后进食困难或无法自主进食的患者应给予留置胃管,进行鼻饲饮食,合理搭配,制定饮食方案。

(6)活动无耐力的护理:胶质瘤术后患者可能产生偏瘫、偏身感觉障碍等症状,从而导致患者生活自理能力部分缺陷。护士应鼓励患者坚持自我照顾的行为,协助其入浴、如厕、起居、穿衣、饮食等生活护理,指导其进行肢体功能训练,提供良好的康复训练环境及必要的设施。

(7)无望感的护理:对于恶性胶质瘤的患者,随着病程的延长及放疗、化疗,病痛的折磨常让患者产生绝望感。护士应对疾病为患者带来的痛苦表示同情和理解,并采用温和的态度和尊重患者的方式为其提供护理,帮助其正确应对。鼓励患者回想过去的成就,从而证明其能力和价值,增强其战胜疾病的信心。

(四)护理评价

(1)患者未发生压疮。

(2)患者疼痛有所缓解,能够掌握缓解疼痛的方法。

(3)患者在住院期间安全得到保障。

(4)患者癫痫症状得到控制。

(5)患者的营养摄入能够满足机体的需要。

(6)患者的肢体能够进行康复训练。

(7)患者情绪稳定,能够配合治疗与护理。

二、健康指导

(一)疾病知识指导

1.概念

神经胶质瘤又称胶质细胞瘤,简称"胶质瘤",是来源于神经上皮的肿瘤。可分为髓母细胞瘤、多形性胶质母细胞瘤、星形细胞瘤、少突胶质瘤、室管膜瘤等。其中,多形性胶质母细胞瘤恶性程度最高,病情进展很快,对放、化疗均不敏感;髓母细胞瘤也为高度恶性,好发于 2～10 岁儿童,多位于后颅窝中线部位,常占据第四脑室、阻塞导水管而引发脑积水,对放射治疗较敏感;少突胶质细胞瘤占神经胶质瘤的 7%,生长速度较慢,分界较清,可手术切除,但术后往往复发,需要进行放疗及化疗;室管膜瘤约占 12%,术后需放疗及化疗;星形细胞瘤在胶质瘤当中最常见,占 40%,恶性程度比较低,生长速度缓慢,呈实质性者与周围组织分界不清,常不能彻底切除,术后容易复发。

2.临床表现

临床可表现为颅内占位性病变引起的颅内压增高症状,如头痛、呕吐、视神经盘水肿等,或者因为肿瘤生长部位不同而出现局灶性症状,如偏瘫、失语、感觉障碍等。部分肿瘤患者有精神及癫痫症状,表现为性格改变、注意力不集中、记忆力减退、癫痫大发作或局限性发作等。

3.神经胶质瘤的辅助诊断

辅助诊断主要为颅脑 CT、MRI、脑电图(EEG)等。

4.神经胶质瘤的处理原则

由于颅内肿瘤浸润性生长,与脑组织间无明显边界,难以做到手术全部切除,一般给予综合疗法,即手术后配合以放疗、化疗、分子靶向治疗及免疫治疗等,通常可延缓肿瘤复发,延长患者生存期。对于复发恶性胶质瘤,局部复发推荐再次手术或者放疗、化疗;如果曾经接受过放疗不适合再放疗者,推荐化疗;化疗失败者,可改变化疗方案;对于弥漫或多灶复发的患者,推荐化疗和(或)分子靶向治疗。

(1)手术治疗:胶质瘤患者以手术治疗为主,即在最大限度保存正常神经功能的前提下,最大范围地安全切除肿瘤病灶。但对不能实施最大范围安全切除肿瘤的患者,酌情采用肿瘤部分切除术、活检术或立体定向穿刺活检术,以明确肿瘤的组织病理学诊断。胶质瘤手术治疗的目的在于:①明确诊断;②减少肿瘤负荷,改善辅助放疗和化疗的结果;③缓解症状,提高患者的生活质量;④延长患者的生存期;⑤为肿瘤的辅助治疗提供途径;⑥降低进一步发生耐药性突变的概率。

(2)放射治疗:放射线作用于细胞后会将细胞杀死。高级别胶质瘤属于早期反应组织,对放射敏感性相对较高,同时又由于肿瘤内存在部分乏氧细胞,较适合进行多次分割放疗使得乏氧细胞不断氧化并逐步被杀死。目前,美国国家综合癌症网络发布的胶质瘤指南、欧洲恶性胶质瘤指南及国内共识,均将恶性胶质瘤经手术切除后 4 周开始放射治疗作为恶性胶质瘤综合治疗的标准方法。

（3）化学治疗：利用化疗可以进一步杀死实体肿瘤的残留细胞，有助于提高患者的无进展生存时间及平均生存时间。

（4）分子靶向治疗：在细胞分子水平上，针对已经明确的致癌位点（该位点可以是肿瘤细胞内部的一个蛋白分子，也可以是一个基因片段），来设计相应的治疗药物。药物进入体内会特异地选择致癌位点相结合发生作用，使肿瘤细胞特异性死亡，而不会波及肿瘤周围的正常组织细胞。

（5）免疫治疗：可以通过激发自身免疫系统来定位和杀灭胶质瘤细胞。目前在胶质瘤免疫治疗方面虽然取得了一些进展，但所有的免疫治疗方案在临床试验中均不能完全清除肿瘤。尽管这种治疗方法有各种不足，但由于免疫治疗可以调动人体自身的免疫系统，产生特异性抗肿瘤免疫反应，其理论上是较理想的胶质瘤治疗方法。

5.神经胶质瘤的预后

随着影像诊断技术的发展、手术理念和设备的进步、放疗技术的日益更新，以及化疗药物的不断推出，胶质瘤患者的预后得到了很大的改善。但神经胶质瘤侵袭性很强，目前仍无确切有效的治愈手段，特别是恶性胶质瘤，绝大多数患者预后很差，即使采取外科手术、放疗及化疗等综合疗法，5 年生存率也只有 25％左右。

（二）饮食指导

（1）合理进食，保持良好的饮食习惯。注意低盐饮食，防止由于钠离子在机体潴留而引起血压升高，进而导致颅内压升高。

（2）增加纤维素类食物的摄入，如蔬菜、水果等，减少便秘发生，必要时可口服缓泻剂，促进排便。

（3）对胶质瘤术后的患者，除一般饮食外，可多食营养脑神经的食品，如酸枣仁、桑葚、白木耳、黑芝麻等。避免食用含有致癌因子的食物，如腌制品、发霉的食物、烧烤、烟熏类食品等。

（三）预防指导

（1）向患者提供有关疾病的康复知识，以提高患者自我保健的意识。

（2）为预防胶质瘤患者癫痫发作，应遵医嘱合理使用抗癫痫药物。嘱患者应按时服用口服药，不可擅自减量、停药。若患者以往没有接受过化疗，可给予替莫唑胺口服，防止肿瘤复发。剂量为 200 mg/（m² · d），28 天为一个周期，连续服用 5 天；若患者以往接受过其他方案化疗，建议患者起始量为 150 mg/（m² · d），28 天为一个周期，连续服用 5 天。

（四）日常生活指导

（1）指导患者建立良好的生活习惯，鼓励患者日常活动自理，树立恢复健康的信心。

（2）指导患者要保持心情舒畅，避免不良情绪刺激。家属要关心体贴患者，给予生活照顾和精神支持，避免因精神由素引起病情变化。

三、循证护理

胶质瘤是常见的颅内肿瘤，流行病学调查结果显示，尽管世界各地胶质瘤发病率存在差异，但就整体而言，其发病率约占原发脑肿瘤的一半，且近年来有不断上升的趋势。目前以手术治疗为主，同时配合其他手段如放射治疗、化学治疗、免疫治疗等，因此对胶质瘤的围手术期的观察与护理及术后并发症的护理显得尤为重要。研究结果显示,对观察组 30 例脑胶质瘤患者进行中西医结合护理,包括鼓励患者饮蜂蜜水、花生衣煮水,化疗次日饮用当归、何首乌、灵芝炖乌鸡汤,使用耳穴贴等,效果显著。有学者对 60 例脑胶质瘤患者间质内化疗的护理研究中提到,化疗前要帮助患者增强战胜疾病的信心,并取得家属的配合,发挥社会支持系统的作用。在对免疫治疗脑胶质瘤患者的研究结果中显示,术后 4～5 天要警惕颅内感染的发生,护士需监测患者的体温变化。在疫苗稀释液回输时,可能发生过敏性休克,因此输注时要有10～15 min 的观察期,同时要控制滴速,观察期的滴速应为每分钟 10～20 滴,观察期结束后如无不适可调为每分钟 30～40 滴,输注完毕后应观察 4～6 小时后方可离院。免疫治疗过程中要注意观察患者是否有肌无力及关节疼痛发生,如有则应及时停止治疗或调整治疗方案。

中枢神经系统损伤的患者基础营养需求原因如下:①代谢率增高。②蛋白质需要量增加。③脂肪需要量增加。

中枢神经系统损伤时,患者的代谢反应过度。多数研究者证明,昏迷患者在安静状态下的代谢消耗是正常基础代谢率的 120%～250%。此时的机体为满足高代谢的能量需求,葡萄糖异生和奥古蛋白的合成显著增加,蛋白、碳水化合物和脂肪的利用增加。增加蛋白质和脂肪的利用不仅导致营养供给困难,而且加速禁食患者的营养不良。对于神经系统受损的患者,需要营养成分的比例发生改变,对蛋白和脂肪热量的需要增多,而对碳水化合物的需要相对减少。

第四节　神经鞘瘤

神经鞘瘤是由周围神经的神经鞘所形成的肿瘤,主要来源于背侧神经根,腹侧神经根多发神经纤维瘤。神经鞘瘤占成人硬脊膜下肿瘤的 25%,绝大多数肿瘤表现为单发,在椎管各节段均可发生。发病高峰期为 40～60 岁,性别无明显差异。约 2.5%的硬脊膜下神经鞘瘤是恶性的,其中至少有一半为神经纤维瘤。恶性神经鞘瘤预后较差,存活期常不超过 1 年。

一、专科护理

(一)护理要点

密切观察患者生命体征及心理变化,注意做好患者皮肤护理及康复功能锻炼。

(二)主要护理问题

(1)有误吸的危险:与疾病引起的呕吐、饮水呛咳等有关。

(2)营养失调,低于机体需要量:与患者头痛、呕吐、进食呛咳、吞咽困难等因素引起的营养摄入不足有关。

(3)体像紊乱:与面肌瘫痪、口角歪斜有关。

(4)感知觉紊乱:与长期肿瘤压迫有关。

(5)慢性疼痛:与长期肿瘤压迫有关。

(6)潜在并发症:角膜溃疡、口腔黏膜改变、面部出现带状疱疹、平衡功能障碍等。

(三)护理措施

1.一般护理

嘱患者取头高位,床头抬高 15°~30°,保持室内环境安静、室温适宜,尽量减少不良因素刺激,保证患者充足睡眠。在住院期间,保证患者安全,并指导进行适当的功能锻炼。

2.对症护理

(1)有误吸危险的护理。①定时为患者进行翻身叩背,促进痰液排出。痰液黏稠者,可进行雾化吸入治疗,稀释痰液。不能自行排出痰液者,应及时给予气管插管或气管切开术,必要时给予机械辅助通气。②为防止误吸,在患者床旁准备吸引装置;对于昏迷患者应取下义齿,及时清除口腔分泌物及食物残渣;患者进食时宜采取端坐位、半坐卧位或健侧卧位,并根据吞咽功能的评定选取适宜的食物如糊状食物,以防误咽、窒息。③出现呛咳时,应使患者腰、颈弯曲,身体前倾,下颌抵向前胸,以防止食物残渣再次进入气管;发生窒息时,嘱患者弯腰低头,治疗者在肩胛骨之间快速连续拍击,使残渣排出。④如患者吞咽、咳嗽反射消失,可给予留置胃管。

(2)营养失调的护理。①提供良好的进食环境,食物营养搭配合理,促进患者食欲。②可选择质地均匀、不宜松散、易通过咽和食管的食物。对舌运动受限、协调性欠佳者,应避免高黏稠度食物;对舌力量不足者,应避免大量糊状食物;对营养失调者,必要时给予静脉补充能量,改善全身营养状况,以提高患者对手术的耐受能力。

(3)体像紊乱的护理。①患者由于出现面肌痉挛或口角歪斜等症状,担心疾病影响自身形象,易出现焦虑、抑郁等负性情绪,护士应鼓励患者以积极的心态面对疾病。巨大神经鞘瘤术后并发症包括面瘫、失明、吞咽困难等,护士应支持和鼓励患者,针对其顾虑问题进行耐心解释。嘱患者放松,进行深呼吸,减缓紧张感。②了解患者的心理状态及心理需求,告知患者疾病的相关知识及预后效果,使患者对治疗过程充满信心。护理人员操作时要沉着冷静,以增加患者对医护人员的信任感,从而配合医疗和护理措施的顺利进行。③为患者提供安静的休养环境。根据国际噪声标准规定,白天病区的噪声不应超过 38 dB。医护人员应做到走路轻、说话轻、操作轻、关门轻。对于易发出响声的椅脚应钉橡胶垫,推车的轮轴、门窗铰链应定期滴注润滑油,夜间护理操作时尽量集中进行,减少接打电话、使用呼叫器次数,加强巡视病房,认真执行患者探视陪护管理制度。④护理人员在护理过程中,应做到态度和蔼可亲,坚持服务人性化、操作规范化、语言温馨化、关怀亲切化、健教个性化、沟通技巧化、满意最大化的护理理念,使患者身心愉悦,消除消极情绪。护理人员能够以幽默诙谐、通俗易懂的语言与患者及家属进行沟通,对于情绪低落、抑郁的患者,应鼓励患者树立战胜疾病的信心。

(4)感知觉紊乱的护理。①患者出现听力下降或失聪时,护士应教会患者自我保护听力功能的方法,如避免长时间接触监护仪器、人员话语、人员流动等各种噪声,尽量减少噪声的干扰,指导患者学习唇语和体语。②使患者能够保持轻松愉快的良好心态。如果经常处于急躁、恼怒的状态,体内自主神经就会失去正常的调节功能,使内耳器官发生缺血,出现水肿和听觉障碍,加重病情。③按摩耳垂前后的处风穴(在耳垂与耳后高骨的凹陷处)和听会穴(在耳屏前下方,下颌关节突后缘凹陷处),可增加内耳的血液循环,起到保护听力的作用。④用药时应尽量避免使用耳毒性药物,如庆大霉素、链霉素、卡那霉素、新霉素等,易引起耳中毒而损害听力。

⑤指导患者不宜用耳勺等挖耳朵,易碰伤耳道而引起感染。耳道有痒感时,可用甘油棉签擦拭或口服 B 族维生素、维生素 C 和鱼肝油。⑥减少使用耳机、电子产品等。⑦听神经鞘瘤手术治疗后,患者听力会逐渐好转,与患者沟通时宜站在听力较好的一侧,并掌握沟通音量。必要时使用肢体语言,如眼神、手势等进行沟通。

(5)慢性疼痛的护理。①评估患者的行为、社会交往、经济、认知和情绪、对家庭的影响等方面的表现,及时了解患者思想动向,找出其受困扰问题,有针对性地帮助解决。②指导患者使用合适的无创性镇痛措施,如松弛术、皮肤刺激疗法(冷敷、热敷、按摩、加压、震动)、分散注意力的方法等,还可介绍一些其他的技术,如生物反馈等。③选用止痛剂时,评估并决定最佳的用药途径,如口服、肌注、静脉给药或肛门推注等;观察用药后反应及止痛效果,可对服药前的疼痛程度与服药后进行对比,选择合适药物。④对于慢性疼痛,应鼓励患者及家属勿过分担心和焦虑,树立战胜疾病的信心。⑤协助患者在疼痛减轻时,进行适量运动。

(6)潜在并发症的观察与护理。①角膜炎、角膜溃疡:面神经、三叉神经损伤而致眼睑闭合不全、角膜反射减弱或消失、瞬目动作减少及眼球干燥,如护理不当可导致角膜炎、角膜溃疡,严重者甚至失明。护士应检查患者面部的痛、温、触觉是否减退或消失,观察角膜反射有无减弱或消失;对于眼睑闭合不全者可使用棉质、透气性好的眼罩保护眼球,或者用蝶形胶布将上、下眼睑黏合在一起,必要时行上、下眼睑缝合术;嘱患者白天按时用氯霉素眼药水滴眼,晚间睡前用四环素或金霉素眼膏涂于上、下眼睑之间,以保护角膜;指导患者减少用眼和户外活动,外出时戴墨镜保护。②面部出现带状疱疹:由潜伏在三叉神经内的病毒被激发,活化后可沿感觉神经通路到达皮肤,引起该神经区病毒感染所致。感染部位为鼻部、口角、唇边等处,应予镇痛、抗病毒处理,局部保持干燥。患处涂抹抗病毒药膏,保持未破水疱干燥清洁,禁止用手搔抓,以免并发细菌感染及遗留瘢痕;加强消毒隔离,防止交叉感染;遵医嘱使用抗病毒及增强免疫力的药物,疱疹一般可在 2 周内消退。带状疱疹患者饮食需注意少吃油腻食物;禁止食用辛辣食物,如酒、生姜、羊肉、牛肉及煎炸食物等;少吃酸涩、收敛制品,如豌豆、芡实、石榴、芋头、菠菜等;多进食豆制品、鱼、蛋、瘦肉等富含蛋白质的食物及新鲜的瓜果蔬菜,增强机体抵抗能力。③平衡功能障碍:患者术后易出现步行困难或行走偏向等感觉异常症状,护理人员在护理过程中应嘱患者勿单独外出,防止摔伤;给予必要的解释和安慰,加强心理护理;保持病区地面清洁,如地面潮湿应设置警惕标识,清除障碍物;指导患者进行平衡功能训练时应循序渐进,从卧位开始,逐步进行站立、平衡及行走训练,增进患者康复的信心。

3.围手术期的护理

(1)术前练习。①咳嗽训练:指导患者做深呼吸,吸气时间长于呼气时间,要自然、缓慢、闭声门,然后缓缓用力咳嗽,避免用力过猛引起疼痛;进行有效咳嗽可增加肺通气量,预防术后坠积性肺炎。②排尿训练:让患者放松腹部及会阴部,用温热毛巾敷下腹部或听水声,用温开水清洗会阴等,反复练习,直至可床上排尿。③翻身训练:为患者讲解轴线翻身的方法、操作程序及注意事项,使患者能够术后良好配合。

(2)术前准备:术前常规头部备皮并检查头部是否有皮囊炎、头皮是否有损伤,修剪指甲,更换衣裤,条件允许情况下进行沐浴。术前睡眠差及心理紧张者,遵医嘱给予镇静药。

(3)术后体位:术后 6 小时内取去枕平卧位,搬动患者时注意保持脊柱水平位。每 1～2 小时翻身一次,注意保持头与身体的水平位。

(4)营养和补液:为增强机体抵抗力,鼓励多食蔬菜及水果,多饮水,保持大便通畅。

(5)伤口护理:巡视病房过程中注意观察伤口有无渗出、感染征象,保持伤口敷料完整,进行交接班记录。如术后3~7天出现局部搏动性疼痛,皮肤潮红、肿胀、压痛明显,并伴有体温升高,应及时通知医师,提示有感染征象。

(6)创腔引流管护理:肿瘤切除后常需在创腔内放置引流管,以便引流脑内的血性液体及组织碎屑、小血细胞凝集块等。应保持引流管通畅,准确观察量、颜色并及时记录。

二、健康指导

(一)疾病知识指导

1.概念

神经鞘瘤是发生于硬膜下各段椎管的单发肿瘤。起源于神经膜细胞,电镜下大体上表现为光滑球形肿物悬挂于脊神经上且与之分离,而不是使神经增粗。

2.主要的临床症状

神经鞘瘤系局部软组织包块,病程发展缓慢,早期可无症状,待包块长大后,局部有酸胀感或疼痛。触摸或者挤压包块时有麻痹或触电感,并向肢体远端放射。

3.神经鞘瘤的诊断

临床上可综合特殊染色体和免疫学检查、凝血象、血常规、尿常规、生化、电测听、CT、MRI、电生理检查等进行确诊。

4.神经鞘瘤的处理原则

(1)手术治疗:一旦定位诊断明确,应尽早手术切除。

(2)放射治疗:凡病理回报为恶性肿瘤者均可在术后行放射治疗,以提高治疗效果和生存质量。

(3)化学治疗:脂溶性烷化剂如卡莫司汀治疗有一定的疗效,转移癌(腺癌、上皮癌)则应用环磷酰胺、氨甲蝶呤等。

5.神经鞘瘤的预后

由于手术入路的不断改进和显微外科技术的普遍应用,进入20世纪以来,神经鞘瘤的手术效果显著提高。至20世纪90年代,神经鞘瘤的手术全切除率已在90%以上,死亡率已降为2%左右,直径2 cm以下的神经鞘瘤面神经功能保留率为86%~100%,2 cm以上的肿瘤面神经保留率在36%~59%。

(二)饮食指导

(1)高蛋白(鸡、鱼、蛋、奶等)、高维生素、高热量、高纤维素(韭菜、芹菜等)饮食。

(2)鼓励患者少量多餐,制订饮食计划,保持进餐心情愉快,增强机体耐受能力。

(三)用药指导

(1)患者服用化疗药物期间,注意观察患者有无恶心、头痛、疲乏、直立性低血压、脱发等不良反应。

(2)静脉输注化疗药物时,不可随意调节滴速。

(3)经常巡视病房,观察输液部位血管、皮肤情况,防止药液外渗。

（四）日常生活指导

（1）鼓励患者保持乐观向上态度，加强自理能力。

（2）根据气温变化增减衣物，注意保暖。

三、循证护理

查阅相关文献发现，目前对神经鞘瘤护理方面的研究多关注颅神经及周围神经鞘瘤的围手术期护理，其中以听神经鞘瘤较为多见。有学者将临床护理路径应用在神经鞘瘤患者的护理中，其研究发现应用临床护理路径可明显缩短平均住院时间，减低诊疗费用，使患者得到最佳医疗护理服务。当应用临床路径时，仍需考虑如果假设的标准临床路径与实际过程出现偏离，则应修改临床路径，因此对于临床护理路径在神经外科的应用仍需不断总结经验，继而修订、完善路径，扩大使用病种，使其更广泛地应用于临床。

第五节　颅脑损伤

颅脑损伤分为头皮损伤、颅骨损伤与脑损伤，三者可单独或合并存在。其发生率仅次于四肢损伤，占全身损伤的 15％～20％，常与身体其他部位的损伤复合存在，其致残率及致死率均居首位。常见于交通、工矿等事故，自然灾害、爆炸、火器伤、坠落、跌倒，以及各种锐器、钝器对头部的伤害。颅脑损伤对预后起决定性作用的是脑损伤的程度及其处理效果。

一、头皮损伤

（一）解剖生理概要

头皮分为 5 层，由外及里依次为皮肤层、皮下组织层、帽状腱膜层、帽状腱膜下层、骨膜层。其中浅部三层紧密连接，不易分离，深部两层之间连接疏松，较易分离。各层解剖特点如下。

1.皮肤层

皮肤层厚而致密，内含大量汗腺、皮脂腺、毛囊，具有丰富的血管，外伤时易致出血。

2.皮下组织层

皮下组织层由致密的结缔组织和脂肪组织构成，前者交织成网状，内有血管、神经穿行。

3.帽状腱膜层

帽状腱膜层前连额肌，后连枕肌，两侧达颞肌筋膜，坚韧、富有张力。

4.帽状腱膜下层

帽状腱膜下层是位于帽状腱膜与骨膜之间的疏松结缔组织层，范围较广，前至眶上缘，后达上项线，其间隙内的静脉经导静脉与颅内静脉窦相通，该处是颅内感染和静脉窦栓塞的途径之一。

5.骨膜层

骨膜层是由致密结缔组织构成的，骨膜在颅缝处贴附紧密，其余部位贴附疏松，故骨膜下血肿易被局限。

头皮血液供应丰富，且动、静脉伴行，由颈内、外动脉的分支供血，左右各 5 支在颅顶汇集，各分支间有广泛的吻合支，其抗感染及愈合能力较强。

(二)分类与特点

头皮损伤是颅脑损伤中最常见的损伤,严重程度差别较大,可能是单纯损伤,也可能是合并颅骨及脑损伤。

1.头皮血肿

头皮血肿大多由钝器伤所致,按照血肿出现在头皮的层次分为以下3种。

(1)皮下血肿:血肿位于皮肤层与帽状腱膜层之间,因受皮下纤维隔限制,血肿体积小、张力高、压痛明显,有时因周围组织肿胀隆起,中央反而凹陷,易被误认为凹陷性颅骨骨折,需用颅骨 X 射线摄片作鉴别。

(2)帽状腱膜下血肿:头部受到斜向暴力,头皮发生了剧烈滑动,撕裂该层间的导血管所致。由于该层组织疏松,出血易于扩散,严重时血肿边界可与帽状腱膜附着缘一致,覆盖整个穹隆部,蔓延至全头部,似戴一顶有波动的帽子。小儿及体弱者,可导致休克或贫血。

(3)骨膜下血肿:血肿因受到骨缝处骨膜牢固粘连的限制,多局限于某一颅骨范围内,多由颅骨骨折引起。

较小的头皮血肿,一般 1～2 周可自行吸收,无须特殊处理,早期可给予加压冷敷以减少出血和疼痛,24～48 小时后改用热敷以促进血肿吸收,切忌用力揉搓。若血肿较大,则应在严格皮肤准备和消毒下,分次穿刺抽吸后加压包扎。处理头皮血肿的同时,应警惕合并颅骨损伤及脑损伤的可能。

2.头皮裂伤

头皮裂伤多为锐器或钝器打击所致,是常见的开放性头皮损伤。由于头皮血管丰富,出血较多,可引起失血性休克。处理时需着重检查有无颅骨和脑损伤。头皮裂伤较浅时,因断裂血管受头皮纤维隔的牵拉,断端不能收缩,出血量反较帽状腱膜层裂伤者多。现场急救可局部压迫止血,争取在 24 小时内实施清创缝合。缝合前要检查伤口有无骨碎片及有无脑脊液或脑组织外溢。缝合前应剃净伤处头发,冲洗消毒伤口,实施清创缝合后,注射破伤风抗毒素。

3.头皮撕脱伤

头皮撕脱伤多由发辫受机械力牵拉,使大块头皮自帽状腱膜下层或连同骨膜层一起被撕脱所致,可导致失血性或疼痛性休克。急救时,除加压包扎止血、防止休克外,应保留撕脱的头皮,避免污染,用无菌敷料包裹、隔水放置于有冰块的容器内,随伤员一同送往医院。手术应争取在伤后 6～8 小时进行,清创植皮后,应保护植皮片不受压、不滑动,利于皮瓣成活。对于骨膜已撕脱者,在颅骨外板上多处钻孔达板障,待骨孔内肉芽组织生成后再行植皮。

二、颅骨损伤

颅骨骨折指颅骨受暴力作用致颅骨结构改变。颅骨骨折提示伤者受暴力较重,合并脑损伤概率较高。颅骨骨折不一定合并严重的脑损伤,没有骨折也可能合并脑损伤,其临床意义不在于骨折本身。颅骨骨折按骨折部位分为颅盖骨折和颅底骨折,按骨折形态分为线性骨折和凹陷性骨折,按骨折是否与外界相通分为开放性骨折与闭合性骨折。

(一)解剖生理概要

颅骨由颅盖和颅底构成,颅盖、颅底均有左右对称的骨质增厚部分,形成颅腔的坚强支架。颅盖骨质坚实,由内、外骨板和板障构成。外板厚,内板较薄,内、外骨板表面均有骨膜覆盖,内骨膜也是硬脑膜外层,在颅骨的穹隆部,内骨膜与颅骨板结合不紧密,故颅顶部骨折时容易形成硬脑膜外血肿。

颅底骨面凹凸不平,厚薄不一,有两侧对称、大小不等的骨孔和裂隙,脑神经及血管由此出入颅腔。颅底被蝶骨嵴和岩骨嵴分为颅前窝、颅中窝和颅后窝。颅骨的气窦,如额窦、筛窦、蝶窦及乳突气房等均贴近颅底,气窦内壁与颅脑膜紧贴,颅底骨折越过气窦时,相邻硬脑膜常被撕裂,形成脑脊液外漏,易发生颅内感染。

(二)病因与发病机制

颅腔近似球体,颅骨有一定的弹性,有相当的抗压缩和抗牵张能力。颅骨受到暴力打击时,着力点局部可下陷变形,颅腔也可随之变形。当暴力强度大、受力面积小,颅骨多以局部变形为主,当受力点呈锥形内陷时,内板首先受到较大牵张力而折裂。此时若外力作用终止,则外板可弹回复位、保持完整,仅造成内板骨折,骨折片可穿破硬脑膜造成局限性脑挫裂伤。如果外力继续存在,则外板也将随之折裂,形成凹陷性骨折或粉碎性骨折。当外力引起颅骨整体变形较重,受力面积又较大时,可不发生凹陷性骨折,而在较为薄弱的颞骨鳞部或颅底引发线性骨折,局部骨折线往往沿暴力作用的方向和颅骨脆弱部分延伸。当暴力直接打击在颅底平面上或暴力由脊柱上传时常引起颅底骨折。颅前窝损伤时可能累及的脑神经有嗅神经、视神经,颅中窝损伤可累及面神经、听神经,颅后窝少见。

(三)临床表现

1.颅盖骨折

(1)线性骨折:发生率最高,局部有压痛、肿胀。经颅骨 X 射线摄片确诊。单纯线性骨折本身不需要特殊处理,但应警惕合并脑损伤或颅内出血,尤其是硬脑膜外血肿,有时可伴发局部骨膜下血肿。

(2)凹陷性骨折:局部可扪及局限性下陷区。若凹陷骨折位于脑重要功能区浅面,可出现偏瘫、失语、癫痫等病症。X 射线摄片可见骨折片陷入颅内的深度,CT 扫描有助于对骨折情况和合并脑损伤的诊断。

2.颅底骨折

颅底骨折多为强烈的间接暴力作用于颅底或颅盖骨折延伸到颅底所致,常为线性骨折。依骨折的部位不同可分为颅前窝、颅中窝和颅后窝骨折,临床表现各异。

(1)颅前窝骨折:骨折累及眶顶和筛骨,可有鼻出血、眶周("熊猫眼"征)及球结膜下瘀血斑。若脑膜、骨膜均破裂,则合并脑脊液鼻漏,即脑脊液经额窦或筛窦由鼻孔流出。若筛板或视神经管骨折,可合并嗅神经或视神经损伤。

(2)颅中窝骨折:骨折累及蝶骨,也可有鼻出血或合并脑脊液鼻漏。若累及颞骨岩部,且脑膜、骨膜及鼓膜均破裂,则合并脑脊液耳漏,即脑脊液经中耳由外耳道流出;若鼓膜完整,脑脊液则经咽鼓管流向鼻咽部,常被误认为是鼻漏。颅中窝骨折常合并第Ⅶ、第Ⅷ脑神经损伤。若累及蝶骨和颞骨的内侧部,还可能损伤垂体或第Ⅱ、第Ⅲ、第Ⅳ、第Ⅴ、第Ⅵ脑神经。若骨折伤及颈动脉海绵窦段,可由动静脉瘘的形成而出现搏动性突眼及颅内杂音。破裂孔或颈内动脉管处的破裂,可发生致命性的鼻出血或耳出血。

（3）颅后窝骨折：骨折累及颞骨岩部后外侧时，一般在伤后 1～2 天出现乳突部皮下瘀血斑（耳后瘀血斑）。若累及枕骨基底部，可在伤后数小时出现枕下部肿胀及皮下瘀血斑；枕骨大孔或岩尖后缘附近的骨折，可合并后组脑神经（第Ⅸ～第Ⅻ脑神经）损伤。

（四）辅助检查

1.X 射线检查

X 射线检查可显示颅内积气，但仅 30％～50％病例能显示骨折线。

2.CT 检查

CT 检查有助于眼眶及视神经管骨折的诊断，且显示有无脑损伤。

3.尿糖试纸测定

鉴别是否为脑脊液。

（五）诊断要点

外伤史、临床表现和颅骨 X 射线摄片、CT 检查基本可以明确诊断和定位，对脑脊液外漏有疑问时，可收集流出液做葡萄糖定量来测定。

（六）治疗要点

1.颅盖骨折

（1）单纯线性骨折：无须特殊处理，仅需卧床休息，对症治疗，如止痛、镇静等。但需注意有无继发颅内血肿等并发症。

（2）凹陷性骨折：若凹陷性骨折位于脑重要功能区表面，有脑受压症状或大面积骨折片下陷，直径大于 5 cm，深度超过 1 cm，应手术整复或摘除碎骨片。

2.颅底骨折

颅底骨折无须特殊治疗，主要观察有无脑损伤，以及处理脑脊液外漏、脑神经损伤等并发症。一旦出现脑脊液外漏即属开放性损伤，应使用破伤风抗毒素（TAT）及抗生素预防感染，大部分漏口在伤后1～2周自愈。若 4 周以上仍未自愈，可行硬脑膜修补术。若骨折片压迫视神经，应尽早手术减压。

（七）护理评估

1.健康史

了解受伤过程，如暴力大小、方向、受伤时有无意识障碍及口鼻出血情况，初步判断是否伴有脑损伤。同时了解患者有无合并其他疾病。

2.目前身体状况

（1）症状和体征：了解患者目前的症状和体征可判断受伤程度和定位，观察患者有无"熊猫眼"征、耳后瘀血斑，明确有无脑脊液外漏。鉴别血性脑脊液外漏与耳鼻损伤出血时，可将流出的血性液体滴于白色滤纸上，如见血迹外围有月晕样淡红色浸润圈，可判断为脑脊液外漏。有时颅底骨折虽伤及颞骨，且骨膜及脑膜均已破裂，但鼓膜尚完整时，脑脊液可经咽鼓管流至咽部而被患者咽下，故应询问患者是否有腥味液体流至咽部。

（2）辅助检查：颅骨 X 射线及 CT 检查结果，确定骨折的部位和性质。

3.心理-社会状况

了解患者可由头部外伤而出现的焦虑、害怕、恐惧等心理反应，以及对骨折能否恢复正常的担心程度,同时应了解家属对疾病的认识及心理反应。

(八)常见护理诊断/问题

1.疼痛

疼痛与损伤有关。

2.有感染的危险

感染与脑脊液外漏有关。

3.感知的改变

感知的改变与脑神经损伤有关。

4.知识缺乏

缺乏有关预防脑脊液外漏逆行感染的相关知识。

5.潜在并发症

潜在并发症为颅内出血、颅内压增高、颅内低压综合征。

(九)护理目标

(1)患者疼痛与不适程度减轻。

(2)患者生命体征平稳,无颅内感染发生。

(3)颅神经损伤症状减轻。

(4)患者能够叙述预防脑脊液外漏逆行感染的注意事项。

(5)患者病情变化能够被及时发现和处理。

(十)护理措施

1.脑脊液外漏的护理

(1)保持外耳道、鼻腔和口腔清洁,清洁时注意棉球不可过湿,以免液体逆流入颅。

(2)在鼻前庭或外耳道口松松地放置干棉球,随湿随换,同时记录 24 小时浸湿的棉球数,以估计脑脊液外漏量。

(3)避免用力咳嗽、打喷嚏、擤鼻涕及排便,以免颅内压骤然升降导致脑脊液逆流。

(4)脑脊液鼻漏者不可经鼻腔吸痰或放置胃管,禁止耳、鼻滴药、冲洗和堵塞,禁忌做腰穿。

(5)取头高位及患侧卧位休息,将头抬高 15°至漏液停止后 3～5 天,借重力作用使脑组织移至颅底硬脑膜裂缝处,促使局部粘连而封闭漏口。

(6)密切观察有无颅内感染迹象,根据医嘱预防性应用抗生素及破伤风抗毒素。

2.病情观察

观察有无颅内继发性损伤,如脑组织、脑膜、血管损伤引起的癫痫、颅内出血、继发性脑水肿、颅内压增高等。脑脊液外漏可推迟颅内压增高症状的出现,应严密观察意识、生命体征、瞳孔及肢体活动等情况,及时发现颅内压增高及脑疝的早期迹象。注意颅内低压综合征,若脑脊液外漏多,可使颅内压过低而导致颅内血管扩张,出现剧烈头痛、眩晕、呕吐、厌食、反应迟钝、脉搏细弱、血压偏低等。

(十一)护理评价

(1)患者疼痛是否缓解。

(2)患者有无颅内感染发生,脑脊液外漏是否如期愈合,护理措施是否得当。

（3）脑神经损伤症状是否减轻。

（4）患者能否叙述预防脑脊液外漏逆行感染的注意事项，遵医行为如何。

（5）患者病情变化是否被及时发现，并发症是否得到及时控制、预防和处理。

（十二）健康指导

对于颅底骨折合并脑脊液外漏者，主要是预防颅内感染，要劝告患者勿挖外耳道、抠鼻孔和擤鼻涕；注意预防感冒，以免咳嗽、打喷嚏；同时合理饮食，防止便秘，避免屏气、用力排便。

三、脑损伤

脑的被膜自外向内依次为硬脑膜、蛛网膜和软脑膜。硬脑膜坚韧且有光泽，由两层合成，外层兼具颅骨内膜的作用，内层较坚厚，两层之间有丰富的血管和神经。蛛网膜薄而透明，缺乏血管和神经，与硬脑膜之间有硬膜下腔，与软脑膜之间有蛛网膜下腔，充满脑脊液。脑脊液为无色透明液体，内含各种浓度不等的无机盐、葡萄糖、微量蛋白和淋巴细胞，对中枢神经系统起缓冲、保护、运输代谢产物及调节颅内压等作用。软脑膜薄且富有血管，覆盖于脑的表面并深入沟裂内。

脑损伤是指由暴力作用产生的脑膜、脑组织、脑血管及脑神经损伤。根据伤后脑组织与外界是否相通，将脑损伤分为开放性和闭合性两类。前者多由锐器或火器直接造成，有头皮裂伤、颅骨骨折和硬脑膜破裂，常伴有脑脊液外漏；后者由头部接触较钝物体或间接暴力造成，脑膜完整，无脑脊液外漏。根据脑损伤机制及病理改变分为原发性脑损伤和继发性脑损伤。前者指暴力作用于头部时立即发生的脑损伤，且不再继续加重，主要有脑震荡、脑挫裂伤及原发性脑干损伤等；后者指受伤一定时间后出现的脑受损病变，主要有脑水肿和颅内血肿，颅内血肿往往需要开颅手术。

（一）病因与发病机制

颅脑损伤的程度和类型多种多样。引起脑损伤的外力除可直接导致颅骨变形外，也可使头颅产生加速或减速运动，致使脑组织受到压迫、牵张、滑动或负压吸附等多种应力。由于暴力作用部位不同，脑在颅腔内产生的超常运动也各异，其运动方式可以是直线性的也可以是旋转性的。如人体坠落时，运动的头颅撞击于地面，受伤瞬间头部产生减速运动，脑组织会因惯性力作用撞击于受力侧的颅腔内壁，造成减速性损伤。大而钝的物体向静止的头部撞击时，引起头部的加速运动而产生惯性力。暴力过大并伴有旋转力，可使脑组织在颅腔内产生旋转运动，不仅使脑组织表面在颅腔内摩擦、撞击引起损伤，而且在脑组织内不同结构间产生剪应力，引起更为严重的损伤。惯性力引起的脑损伤分散且广泛，常有早期昏迷的表现。由于颅前窝和颅中窝的凹凸不平，各种不同部位和方式的头部损伤，均易在额极、颞极及其底面发生惯性力的脑损伤。

（二）临床表现

1.脑震荡

脑震荡是最常见的轻度原发性脑损伤，为受伤后立即出现短暂的意识障碍，可为意识不清或完全昏迷，持续数秒或数分钟，一般不超过 30 min，较重者出现皮肤苍白、出汗、血压下降、心动徐缓、呼吸微弱、肌张力减低、各种生理反射迟钝或消失。清醒后大多不能回忆受伤当时乃至伤前一段时间内的情况，临床称为逆行性遗忘。可能会伴有头痛、头晕、恶心、呕吐等症状,短期内可自行好转。神经系统检查无阳性体征,显微镜下可见神经组织结构紊乱。

2.脑挫裂伤

脑挫裂伤是常见的原发性脑损伤,包括脑挫伤及脑裂伤。前者指脑组织遭受破坏较轻,软脑膜尚完整;后者指软脑膜、血管和脑组织同时有破裂,伴有外伤性蛛网膜下腔出血。两者常同时存在,临床上又不易区别,合称为脑挫裂伤。脑挫裂伤可单发,也可多发,好发于额极、颞极及其基底。临床表现如下。

(1)意识障碍:脑挫裂伤最突出的临床表现。伤后立即出现,其程度和持续时间与脑挫裂伤程度、范围直接相关。多数患者在半小时以上,严重者可长期持续昏迷。

(2)局灶症状和体征:受伤当时立即出现与伤灶区功能相应的神经功能障碍或体征,如运动区损伤出现锥体束征、肢体抽搐、偏瘫等;若仅伤及"哑区",可无神经系统缺损的表现。

(3)头痛、恶心、呕吐:与颅内压增高、自主神经功能紊乱或外伤性蛛网膜下腔出血有关。后者还可出现脑膜刺激征,腰穿脑脊液检查有红细胞。

(4)颅内压增高与脑疝:由继发颅内血肿或脑水肿所致,使早期的意识障碍或偏瘫程度加重,或意识障碍好转后又加重,同时有血压升高、心率减慢、瞳孔不等大及锥体束征等表现。

3.原发性脑干损伤

原发性脑干损伤的症状与体征在受伤当时即已出现。单独的原发性脑干损伤较少,常与弥漫性损伤共存。患者常因脑干网状结构受损、上行激活系统功能障碍而持久昏迷,昏迷程度较深。伤后早期常出现严重生命体征变化,表现为呼吸节律紊乱,心率及血压波动明显。双侧瞳孔时大时小,对光反射无常,眼球位置歪斜或同向凝视。出现病理反射、肌张力增高、去皮质强直等。

4.弥散性轴索损伤

弥散性轴索损伤属于惯性力所致的弥散性脑损伤,由于脑的扭曲变形,脑内产生剪切或牵拉作用,造成脑白质广泛性轴索损伤。病变可分布于大脑半球、胼胝体、小脑或脑干。显微镜下所见为轴突断裂结构改变。可与脑挫裂伤合并存在或继发脑水肿,使病情加重。主要表现为受伤当时立即出现的较长时间昏迷,是由广泛的轴索损害,以及皮层与皮层下中枢失去联系所致。若累及脑干,患者出现一侧或双侧瞳孔散大,对光反应消失,或同向凝视等。意识好转后,可因继发脑水肿而再次昏迷。

5.颅内血肿

颅内血肿是颅脑损伤中最多见、最危险,却又是可逆的继发性病变。其严重性在于引起颅内压增高导致脑疝危及生命,早期发现和及时处理可改善预后。根据血肿的来源和部位可分为硬脑膜外血肿、硬脑膜下血肿和颅内血肿。根据血肿引起颅内压增高及早期脑疝症状所需时间分为:①急性型,72小时内出现症状;②亚急性型,3天至3周出现症状;③慢性型,3周以上才出现症状。

(1)硬脑膜外血肿:指出血积聚于颅骨与硬脑膜之间。与颅骨损伤有密切关系,症状取决于血肿的部位及扩展的速度。①意识障碍:可以是原发性脑损伤直接导致的,也可是由血肿本身导致颅内压增高、脑疝引起的。前者较轻,最初的昏迷时间很短,与脑疝引起昏迷之间有一段意识清醒时间。后者常发生于伤后数小时至1～2天。经过中间清醒期,再度出现意识障碍,并渐次加重。如果原发性脑损伤较严重或血肿形成较迅速,也可不出现中间清醒期。少数患者可无原发性昏迷,而在血肿形成后出现昏迷。②颅内压增高及脑疝表现:出现头痛、恶心、呕吐剧烈、烦躁不安、淡漠、嗜睡、定向不准等症状。一般成人幕上血肿大于20 mL,幕下血肿大于10 mL,即可引起颅内压增高症状。幕上血肿者大多先经历小脑幕切迹疝,然后合并枕骨大孔疝,故严重的呼吸循环障碍常发生在意识障碍和瞳孔改变之后。幕下血肿者可直接发生枕骨大孔疝,瞳孔改变、呼吸骤停几乎同时发生。

(2)硬脑膜下血肿:指出血积聚在硬脑膜下腔,是最常见的颅内血肿。急性硬脑膜下血肿症状类似硬脑膜外血肿,脑实质损伤较重,原发性昏迷时间长,中间清醒期不明显,颅内压增高与脑疝的其他征象多在伤后1～3天进行性加重。由于病情发展急重,一经确诊应尽早手术治疗。慢性硬脑膜下血肿好发于老年人,大多有轻微头部外伤史,有的患者伴有脑萎缩、血管性或出血性疾病。由于致伤外力小,出血缓慢,患者可有以下症状:慢性颅内压增高表现,如头痛、恶心、呕吐和视神经盘水肿等;血肿压迫症状,如偏瘫、失语和局限性癫痫等;有时可有智力下降、记忆力减退和精神失常。

(3)颅内血肿:有两种类型。①浅部血肿:出血均来自脑挫裂伤灶,少数与颅骨凹陷性骨折部位相应,好发于额叶和颞叶,常与硬脑膜下血肿和硬脑膜外血肿并存。②深部血肿:多见于老年人,血肿位于白质深部,脑表面可无明显挫伤。临床表现以进行性意识障碍为主,若血肿累及重要脑功能区,可出现偏瘫、失语、癫痫等局灶症状。

(三)辅助检查

一般采用CT、MRI检查。脑震荡无阳性发现,可显示脑挫裂伤的部位、范围、脑水肿的程度,以及有无脑室受压及中线结构移位等;弥散性轴索损伤CT扫描可见大脑皮质与髓质交界处、胼胝体、脑干、内囊区域或三脑室周围有多个点状或小片状出血灶;MRI能提高小出血灶的检出率;硬脑膜外血肿CT检查表现为颅骨内板与脑表面之间有双凸镜形或弓形密度增高影,常伴颅骨骨折和颅内积气;硬脑膜下血肿CT检查示颅骨内板下低密度的新月形、半月形或双凸镜形影;脑内血肿CT检查在脑挫裂伤灶附近或脑深部白质内见到圆形或不规则高密度血肿影,周围有低密度水肿区。

(四)诊断要点

根据患者外伤史、意识改变、瞳孔的变化、锥体束征及CT、MRI检查可明确诊断。

1.非手术治疗

(1)脑震荡:通常无须特殊治疗。一般卧床休息1～2周,可完全恢复。适当给予镇痛、镇静等对症处理,禁用吗啡及哌替啶。

(2)脑挫裂伤:以非手术治疗为主。①一般处理:静卧、休息,床头抬高,宜取侧卧位;保持呼吸道通畅;维持水、电解质、酸碱平衡;应用抗生素预防感染;对症处理;严密观察病情变化。②防治脑水肿:治疗脑挫裂伤的关键。可采用脱水、激素或过度换气等治疗对抗脑水肿、降低颅内压;吸氧、限制液体入量;冬眠低温疗法降低脑代谢率等。③促进脑功能恢复:应用营养神经药物,如三磷腺苷(ATP)、辅酶 A、细胞色素 C 等,以供应能量,改善细胞代谢,促进脑细胞功能恢复。

2.手术治疗

(1)重度脑挫裂伤:经非手术治疗无效,颅内压增高明显甚至出现脑疝迹象时,应做脑减压术或局部病灶清除术。

(2)硬脑膜外血肿:一经确诊,立即手术,清除血肿。

(3)硬脑膜下血肿:多采用颅骨钻孔冲洗引流术,术后引流 48～72 小时。

(4)颅内血肿:一般经手术清除血肿。

(5)常见手术方式:开颅血肿清除术、去骨瓣减压术、钻孔探查术、脑室引流术、钻孔引流术。

(五)护理评估

1.健康史

详细了解受伤过程,如暴力大小、方向、性质、速度,患者当时有无意识障碍,其程度及持续时间,有无中间清醒期、逆行性遗忘,受伤当时有无口鼻、外耳道出血或脑脊液外漏发生,是否出现头痛、恶心、呕吐等情况;初步判断是颅伤、脑伤或是复合损伤;同时应了解现场急救情况;了解患者既往健康状况。

2.目前身体状况

评估患者的症状和体征,了解有无神经系统病征及颅内压增高征象;根据观察患者意识、瞳孔、生命体征及神经系统体征的动态变化,区分脑损伤是原发性的还是继发性的;结合 X 射线、CT 及 MRI 检查结果判断损伤的严重程度。

3.心理-社会状况

了解患者及家属对颅脑损伤及其术后功能恢复的心理反应,常见心理反应有焦虑、恐惧等;了解家属对患者的支持能力和程度。

(六)常见护理诊断/问题

1.清理呼吸道无效

清理呼吸道无效与脑损伤后意识障碍有关。

2.疼痛

疼痛与颅内压增高和手术切口有关。

3.营养失调/低于机体需要量

其与脑损伤后高代谢、呕吐、高热、不能进食等有关。

4.体温过高

体温过高与脑干损伤有关。

5.潜在并发症

潜在并发症为颅内压增高、脑疝及癫痫发作。

（七）护理目标

（1）患者意识逐渐恢复，生命体征平稳，呼吸道通畅。

（2）患者的疼痛减轻，舒适感增加。

（3）患者营养状态能够维持或接近正常水平。

（4）患者体温维持正常。

（5）患者颅内压增高、脑疝的早期迹象及癫痫发作能够得到及时预防、发现和处理。

（八）护理措施

1.现场急救

及时而有效的现场急救，在缓解致命性危险因素的同时（如窒息、大出血、休克等）为进一步治疗创造了有利条件，如预防或减少感染机会，提供确切的受伤经过。

（1）维持呼吸道通畅：颅脑损伤患者常有不同程度的意识障碍，失去正常的咳嗽反射和吞咽功能，呼吸道分泌物不能有效排除，舌根后坠可引起严重呼吸道梗阻。应及时清除口咽部分泌物、呕吐物，将患者侧卧或放置口咽通气道，必要时行气管切开，保持呼吸道畅通。

（2）伤口处理：单纯头皮出血，清创后加压包扎止血；开放性颅脑损伤应剪短伤口周围头发，伤口局部不冲洗、不用药；外露的脑组织周围可用消毒纱布卷保护，外加干纱布适当包扎，避免局部受压。若伤情许可宜将头部抬高以减少出血。尽早进行全身抗感染治疗及破伤风预防注射。

（3）防治休克：对有休克征象者，应查明有无颅外部位损伤，如多发性骨折、内脏破裂等。嘱患者平卧、注意保暖、及时补充血容量。

（4）做好护理记录：准确记录受伤经过、初期检查发现、急救处理经过，以及生命体征、意识、瞳孔、肢体活动等病情，为进一步处理提供依据。

2.病情观察

动态的病情观察是鉴别原发性与继发性脑损伤的重要手段。观察内容包括意识、瞳孔、生命体征、神经系统体征等。

（1）意识状态：意识障碍是脑损伤患者的常见变化之一。通过意识障碍的程度可判断颅脑损伤的轻重；意识障碍出现的迟早和有无继续加重，可作为区别原发性和继发性脑损伤的重要依据。

传统意识分法：清醒、模糊、浅昏迷、昏迷和深昏迷五级。①意识清醒：正确回答问题，判断力和定向力正确。②意识模糊：为最轻或最早出现的意识障碍，因而也是最需要关注的，能简单回答问题，但不确切，判断力和定向力差，呈嗜睡状。③浅昏迷：意识丧失，对疼痛刺激有反应，角膜、吞咽反射和病理反射尚存在，重的意识模糊与浅昏迷的区别仅在于前者尚能保持呼之能应或呼之能睁眼这种最低限度的合作。④昏迷：痛觉反应已经迟钝、随意运动已完全丧失的意识障碍阶段，可有鼾声、尿潴留等表现，瞳孔对光反应与角膜反射尚存在。⑤深昏迷：对痛刺激无反应，各种反射消失，呈去皮质强直状态。

格拉斯哥昏迷评分法：评定睁眼、语言及运动反应，以三者积分表示意识障碍程度，最高15分，表示意识清醒，8分以下为昏迷，最低3分（表2-1）。

表 2-1　格拉斯哥昏迷评分法

睁眼反应	评分	语言反应	评分	运动反应	评分
能自行睁眼	4	回答正确	5	遵嘱活动	6
呼之能睁眼	3	回答错误	4	刺痛定位	5
刺痛能睁眼	2	语无伦次	3	躲避刺痛	4
不能睁眼	1	只能发声	2	刺痛肢屈	3
		不能发声	1	刺痛肢伸	2
				无反应	1

(2)生命体征:生命体征紊乱是脑干受损征象。为避免患者躁动影响准确性,应先测呼吸,再测脉搏,最后测血压。颅脑损伤患者以呼吸变化最为敏感和多变,注意节律、深浅。若伤后血压上升,脉搏缓慢有力,呼吸深慢,提示颅内压升高,应警惕颅内血肿或脑疝发生;伤后,与意识障碍和瞳孔变化同时出现心率减慢和血压升高,为小脑幕切迹疝;枕骨大孔疝患者可未经明显的意识障碍和瞳孔变化阶段而突然发生呼吸停止。伤后早期,由于组织创伤反应,可出现中等程度发热;若累及间脑或脑干可导致体温调节紊乱,出现体温不升或中枢性高热。

(3)瞳孔变化:可由动眼神经、视神经及脑干部位的损伤引起。正常瞳孔等大、圆形,在自然光线下直径 3～4 mm,直接、间接对光反应灵敏。伤后一侧瞳孔进行性散大,对侧肢体瘫痪伴意识障碍加重,提示脑受压或脑疝;伤侧瞳孔先短暂缩小继之散大,伴对侧肢体运动障碍,提示伤侧颅内血肿;双侧瞳孔散大、对光反应消失、眼球固定伴深昏迷或去皮质强直,多为原发性脑干损伤或临终表现。观察瞳孔时应排除某些药物、剧痛、惊骇等对瞳孔变化的影响。

(4)其他:观察有无脑脊液外漏、呕吐,有无剧烈头痛或烦躁不安等颅内压增高的表现或脑疝先兆。注意 CT 和 MRI 扫描结果及颅内压监测情况。

3.一般护理

(1)体位:抬高床头 15°～30°,以利脑静脉回流,减轻脑水肿。深昏迷患者取侧卧位或侧俯卧位,以利于口腔内分泌物排出。保持头与脊柱在同一直线上,头部过伸或过屈均会影响呼吸道通畅及颈静脉回流,不利于降低颅内压。氧气吸入,做好气管插管、气管切开准备。

(2)营养与补液:及时、有效补充能量和蛋白质以减轻机体损耗。对不能进食者在伤后 48 小时后可行全胃肠外营养。评估患者营养状况,如体重、氮平衡、血浆蛋白、血糖、血电解质等,以便及时调整营养素供给量和配方。

(3)卧床患者基础护理:加强皮肤护理、口腔护理、排尿排便等生活护理,尤其是对意识不清昏迷患者预防各种并发症的发生。

(4)根据病情做好康复护理:重型颅脑损伤患者生命体征平稳后要及早进行功能锻炼,可减少日后的并发症和后遗症,主要通过姿势治疗、按摩、被动运动、主动运动等。

4.高热患者的护理

高热可造成脑组织相对缺氧,加重脑损害,故需采取积极降温措施。常用物理降温法有冰帽,或头、颈、腋、腹股沟等处放置冰袋或冰水毛巾等。如体温过高物理降温无效或引起寒战时,需采用冬眠疗法。常用氯丙嗪、异丙嗪各 25 mg 或 50 mg 肌内注射或静脉滴注,用药20分钟后开始物理降温。降温速度以每小时下降 1 ℃ 为宜,降至肛温为 32～34 ℃ 较为理想。可每4～6 小时重复用药,一般维持 3～5 天。低温期间应密切观察生命体征并记录,若收缩压低于13.3 kPa(100 mmHg),呼吸次数减少或不规则时,应及时通知医师停止冬眠疗法或更换冬眠药物。观察局部皮肤、肢体末端和耳郭处血液循环情况,以免冻伤,并防止肺炎、压疮的发生。停用冬眠疗法时,应先停物理降温,再逐渐停冬眠药物。

5.脑室引流管的护理

对有脑室引流管患者护理时应注意:①应严格无菌操作。②引流袋最高处距侧脑室的距离为10～15 cm。③注意引流速度,禁忌流速过快,避免颅内压骤降造成危险。④控制脑脊液引流量,每天不超过500 mL为宜。⑤注意观察脑脊液性状,若有大量鲜血提示脑室内出血,若为混浊则提示有感染。

(九)护理评价

(1)患者意识状态是否逐渐恢复,患者呼吸是否平稳,有无误吸发生。

(2)患者疼痛是否减轻。

(3)患者的营养状态如何,营养素供给是否得到保证。

(4)患者体温是否恢复正常。

(5)患者是否出现颅内压增高、脑疝及癫痫发作等并发症,若出现是否得到及时发现和处理。

(十)健康指导

(1)康复训练:根据脑损伤遗留的语言、运动或智力障碍程度,制订康复训练计划,以改善患者生活自理能力及社会适应能力。

(2)外伤性癫痫患者应定期服用抗癫痫药物,不能单独外出,以防发生意外。

(3)骨瓣去除患者应做好自我保护,防止因重物或尖锐物品碰撞患处而发生意外,尽可能取健侧卧位以防止膨出的脑组织受到压迫。3～6 个月后视情况可做颅骨修补术。

第六节　输尿管损伤

一、概述

输尿管位于腹膜后间隙,位置隐蔽,一般由外伤直接引起的输尿管损伤不常见,多见于医源性损伤,如手术损伤、器械损伤、放射性损伤。凡腹腔、盆腔手术后患者发生无尿、漏尿,或腹腔或盆腔有刺激症状时均应想到输尿管损伤的可能。对怀疑输尿管损伤的患者,应进行系统的泌尿系检查。在妇科手术特别是异位妊娠破裂、剖宫产等急诊手术或妇科肿瘤根治术中,输尿管被钳夹或误扎等医源性损伤最为常见。

二、护理评估

采集患者外伤史,盆腔、腹腔、腹膜后手术史,妇科手术史及泌尿系手术史,如出现相应的症状应警惕输尿管损伤的可能。

(一)临床表现

手术损伤输尿管引起临床表现需根据输尿管损伤程度而定,术中发现输尿管损伤,立即处理可不留后遗症。尚未被发现,多在 3~5 天起病。尿液起初渗在组织间隙里,临床上表现为高热、寒战、恶心、呕吐、损伤侧腰痛、肾肿大、下腹或盆腔内肿物、压痛及肌紧张等。

1.腹痛及感染症状

若输尿管被误扎,多数病例数天内患侧腰部出现胀痛,并可出现寒战、发热,局部触痛、叩击痛并可扪及肿大的肾脏。若采用输尿管镜套石或碎石操作,不慎造成输尿管穿孔破损者,由于漏尿或尿液外渗可引起患侧腰痛及腹胀,继发感染后则出现寒战、发热,肾区压痛并可触及尿液积聚而形成的肿块。

2.尿瘘

尿瘘分急性尿瘘与慢性尿瘘两种。前者在输尿管损伤后当日或数日内出现伤口漏尿、腹腔积尿或阴道漏尿。后者以盆腔手术所致输尿管阴道瘘最常见。尿瘘形成前,多有尿外渗引起感染症状,常见伤后2~3周内形成尿瘘。

3.无尿

双侧输尿管发生断裂或误扎,伤后即可无尿,应注意与创伤性休克所致急性肾衰竭的无尿鉴别。

4.血尿

输尿管损伤后可以出现肉眼或镜下血尿,但也可以尿液检查正常,一旦出现血尿,应高度怀疑有输尿管损伤。

(二)辅助检查

1.静脉肾盂造影

静脉肾盂造影可显示患肾积水,损伤以上输尿管扩张、扭曲、成角、狭窄及对比剂外溢。

2.膀胱镜及逆行造影

膀胱镜可观察瘘口部位并与膀胱损伤鉴别,逆行造影对明确损伤部位、损伤程度有价值。

3.B 超

B 超可显示患肾积水和输尿管扩张。

4.CT

CT 对输尿管外伤性损伤部位、尿外渗及合并肾损伤或其他脏器损伤有一定的诊断意义。

5.阴道检查

阴道检查有时可直接观察到瘘口的部位。

6.体格检查

膀胱腹膜外破裂后尿外渗,下腹耻骨上区有明显触痛,有时可触及包块。膀胱腹膜内破裂后,若有大量尿液进入腹腔,检查有腹壁紧张、压痛、反跳痛及移动性浊音。

(三)护理问题

首先对患者进行心理评估,了解患者的身体和心理状态,患者主要存在以下护理问题。

1.疼痛

疼痛与尿外渗及手术有关。

2.舒适的改变

舒适的改变与术后放置支架管、造瘘管有关。

3.恐惧、焦虑

恐惧、焦虑与尿瘘、担心预后不良有关。

4.有感染的危险

感染与尿外渗及各种管路有关。

三、护理措施

(一)心理护理

由手术损伤引发的输尿管损伤发生率较高,因此,心理护理显得尤为重要。要做到详细评估患者的心理状况及接受治疗的心理准备,与患者建立良好的护患关系,掌握患者的心理变化并给予相应的健康指导,减少医疗纠纷。输尿管损伤后患者情绪紧张、恐惧,尤其是发生漏尿或无尿时,护士在密切观察病情的同时要向患者宣讲损伤后注意的问题,鼓励患者树立信心,保持平和的心态,积极配合治疗,减轻患者的焦虑。

(二)生活护理

(1)主动巡视患者,帮助患者完成生活护理,保持"七洁":皮肤、头发、指甲、会阴、口腔、手足、床单的干净整洁,使患者感到舒适。

(2)观察并保持各种管路的清洁通畅,正确记录引流液的颜色及量,尿袋、引流袋定期更换。

(3)关心患者,讲解健康保健知识。

(4)观察尿外渗的腹部体征,腹痛的程度;观察体温的变化,每天测量体温 4 次,并记录在护理病例中,发热时及时通知医师。

(5)观察 24 小时尿量,注意血尿情况,少尿、无尿要立即通知医师处理。

(6)饮食要均衡,富于营养,易消化。不吃易引起腹胀的食物,如牛奶、大豆等。保持排便通畅,必要时服润肠药。

(三)治疗及护理配合

输尿管损伤后治疗采取修复输尿管、保持通畅、保护肾功能的原则。及时采用双"J"管引流,有利于损伤的修复和狭窄的改善。

1.治疗方法

(1)外伤所致输尿管损伤,应首先注意处理其全身情况及有无合并其他脏器的损伤,断裂的输尿管应根据具体情况给予修补或吻合。除不得已时不宜摘除肾脏。

(2)器械所致的输尿管损伤往往为裂伤,保守治疗多可痊愈。如尿外渗症状不断加重,应及早施行引流术。

(3)手术时误伤输尿管应根据具体情况及时予以修补或吻合,如输尿管被结扎,应尽早松解结扎线,并在输尿管内安置导管保留数天。输尿管切开,可进行缝合修补,然后置管引流。输尿管被切断,则进行端端吻合,置管引流 2 周左右。输尿管在低位被切断可行输尿管膀胱吻合术。输尿管被钳夹,损伤轻微时按结扎处理;较重时,为防止组织坏死形成尿瘘,可切除损伤部分,进行端端吻合。若输尿管缺损太多,根据具体情况可以选择输尿管外置造瘘、肾造瘘,利用膀胱组织或小肠做输尿管成形手术。

2.保守治疗的护理配合

(1)密切监测生命体征的变化,记录及时准确。

(2)观察腹痛情况,不能盲目给予止痛剂。

(3)保持各种管路的清洁通畅,正确记录引流液的颜色及量,尿袋定期更换。

(4)备皮、备血、皮试,做好必要时手术探查的准备。

(5)正确记录 24 小时尿量,注意血尿情况,少尿、无尿要立即通知医师处理。

(6)嘱患者卧床休息,做好生活护理,保持排便通畅,必要时服润肠药。

3.手术治疗的护理

(1)输尿管断端吻合术后留置双"J"管,在此期间嘱患者多饮水,保证引流尿液通畅,防止感染,促进输尿管损伤的愈合。

(2)预防感染,术后留置导尿管,注意各引流管的护理,定期更换引流袋。更换引流袋应无菌操作,防止感染,尿道口护理每天 1~2 次。女性患者每天冲洗会阴。

(3)严密观察尿量,间接地了解有无肾衰竭的发生。

(4)高热的护理:给予物理降温,鼓励患者多饮水,及时更换干净衣服,必要时遵医嘱给予药物降温。

4.留置双"J"管的护理

(1)留置双"J"管可引起患侧腰部不适,术后早期多有腰痛,主要是与插管引起输尿管黏膜充血、水肿及放置双"J"管后输尿管反流有关。

(2)患者出现膀胱刺激症状,主要由双"J"管放置与不当或双"J"管下移,刺激膀胱三角区和后尿道所致。

(3)术后输尿管内放置双"J"管做内支架以利内引流,勿打折,保持通畅,同时防止血块聚集造成输尿管阻塞。

(4)要调整体位保持导尿管通畅,防止膀胱内尿液反流。

(5)观察尿液及引流状况。由于双"J"管置管时间长,且上下端盘曲刺激肾盂、膀胱黏膜易引起血尿。因此,术后要注意尿液颜色及尿量的变化。观察血尿颜色的方法是每天清晨留取标本,用无色透明玻璃试管,观察、比较尿色。若患者突然出现鲜红尿液或肾区胀痛及腹部不适等症状,应及时报告医师。

(6)双"J"管于手术后 1~3 个月在膀胱镜下拔除。

四、健康教育

(1)输尿管损伤严重易引起输尿管狭窄,因此告知患者双"J"管需要定期更换直至狭窄改善为止。

(2)定期复查了解损伤愈合的情况及双"J"管的位置。若出现尿路刺激征、发热、腹痛、无尿等症状时,及时就诊。

(3)拔除留置导尿管后,指导患者增加饮水量,增加排尿次数,不宜憋尿,不宜做剧烈运动。有膀胱刺激征患者应遵医嘱给予解痉药物治疗。

第七节　膀　胱　损　伤

一、概述

膀胱深藏在骨盆内,排空后肌肉层厚,一般不易受伤。膀胱充盈时伸展至下腹部高出耻骨联合,若下腹部遭到暴力打击,易发生膀胱损伤。骨盆骨折的骨折断端可以刺破膀胱。难产时,胎头长时间压迫可造成膀胱壁缺血性坏死。一般分为闭合性损伤、开放性损伤和医源性损伤。

二、病因及临床表现

(一)闭合性损伤

膀胱空虚时位于骨盆深处受到周围组织保护,不易受外界暴力损伤。当膀胱膨胀时,因膀胱扩张且高出耻骨联合,故下腹部受到暴力,如踢伤、击伤和跌伤等可造成膀胱损伤;骨盆骨折的骨折断端可以刺破膀胱;难产时,胎头长时间压迫可造成膀胱壁缺血性坏死。

(二)开放性损伤

开放性损伤多见于火器伤,常合并骨盆内其他组织器官的损伤。

(三)手术损伤

膀胱镜检查、尿道扩张等器械检查可造成膀胱损伤。盆腔和下腹部手术,如疝修补、妇科恶性肿瘤切除等易致膀胱损伤。

(四)挫伤

挫伤是指膀胱壁保持完整,仅黏膜或部分肌层损伤,膀胱腔内有少量出血,无尿外渗,不引起严重后果。

(五)破裂

膀胱破裂可分为腹膜外破裂和腹膜内破裂两种类型。

1.腹膜外破裂

破裂多发生在膀胱前壁的下方,尿液渗至耻骨后间隙,沿筋膜浸润腹壁或蔓延到腹后壁,如不及时引流,可发生组织坏死、感染,引起严重的蜂窝组织炎。

2.腹膜内破裂

腹膜内破裂多发生于膀胱顶部。大量尿液进入腹腔可引起尿性腹膜炎。大量尿液积存于腹腔有时要与腹腔积液鉴别。

(六)尿瘘

膀胱与附近脏器相通可形成膀胱阴道瘘或膀胱直肠瘘等。发生瘘后,泌尿系统容易继发感染。

(七)出血与休克

骨盆骨折合并大出血,膀胱破裂致尿外渗及腹膜炎,伤势严重,常有休克。

(八)排尿困难和血尿

膀胱破裂后,尿液流入腹腔或膀胱周围,有尿意,但不能排尿或仅排出少量血尿。

三、护理评估

评估患者受伤的时间、地点、暴力性质、部位、临床表现、合并伤、尿外渗、感染、特殊检查结果。

(一)临床表现

因膀胱挫伤范围仅限于黏膜或肌层,故患者仅有下腹不适、小量终末血尿等。一般在短期内症状可逐渐消失。膀胱破裂则有严重表现,临床症状依裂口大小、位置及其他器官有无损伤而不同。腹膜内破裂会引起弥漫性腹膜刺激症状,如腹部膨胀、压痛、肌紧张、肠蠕动音降低和移动性浊音等。膀胱与附近器官相通形成尿瘘时,尿液可从直肠、阴道或腹部伤口流出,往往同时合并泌尿系感染。

1.腹痛

尿外渗及血肿引起下腹部剧痛,尿液流入腹腔则引起急性腹膜炎症状。伴有骨盆骨折时,耻骨处有明显压痛。尿外渗和感染引起盆腔蜂窝组织炎时,患者可有全身中毒表现。

2.尿瘘

贯穿性损伤可有体表伤口、直肠或阴道漏尿。闭合性损伤在尿外渗感染后破溃,也可形成尿瘘。膀胱与附近脏器相通可形成膀胱阴道瘘或膀胱直肠瘘等。发生瘘后,泌尿系容易继发感染。

(二)辅助检查

根据外伤史及临床体征诊断并不困难。凡是下腹部受伤或骨盆骨折后,下腹出现疼痛、压痛、肌紧张等征象,除考虑腹腔内脏器损伤外,也要考虑到膀胱损伤的可能性。当出现尿外渗、尿性腹膜炎或尿瘘时,诊断更加明确。怀疑膀胱损伤时,应做进一步检查。

1.导尿术

如无尿道损伤,导尿管可顺利放入膀胱,若患者不能排尿液,而导出尿液为血尿,应进一步了解是否有膀胱破裂。可保留导尿管进行注水试验,抽出量比注入量明显减少,表示有膀胱破裂。

2.膀胱造影

经导尿管注入碘化钠或空气,摄取前后位及斜位 X 射线摄片,可以确定膀胱有无破裂,破裂部位及外渗情况。

3.膀胱镜检查

膀胱镜检查对于膀胱瘘的诊断很有帮助,但当膀胱内有活跃出血或当膀胱不能容纳液体时,不能采用此项检查。

4.排泄性尿路造影

如疑有上尿道损伤,可考虑采用排泄性尿路造影,以了解肾脏及输尿管情况。

(三)护理问题

1.疼痛

疼痛与损伤后血肿和尿外渗及手术切口有关。

2.潜在并发症

出血,与损伤后出血有关。

3.有感染的危险

感染与损伤后血肿、尿外渗及免疫力低有关。

4.恐惧、焦虑

恐惧、焦虑与外伤打击、担心预后不良有关。

(四)护理目标

(1)患者主诉疼痛减轻或能耐受。

(2)严密观察患者出血情况,如有异常出血及时通知医师。

(3)在患者住院期间不发生由护理不当造成的感染。

(4)患者主诉恐惧、焦虑心理减轻。

四、护理措施

(一)生活护理

(1)满足患者的基本生活需要,做到"七洁"。

(2)做好引流管护理:①妥善固定、保持通畅。②准确记录引流液量、性质。③保持尿道口清洁,定期更换尿袋。

(3)多饮水,多食易消化食物,保持排便通畅。

(二)心理护理

(1)损伤后患者恐惧、焦虑,担心预后情况。护士主动向患者介绍康复知识,介绍相似病例,鼓励患者树立信心、配合治疗、减少焦虑。

(2)从生活上关心、照顾患者,满足基本生活护理,使其感到舒适。

(3)加强病房管理,创造整洁安静的休养环境。

(三)治疗及护理配合

膀胱挫伤无须手术,通过支持疗法、适当休息、充分饮水、给予抗菌药物和镇静药,在短期内即可痊愈。

1.紧急处理

膀胱破裂是一种较严重的损伤,常伴有出血和尿外渗,病情严重,应尽早施行手术。护士需协助做好手术前的各项相关检查和护理,积极采取抗休克治疗,如输液、输血、镇静及止痛等各项措施。

2.保守治疗的护理

患者的症状较轻,膀胱造影显示少量尿外渗,可从尿道插入导尿管持续引流尿液,可以采取保守治疗,保持尿液引流通畅,预防感染。

(1)密切观察生命体征,及时发现有无持续出血,观察有无休克发生。

(2)保持尿液引流通畅,及时清除血块,防止阻塞膀胱,观察并记录24小时尿的色、质、量。妥善固定尿管。

(3)适当休息,充分饮水,保证每天尿量在3000 mL以上,以起到内冲洗的作用。

(4)注意观察体温的变化,警惕有无盆腔血肿、感染。观察腹膜刺激症状。

3.手术治疗的护理

膀胱破裂伴有出血和尿外渗,病情严重,须尽早施行手术。

（1）按外科术前准备进行备皮、备血、术前检查。

（2）开放静脉通道，观察生命体征。

（3）准确填写手术护理记录单，与手术室护士认真交接。

（4）术后监测生命体征，并详细记录。

（5）按医嘱正确输入药物，掌握液体输入的速度，保持均匀的摄入。

（6）保持各种管路通畅，并妥善固定，防止脱落。定期更换引流袋。

（7）观察伤口渗出情况，及时更换敷料，遵守无菌操作原则。

（8）保持排便通畅，避免增加腹压，有利于伤口愈合。术后采取综合疗法，使患者获得充分休息、足够营养、适当水分，纠正贫血，控制感染。

五、健康教育

（1）讲解引流管护理的要点，如防止扭曲、打折，保持引流袋位置低于伤口及尿管，防止尿液反流。

（2）拔除尿管前要训练膀胱功能，先夹管训练 1～2 天，拔管后多饮水，达到冲洗尿路预防感染的目的。

（3）卧床期间防止压疮、防止肌肉萎缩，进行功能锻炼。

第八节　尿道损伤

尿道损伤较为常见，多发生在男性。男性尿道较长，以尿生殖膈为界，分为前、后两部分，前尿道包括球部和阴茎部，后尿道包括前列腺部和膜部。前尿道损伤多发生在球部，后尿道损伤多在膜部。

一、病因及病理

(一)根据损伤病因分为两类

（1）开放性损伤：由子弹、弹片、锐器伤所致，常伴有阴茎、阴囊、会阴部贯通伤。

（2）闭合性损伤：会阴部骑跨伤，将尿道挤向耻骨联合下方，引起尿道球部损伤。骨盆骨折可引起尿生殖膈移位，产生剪力，使膜部尿道撕裂或撕断。经尿道器械操作不当可引起球部膜部交界处尿道损伤。

(二)根据损伤程度病理可分为下列三种类型

（1）尿道挫伤：尿道内层损伤，阴茎筋膜完整，仅有水肿和出血，可以自愈。

（2）尿道裂伤：尿道壁部分断裂，引起尿道周围血肿和尿外渗，愈合后可引起尿道狭窄。

（3）尿道断裂：尿道完全断裂时，断部退缩、分离，血肿和尿外渗明显，可发生尿潴留。

尿外渗的范围以生殖膈为分界：前尿道损伤时，尿外渗范围在阴茎、会阴、下腹壁和阴囊的皮下；后尿道前列腺部损伤时，尿外渗主要在前列腺和膀胱周围，外阴部不明显。

二、临床表现

(一)休克

骨盆骨折所致尿道损伤，一般较严重，常因合并大出血，引起创伤性、失血性休克。

(二)疼痛

尿道球部损伤时会阴部肿胀、疼痛，排尿时加重。后尿道损伤时，下腹部疼痛、局部压痛、肌紧张，伴骨盆骨折者，移动时加剧。

(三)排尿困难

尿道挫伤时因局部水肿或疼痛性括约肌痉挛，故排尿困难。尿道断裂时，不能排尿，发生急性尿潴留。

(四)尿道出血

前尿道损时，伤即使不排尿时尿道外口也可见血液滴出；后尿道损伤时，尿道口无流血或仅少量血液流出。

(五)尿外渗及血肿

尿生殖膈撕裂时，会阴、阴囊部出现血肿及尿外渗，并发感染时则出现全身中毒症状。

三、诊断

(一)病史及体格检查

有明显外伤史及上述典型的临床表现。

(二)导尿

轻缓插入导尿管，如顺利进入膀胱，说明尿道是连续而完整的。若一次插入困难，不应勉强反复试插，以免加重损伤及感染，尿道损伤并骨盆骨折时一般不易插入导尿管。

(三)X 射线检查

X 射线检查可显示骨盆骨折情况，必要时从尿道注入造影剂 20 mL，确定尿道损伤部位、程度及造影剂有无外渗，了解尿液外渗情况。

四、治疗

(一)紧急处理

对损伤严重伴失血性休克者，及时采取输血、输液等抗休克措施。对骨盆骨折患者需让其平卧，勿随意搬动，以免加重损伤。对尿潴留不宜导尿或未能立即手术者，可行耻骨上膀胱穿刺，吸出膀胱内尿液。

(二)保守治疗

尿道挫伤及轻度损伤，症状较轻、尿道连续性存在而无排尿困难者，无须特殊治疗；排尿困难或不能排尿、插入导尿管成功者，留置尿管 1~2 周。使用抗生素预防感染，一般无须特殊处理。

(三)手术治疗

1.前尿道裂伤导尿失败或尿道断裂

行经会阴尿道修补或断端吻合术，并留置导尿管 2~3 周。对病情严重、会阴或阴囊形成大血肿及尿外渗者，施行耻骨上膀胱穿刺造瘘术，3 个月后再修补尿道，并在尿外渗区做多个皮肤切口，深达浅筋膜下，以引流外渗尿液。

2.骨盆骨折致后尿道损伤

病情稳定后，做耻骨上高位膀胱造瘘术。一般在 3 周内能恢复排尿；如不能恢复排尿，则留置造瘘管 3 个月，二期施行解除尿道狭窄的手术。

3.并发症处理

为预防尿道狭窄,待患者拔除导尿管后,需定期做尿道扩张术。对于晚期发生的尿道狭窄可用腔内技术行经尿道切开或切除狭窄部的瘢痕组织,或于伤后 3 个月经会阴部切口切除瘢痕组织,做尿道吻合术。后尿道合并肠损伤应立即修补,并做暂时性结肠造瘘。如并发尿道直肠瘘,应待 3～6 个月后再施行修补手术。

五、护理

(一)护理评估

1.健康史

收集病史资料时,要注意询问受伤的原因、受伤时的姿势,是否有骑跨伤、骨盆骨折或经尿道的器械检查治疗史。

2.身体状况

(1)尿道出血:前尿道损伤后,即使在不排尿时也可见尿道外口滴血或流血;后尿道损伤后,尿道外口不流血或仅流出少量血液;排尿时,可出现血尿。

(2)疼痛:前尿道损伤时,受伤处疼痛,有时可放射到尿道外口,排尿时疼痛加重;后尿道损伤时,疼痛位于下腹部,在移动时出现或加重。

(3)排尿困难与尿潴留:尿道挫裂伤时,由损伤和疼痛导致尿道括约肌痉挛,发生排尿困难;尿道断裂时,可引起尿潴留。

(4)局部血肿和瘀斑:骑跨伤或骨盆骨折造成尿生殖膈撕裂时,可发生会阴及阴囊部肿胀、瘀斑和血肿。

(5)尿液外渗:前尿道损伤时,尿液外渗至会阴、阴囊、阴茎部位,有时向上扩展至腹壁,造成这些部位肿胀;后尿道损伤时,尿液外渗至耻骨后间隙和膀胱周围。

(6)直肠指检:尿道膜部完全断裂后,可触及前列腺尖端浮动;若指套上染有血迹,提示可能合并直肠损伤。

(7)休克:骨盆骨折合并后尿道损伤,常有休克表现。

3.心理状况

患者可因尿道出血、疼痛、排尿困难等而出现焦虑,有的患者担心发生性功能障碍而加重焦虑,甚至出现恐惧。

4.辅助检查

(1)尿常规检查:了解有无血尿和脓尿。

(2)试插导尿管:若导尿管插入顺利,说明尿道连续,提示可能为尿道部分挫裂伤;一旦插入导尿管,即应留置导尿 1 周,以引流尿液并支撑尿道;若插入困难,多提示尿道严重断裂伤,不能反复试插,以免加重损伤和导致感染。

(3)X 射线检查:平片可了解骨盆骨折情况,尿道造影可显示尿道损伤的部位和程度。

(4)B 超检查:可了解尿液外渗情况。

(二)护理诊断及相关合作性问题

1.疼痛

疼痛与损伤、尿液外渗等有关。

2.焦虑

焦虑与尿道出血、排尿障碍及担心预后等有关。

3.排尿异常

排尿异常与创伤、疼痛、尿道损伤等有关。

4.有感染的危险

感染与尿道损伤、尿外渗等有关。

(三)护理目标

(1)疼痛减轻或缓解。

(2)解除焦虑,情绪稳定。

(3)解除尿潴留,恢复正常排尿。

(4)降低感染发生率或不发生感染。

(四)护理措施

1.轻症患者的护理

轻症患者的护理主要是多饮水及预防感染。

2.急重症患者的护理

(1)抗休克:安置患者于平卧位,尽快建立静脉输液通路,及时输液,严密观察生命体征。

(2)解除尿潴留:配合医师试插导尿管,若能插入,即应留置导尿管;若导尿管插入困难,应配合医师于耻骨上行膀胱穿刺排尿或做膀胱造口术。

3.饮食护理

对能经口进食的患者,鼓励其适当多饮水,进高热量、高蛋白、高维生素的饮食。

4.心理护理

对有心理问题的患者,进行心理疏导,帮助其树立战胜疾病的信心。

5.留置导尿管的护理

同"膀胱损伤"的护理。

6.耻骨上膀胱造口管的护理

同"膀胱损伤"的护理。

7.尿液外渗切开引流的护理

同膀胱损伤的护理。

8.健康指导

(1)向患者及其亲属介绍康复的有关知识。

(2)嘱患者适当多饮水,以增加尿量,稀释尿液,预防泌尿系统感染和结石的形成。

(3)嘱尿道狭窄患者,出院后仍应坚持定期到医院行尿道扩张术。

第九节　泌尿系统结石

结石是较常见的泌尿外科疾病之一。患病男女比例约为 3∶1,好发于 25～40 岁,复发率高。发病有地区性,我国南方的患病人数多于北方。近年来,上尿路结石发病率明显提高,下尿路结石日趋减少。

一、肾、输尿管结石

肾和输尿管结石,又称"上尿路结石"。肾结石多原发,位于肾盂和肾盏。输尿管结石绝大多数来自肾,多为单侧发病。

(一)病因

结石成因不完全清楚,研究认为,脱落细胞和坏死组织形成的核基质与高浓度的尿盐,以及尿中抑制晶体形成物质不足是尿结石形成的主要原因。

1.流行病学因素

结石的形成与年龄、性别、职业、饮食成分和结构、摄水量、气候、代谢及遗传等因素有关。

2.全身因素

长期卧床、甲状腺功能亢进症患者,摄入过多的动物蛋白,维生素 D、维生素 C、维生素 B_6 摄入不足,与结石形成有关。

3.尿液因素

尿量减少、尿液浓缩;尿液中抑制晶体形成物质不足;尿 pH 改变,盐类结晶;尿液中钙、草酸、尿酸物质排出过多。

4.局部因素

尿路狭窄、梗阻、感染及留置尿管常诱发结石形成。

(二)病因生理

1.直接损伤

结石损伤肾盂、输尿管黏膜导致出血。

2.梗阻

结石位于输尿管 3 个狭窄处致尿路梗阻。

3.感染

梗阻基础上,细菌逆行蔓延导致尿路感染。

4.癌变

肾盂内的结石长期慢性刺激诱发肾癌。

(三)临床表现

主要表现是与活动有关的疼痛和血尿,少数患者长期无症状。

1.疼痛

较大的结石,引起腰腹部钝痛或隐痛,活动后加重;较小的结石,在梗阻后引起绞痛,肾绞痛常突然发生,如刀割样,沿输尿管向下腹部、外阴部和大腿内侧放射,伴有面色苍白、出冷汗、恶心、呕吐、血压下降,呈阵发性发作。输尿管末端结石引起尿路刺激症状。尿内排出结石,对诊断有重要意义。

2.血尿

常在活动或剧痛后出现镜下血尿或肉眼血尿。

3.脓尿

并发感染时可有高热、腰痛,易被误诊为肾盂肾炎。

4.其他

梗阻引起肾积水,可触到肿大的肾脏。上尿路完全梗阻可导致无尿,继发肾功能不全。

(四)辅助检查

1.实验室检查

(1)尿常规:可有红细胞、白细胞或结晶。

(2)肾功能、血生化,有条件则化验尿石形成的相关因素。

2.影像学检查

(1)X射线检查:95％以上的上尿路结石可在X射线平片上显影。

(2)排泄性或逆行性尿路造影:排泄性或逆行性尿路造影对于确定结石的部位、有无梗阻及程度、对侧肾功能是否良好、鉴别钙化阴影等都有重要价值。

(3)B超:B超可探及密集光点或光团。

(五)诊断要点

1.临床表现

典型的肾绞痛、血尿,首先考虑上尿路结石,合并肾区压痛、肾肿大,则可能性更大。

2.检查结果

根据尿常规、X射线平片可初步诊断,泌尿系统造影可确定结石。

(六)诊疗要点

1.非手术治疗

非手术治疗适用于直径小于0.6 cm的光滑圆形结石,以及无尿路梗阻、感染,肾功能良好者。

(1)充分饮水,根据结石成分调节饮食。

(2)根据结石性质选用影响代谢药物。

(3)酌情选用抗生素,预防或控制尿路感染。

(4)对症治疗:肾绞痛者,单独或联合应用解痉剂,酌情选用阿托品、哌替啶、黄体酮等药物。

2.体外冲击波碎石术

体外冲击波碎石术适用于直径小于2.5 cm的单个结石,有效率为90％左右。

3.手术治疗

对不适于上述治疗者选用手术治疗。

(1)非开放手术包括输尿管镜取石或碎石术、经皮肾镜取石或碎石术、腹腔镜输尿管取石。

(2)开放手术包括输尿管、肾盂、肾窦切开取石和肾部分、全部切除术。

4.中医中药

清热利湿,排石通淋。

(七)护理评估

1.健康史

评估年龄、性别、职业等个人生活史,以及泌尿系感染、梗阻或异物病史。

2.目前身体状况

(1)症状体征:是否出现肾绞痛,疼痛性质、压痛部位,有无血尿、膀胱刺激征。

(2)辅助检查:尿常规、X射线平片及造影。

3.心理-社会状况

了解患者和家属对结石的危害、手术、治疗配合、康复知识、并发症的认知程度和心理承受能力。

(八)常见的护理诊断/问题

1.疼痛

疼痛与结石导致的损伤、炎症及平滑肌痉挛有关。

2.血尿

血尿与结石损伤肾及输尿管黏膜有关。

3.有感染的危险

感染与结石梗阻、尿液潴留有关。

4.知识缺乏

患者缺乏有关病因、预防复发的相关知识。

(九)护理目标

(1)患者的疼痛减轻。

(2)患者恢复正常排尿。

(3)感染得到预防或控制。

(4)患者能说出结石形成的原因、预防结石复发的方法。

(十)护理措施

1.非手术治疗的护理

(1)病情观察:观察排尿是否有结石排出,观察排出尿液的颜色。

(2)促进排石:鼓励患者多饮水,指导患者适当运动,如跳跃、跑步等。

(3)指导饮食、用药:根据结石成分指导饮食和用药,鼓励多食高纤维的食物,少食高动物蛋白、高脂肪、高糖食物。

(4)肾绞痛的护理:卧床休息,选用恰当的物理疗法,遵医嘱应用止痛药。

2.体外冲击波碎石术护理

(1)术前护理。①心理护理:解释治疗的原理、方法。②术前准备:术前3天忌食产气食物,术前1天服用缓泻剂,术晨禁饮食,术前排空膀胱。

(2)术后护理。①体位:术后患者无不适,可变换体位,适当活动,促进排石,巨大结石碎石后,采用患侧侧卧位。②指导饮食:术后大量饮水,无药物反应即可进食,硬膜外麻醉者术后6

小时进食。③疗效护理：术后绞痛者，解痉镇痛；观察记录排石情况，定时拍腹平片了解排石效果。

3.手术取石的护理

（1）术前护理。①心理护理：解释手术相关知识，安慰患者。②术前准备：皮肤准备，女性患者行会阴冲洗，输尿管结石术前 X 射线平片定位，供手术参考。

（2）术后护理。①病情观察：观察和记录尿液颜色、性状、量，术后 12 小时尿中有鲜血且较浓，提示出血严重。②体位：术后 48 小时内，嘱患者麻醉平稳后取半卧位，以利于呼吸及引流，嘱肾实质切开者，卧床 2 周。③输液与饮食：输液利尿，达到冲洗尿路和改善肾功能的目的；肠蠕动恢复、肛门排气即可进食。④换药及引流管护理：保持伤口敷料的清洁干燥，防止尿液浸湿。观察引流液的颜色、性状与量；正确安置引流袋，防止逆流；在严格无菌条件下换管或冲洗；按时更换引流管，导尿管每周更换 1 次。

（十一）护理评价

（1）患者的疼痛是否减轻、消失。

（2）患者能否正常排尿。

（3）感染是否得到预防或控制。

（4）患者是否了解结石形成的原因、预防结石复发的方法。

（十二）健康指导

（1）宣传预防结石的知识。

（2）讲解术后饮水、适当活动、放置引流管的重要性。

（3）熟悉食物理化特性，根据结石成分指导饮食。

（4）熟悉药物特性，正确指导患者用药。

二、膀胱结石

膀胱结石常在膀胱内形成，也可来自肾脏。发病有地区性，多见于儿童及老年男性。

（一）病因分类

1.原发性结石

原发性结石与气候、饮水、营养不良和长期低蛋白饮食有关。

2.继发性结石

继发性结石与膀胱憩室、异物、出口梗阻有关，也可从肾、输尿管移行而来。

（二）病理生理

结石、梗阻、感染三者互为因果关系。与肾结石相同，膀胱结石可直接刺激黏膜引起损伤，也可阻塞尿道内口引起梗阻和感染，结石长期刺激可诱发癌变。

（三）临床表现

1.症状

典型表现是排尿突然中断，合并耻骨上剧烈疼痛，向阴茎头部、尿道远端放射。小儿常牵拉阴茎或变换体位，从而缓解疼痛并继续排尿，伴随出现尿频、尿急和排尿终末疼痛及终末血尿。

2.体征

直肠指检或双合诊可触及较大结石。

(四)辅助检查

1.X 射线检查

X 射线检查可显示绝大多数膀胱内结石。

2.B 超

B 超可探及膀胱内结石声影,确定结石大小、形状、数目。

3.膀胱镜

X 射线检查、B 超不能确诊时首选。

(五)诊断要点

根据典型病史、症状、体征,以及双合诊检查、X 射线及 B 超检查结果,一般确诊不难。膀胱镜不仅可以诊断,还可镜下取石。

(六)诊疗要点

小的膀胱结石可经尿道自行排出。较大结石可行膀胱内碎石术,包括体外冲击波、液电冲击波、超声波碎石及碎石钳碎石、气压弹道碎石。对无条件碎石者行膀胱切开取石术。

(七)护理评估

1.健康史

评估是否有上尿路结石病史,以及饮水、饮食习惯。

2.目前的身体状况

(1)症状体征:是否有排尿突然中断的表现,是否伴随膀胱刺激征、血尿。

(2)辅助检查:X 射线、B 超、膀胱镜检查。

3.心理-社会状况

评估患者和家属对结石、手术的危害及并发症的认知程度和心理承受能力,以及家庭和社会支持情况。

(八)常见的护理诊断/问题

1.疼痛

疼痛与结石导致的损伤、炎症及括约肌痉挛有关。

2.血尿

血尿与结石损伤膀胱黏膜有关。

3.排尿异常

排尿异常与结石导致梗阻、尿液潴留有关。

(九)护理目标

(1)患者的疼痛减轻。

(2)患者尿液正常。

(3)患者恢复正常排尿。

(十)护理措施

(1)鼓励患者多饮水,观察结石排出情况。

（2）酌情应用抗生素，有效解痉止痛。

（3）经尿道碎石、取石后，观察出血的颜色、性状与量。

（4）耻骨上膀胱切开取石术后，保持切口清洁干燥，按时换药。术后留置尿管 7～10 天，保持通畅，一旦堵塞，可用生理盐水冲洗。

（十一）护理评价

（1）患者疼痛是否减轻。

（2）患者尿液是否正常。

（3）患者能否正常排尿。

（十二）健康指导

（1）指导儿童多饮水、多食纤维含量高的食物。

（2）指导良性前列腺增生患者尽早治疗。

三、尿道结石

尿道结石多由肾、输尿管或膀胱结石移行而来，常因阻塞尿道就诊。多发生于 1～10 岁的儿童，90% 的为男性。

（一）临床表现

1. 症状

排尿时疼痛，前尿道结石疼痛局限在结石停留处，后尿道放射至阴茎头部或会阴部。结石阻塞尿道引起排尿困难，尿线变细、滴沥，甚至急性尿潴留。

2. 体征

后尿道结石经直肠指检触及，前尿道结石直接沿尿道体表扪及。

（二）辅助检查

1. 尿道探子

尿道探子经尿道探查时可有摩擦音及碰击感。

2. X 射线检查

X 射线检查可明确结石部位、大小及数目。

3. 尿道造影

明确结石与尿道的关系。

（三）诊断要点

根据肾、输尿管或膀胱结石病史及尿痛和排尿困难典型表现，辅助以尿道探子、X 射线检查结果，不难确诊。

（四）诊疗要点

1. 舟状窝结石

对舟状窝结石，直接用镊子取出或钳碎后取出。对直径较大者，麻醉后切开尿道外口取出。

2. 前尿道结石

对前尿道结石，可经尿道直接取出。若失败，可用金属探子将结石推回到尿道壶腹部后行尿道切开取石。

3.后尿道结石

金属探子将结石推回膀胱,再按膀胱结石处理。

(五)护理评估

1.健康史

评估是否有肾、输尿管、膀胱结石的病史。

2.目前的身体状况

(1)症状体征:是否有尿痛和排尿困难的典型表现,是否合并急性尿潴留。

(2)辅助检查:尿道探子、X射线及造影检查结果。

3.心理-社会状况

评估患者和家属对结石、手术的危害、并发症的认知程度。

(六)常见的护理诊断/问题

1.疼痛

疼痛与结石梗阻及尿道括约肌痉挛有关。

2.排尿异常

排尿异常与结石梗阻、尿潴留及感染有关。

3.潜在并发症

急性尿潴留。

(七)护理目标

(1)患者疼痛减轻。

(2)患者恢复正常排尿。

(3)对患者不发生并发症或及时解除症状。

(八)护理措施

(1)尿道取石后,观察尿道出血的颜色、性状与量。

(2)尿道切开取石后,保持切口清洁干燥,按时换药。术后留置尿管2周左右,防止粘连、狭窄。

(3)对术后尿道狭窄者,配合医师进行尿道扩张。

(九)护理评价

(1)患者的疼痛是否减轻或消失。

(2)患者能否正常排尿。

(3)患者有无发生并发症或及时解除症状。

(十)健康指导

(1)及时有效治疗肾、输尿管、膀胱结石。

(2)指导患者定时复查和治疗。

第十节 泌尿系统梗阻

尿路上任何部位发生梗阻都可导致肾积水、肾功能损害,重则肾衰竭。泌尿系统梗阻最基本的病理变化是尿路扩张,从代偿到失代偿,诱发肾积水、尿潴留、肾脏滤过率和浓缩能力受损,最终导致肾功能障碍。

一、前列腺增生症

良性前列腺增生症主要是前列腺组织及上皮增生,简称"前列腺增生"。其是老年男性常见病,50 岁以后发病,随着年龄增长发病率不断升高。

(一)病因

目前病因不十分清楚,研究认为前列腺增生与体内雄激素及雌激素的平衡失调关系密切,睾酮对细胞的分化、生长产生作用,雌激素对前列腺增生也有一定影响。

(二)病理

前列腺分两组,外为前列腺组,内为尿道腺组。前列腺增生有两类结节,包括由增生的纤维和平滑肌细胞组成的基质型,以及由增生的腺组织组成的腺泡型。增生的最初部位多在尿道腺组,增生的结节挤压腺体形成外科包膜,其是前列腺摘除术的标志。前列腺增生使尿道弯曲、受压、伸长、狭窄,出现尿道梗阻。

(三)临床表现

1.尿频

尿频是最常见的症状,夜间明显,逐渐加重。早期是由膀胱颈部充血引起的;晚期是由增生前列腺引起尿道梗阻,膀胱内残余尿增多,膀胱有效容量减少所致的。

2.进行性排尿困难

进行性排尿困难是最重要症状,表现为起尿缓慢、排尿费力、射尿无力、尿线细小、尿流滴沥、分段排尿及排尿不尽等。

3.尿潴留、尿失禁

前列腺增生晚期,膀胱残余尿增加,收缩无力,发生尿潴留,当膀胱内压力增高超过尿道阻力后,发生充盈性尿失禁。前列腺增生常由受凉、劳累、饮酒等诱发急性尿潴留。

4.其他表现

常因局部充血、出血发生血尿。合并感染或结石,可有膀胱刺激症状。

(四)辅助检查

1.尿流动力学检查

尿道梗阻时,最大尿流率小于每秒 15 mL;尿流率小于每秒 10 mL,表示梗阻严重。

2.残余尿测定

膀胱残余尿量反映膀胱代偿衰竭的严重程度,不仅是重要的诊断步骤之一,也是决定手术治疗的因素。

3.膀胱镜检查

膀胱镜检查直接观察前列腺各叶增生情况。

4.B 超

B 超测定前列腺的大小和结构,测量残余尿量。

(五)诊断要点

1.临床表现

老年男性有夜尿频、进行性排尿困难等表现时,就应考虑前列腺增生,排尿后对其进行直肠指检,可触及增大的腺体,光滑、质韧、中央沟变浅或消失。

2.辅助检查

尿流动力学、膀胱镜、B 超等检查有助于确定前列腺增生程度及膀胱功能。

(六)诊疗要点

1.急性尿潴留的治疗

急性尿潴留是前列腺增生常见急症,需紧急治疗。选用肾上腺素受体阻滞剂、留置导尿管或耻骨上膀胱穿刺造瘘术等,解除潴留。

2.药物治疗

药物治疗适用于尿道梗阻较轻,或因年老体弱、心肺功能不全等而不能耐受手术的患者。常用药物有特拉唑嗪、哌唑嗪等。

3.手术治疗

前列腺摘除术是理想的根治方法,手术方式有经尿道、经耻骨上、经耻骨后及经会阴四种,目前临床常用前两种。

4.其他治疗

对尿道梗阻严重而不宜手术者,冷冻治疗、微波和射频治疗、激光治疗、体外超声、金属耐压气囊扩张术等都能产生一定疗效。

(七)护理评估

1.健康史

评估患者的年龄、诱因、既往病史。

2.目前的身体状况

(1)症状体征:是否有夜尿频、进行性排尿困难的表现,是否合并尿潴留、尿失禁。

(2)辅助检查:尿流动力学、膀胱镜、B 超检查结果。

3.心理-社会状况

评估患者对疾病和手术的心理反应及对并发症的认知程度,患者及家属对术后护理配合及有关康复知识的掌握程度。

(八)常见的护理诊断/问题

(1)恐惧/焦虑:与认识不足、角色改变、对手术和预后的担忧有关。

(2)排尿形态异常:与尿道梗阻、残余尿量增多、留置导管等有关。

(3)有感染的危险:与尿路梗阻、导尿、免疫力低下、伤口引流有关。

(4)潜在并发症:出血。

（九）护理目标

（1）患者的恐惧/焦虑减轻。

（2）患者能够正常排尿。

（3）患者感染危险性下降或未感染。

（4）患者术后未发生出血。

（十）护理措施

1.非手术治疗的护理

（1）饮食护理：为防止尿潴留，嘱患者不可在短期内大量饮水，忌饮酒、辛辣食物，有尿意勤排尿，适当运动，预防便秘。

（2）观察疗效：药物治疗3个月之后前列腺缩小、排尿功能改善。

（3）适应环境：前列腺增生患者多为老年人，行动不便，对医院环境不熟悉，加之夜尿频，入院后护理人员应帮助患者适应环境，确保舒适和安全。

2.术前护理

（1）观察生命体征，测量各项生理指标。

（2）做好重要脏器功能检查，了解患者能否耐受手术。

（3）对术前已有造瘘管或留置导尿管的患者，保证引流通畅。

3.术后护理

（1）病情观察：观察记录24小时出入量，判断血容量有无不足。观察意识状态和生命体征。

（2）体位：嘱患者平卧两天后改为半卧位，固定各种导管的肢体不得随意移动。

（3）饮食与输液：嘱患者术后6小时无不适即可进流质饮食，鼓励其多饮水，1～2天后无腹胀即可恢复饮食，以易消化、营养丰富、富含纤维素的食物为主，必要时静脉补液，但要注意输液速度。

（4）预防感染：早期预防性应用抗生素。保持切口敷料的清洁与干燥。置管引流者常规护理尿道外口。

（5）膀胱冲洗：术后用生理盐水持续冲洗膀胱3～7天。保持引流通畅，必要时高压冲洗抽吸血块。根据尿液颜色控制冲洗速度，色深则快、色浅则慢。

（6）不同手术方式的护理。①经尿道切除术（TUR）：观察有无TUR综合征的发生，即术后几小时内出现恶心、呕吐、烦躁、抽搐、昏迷或严重的脑水肿、肺水肿、心力衰竭等。可能是冲洗液被吸收，血容量剧增，稀释性低钠血症所致，护理时应减慢输液速度，遵医嘱应用利尿剂、脱水剂，对症处理。②开放手术：固定各种引流管，观察记录引流液量、颜色，保持引流通畅。及时拔除引流管，如耻骨后引流管，术后3～4天拔除；耻骨上引流管，术后5～7天拔除；膀胱造瘘管多在术后10～14天排尿通畅后拔除，瘘口无菌堵塞或压迫，防止漏尿，一般2～3天愈合。③预防并发症：出血是常见并发症。术后1周，患者可逐渐离床活动，禁止灌肠、肛管排气，同时避免腹压增高的诱因。

（十一）护理评价

（1）患者的恐惧/焦虑是否减轻。

(2)患者能否正常排尿。

(3)患者感染未发生或得到及时治疗。

(4)患者术后是否出血,或出血后是否得到有效处理。

(十二)健康指导

(1)讲解手术、术式及手术前后护理的注意事项。

(2)术后1～2个月避免剧烈活动,忌烟酒,防感冒。

(3)指导患者学会肛提肌锻炼,以尽快恢复尿道括约肌的功能。

(4)指导患者定期复查尿流率及残余尿量。

二、肾积水

结石、肿瘤、结核等原因导致尿液排出受阻、肾内压力增高、肾盂肾盏扩张、肾实质萎缩、肾功能减退,被称为肾积水。成人积水超过1000 mL,小儿超过24小时的正常尿量,为巨大肾积水。

(一)临床表现

1.腰痛

腰痛是重要症状。慢性梗阻仅为钝痛;急性梗阻出现明显腰痛或肾绞痛。

2.腰部肿块

慢性梗阻形成肾脏肿大,长期梗阻者在腹部可扪及囊性肿块。

3.多尿和无尿

慢性梗阻致肾功能损害表现为多尿,而双侧完全梗阻、孤立肾完全梗阻可发生无尿。

4.其他表现

因结石、肿瘤、结核等继发肾积水时,原发病表现掩盖了肾积水征象。肾积水并发感染或肾积脓时,出现全身中毒症状。

(二)辅助检查

1.实验室检查

血尿常规,必要时做尿细菌检查,化验血生化、电解质等了解肾功能情况。

2.影像学检查

(1)B超:鉴别肾积水和腹部肿块的首选方法。

(2)X射线造影:排泄性尿路造影可了解肾积水程度和对侧肾功能。

(3)CT、MRI检查:明确腰部肿块的性质,对确诊肾积水有重要价值。

(三)诊断要点

根据原发病史、典型症状、腰腹部肿块,以及B超等辅助检查结果可明确诊断,确定原发病对诊断有重要意义。

(四)诊疗要点

1.病因治疗

最理想的治疗是根除肾积水的病因,保留患肾。

2.肾造瘘术

原发病严重或肾积水病因暂不能去除者,先行肾引流术,病情好转或稳定后行去除病因的手术。

3.肾切除术

肾积水后功能丧失或并发肾积脓,对侧肾功能良好者,可切除患肾。

(五)护理评估

1.健康史

评估患者是否有肾结石、肿瘤、结核等原发病史。

2.目前的身体状况

(1)症状体征:原发病基础上是否出现腰痛、腰腹部肿块,是否有肾功能减退表现。

(2)辅助检查:血、尿常规化验,B超、X射线等影像学检查结果。

3.心理-社会状况

评估患者对肾积水及治疗的认知程度,对术后康复知识的掌握程度。家人及社会的心理和经济支持程度。

(六)常见的护理诊断/问题

1.排尿形态异常

排尿形态异常与尿路急慢性梗阻有关。

2.有感染的危险

感染与尿路梗阻、免疫力低下、肾造瘘引流有关。

3.潜在并发症

潜在并发症为尿漏。

(七)护理目标

(1)患者排尿形态正常。

(2)患者感染危险性下降或未感染。

(3)患者未发生尿漏。

(八)护理措施

1.饮食

多食含纤维较高的食物,多饮水。

2.活动

鼓励患者加强床上活动,定时按序协助患者变换体位。

3.感染的护理

遵医嘱使用抗生素;用0.1%苯扎氯铵清洗尿道口,每天2次;每天更换引流袋;及时更换浸湿的切口敷料。

4.引流管的护理

妥善固定,引流通畅,观察记录引流量与颜色,冲洗肾盂引流管,每天2次。若无尿漏,肾周围引流物一般术后3~4天拔除;肾盂输尿管支架引流管一般于术后3周拔除;肾造瘘管在吻合口通畅后拔除。

(九)护理评价

(1)患者排尿形态是否正常。

(2)患者感染是否得到治疗或术后有无感染发生。

(3)患者有无发生尿漏。

(十)健康指导

(1)向患者讲解手术及术后引流的重要性。

(2)指导患者养成良好的排便习惯。

(3)指导患者正确进行摄水、饮食搭配。

三、尿道狭窄

因尿道损伤、炎症,尿道壁形成瘢痕,瘢痕萎缩导致尿道扭曲、狭窄。

(一)病因及分类

1.先天性尿道狭窄

先天性尿道狭窄如尿道外口狭窄、尿道瓣膜狭窄等。

2.炎症性尿道狭窄

炎症性尿道狭窄,如淋病性尿道狭窄,以及留置导尿管引起的尿道狭窄。

3.外伤性尿道狭窄

外伤性尿道狭窄最常见,由尿道损伤严重,初期处理不当或不及时所致。

(二)病理生理

其与狭窄的程度、深度及长度有关。淋病性狭窄为多处狭窄,狭窄易继发感染,形成尿道憩室、周围炎、前列腺炎、附睾睾丸炎。尿道梗阻如长期不能解除,导致肾积水。肾功能损害,出现尿毒症。

(三)临床表现

1.排尿异常

最常见的是排尿困难,重者出现尿潴留。

2.继发疾病表现

尿道长期狭窄继发膀胱炎、附睾睾丸炎等,出现膀胱刺激征、血尿症状。

3.并发症表现

排尿困难使腹内压长期增高,并发疝、痔、直肠脱垂等,并出现相应症状。

(四)辅助检查

1.尿道探子检查

尿道探子检查可确定狭窄部位、程度。

2.B超

B超明确尿道狭窄长度、程度及周围瘢痕组织的厚度。

3.膀胱尿道造影

膀胱尿道造影确定尿道狭窄的部位、程度、长度。

(五)诊断要点

根据尿道外伤史、感染史及典型的排尿困难、尿潴留表现,结合尿道探子检查、B超、膀胱尿道造影结果,诊断尿道狭窄一般不难。

(六)诊疗要点

1.尿道扩张术

尿道扩张术是防止和治疗尿道狭窄的有效措施。尿道狭窄的原因不同,扩张时间不同。

2.耻骨上膀胱造瘘术

耻骨上膀胱造瘘术适用于慢性尿潴留或已有肾功能损害的患者。

3.尿道内切开术

尿道内切开术是目前临床治疗的主要术式,术后放置网状合金支架管于狭窄部位扩张,一般放置4~8周,术后不需尿道扩张。

4.开放手术

切除尿道狭窄部及周围瘢痕后,行尿道端端吻合术。

(七)护理评价

1.健康史

儿童尿道狭窄多为先天性,成人有外伤、感染病史者,多为继发性狭窄。

2.目前的身体状况

(1)症状体征:原发病基础上是否出现排尿困难、尿潴留,是否继发感染、结石。

(2)辅助检查:尿道探子检查、B超、膀胱尿道造影的检查结果。

3.心理-社会状况

评估患者对尿道狭窄的严重性及手术治疗的认知程度,以及对术后康复知识的掌握程度。

(八)常见的护理诊断/问题

1.排尿形态异常

排尿形态异常与尿道狭窄、梗阻有关。

2.有感染的危险

感染与尿道梗阻、免疫力低下、膀胱造瘘引流、手术等有关。

3.潜在并发症

潜在并发症为尿失禁。

(九)护理目标

(1)患者排尿形态正常。

(2)患者感染危险性下降或未感染。

(3)患者未发生尿失禁。

(十)护理措施

1.尿道扩张术的护理

指导患者定时进行尿道扩张。术后观察尿量及颜色,有无尿道出血。对疼痛明显者给予止痛处理。

2.尿道内切开术的护理

严密观察血尿转清情况。留置导尿管1个月左右,保持通畅,遵医嘱尿道冲洗,及时拔出尿管,防止狭窄复发。

3.开放手术的护理

遵医嘱应用抗生素。及时更换切口浸湿的敷料,确保各种引流导管通畅。

4.并发症护理

术后尿失禁常为暂时性,用较细导尿管引流数日后可恢复。如不能恢复,指导患者进行肛门括约肌收缩练习。

(十一)护理评价

(1)患者排尿形态是否正常。

(2)患者是否感染或感染后是否得到控制。

(3)患者是否发生尿失禁。

(十二)健康指导

(1)指导患者定时进行尿道扩张。

(2)讲解尿道扩张的意义及护理配合注意事项。

(3)鼓励患者多饮水。嘱患者适当运动,进食纤维素高的食物,防止便秘。

第十一节　四肢骨折

一、概述

四肢骨折包括上肢骨折、下肢骨折,常见的有锁骨骨折、肱骨干骨折、肱骨髁上骨折、尺桡骨骨折、股骨颈骨折、股骨干骨折、胫腓骨骨折等。

(一)护理评估

1.术前评估

(1)健康史。①一般情况:患者的年龄、职业特点、运动爱好、日常饮食结构、有无酗酒等。②受伤情况:了解患者受伤的原因、部位和时间、受伤时的体位和环境、外力作用的方式、方向和性质、伤后患者功能障碍及伤情发展情况、急救处理经过等。③既往史:重点了解与骨折愈合有关的因素,如患者有无骨质疏松、骨折、骨肿瘤病史或手术史。④服药史:患者近期有无服用激素类药物及药物过敏史等。

(2)身体状况。①全身:评估患者有无威胁生命的严重并发症;观察意识和生命体征;观察有无低血容量性休克的症状。②局部:评估患者骨折部位活动及关节活动范围,有无骨折局部特有特征和一般表现;皮肤是否完整,了解开放性损伤的范围、程度和污染情况;有无其他并发症。

(3)心理-社会因素:患者的心理状态取决于损伤的范围和程度。多发性损伤患者多需住院和手术治疗,由此形成的压力影响患者和家庭成员的心理状态和相互关系。故应评估患者和家属的心理状态、家庭经济情况及社会支持系统。

(4)辅助检查:评估患者的影像学和实验室检查结果,以帮助判断病情和预后。

2.术后评估

(1)固定情况:评估切开复位固定术是否维持有效状态。

(2)并发症:评估术后是否出现并发症。

(3)康复程度:患者是否按照计划进行功能锻炼,功能恢复情况及有无活动功能障碍引起的并发症。

(4)心理状态和认知程度:评估患者对康复训练和早期活动是否配合,对出院后的继续治疗是否了解。

(二)常见护理诊断/问题

(1)有周围神经血管功能障碍的危险:与骨和软组织创伤、石膏固定不当有关。

(2)疼痛:与骨折、软组织损伤、肌痉挛和水肿有关。

(3)有感染的危险:与组织损伤、开放性骨折、牵引或应用外固定架有关。

(4)潜在并发症:休克、肌萎缩、关节僵硬、骨筋膜室综合征、深静脉血栓形成等。

(三)护理目标

(1)维持正常的组织灌注,皮肤温度和颜色保持正常,末梢动脉搏动有力。

(2)患者疼痛逐渐减轻直至消失,感觉舒适。

(3)患者未发生骨或软组织感染等并发症。

(4)患者能独立行走或借助助行器行走,能自我护理并掌握功能锻炼和康复知识。

(四)护理措施

1.现场急救

(1)抢救生命:骨折患者尤其是严重骨折者,往往合并其他组织和器官的损伤。应检查患者全身情况,首先处理休克、昏迷、呼吸困难、窒息或大出血等可能威胁患者生命的紧急情况。

(2)包扎止血:绝大多数伤口出血可用加压包扎止血。大出血时可用止血带止血,最好使用充气止血带,并应记录所用压力和时间。止血带应每 40~60 min 放松 1 次,放松时间以局部血流恢复、组织略有新鲜渗血为宜。若骨折端已戳出伤口并已污染,又未压迫重要血管或神经,则不应现场复位,以免将污染物带到伤口深处。若在包扎时骨折端自行滑入上口内,应做好记录,以便入院后清创时进一步处理。

(3)妥善固定:凡疑有骨折者均应按骨折处理。对闭合性骨折者在急救时不必脱去患肢的衣裤和鞋袜,肿胀严重者可用剪刀剪开衣袖和裤脚。骨折有明显畸形,并有穿破软组织或损伤附近重要血管、神经的危险时,可适当牵引患肢,使之变直后再行固定。

(4)迅速转运:患者经初步处理后,应尽快转运至就近医院进行治疗。

2.一般护理

(1)疼痛护理:根据疼痛原因进行对症处理。若因创伤骨折引起疼痛,现场急救中给予临时固定可缓解疼痛。若因伤口感染引起疼痛,应及时清创并应用抗生素治疗。疼痛较轻时可鼓励患者听音乐或看电视转移注意力。疼痛严重时遵医嘱给予止痛药。

(2)患肢缺血护理:骨折局部内出血、包扎过紧、不正确使用止血带或患肢严重肿胀等均可导致患肢血液循环障碍。应严密观察肢端有无剧痛、麻木、皮温降低、皮肤苍白或发绀、脉搏减弱或消失等血液灌注不足的表现。一旦出现应对因对症处理。

(3)并发症的观察和预防:观察患者意识和生命体征、患肢远端感觉、运动和末梢血液循环等,若发现骨折早期和晚期并发症,应及时报告医师,采取相应处理措施。

(4)心理护理:向患者及家属解释骨折的愈合是一个循序渐进的过程,充分固定能为骨折断端连接提供良好的条件,正确的功能锻炼可以促进断端生长愈合和患肢功能恢复。对骨折可能遗留残疾的患者,应鼓励患者表达自己的思想,减轻患者及家属的心理负担。

(5)生活护理:指导患者在患肢固定期间进行力所能及的活动,为其提供必要的帮助,如协助进食、进水和翻身等。

(6)加强营养:指导患者进食高蛋白、高维生素、高热量的食物,多饮水。

(五)健康教育

1.安全指导

指导患者及家属评估家庭环境的安全程度,妥善放置可能影响患者活动的障碍物,如散放的家具。指导患者安全使用步行辅助器械或轮椅。行走练习时需有人陪伴,以防跌倒。

2.功能锻炼

告知患者出院后坚持功能锻炼的意义和方法。指导家属如何协助患者完成各种活动。

3.复查

告知患者若骨折远端肢体肿胀或疼痛明显加重,肢体感觉麻木、肢端发凉,夹板、石膏或外固定器松动等,立即到医院复查并评估功能恢复情况。

(六)护理评价

(1)主诉骨折部位疼痛减轻或消失,感觉舒适。

(2)肢端维持正常的组织灌注,皮肤温度和颜色正常,末梢动脉搏动有力。

(3)出现并发症时被及时发现和处理。

二、锁骨骨折

锁骨是上肢与躯干的连接和支撑装置,呈"S"形。中外 1/3 是锁骨的力学薄弱部,骨折时容易受损。锁骨后方有锁骨下血管、臂丛神经,骨折可损伤这些血管、神经。

(一)病因与发病机制

锁骨骨折多数由间接暴力引起。多见于侧方摔倒时,肩、手或肘部着地。力传导至锁骨,发生斜行或横形骨折。直接暴力可由胸上方撞击锁骨,导致粉碎性骨折,较少见。骨折后若移位明显,可引起臂丛神经及锁骨下血管的损伤。

(二)临床表现

锁骨骨折后,出现肿胀、瘀斑和局部压痛,为减少肩部活动导致的疼痛,患者常用健手托住肘部,头部偏向患侧,以减轻胸锁乳突肌牵拉骨折近端而导致的疼痛。查体时,常有局限性压痛和骨摩擦感。

(三)实验室及其他检查

上胸部的正位和 45°斜位 X 线检查可发现骨折移位情况。CT 扫描可查锁骨外端关节面。

(四)诊断要点

根据物理学检查和临床症状,可对锁骨骨折做出诊断。无移位或儿童的青枝骨折,单靠物理检查有时难以做出正确诊断,应经 X 线或 CT 进一步检查。

(五)治疗要点

1.非手术治疗

儿童的青枝骨折及成人的无移位骨折可不做特殊治疗。采用三角巾悬吊患肢3～6周。成人有移位的中段骨折,采用手法复位后横形"8"字绷带固定6～8周。

2.手术治疗

当骨折移位明显,手法复位困难,有骨片刺入深部组织时,手法复位可能造成严重后果。

若手法复位失败,对肩部活动要求高者,多采取手术治疗。切开复位时,根据骨折部位、类型及移位情况选择钢板、螺钉或克氏针进行固定。

(六)护理要点

1.保持有效的护理

横形"8"字绷带或锁骨带固定者,宜睡硬板床,采取平卧或半卧位,使两肩外展后伸。同时要观察皮肤的颜色,如皮肤苍白发紫、温度降低、感觉麻木,提示绷带固定较紧。要尽量使双肩后伸外展,并双手叉腰,症状一般能缓解。若不缓解则需调整绷带。

2.健康指导

(1)功能锻炼:骨折复位后2~3天可开始做掌指关节、腕肘关节的旋转舒缩等主动活动。受伤4周后,外固定被解除,此期功能锻炼的常用的方法有关节牵伸活动,肩的内外摆动,手握小杠铃做肩部的前上举、侧后举和体后上举。

(2)出院指导:告知患者有效固定的重要意义,横形"8"字绷带或锁骨带固定后,经常做挺胸、提肩、双手叉腰动作,缓解对腋下神经、血管的压迫。强调坚持功能锻炼的重要性,循序渐进地进行肩关节的锻炼。定期复查、监测骨折愈合情况。

三、肱骨干骨折

肱骨外科颈下1~2 cm至肱骨髁上2 cm段的骨折称为肱骨干骨折。常见于青年和中年人。

(一)病因与发病机制

肱骨干骨折可由直接暴力或间接暴力所致。直接暴力指暴力从外侧肱骨干中段打击,至横形或粉碎性骨折,多为开放性骨折。间接暴力多见于手或肘部着地,向上传导的力,加上身体倾倒时产生的剪式应力,可致肱骨中下1/3的斜形或螺旋形骨折。骨折后是否移位取决于外力作用的大小、方向、骨折的部位和肌肉牵拉方向等。可引起骨折端分离或旋转畸形。大多数有成角、短缩及旋转畸形。

(二)临床表现

骨折后,出现上臂疼痛、肿胀、畸形、皮下瘀斑和功能障碍。肱骨干可有假关节活动、骨摩擦感、骨传导音减弱或消失和患肢缩短。合并桡神经损伤时,可出现垂腕、拇指不能外展、手指掌指关节不能背伸、前臂不能旋后、手背桡侧皮肤感觉障碍等。

(三)实验室及其他检查

正侧位X线片可确定骨折类型、移位方向。应包括骨折的近端及肩关节,或远端及肘关节。

(四)诊断要点

根据伤后患者的症状和体征,及X线正侧位片可明确骨折的类型和移位方向。

(五)治疗要点

1.手法复位外固定

在局部麻醉或臂丛神经阻滞麻醉的基础上,沿肱骨干纵轴持续牵引,按骨折移位的相反方向,行手法复位,X线摄片确认复位成功后,减少牵引力,小夹板或石膏固定维持复位。成人固定6~8周,儿童固定4~6周。

2.切开复位内固定

手术可以在臂丛阻滞麻醉或高位硬膜外麻醉下进行。在直视下达到解剖对位后,用加压钢板螺钉内固定,也可用带锁髓内针或 Ender 针固定。

3.康复治疗

复位后均应进行功能锻炼。术后抬高患肢,进行手指主动屈伸活动。2～3 周,即可做腕、肘、肩关节的主动活动。

(六)护理要点

1.固定的患者护理

可平卧,要保持固定不移位,悬垂石膏固定患者取坐位或半卧位,以保证下垂牵引作用。内固定术后宜取半卧位,患肢下垫枕,减轻肿胀。伴有桡神经损伤者,注意观察神经恢复情况。石膏或夹板固定者,密切观察患肢血运。术后观察伤口渗血情况。

2.功能锻炼

骨折 1 周内,做患侧上臂肌肉的主动舒缩活动,同时可握拳、伸曲腕关节、做小幅度的耸肩运动。伴桡神经损伤者,可被动进行手指的屈曲活动。2～3 周可做肩关节内收外展活动。4 周后可做肩部外展、外旋、内旋、后伸和手爬墙等运动以恢复患肢功能。

3.健康指导

向患者解释,肱骨干骨折复位后可遗留 20°以内向前成角、30°以内向外成角,不影响功能。伴桡神经损伤可有伸指、伸腕功能障碍,要鼓励坚持功能锻炼。嘱其分别在术后第1、第3、第 6 个月复查 X 线,伴桡神经损伤者应定期复查肌电图。

四、肱骨髁上骨折

肱骨髁上骨折指在肱骨干与肱骨髁交界处发生的骨折。多发生于 10 岁以下儿童。易损伤神经和血管,导致前臂缺血性肌挛缩,引起爪形手畸形。

(一)病因与发病机制

1.伸直型骨折

肘关节处于过伸位跌倒时,手掌着地,暴力经前臂向上,加上身体前倾,向下产生剪式应力,尺骨鹰嘴向前的杠杆力,使肱骨干与肱骨髁交界处发生骨折。骨折远端向后上移位,近折端向前下移位,尺神经、桡神经可因肱骨髁上骨折的侧方移位受损。

2.屈曲型骨折

此型较少见,由间接暴力引起。跌倒时,肘关节屈曲,肘后方着地,暴力向上传导至肱骨下端,导致髁上屈曲型骨折。较少合并血管和神经损伤。

(二)临床表现

肘部明显疼痛、肿胀、皮下瘀斑和功能障碍,伸直型骨折肘部向后突出,近折端向前移,并处于半屈位。局部明显压痛,有骨摩擦音及假关节活动,与肘关节脱位相比较肘后三角关系正常。如果合并正中神经、尺神经、桡神经、肱动脉损伤,则出现前臂和手相应的神经支配区的感觉减弱或消失,以及相应的功能障碍。如复位不当可致肘内翻畸形。

(三)实验室及其他检查

肘部正侧位 X 线摄片可以明确骨折部位、类型、移位方向,为选择治疗方法提供依据。

（四）诊断要点

根据 X 线片和受伤病史可以明确诊断。

（五）治疗要点

1.手法复位外固定

若受伤时间短,血液循环良好,局部肿胀不明显,可行手法复位后外固定。给予局部麻醉或臂丛神经阻滞麻醉。在持续牵引下行手法复位,使患肢肘关节屈曲 60°～90°,给予后侧石膏托固定 4～5 周,X 线摄片证实骨折愈合良好时可拆除石膏。

2.持续牵引

对于手法复位不成功,受伤时间较长,肢体肿胀明显者,可行尺骨鹰嘴牵引,牵引重量为 1～2 kg,牵引时间控制在 4～6 周。

3.手术复位

对于骨折移位严重,手法复位失败,有神经、血管损伤者,采取手术复位。复位方法有经皮穿针内固定、切开复位内固定。

（六）护理要点

1.保持有效的固定

观察固定的屈曲角度,离床活动时要用三角巾悬吊患肢于胸前。发现固定体位改变时,要及时给予纠正。

2.严密观察

重点观察患肢的血液循环、感觉、活动情况,以利于及时发现外伤后肱动脉、正中神经、尺桡神经的损伤。

3.康复锻炼

复位固定后当日可做握拳、屈伸手指练习,1 周后可做肩部主动活动,并逐渐加大运动幅度。3 周后去除外固定,可做腕、肘、肩部的屈伸练习。伸直型骨折注意恢复屈曲活动,屈曲型骨折注意恢复伸展活动。

五、尺桡骨干双骨折

尺桡骨干双骨折可由直接暴力、间接暴力、扭转暴力引起,青少年多见,占各类骨折的 6%。

（一）病因与发病机制

1.直接暴力

重物打击、机器或车轮的直接碾压,导致同一平面的横形或粉碎性骨折。

2.间接暴力

跌倒时手掌着地,暴力通过腕关节向上传导,暴力作用首先使桡骨骨折。若暴力较强,则通过骨间膜向内下方传导,可引起低位尺骨斜行骨折。

3.扭转暴力

跌倒时前臂旋转、手掌着地,或手遭受机器扭转暴力,导致不同平面的尺桡骨螺旋形骨折或斜形骨折。可并发软组织撕裂、神经血管损伤,或合并他处骨折。

(二)临床表现

伤侧前臂出现疼痛、肿胀、成角畸形及功能障碍，主要不能进行旋转活动。局部明显压痛，严重者出现剧痛、患肢肿胀、手指屈曲。可扪及骨折端，骨摩擦感及假关节活动。听诊骨传导音减弱或消失。严重者可发生骨筋膜室综合征。

(三)实验室及其他检查

正侧位 X 线片可见骨折的部位、类型及移位方向，以及是否合并桡骨头脱位或尺骨小头脱位。

(四)诊断要点

可依据临床检查、X 线正侧位片确诊。

(五)治疗要点

1.手法复位外固定

可在局部麻醉或臂丛神经阻滞麻醉下进行，重点是矫正旋转移位，恢复骨间膜紧张度，紧张的骨间膜可牵动骨折端复位。复位成功后，用小夹板或石膏托固定。

2.切开复位内固定

不稳定骨折或手法复位失败者倾向于切开复位，采用螺钉钢板或髓内针内固定术治疗。

(六)护理要点

1.保持有效的固定

注意观察石膏或夹板是否有松动和移位。

2.维持患肢良好血液循环

术后抬高患肢，观察患肢皮肤的颜色、温度、有无肿胀及桡动脉搏动情况。如出现剧痛，手部皮肤苍白、发凉、麻木，被动伸指疼痛，桡动脉搏动减弱或消失等表现，提示骨筋膜室综合征的发生。如有缺血表现，立即通知医师处理。

3.康复锻炼

术后 2 周开始练习手指屈伸活动和腕关节活动。4 周后开始练习肘、肩关节活动。术后 8～10 周，若 X 线片证实骨折愈合，可进行前臂旋转活动。

六、桡骨远端骨折

桡骨远端骨折（Colles 骨折）指距桡骨远端关节面 3 cm 内的骨折，占全身骨折的 6.7%～11%，多见于有骨质疏松的中老年人。

(一)病因与发病机制

多由间接暴力引起，通常跌倒时腕关节处于背伸位、手掌着地、前臂旋前，应力由手掌传导到桡骨下端发生骨折。骨折远端向背侧及桡侧移位。

(二)临床表现

骨折部疼痛、肿胀，可出现典型畸形，由于骨折远端向背侧移位，侧面看呈"银叉"畸形，骨折远端向桡侧移位，并有桡骨茎突上移畸形，正面看呈"枪刺刀样"畸形。检查局部压痛明显，腕关节活动障碍，皮下出现瘀斑。

(三)实验室及其他检查

X 线片可见骨折端的移位表现有：桡骨远骨折端向背侧移位，远端向桡侧移位，骨折端向掌侧成角。可同时有下尺桡关节脱位及尺骨茎突撕脱骨折。

(四)诊断要点

根据 X 线检查结果和受伤史可明确诊断。

(五)治疗要点

1.手法复位外固定

局部麻醉下手法复位后,用超过腕关节的小夹板固定或石膏夹板在屈腕、尺偏位固定 2 周。消肿后,腕关节中立位继续用小夹板或改用前臂管形石膏固定。

2.切开复位内固定

严重粉碎性骨折有明显移位者,因桡骨下端关节面破坏,手法复位失败,或复位后不能维持固定者,应切开复位,用松质骨螺钉或钢针固定。

(六)护理要点

1.保持有效的固定

骨折复位固定后不可随意移动位置,注意维持骨折远端旋前、掌曲、尺偏位。避免腕关节旋后或旋前。肿胀消除后要及时调整石膏或夹板的松紧度。

2.密切观察患肢血液循环情况

如有无腕部肿胀、疼痛、颜色异常、皮温降低等。

3.康复锻炼

复位当天或手术后次日可做肩部的前后摆动练习,2～3 天可做肩肘部的主动活动。2～3 周可进行手和腕部的抗阻力练习。后期做腕部的主动屈伸练习和前臂的旋前、旋后牵引练习。

七、股骨颈骨折

股骨颈骨折指由股骨头下到股骨颈基底的骨折,多见于中老年人,女性多于男性。由于局部血供特点,骨折治疗中易发生骨折不愈合,并且常出现股骨头坏死,老年患者易发生严重的全身并发症。

(一)病因与发病机制

股骨颈骨折在站立或行走跌倒时发生,属间接暴力、低能损伤。老年人多有骨质疏松,轻微扭转暴力即可造成骨折。青壮年在受到高能暴力时可发生股骨颈骨折。

1.按骨折线走行和部位分类

分为股骨头下骨折、股骨颈骨折、股骨颈基底骨折。

2.按骨折线的倾斜角分类

分为外展骨折、中间型骨折、内收型骨折。

3.按骨折移位程度分类

分为不完全骨折和完全骨折。不完全骨折是指骨的完整性有部分中断,股骨颈部分出现裂纹。完全骨折是指骨折线贯穿股骨颈,骨结构完全破坏,包括无移位的完全骨折、部分移位的完全骨折、完全移位的完全骨折。最后一型的关节囊和滑膜破坏严重。

(二)临床表现

患侧髋部疼痛,内收型疼痛更明显,不能站立。患肢成典型的外展、外旋、缩短畸形,大转子明显突出。嵌插骨折患者,有时仍能行走或骑自行车,易漏诊。

(三)实验室及其他检查

1.X 线检查

髋部正侧位 X 线摄片可显示骨折的部位、类型和方向。

2.CT 或 MRI 检查

骨折线不清楚或隐匿时进行,或卧床休息 2 周再行 X 线检查。

(四)诊断要点

有移位的股骨颈骨折诊断不难。嵌插骨折患者的外伤史不明显,仅有局部微痛或不适,而且髋关节可屈伸,甚至可以步行,X 线检查不易发现骨折线,应进一步进行 CT 或 MRI 检查,以明确诊断。

(五)治疗要点

1.非手术治疗

适用于年老体弱或外展、嵌插稳定型骨折者。①持续皮牵引、骨牵引或石膏固定患肢于轻度外展位,牵引治疗后卧硬板床 6~8 周。②手法复位。

2.手术治疗

对于内收型骨折和有移位的骨折,在给予皮牵引或骨牵引复位后,行经皮多枚骨圆针或加压螺纹钉内固定术。内收型有移位的骨折,手法、牵引难以复位的,应采取切开复位内固定治疗。青少年股骨颈骨折应尽量解剖复位,采用切开复位内固定治疗。

3.人工股骨头或全髋关节置换术

适用于 60 岁以上,全身情况较好,有明显移位或股骨头旋转,陈旧性骨折伴股骨头缺血坏死的老年人。

(六)护理要点

1.维持正确的体位

维持正确的体位是治疗股骨颈骨折的重要措施,应解释清楚,取得配合。平卧硬板床,保持患肢外展 30°中立位,并用牵引维持,防止外旋、内收。尽量避免搬动髋部。

2.保持确实有效的牵引

患肢做皮牵引或骨牵引时,应保持患肢和牵引力在同一轴线上。不能随意加减重量。牵引时间一般为 8~12 周。

3.密切观察病情变化

股骨头骨折患者多为老年人,要密切观察病情变化。

4.预防并发症

股骨头骨折患者行非手术治疗时需长期卧床,易发生坠积性肺炎、泌尿系统感染、压疮等。因此,要鼓励深呼吸、有效咳嗽,嘱患者多喝水,骨隆突处垫软垫。

5.功能锻炼

非手术者早期可在床上做股四头肌的静力收缩,去掉牵引后,可做直腿抬高运动。3 个月后可依靠拐杖行走,6 个月后可不依靠拐杖行走。对于术后内固定者,2 天后可扶患者床上坐起,3~4 周可扶拐行走,3 个月后可稍负重行走,6 个月后可负重行走。

八、股骨干骨折

股骨干骨折是指由小转子下至股骨髁上部位骨干的骨折。

(一)病因与发病机制

由强大的直接暴力或间接暴力所致,多见于 30 岁以下的男性。直接暴力可引起横形或粉碎性骨折,间接暴力多为坠落伤,可引起斜行骨折或螺旋形骨折。

（二）临床表现

股骨干骨折后出血多，当高能损伤时，软组织被破坏，有出血和液体外渗，肢体明显肿胀，常导致低血容量性休克。患侧肢体短缩、成角、旋转和功能障碍，可有骨擦感。如果损伤腘窝血管和神经，可出现远端肢体的血液循环、感觉、运动功能障碍。常见的并发症有低血容量性休克、脂肪栓塞综合征、深静脉血栓、创伤性关节炎等。

（三）实验室及其他检查

X线正侧位摄片应包括其近端的髋关节和远端的膝关节。骨折早期进行血气监测，可监测脂肪栓塞的发生。

（四）诊断要点

根据受伤史及受伤后患肢缩短、外旋畸形等诊断，X线正侧位片可明确骨折的部位和类型。

（五）治疗要点

1.儿童股骨干骨折的治疗

3岁以下儿童股骨干骨折常用Bryant架行双下肢垂直悬吊牵引。牵引重量以臀部稍悬空为宜。牵引时间为3～4周。由于儿童骨骼愈合塑形能力强，骨折断端即使重叠1～2 cm，轻度向前、外成角，也是可以自行纠正的。但不能有旋转畸形。

2.成人股骨干骨折的治疗

一般采用骨牵引。持续性股骨髁上或胫骨结节骨牵引，直到骨折临床愈合，一般需6～8周。牵引过程中要复查X线，了解复位情况。非手术治疗失败或合并神经、血管损伤或伴有多发性损伤不宜卧床过久的老年人，可行切开复位内固定，采用钢板、螺钉、带锁髓内针固定。

（六）护理要点

1.牵引的护理

小儿垂直悬吊牵引时，经常触摸患儿足部温度，观察颜色及足背动脉的搏动情况，以防血液循环障碍及皮肤破损。为有效产生反牵引力，注意牵引时臀部要离开床面，两腿牵引重量要相等。成人牵引时要抬高床尾，保持牵引力方向与股骨干纵轴成直线。定期测量下肢长度和力线以保持有效牵引。骨牵引针处每天消毒，严禁去除血痂。注意检查足背伸肌功能。腓骨头处加垫软垫，以防腓总神经受损伤。防止发生压疮。

2.功能锻炼

（1）小儿骨折：炎性期卧床进行股四头肌的静力收缩。骨痂形成期，患儿从不负重行走过渡到负重行走。骨痂成熟期，由部分负重行走过渡到完全负重行走。

（2）成人骨折：除疼痛减轻后进行股四头肌等长收缩外，还要练习踝关节、足关节等小关节的活动。去除外固定后，可进行行走训练，适应下床行走后，逐渐进行负重行走。

九、胫腓骨干骨折

胫腓骨干骨折指胫骨平台以下到踝上的部分发生的骨折。在长骨骨折中最多见，双骨折、粉碎性骨折及开放性骨折居多。

（一）病因与发病机制

1.直接暴力

主要的致病因素有重物撞击、直接暴力打击、车轮碾轧等。胫腓骨骨折线在同一平面，呈横形、短斜形。高能损伤有严重肢体软组织损伤,骨高度粉碎。常见开放性骨折。

2.间接暴力

常见于弯曲和扭转暴力,如高处坠落足着地,滑倒等。局部软组织损伤轻,可发生长斜形、螺旋形骨折,双骨折时腓骨的骨折线高于胫骨骨折线,亦可造成开放性骨折。

3.胫骨骨折分类

胫骨骨折可分为 3 类:胫骨上 1/3 骨折,骨折远端向上移位,腘动脉分叉处受压,可造成小腿缺血或坏疽,易损伤腓总神经;胫骨中 1/3 骨折,可导致骨筋膜室综合征;胫骨下 1/3 骨折,由于血运差,软组织覆盖少,影响骨折愈合。

(二)临床表现

疼痛、肿胀、畸形和功能障碍。伴有腓总神经、胫神经损伤时,出现足下垂。如果继发骨筋膜室综合征,远端肢体出现疼痛、肿胀、麻木、肢体苍白、感觉消失。但儿童青枝骨折及成人腓骨骨折后可负重行走。

(三)实验室及其他检查

正侧位的 X 线检查可明确骨折的部位、类型、移位情况。

(四)诊断要点

根据受伤史,膝、踝关节和胫腓骨 X 线片明确诊断。对小腿肿胀明显者,警惕骨筋膜室综合征的发生。

(五)治疗要点

1.非手术治疗

适合于稳定骨折。熟悉骨折软组织损伤情况,包括可能的重要血管、神经损伤,可按逆创伤机制实施手法复位,复位后长腿石膏外固定,利用石膏塑形维持骨折的对位、对线。对于骨折手法复位失败、软组织损伤严重、合并骨筋膜室综合征者,可行跟骨骨牵引。

2.手术治疗

切开复位内固定适用于不稳定骨折,多段骨折及污染不重、受伤时间较短的开放性骨折。切开复位后,采用螺丝钉或加压钢板、带锁髓内钉内固定。

(六)护理要点

1.牵引和固定的护理

石膏固定时要密切观察患肢的疼痛程度和足趾背伸和跖屈及末梢循环情况。如怀疑神经受压,应立即减压。保持有效的牵引,做好皮肤护理,预防压疮。外固定后要把小腿抬高置于中立位。每天 2 次消毒固定针针眼周围皮肤,预防固定针感染。内固定时要观察伤口有无渗血渗液,以防感染。采用螺丝钉或钢板固定后,要注意预防关节僵硬。

2.功能锻炼

早期进行股四头肌的等长收缩,足趾和髌骨的被动及主动活动。跟骨骨牵引者,要进行髌骨被动活动和抬臀运动,以防跟腱挛缩。内固定早期做膝关节屈曲活动。除去外固定后,逐渐负重活动。

第三章 妇产科常见疾病的诊治与护理

第一节 子宫肌瘤

子宫平滑肌瘤简称"子宫肌瘤",是女性生殖器官中最常见的一种良性肿瘤。子宫肌瘤主要由子宫平滑肌组织增生而成,其间还有少量的纤维结缔组织,多见于 30～50 岁女性。由于肌瘤生长速度慢,对机体影响不大,所以子宫肌瘤的临床报道发病率远比真实的要低。

一、病因

确切病因仍不清楚。子宫肌瘤好发于生育年龄女性,绝经后肌瘤停止生长,甚至萎缩、消失,发生子宫肌瘤的女性常伴发子宫内膜的增生。所以,绝大多数的人认为子宫肌瘤的发生与女性激素有关,特别是雌激素。雌激素可以使子宫内膜增生,使子宫肌纤维增生肥大、肌层变厚、子宫增大,而且肌瘤组织经过检验,其中雌激素受体和雌二醇的含量比正常子宫肌组织高。所以,目前认为子宫肌瘤与长期和大量的雌激素刺激有关。

二、病理

(一)大体检查

肌瘤为实质性球形结节,表面光滑,与周围肌组织有明显边界。外无包膜,但是肌瘤周围的肌层受压可形成假包膜。肌瘤切开后,切面呈漩涡状结构,颜色和质地与肌瘤成分有关:若含平滑肌较多,则肌瘤质地较软,颜色略红;若纤维结缔组织多,则质地较硬,颜色发白。

(二)镜检

肌瘤由皱纹状排列的平滑肌纤维相互交叉组成,切面呈漩涡状,其间掺有不等量的纤维结缔组织。细胞大小均匀,呈卵圆形或杆状,核染色质较深。

三、分类

(一)按肌瘤生长部位分类

按肌瘤生长部位可分为子宫体肌瘤(90%)与子宫颈肌瘤(10%)。

(二)按肌瘤生长方向与子宫肌壁的关系分类

1.肌壁间肌瘤

肌壁间肌瘤最多见,占总数的 60%～70%。肌瘤全部位于肌层内,四周均被肌层包围。

2.浆膜下肌瘤

浆膜下肌瘤占总数的 20%。肌瘤向子宫浆膜面生长,突起于子宫表面,外面仅有一层浆膜包裹。这种肌瘤还可以继续向浆膜面生长,仅留一细蒂与子宫相连,成为带蒂的浆膜下肌瘤,活动度大。蒂内有供应肌瘤生长的血管,若供血不足,肌瘤易变性、坏死;若发生蒂扭转,可出现急腹痛。若因扭转而造成断裂,肌瘤脱落至腹腔或盆腔,可形成游离性肌瘤。有些浆膜下肌瘤生长在宫体侧壁,突入阔韧带,形成阔韧带肌瘤。

3.黏膜下肌瘤

黏膜下肌瘤占总数的 10％～15％。肌瘤向宫腔内生长，并突出于宫腔，仅由黏膜层覆盖，被称为黏膜下肌瘤。黏膜下肌瘤使宫腔变形、增大，易形成蒂。宫腔就好像长了异物一样，可刺激子宫收缩，在宫缩的作用下，黏膜下肌瘤可被挤压出子宫颈口外，或堵于子宫颈口处，或脱垂于阴道。

各种类型的肌瘤可发生在同一子宫，被称为多发性子宫肌瘤。

四、临床表现

(一)症状

多数患者无明显症状，只是偶尔在进行盆腔检查时发现。肌瘤临床表现的出现与肌瘤的部位、生长速度及是否发生变性有关，而与其数量及大小关系不大。

1.月经改变

月经改变是最常见的症状，主要表现为月经周期缩短，经期延长，经量过多，不规则阴道出血。其中以黏膜下肌瘤最常见，其次是肌壁间肌瘤。浆膜下肌瘤及小的肌壁间肌瘤对月经影响不明显。若肌瘤发生坏死、溃疡、感染，则可出现持续或不规则阴道流血或脓血性白带。

2.腹部包块

腹部包块常为患者就诊的主诉。当肌瘤增大超过妊娠 3 个月子宫大小时，可在下腹部扪及肿块，质硬，无压痛，清晨膀胱充盈将子宫推向上方时更加清楚。

3.白带增多

因为子宫肌瘤使宫腔面积增大，内膜腺体分泌增多，加之盆腔充血，所以患者白带增多。若为黏膜下肌瘤脱垂于阴道，则表面易感染、坏死，从而产生大量脓血性排液及腐肉样组织并排出，伴臭味。

4.腰酸、腹痛、下腹坠胀

临床表现常为腰酸或下腹坠胀，经期加重。通常无腹痛，只是在发生一些意外情况时才会出现：如浆膜下肌瘤蒂扭转，可出现急性腹痛；妊娠期肌瘤发生红色变性时，可出现腹痛剧烈伴发热、恶心，黏膜下肌瘤被挤出宫腔时，可由宫缩引起痉挛性疼痛。

5.压迫症状

大的子宫肌瘤使子宫体积增大，可对周围的组织器官产生一定的压迫症状。如前壁肌瘤压迫膀胱可出现尿频、尿急；子宫颈肌瘤可引起排尿困难、尿潴留，后壁肌瘤可压迫直肠引起便秘、里急后重；较大的阔韧带肌瘤压迫输尿管可致肾盂积水。

6.不孕或流产

肌瘤压迫输卵管使其扭曲管腔不通，或使宫腔变形，影响受精或受精卵着床，导致不孕、流产。

7.继发性贫血

长期月经过多、不规则出血，部分患者可出现继发性贫血，严重时全身乏力，面色苍白、气短、心悸。

(二)体征

肌瘤较大时，可在腹部触及。质硬，表面不规则，结节状物质。妇科检查时，肌壁间肌瘤子宫增大,表面不规则,有单个或多个结节状突起。浆膜下肌瘤外面仅包裹一层浆膜,所以质地坚硬,呈球形块状物,与子宫有细蒂相连,可活动;黏膜下肌瘤突出于宫腔,像孕卵一样,所以整个子宫均匀增大,有时宫口扩张,肌瘤位于宫口内或脱出于阴道,呈红色、实质、表面光滑,若感染则表面有渗出液覆盖或溃疡形成,排液有臭味。

五、治疗原则

根据患者的年龄、症状、有无生育要求及肌瘤的大小等情况综合考虑。

(一)随访观察

若肌瘤小(子宫<孕 2 个月)且无症状,通常不需要治疗。尤其近绝经年龄患者,雌激素水平低落,肌瘤可自然萎缩或消失,每 3~6 个月随访 1 次。随访期间若发现肌瘤增大或症状明显时,再考虑进一步治疗。

(二)药物治疗(保守治疗)

肌瘤在 2 个月妊娠子宫大小以内,症状不明显或较轻,近绝经年龄及全身情况不能手术者,均可给予药物对症治疗。

1.雄性激素药物

常用药物有丙酸睾酮。可对抗雌激素,使子宫内膜萎缩,直接作用于平滑肌,使其收缩而减少出血,并使近绝经期的患者提早绝经。

2.促性腺激素释放激素类似物

常用药物有亮丙瑞林或戈舍瑞林。可抑制垂体及卵巢的功能,降低雌激素水平,使肌瘤缩小或消失。适用于肌瘤较小、经量增多或周期缩短、围绝经期患者。不宜长期使用,以免因雌激素缺乏导致骨质疏松。

3.其他药物

常用药物有米非司酮。作为术前用药或提前绝经使用。但不宜长期使用,以防其拮抗糖皮质激素的不良反应。

(三)手术治疗

手术治疗为子宫肌瘤的主要治疗方法。对肌瘤大于等于 2.5 个月妊娠子宫大小或症状明显出现贫血者,应手术治疗。

1.肌瘤切除术

肌瘤切除术适用于年轻要求保留生育功能的患者。可经腹或腹腔镜切除肌瘤,对突出宫内或脱出于阴道内的带蒂的黏膜下肌瘤也可经阴道或经宫腔镜下摘除。

2.子宫切除术

对肌瘤较大、多发、症状明显、年龄较大、无生育要求或已有恶变者可行子宫全切。50 岁以下,卵巢外观正常者,可保留卵巢。

六、护理评估

(一)健康史

了解患者一般情况,评估月经史、婚育史,是否有不孕、流产史;询问有无长期使用雌激素类药物。如果接受过治疗,还应了解治疗的方法及所用药物的名称、剂量、用法及用药后的反应等。

(二)身体状况

1.症状

了解有无月经异常、腹部肿块、白带增多或贫血、腹痛等临床表现,了解出现症状的时间及具体表现。

2.体征

了解妇科检查结果,子宫是否均匀或不规则增大、变硬,阴道有无子宫肌瘤脱出等情况。了解 B 超检查所示结果中肌瘤的大小、个数及部位等。

(三)心理-社会状况

患者及家属对子宫肌瘤缺乏认识,担心肿瘤为恶性,对治疗方案的选择犹豫不决,对需要手术治疗而焦虑不安,担心手术切除子宫可能会影响其女性特征,影响夫妻生活。

七、护理诊断

(1)营养失调,低于机体需要量:与月经改变、长期出血导致贫血有关。

(2)知识缺乏:缺乏子宫肌瘤疾病发生、发展、治疗及护理知识。

(3)焦虑:与月经异常,影响正常生活有关。

(4)自我形象紊乱:与手术切除子宫有关。

八、护理目标

(1)患者获得子宫肌瘤及其健康保健知识。

(2)患者贫血得到纠正,营养状况改善。

(3)患者出院时,不适症状缓解。

九、护理措施

(一)心理护理

评估患者对疾病的认知程度,尊重患者,耐心解答患者提出的问题,告知患者和家属子宫肌瘤是妇科最常见的良性肿瘤,手术或药物治疗都不会影响今后日常生活和工作,让患者消除顾虑,纠正错误认识,配合治疗。

(二)缓解症状

对出血多需住院的患者,护士应严密观察并记录其生命体征变化情况,协助医师完成血常规及凝血功能检查、备血、核对血型、交叉配血等。注意收集会阴垫,评估出血量。按医嘱给予止血药和子宫收缩剂,必要时输血、补液、抗感染或刮宫止血。因巨大子宫肌瘤者常出现局部压迫症状,故对排尿不畅者应予以导尿,对便秘者可用缓泻剂缓解不适症状。当带蒂的浆膜下肌瘤发生扭转或肌瘤红色变性时,应评估腹痛的程度、部位、性质,以及有无恶心、呕吐、体温升高征象。需剖腹探查时,护士应迅速做好急诊手术前准备和术中术后护理。保持患者的外阴清洁干燥,如对黏膜下肌瘤脱出子宫颈口者,应保持其局部清洁,预防感染,为经阴道摘取肌瘤者做好术前准备。

(三)手术护理

对经腹或腹腔镜下行肌瘤切除或子宫切除术的患者,按腹部手术患者的一般护理,并要特别注意观察术后阴道流血情况。经阴道黏膜下肌瘤摘除术时,常在蒂部留置止血钳 24~48 小时,取出止血钳后需继续观察阴道流血情况,按阴道手术患者进行护理。

(四)健康教育

1.保守治疗的患者

对保守治疗的患者需定期随访,护士要告知患者随访的目的、意义和随访时间。嘱患者应3～6个月定期复查,其间监测肌瘤生长状况、了解患者症状的变化,如有异常及时和医师联系,修正治疗方案。对应用激素治疗的患者,护士要向患者讲解用药的相关知识,使患者了解药物的治疗作用、使用剂量、服用时间、方法、不良反应及应对措施,避免擅自停药和服药过量引起撤退性出血和男性化。

2.手术后的患者

嘱患者出院后1个月门诊复查,了解患者术后康复情况,并给予术后性生活、自我保健、日常工作恢复等健康指导。嘱患者在任何时候出现不适或异常症状,需及时随诊。

十、结果评价

(1)患者能叙述子宫肌瘤保守治疗的注意事项或术后自我护理措施。

(2)患者面色红润,无疲倦感。

(3)患者出院时,能列举康复期随访时间及注意问题。

第二节　子宫颈癌

子宫颈癌又称"宫颈浸润癌",是除乳腺癌以外最常见的妇科恶性肿瘤。虽然它的发病率很高,但是子宫颈癌有较长的癌前病变阶段,加上近40年来国内外已经普遍开展宫颈细胞防癌普查,使子宫颈癌和癌前病变得以早期诊断和早期治疗,子宫颈癌的发病率和死亡率也随之不断下降。

一、分类及病理

子宫颈癌的好发部位是位于宫颈外口处的鳞-柱状上皮交界区。根据发生癌变的组织不同,子宫颈癌可分为:鳞状细胞癌简称"鳞癌",占子宫颈癌的80%～85%;腺癌,占子宫颈癌的15%～20%;鳞腺癌,由鳞癌和腺癌混合构成,占子宫颈癌的3%～5%,少见,但恶性度最高,预后最差。

本节中原位癌、浸润癌指的都是鳞癌。

鳞癌与腺癌在外观上并无特殊差别,因为鳞状细胞与柱状细胞都可侵入对方领域,所以两者均可发生在宫颈阴道部或宫颈管内。

(一)大体检查

在发展为浸润癌以前,鳞癌在肉眼观察时无特殊异常,类似一般的宫颈糜烂(主要是环绕宫颈外口有较粗糙的颗粒状糜烂区,或有不规则的溃破面,触之易出血),随着浸润癌的出现,子宫颈可以表现为以下4种不同类型。

1.外生型

外生型又称"增生型"或"菜花型",癌组织开始向外生长,最初呈息肉样或乳头状隆起,继而又发展为向阴道内突出的大小不等的菜花状赘生物,质地脆,易出血。

2.内生型

内生型又称"浸润型",癌组织向宫颈深部组织浸润,宫颈变得肥大而硬,甚至整个宫颈段膨大像直筒一样。但宫颈表面还是比较光滑的或仅有浅表溃疡。

3.溃疡型

无论是外生型还是内生型,当癌进一步发展时,肿瘤组织发生坏死、脱落,可形成凹陷性溃疡,有时整个子宫颈都为空洞所代替,形如火山口样。

4.颈管型

癌灶发生在宫颈外口内,隐蔽在宫颈管,侵入宫颈及子宫峡部供血层,且转移到盆壁的淋巴结。不同于内生型,后者由特殊的浸润性生长扩散到宫颈管。

(二)显微镜检

1.宫颈上皮内瘤样病变(CIN)

在移行带区形成过程中,未分化的化生鳞状上皮代谢活跃,在一些物质(精子、精液组蛋白、人乳头瘤病毒等)的刺激下,可发生细胞分化不良、排列紊乱,细胞核异常、有丝分裂增加,形成宫颈上皮内瘤样病变,包括宫颈不典型增生和宫颈原位癌。这两种病变是子宫颈癌的癌前病变。

通过显微镜下的观察,子宫颈癌的进展可分为以下几个阶段。

(1)宫颈不典型增生:上皮底层细胞增生活跃、分化不良,从正常的1~2层增生至多层,甚至占据了大部分上皮组织,而且细胞排列紊乱,细胞核增大、染色加深、染色质分布不均,出现很多核异质改变,被称为不典型增生。可分为轻、中、重3种不同程度,重度时与原位癌不易区别。

(2)宫颈原位癌:鳞状上皮全层发生癌变,但是基底膜仍然保持完整,被称为原位癌。

不典型增生和原位癌均局限于上皮内,所以合称子宫颈上皮内瘤样病变。

2.宫颈早期浸润癌

原位癌继续发展,已有癌细胞穿过鳞状上皮基底层进入间质,但浸润不深,小于5 mm,并未侵犯血管及淋巴管,癌灶之间孤立存在,未出现融合。

3.宫颈浸润癌

癌继续发展,浸润深度大于5 mm,且侵犯血管及淋巴管,癌灶之间呈网状或团块状融合。

二、转移途径

以直接蔓延和淋巴转移为主,血行转移极少见。

(一)直接蔓延

直接蔓延最常见。癌组织直接侵犯邻近组织和器官:向下蔓延至阴道壁;向上累及子宫腔;向两侧扩散至主韧带、阴道旁组织直至骨盆壁;向前、后可侵犯膀胱、直肠、盆壁等。

(二)淋巴转移

癌组织局部浸润后侵入淋巴管形成瘤栓,随淋巴液引流进入局部淋巴结,在淋巴管内扩散。淋巴转移一级组包括宫旁、宫颈旁、闭孔、髂内、髂外、髂总、骶前淋巴结;二级组包括腹股沟深浅淋巴结、腹主动脉旁淋巴结。

(三)血行转移

血行转移极少见,晚期可转移至肺、肝或骨骼等。

三、临床分期

采用国际妇产科联盟(FIGO)2000年修订的子宫颈癌临床分期,大体分为 5 期(表 3-1)。

表 3-1 子宫颈癌的临床分期(FIGO,2000)

期别	肿瘤累及范围
0 期	原位癌(浸润前癌)
Ⅰ期	癌灶局限于宫颈(包括累及宫体)
Ⅰa 期	肉眼未见癌灶,仅在显微镜下可见浸润癌
Ⅰa1 期	间质浸润深度≤3 mm,宽度≤7 mm
Ⅰa2 期	3 mm<间质浸润深度≤5 mm,宽度≤7 mm
Ⅰb 期	肉眼可见癌灶局限于宫颈,或显微镜下可见病变>Ⅰa2 期
Ⅰb1 期	肉眼可见癌灶最大直径≤4 cm
Ⅰb2 期	肉眼可见癌灶最大直径>4 cm
Ⅱ期	癌灶已超出宫颈,但未达盆壁。癌累及阴道,但未达阴道下 1/3
Ⅱa 期	无宫旁浸润
Ⅱb 期	有宫旁浸润
Ⅲ期	癌肿扩散至盆壁和(或)累及阴道下 1/3,导致肾盂积水或无功能肾
Ⅲa 期	癌累及阴道下 1/3,但未达盆壁
Ⅲb 期	癌已达盆壁,或有肾盂积水或无功能肾
Ⅳ期	癌播散超出真骨盆,或癌浸润膀胱黏膜及直肠黏膜
Ⅳa 期	癌播散超出真骨盆,或癌浸润膀胱黏膜或直肠黏膜
Ⅳb 期	远处转移

四、临床表现

(一)症状

早期可无症状,随着癌细胞的进展,可出现以下表现。

1.阴道流血

阴道流血由癌灶浸润间质内血管所致,出血量根据病灶大小、受累间质内血管的情况而定。年轻患者常表现为接触性出血,即性生活后或妇科检查后少量出血,也有表现为经期延长、周期缩短、经量增多等。年老患者常表现为绝经后不规则阴道流血。

一般外生型癌出血较早,量多;内生型癌出血较晚,量少。一旦侵犯较大血管可引起致命大出血。

2.阴道排液

阴道排液一般发生在阴道出血之后,白色或血性,稀薄如水样或米泔样。初期量不多、有腥臭;晚期癌组织坏死、破溃,继发感染则出现大量脓性或米汤样恶臭白带。

3.疼痛

疼痛为癌晚期症状。宫旁组织明显浸润,并已累及盆壁、神经,可引起严重的腰骶部或坐骨神经痛。盆腔病变严重,可以导致下肢静脉回流受阻,引起下肢肿胀和疼痛。

4.其他

(1)邻近器官受累症状。①压迫或侵犯膀胱、尿道及输尿管：排尿困难、尿痛、尿频、血尿、尿闭、膀胱阴道瘘、肾盂积水、尿毒症等。②累及直肠：里急后重、便血、排便困难、便秘或肠梗阻、直肠阴道瘘。③宫旁组织受侵：组织增厚、变硬、弹性消失，可直达盆壁，子宫固定不动，可形成冰冻盆腔。

(2)恶病质：晚期癌症，长期消耗，出现身心交瘁、贫血、低热、消瘦、虚弱等全身衰竭表现。

(二)体征

早期子宫颈癌时局部无明显病灶，宫颈光滑或轻度糜烂与一般宫颈炎肉眼难以区别。随着病变的发展，类型不同，体征也不同。外生型宫颈上有赘生物呈菜花状、乳头状，质脆易出血。内生型宫颈肥大、质硬、如桶状，表面可光滑。晚期癌组织坏死、脱落可形成溃疡或空洞。阴道受累时，阴道壁变硬弹性减退，有赘生物生长。若侵犯宫旁组织，三合诊检查可扪及宫颈旁组织增厚、变硬、呈结节状，甚至形成冰冻盆腔。

五、治疗原则

以手术治疗为主，配合放疗和化疗。

(一)手术治疗

手术治疗适用于Ⅰa期～Ⅱa期无手术禁忌证患者。根据临床分期不同，可选择全子宫切除术、子宫根治术和盆腔淋巴结清扫术。对年轻患者可保留卵巢及阴道。

(二)放射治疗

放射治疗适用于各期患者，主要是年老、有严重并发症或Ⅲ期以上不能手术的患者。放射治疗分为腔内和体外照射两种方法。早期以腔内放射为主，体外照射为辅；晚期则以体外照射为主，腔内放射为辅。

(三)手术加放射治疗

对癌灶较大者，先行放疗局限病灶后再行手术治疗；对手术后疑有淋巴或宫旁组织转移者，放疗作为其手术的补充治疗。

(四)化学治疗

化学治疗用于晚期或有复发转移的患者，也可用于手术或放疗的辅助治疗，目前多主张联合化疗方案。

六、护理评估

(一)健康史

详细了解年轻患者有无接触性出血、年老患者绝经后阴道不规则流血的情况。评估患者有无患病的高危因素存在，如慢性宫颈炎的病史，以及是否有人乳头瘤病毒、巨细胞病毒等的感染，婚育史、性生活史、高危男子性接触史等。

(二)身体状况

1.症状

详细了解一下情况：患者阴道流血的时间、量、质、色等，有无妇科检查或性生活后的接触性出血；阴道排液的性状、气味；有无邻近器官受累的症状；有无疼痛，疼痛的部位、性质、持续时间等；全身有无贫血、消瘦、乏力等恶病质的表现。

2.体征

评估妇科检查的结果,如子宫颈有无异常、有无糜烂和赘生物,子宫颈是否出血、肥大、质硬,宫颈管外形是否呈桶状等。

(三)心理-社会状况

子宫颈癌确诊早期,患者常因无症状或症状轻微,往往对诊断表示怀疑和震惊而四处求医,希望否定癌症诊断;当诊断明确,患者会感到恐惧和绝望,害怕疼痛和死亡,迫切要求治疗,以减轻痛苦、延长寿命。另外,恶性肿瘤对患者身体的折磨会给患者带来巨大的心理应激,而且手术范围大,留置导尿管的时间长,疾病和手术对身体的损伤大,恢复时间长,患者很长时间不能正常地生活、工作。

(四)辅助检查

子宫颈癌发展过程长,尤其是癌前病变阶段,所以应该积极开展防癌普查,提倡"早发现、早诊断、早治疗"。早期子宫颈癌因无明显症状和体征,需采用以下辅助检查。

1.宫颈刮片细胞学检查

宫颈刮片细胞学检查是普查子宫颈癌的主要方法,也是早期发现子宫颈癌的主要方法之一。注意在宫颈外口鳞-柱上皮交界处取材,防癌涂片用巴氏染色。结果分5级:Ⅰ级正常、Ⅱ级炎症、Ⅲ级可疑癌、Ⅳ级高度可疑癌、Ⅴ级癌。巴氏Ⅲ级及以上细胞,需行活组织检查。

2.碘试验

将碘溶液涂于宫颈和阴道壁,观察其着色情况。正常宫颈阴道部和阴道鳞状上皮含糖原丰富,被碘溶液染成棕色或深赤褐色。若不染色为阳性,说明鳞状上皮不含糖原。瘢痕、囊肿、子宫颈炎或子宫颈癌等鳞状上皮不含糖原或缺乏糖原,均不染色,所以本试验对癌无特异性。碘试验主要识别宫颈病变危险区,以便确定活检取材部位,提高诊断率。

3.阴道镜检查

对宫颈刮片细胞学检查Ⅲ级或以上者,应行阴道镜检查,观察宫颈表面上皮及血管变化,发现病变部位,指导活检取材,提高诊断率。

4.宫颈和宫颈管活组织检查

宫颈和宫颈管活组织检查是确诊子宫颈癌和癌前病变的"金标准"。可在宫颈外口鳞-柱上皮交界处3、6、9、12点4处取材,或在碘试验不着色区、阴道镜病变可疑区取材做病理检查。宫颈活检阴性时,可用小刮匙刮取宫颈管组织送病理检查。

七、护理诊断

(1)排尿异常:与子宫颈癌根治术后对膀胱功能影响有关。

(2)营养失调:与长期的阴道流血造成的贫血及癌症的消耗有关。

(3)焦虑:与子宫颈癌确诊带来的心理应激有关。

(4)恐惧:与子宫颈癌的不良预后有关。

(5)自我形象紊乱:与阴道流恶臭液体及较长时间留置导尿管有关。

八、护理目标

(1)患者能接受诊断,配合各种检查、治疗。

(2)出院时,患者排尿功能恢复良好。

（3）患者能接受现实,适应术后生活方式。

九、护理措施

(一)心理护理

多陪伴患者,经常与患者沟通,了解其心理特点。与患者、家属一起寻找引起不良心理反应的原因,教会患者缓解心理应激的措施,学会用积极的应对方法,如寻求别人的支持和帮助、向别人倾诉内心的感受等,使患者能以最佳的心态接受并积极配合治疗。

(二)饮食与营养

根据患者的营养状况、饮食习惯协助制定营养食谱,鼓励患者进食高能量、高维生素及营养素全面的饮食,以满足机体的需要。

(三)阴道、肠道准备

术前3天需每天行阴道冲洗两次,冲洗时动作应轻柔,以免损伤子宫颈脆性癌组织引起阴道大出血。肠道按清洁灌肠来准备。另外,术前教会患者进行肛门、阴道肌肉的缩紧与舒张练习,掌握锻炼盆底肌肉的方法。

(四)术后帮助膀胱功能恢复

由于手术范围大,可能损伤支配膀胱的神经,膀胱功能恢复缓慢,所以一般留置尿管7～14天,甚至21天。

1.盆底肌肉的锻炼

术前教会患者进行盆底肌肉的缩紧与舒张练习,术后第2天开始锻炼,术后第4天开始锻炼腹部肌肉,如抬腿、仰卧起坐等。有资料报道改变体位的肌肉锻炼有利于排尿功能的恢复,锻炼的强度应逐渐增加。

2.膀胱肌肉的锻炼

从拔除尿管前3天开始定时开放尿管,每2～3小时放尿1次,锻炼膀胱功能,促进排尿功能的恢复。

3.导残余尿

在膀胱充盈的情况下拔除尿管,让患者立即排尿,排尿后导残余尿,每天1次。如残余尿连续3次在100 mL以下,证明膀胱功能恢复尚可,不需再留置尿管;如残余尿超过100 mL,应及时给予患者再留置尿管,保留3～5天后,再行拔管,导残余尿,直至低于100 mL以下。

(五)保持负压引流管的通畅

手术创面大,渗出多,同时淋巴回流受阻,术后常在盆腔放置引流管,应密切注意引流管是否通畅,引流液的量、色、质,一般引流管于48～72小时后拔除。

(六)出院指导

（1）定期随访:护士应向出院患者和家属说明随访的重要性及随访要求。在第1年内,出院后1个月首次随访,以后每2～3个月随访1次;第2年,每3～6个月随访1次;第3～5年,每半年随访1次;第6年开始每年随访1次。如有不适随时就诊。

（2）少数患者出院时尿管未拔,应教会患者留置尿管的护理,强调多饮水、外阴清洁的重要性,嘱患者勿将尿袋高于膀胱口,避免尿液倒流,继续锻炼盆底肌肉、膀胱功能,及时到医院拔尿管、导残余尿。

（3）嘱患者康复后应逐步增加活动强度，适当参加社交活动及正常的工作等，以便恢复原来的角色功能。

十、结果评价

（1）患者住院期间能以积极态度配合诊治全过程。

（2）出院时，患者无尿路感染症状，拔管后已经恢复正常排尿功能。

（3）患者能正常与人交往，正确树立自我形象。

第三节　子宫内膜癌

子宫内膜癌发生于子宫体的内膜层，又称"子宫体癌"。绝大多数为腺癌，故也称子宫内膜腺癌。其多见于老年妇女，是女性生殖器三大恶性肿瘤之一，仅次于子宫颈癌，居妇科恶性肿瘤的第 2 位，近年来我国该病的发病率有上升趋势。腺癌是一种生长缓慢，发生转移也较晚的恶性肿瘤。但是，一旦蔓延至子宫颈，侵犯子宫肌层或子宫外，其预后极差。

一、病因

确切病因尚不清楚，可能与下列因素相关。

(一)体质因素

该病易发生于肥胖、高血压、糖尿病、绝经延迟、未孕或不育的妇女。这些因素是子宫内膜癌的高危因素。

(二)长期持续的雌激素刺激

在长期持续雌激素刺激而又无孕激素拮抗的情况下，可发生子宫内膜增生症（单纯型或复杂型，伴或不伴不典型增生），子宫内膜癌发病的危险性增高。临床常见于无排卵性疾病、卵巢女性化肿瘤等。

(三)遗传因素

约 20％的癌患者有家族史。

二、病理

(一)大体检查

病变多发生于子宫底部内膜，尤其是两侧宫角。根据病变形态及范围分为两种类型。

1.局限型

肿瘤局限于部分子宫内膜，常发生在宫底部或宫角部，呈息肉状或菜花状，表面有溃疡，容易出血，易侵犯肌层。

2.弥漫型

癌肿累及大部分或全部子宫内膜，呈菜花状，可充满宫腔或脱出子宫颈口外。癌组织表面为灰白色或淡黄色。质脆，易出血、坏死或有溃疡形成，侵入肌层少。晚期癌灶可侵入深肌层或宫颈，若阻塞宫颈管可引起宫腔积脓。

(二)镜检

1.内膜样腺癌

内膜样腺癌最常见，占子宫内膜癌的 80％～90％。腺体异常增生，癌细胞大而不规则，核大深染,分裂活跃。

2.腺癌伴鳞状上皮分化

腺癌中含成团的分化良好的良性鳞状上皮被称为腺角化癌,恶性的为鳞腺癌,介于两者之间的为腺癌伴鳞状上皮不典型增生。

3.浆液性腺癌

浆液性腺癌占10%。复杂乳头样结构、裂隙样腺体、明显的细胞复层、芽状结构形成和核异型。恶性程度很高,常见于年老的晚期患者。

4.透明细胞癌

肿瘤呈管状结构,镜下见大量大小不等、背靠背排列的小管,内衬透明的鞋钉状细胞。

三、转移途径

癌灶多数生长缓慢:局限于内膜或宫腔内时间较长,也有极少数发展较快,短期内出现转移。

(一)直接蔓延

癌灶沿子宫内膜向上蔓延生长,经子宫角达输卵管,向下蔓延累及宫颈、阴道;向肌层浸润,可穿透浆膜而延及输卵管、卵巢,并广泛种植于盆腔腹膜、子宫直肠陷凹及大网膜。

(二)淋巴转移

淋巴转移为内膜癌的主要转移途径。其转移途径与肿瘤生长的部位有关。宫底部的癌灶可沿阔韧带上部的淋巴管网转移到卵巢,再向上到腹主动脉旁淋巴结。子宫角及前壁的病灶可经圆韧带转移到腹股沟淋巴结。子宫后壁的病灶可沿骶韧带至直肠淋巴结。子宫下段及宫颈管的病灶与子宫颈癌的淋巴转移途径相同。

(三)血行转移

血行转移少见,出现较晚,主要转移到肺、肝、骨等处。

四、临床分期

现广泛采用国际妇产科联盟(FIGO,2000)规定的手术病理分期(表 3-2)。

表 3-2　子宫内膜癌临床分期(FIGO,2000)

期别	肿瘤累及范围
0 期	原位癌(浸润前癌)
Ⅰ期	癌局限于宫体
Ⅰa	癌局限于子宫内膜
Ⅰb	癌侵犯肌层≤1/2
Ⅰc	癌侵犯肌层>1/2
Ⅱ期	癌累及宫颈,无子宫外病变
Ⅱa	仅宫颈黏膜腺体受累
Ⅱb	宫颈间质受累
Ⅲ期	癌扩散于子宫外的盆腔内,但未累及膀胱、直肠
Ⅲa	癌累及浆膜和(或)附件和(或)腹腔,细胞学检查为阳性

期别	肿瘤累及范围
Ⅲb	阴道转移
Ⅲc	盆腔淋巴结和(或)腹主动脉淋巴结转移
Ⅳ期	癌累及膀胱及直肠(黏膜明显受累),或有盆腔外远处转移
Ⅳa	癌累及膀胱和(或)直肠黏膜
Ⅳb	远处转移,包括腹腔内转移和(或)腹股沟淋巴结转移

五、临床表现

(一)症状

极早期的患者无明显症状,随着病程进展后出现下列症状。

1.阴道流血

不规则阴道流血为最常见的症状,量一般不多。绝经后患者主要表现为间歇性或持续性出血,量不多;未绝经者则表现为月经紊乱,经量增多,经期延长,或经间期出血。

2.阴道排液

少数患者述阴道排液增多,为癌肿渗出液或感染坏死所致。早期多为浆液性或浆液血性白带,晚期合并感染则为脓性或脓血性,有恶臭。

3.疼痛

通常不引起疼痛。晚期癌肿侵犯盆腔或压迫神经,可引起下腹部及腰骶部疼痛,并向下肢放射。若癌肿累及宫颈,堵塞宫颈管致使宫腔积脓,可出现下腹胀痛或痉挛样疼痛。

4.全身症状

晚期可出现贫血、消瘦、乏力、发热、恶病质、全身衰竭等症状。

(二)体征

早期妇科检查无明显异常。随着病情发展,可有子宫增大、质地变软。有时可见癌组织自宫颈口脱出,质脆,易出血。若并发宫腔积脓,子宫明显增大、有压痛。若周围有浸润,子宫常固定,宫旁、盆腔内可触及不规则结节状物。

六、治疗原则

主要治疗方法为手术、放疗及药物治疗。早期以手术为主,晚期则采用放疗、药物治疗等综合治疗。

七、护理评估

(一)健康史

了解患者一般情况,评估高危因素,如老年、肥胖、高血压、糖尿病、不孕不育、绝经期推迟及用雌激素替代治疗等;了解有无家族肿瘤史;了解患者疾病诊疗过程及用药情况。

(二)身体状况

1.症状

评估阴道流血、排液、疼痛及有无肿瘤转移的临床表现。

2.体征

了解妇科检查的结果,如有子宫增大、变软,是否可以触及转移性结节或肿块,有无明显触痛等情况。

(三)心理-社会状况

子宫内膜癌多发生于绝经后妇女,因子女工作忙,疏于对患者的关心,患者在精神上有较强的失落感;或因未婚、婚后不孕等易产生孤独感;加上恶性肿瘤的发生,更增加了患者的恐惧心理。

(四)辅助检查

根据病史、临床表现及辅助检查做出诊断。

1.分段诊刮

分段诊刮是确诊子宫内膜癌最可靠的方法。先刮宫颈管,再刮宫腔,刮出物分瓶标记送病理检查。刮宫时操作要轻柔,特别是刮出豆渣样组织时,应立即停止操作,以免子宫穿孔或癌肿扩散。

2.B超

子宫增大,宫腔内可见实质不均的回声区,形态不规则,宫腔线消失。若肌层中有不规则回声紊乱区,则提示肌层有浸润。

3.宫腔镜检查

宫腔镜检查可直接观察病变大小、形态,并取活组织病理检查。

4.细胞学检查

用宫腔吸管或宫腔刷取宫腔分泌物找癌细胞,阳性率可达 90%。

5.其他

CT、MRI、淋巴造影检查及血清 CA125 检查等。

八、护理诊断

(1)焦虑:与住院及手术有关。

(2)知识缺乏:缺乏子宫内膜癌的治疗、护理知识。

九、护理目标

(1)患者获得有关子宫内膜癌的治疗、护理知识。

(2)患者焦虑减轻,主动参与诊治过程。

十、护理措施

(一)心理护理

帮助患者熟悉医院环境,为患者提供安静、舒适的休息环境。告知患者子宫内膜癌的病程发展慢,子宫内膜癌是女性生殖系统恶性肿瘤预后较好的一种,以缓解或消除其心理压力,增强其治病的信心。

(二)生活护理

(1)嘱患者卧床休息,注意保暖。鼓励患者进食高蛋白、高热量、高维生素、易消化的饮食。对进食不足或营养状况极差者,遵医嘱静脉补充营养。

(2)严密观察生命体征、腹痛、手术切口、血常规变化;保持会阴清洁,每天用 0.1% 苯扎溴铵溶液冲洗会阴,正确使用消毒会阴垫,发现感染征象及时报告医师,并遵医嘱及时使用抗生素和其他药物。

(三)治疗配合

对于采用不同治疗方法的患者,实施相应的护理措施。对手术患者注意术后病情观察,记录阴道残端出血的情况,指导患者适度地活动。在孕激素治疗过程中,注意药物的不良反应,指导患者坚持用药。对化疗患者要注意骨髓抑制现象,做好支持护理。

(四)健康教育

1.普及防癌知识

大力宣传定期防癌普查的重要性,定期进行防癌检查;正确掌握使用雌激素的指征;对绝经过渡期妇女月经紊乱或不规则流血者,应先排除子宫内膜癌;对绝经后妇女出现阴道流血者,警惕子宫内膜癌的可能;注意高危因素,重视高危患者。

2.定期随访

手术、放疗、化疗患者应定期随访。随访时间:术后2年内,每3～6个月1次;术后3～5年,每6～12个月1次。随访中注意有无复发病灶,并根据患者康复情况调整随访时间。随访内容:盆腔检查、阴道脱落细胞学检查、胸片(6个月至1年)。

十一、结果评价

(1)患者能叙述子宫内膜癌治疗和护理的有关知识。

(2)患者睡眠良好,焦虑缓解。

第四节　卵巢肿瘤

卵巢肿瘤是女性生殖系统常见肿瘤之一,可发生于任何年龄。由于卵巢位于盆腔深部,卵巢肿瘤早期无症状,又缺乏早期诊断的有效方法,患者就医时,恶性肿瘤多为晚期,预后差。其死亡率已居妇科恶性肿瘤的首位,严重威胁着妇女的生命和健康。

一、分类

卵巢肿瘤的分类方法较多,世界卫生组织(WHO)1973年制定的卵巢肿瘤组织学分类方法,将卵巢肿瘤分为卵巢上皮性肿瘤、性索间质肿瘤、生殖细胞肿瘤和转移性肿瘤。

二、常见肿瘤及病理特点

(一)卵巢上皮性肿瘤

卵巢上皮性肿瘤是最常见的卵巢肿瘤,占卵巢肿瘤的2/3,来源于卵巢表面的生发上皮。可分为良性、交界性、恶性3种。交界性肿瘤是一种低度潜在恶性肿瘤,无间质浸润,生长缓慢,转移率低,复发迟。

1.良性浆液性囊腺瘤

良性浆液性囊腺瘤约占卵巢良性肿瘤的25%。多为单侧,分为单纯性和乳头状两种。前者中等大小,囊壁光滑,单房,囊内为淡黄色清亮液体;后者多房,囊壁上有乳头状物生长,穿透囊壁可发生腹腔种植。镜下可见囊壁内为单层立方上皮或柱状上皮,间质内见砂粒体。

2.恶性浆液性囊腺癌

恶性浆液性囊腺癌是最常见的卵巢恶性肿瘤,占40%～50%。多为双侧,实性或囊实性,表面光滑,或有乳头状生长,有出血坏死。镜下见瘤细胞大小不一,复层,排列紊乱,并向间质浸润。恶性度高,预后差。

3.良性黏液性囊腺瘤

良性黏液性囊腺瘤约占卵巢良性肿瘤的20%。常为单侧多房,表面光滑,灰白色,囊壁较厚,内为胶冻状黏液,可长成巨大卵巢肿瘤。镜下见囊壁内衬单层柱状上皮,产生黏液,可见杯状细胞和嗜银细胞。如囊壁破裂,瘤细胞可广泛种植于腹膜上,继续生长并分泌黏液,形成结节状,称腹膜黏液瘤。

4.恶性黏液性囊腺癌

恶性黏液性囊腺癌约占卵巢恶性肿瘤的10%,由黏液性囊腺瘤恶变而来,多为单侧,表面光滑,实性或囊实性。镜下见腺体密集,间质较少,瘤细胞复层排列,有间质浸润。预后较好。

(二)卵巢生殖细胞肿瘤

卵巢生殖细胞肿瘤为来源于生殖细胞的一组肿瘤,其发生率仅次于卵巢上皮性肿瘤,多见于儿童及青少年。

1.畸胎瘤

畸胎瘤通常由2~3个胚层组织组成,这些组织可以是成熟或不成熟的,肿瘤可以是囊性的,也可以是实性的。其恶性程度与组织分化程度有关。

(1)成熟畸胎瘤:又称皮样囊肿,是最常见的卵巢良性肿瘤。可发生于任何年龄。单侧为主,中等大小,圆形或椭圆形,表面光滑呈灰白色,囊腔内充满油脂及毛发,有时可见牙齿或骨组织。

(2)未成熟畸胎瘤:由分化程度不同的未成熟的胚胎组织组成,多为原始神经组织。多为实性,转移及复发率均较高,预后差。

2.无性细胞瘤

无性细胞瘤属中度恶性肿瘤。单侧居多,中等大小,实性,表面光滑,切面呈淡棕色。间质中常有淋巴浸润。对放疗极敏感。

3.内胚窦瘤

内胚窦瘤,又称卵黄囊瘤,较罕见。瘤体较大,单侧,圆形或卵圆形。切面实性为主,灰黄色,常有出血坏死。瘤细胞可产生甲胎蛋白(AFP)。生长迅速,早期即出现转移,故恶性度极高,预后差。

(三)卵巢性索间质肿瘤

卵巢性索间质肿瘤来源于原始性腺中的性索及间质,占卵巢恶性肿瘤的5%~8%。本组肿瘤多具有内分泌功能,可分泌性激素。

1.颗粒细胞瘤

颗粒细胞瘤占性索间质肿瘤的80%左右,为低度恶性肿瘤,于任何年龄均可发生,于45~55岁人群常见。多为单侧,圆形或卵圆形,大小不一,表面光滑。切面组织脆而软,伴有出血坏死灶。一般预后良好,5年生存率在80%以上。

2.卵泡膜细胞瘤

卵泡膜细胞瘤为实质性的良性肿瘤,单侧,大小不一,呈圆形或卵圆形,切面灰白色,瘤细胞呈短梭形,胞质中含有脂质,排列呈旋涡状。可分泌雌激素,故有女性化作用。

3.纤维瘤

纤维瘤为良性肿瘤,多发生于中年妇女,常为单侧,中等大小,实性,表面光滑。切面灰白色,质地坚硬,纤维组织呈编织状排列。可伴有胸腔积液或腹腔积液,称为梅格斯综合征,肿瘤切除后,胸腔积液、腹腔积液可自然消退。

4.支持细胞-间质细胞瘤

支持细胞-间质细胞瘤,又称"睾丸母细胞瘤",是一种能分泌男性激素的肿瘤,为低度恶性,罕见,多发生于40岁以下的妇女。单侧,实性、较小,表面光滑,有时呈分叶状,切面灰白色。镜下可见不同程度的支持细胞及间质细胞。患者常有男性化症状。5年存活率为70%~90%。

(四)卵巢转移性肿瘤

卵巢转移性肿瘤占卵巢肿瘤的5%~10%。身体各部位的肿瘤均可能转移到卵巢,以乳腺、胃肠道、子宫的肿瘤最多见。库肯勃瘤是来自胃肠道的卵巢转移癌,呈双侧性、实性、中等大小、表面光滑。镜下可见印戒细胞。恶性度高,预后极差。

三、恶性肿瘤的分期

采用国际妇产科联盟(FIGO,2000)的手术病理分期(表3-3)。

表3-3　原发性卵巢恶性肿瘤的手术病理分期(FIGO,2000)

期别	肿瘤累及范围
Ⅰ期	肿瘤局限于卵巢
Ⅰa	肿瘤局限于一侧卵巢,包膜完整,表面无肿瘤,腹腔积液或腹腔冲洗液中未查见恶性细胞
Ⅰb	肿瘤局限于两侧卵巢,包膜完整,表面无肿瘤,腹腔积液或腹腔冲洗液中未查见恶性细胞
Ⅰc	肿瘤局限于单侧或两侧卵巢,伴有以下任何一项者:包膜破裂、卵巢表面有肿瘤、腹腔积液或腹腔冲洗液中查见恶性细胞
Ⅱ期	肿瘤累及一侧或双侧卵巢,伴盆腔内扩散
Ⅱa	蔓延和(或)转移到子宫和(或)输卵管,腹腔积液或冲洗液中无恶性细胞
Ⅱb	蔓延到其他盆腔组织,腹腔积液或冲洗液中无恶性细胞
Ⅱc	Ⅱa或Ⅱb病变,但腹腔积液或冲洗液中查见恶性细胞
Ⅲ期	一侧或双侧卵巢肿瘤,镜检证实有盆腔外的腹膜转移和(或)区域淋巴结转移,肝表面转移为Ⅲ期
Ⅲa	淋巴结阴性,组织学证实盆腔外腹膜表面有镜下转移
Ⅲb	淋巴结阴性,腹腔转移灶直径≤2 cm
Ⅲc	腹膜转移灶直径>2 cm和(或)腹膜后区域淋巴结阳性
Ⅳ期	远处转移(胸腔积液有癌细胞,肝实质转移)

四、临床表现

(一)症状

卵巢肿瘤早期多无自觉症状,常在妇科检查或做B超时发现。随着肿瘤的增大,出现腹胀不适、尿频、便秘、心悸、气急等压迫症状,腹部触及肿块。如为恶性肿瘤,腹部肿块短期内迅速增大,出现腹胀、腹腔积液;若肿瘤压迫神经、血管或向周围组织浸润,可引起腹痛、腰痛、下肢疼痛及水肿。晚期可出现恶病质。

(二)体征

妇科检查在子宫一侧或双侧扪及囊性或实质性肿物。良性肿瘤包块多囊性、表面光滑、活动与子宫不相连;恶性肿瘤包块多为双侧、实性、表面高低不平、固定不动,子宫直肠陷凹可触及大小不等的结节。

(三)卵巢良、恶性肿瘤的鉴别

卵巢良性肿瘤与恶性肿瘤的鉴别见表 3-4。

表 3-4　卵巢良性肿瘤与恶性肿瘤的鉴别

项目	卵巢良性肿瘤	卵巢恶性肿瘤
病史	生长缓慢,病程长,多无症状,生育期多见	生长迅速,病程短,于幼女、青春期或绝经后妇女多见
体征	多为单侧,囊性,表面光滑,活动,一般无腹腔积液	多为双侧,实性或囊性表面不规则,固定,直肠陷凹可触及结节,常伴腹腔积液,且为血性,可查见癌细胞
一般情况	良好,多无不适	逐渐出现恶病质
B超	边界清楚,液性暗区,有间隔光带	肿块边界不清,液性暗区,光点杂乱

五、常见并发症

(一)蒂扭转

蒂扭转是卵巢肿瘤最常见的并发症,也是妇科常见的急腹症之一。多见于瘤蒂长、活动度好、中等大小、重心不均的肿瘤,以成熟畸胎瘤最多见。常发生于体位改变或妊娠期、产褥期子宫位置发生变化时。卵巢肿瘤的蒂由骨盆漏斗韧带、卵巢固有韧带及输卵管组成。发生扭转后,因血液循环障碍,瘤体增大、缺血、坏死,呈紫黑色,可发生破裂或继发感染。

其主要症状是突然发生的下腹部一侧剧烈疼痛,伴有恶心、呕吐甚至休克,系腹膜牵引绞窄所致。妇科检查子宫一侧扪及肿块,张力较高,压痛以瘤蒂部最明显,并有局限性肌紧张。扭转有时可自然复位,腹痛随之缓解。

蒂扭转一旦确诊,应立即手术切除肿瘤。手术时应先钳夹蒂根部,再切除肿瘤及瘤蒂,钳夹前切不可将扭转复位,以免栓子脱落引起栓塞。

(二)破裂

破裂有外伤性破裂和自发性破裂两种。外伤性破裂可由腹部受到重击、分娩、性交、妇科检查及穿刺引起,自发性破裂则可由肿瘤生长过快或恶性肿瘤浸润穿透囊壁所致。其症状轻重与破口大小、流入腹腔囊液的性质、数量有关。轻者仅有轻度腹痛,重者致剧烈腹痛伴恶心、呕吐,有时导致内出血、腹膜炎。

(三)感染

感染多继发于蒂扭转或破裂后,也可由邻近器官感染蔓延所致。主要表现为发热、腹痛、肿块压痛、腹肌紧张、白细胞升高。

(四)恶变

恶变早期多无症状,若肿瘤短时间内迅速增大,应疑有恶变。若出现腹腔积液,已属晚期。因此,确诊为卵巢肿瘤者应尽早手术。

六、治疗原则

(一)良性肿瘤

良性肿瘤一经确诊,即应手术治疗。可根据患者的年龄、有无生育要求及对侧卵巢情况决定手术范围。对年轻、单侧良性肿瘤患者,可行卵巢肿瘤剥出术、卵巢切除术或患侧附件切除术。对绝经期妇女可行全子宫及双附件切除术。

(二)恶性肿瘤

恶性肿瘤以手术为主,辅以化疗、放疗。

1.手术

手术是恶性卵巢肿瘤的首选方法。首次手术尤为重要。对疑为恶性肿瘤者,应尽早剖腹探查。对早期患者一般做全子宫、双附件加大网膜切除及盆腔、腹主动脉旁淋巴结清扫术。晚期可行肿瘤细胞减灭术。

2.化疗

化疗为主要的辅助治疗方法。卵巢恶性肿瘤对化疗比较敏感,可用于预防肿瘤复发、消除残留病灶,或已无法施行手术的晚期患者。常用的化疗药物有顺铂、环磷酰胺、多柔比星、氟尿嘧啶、放线菌素 D 等。多采用联合化疗。

3.放疗

放疗常作为手术后的辅助治疗,无性细胞瘤对放疗最敏感;颗粒细胞瘤中度敏感,上皮性癌也有一定的敏感性。

七、护理评估

(一)健康史

卵巢肿瘤病因不清楚,一般认为与遗传和家族史有关,20%～25%卵巢恶性肿瘤患者有家族史;此外,还与饮食习惯(如长期食用高胆固醇食物)及内分泌因素有关。所以需评估患者年龄、生育史、有无其他肿瘤疾病史及卵巢肿瘤的家族史。了解有无相关的内分泌、饮食等高危因素。

(二)身体状况

1.症状

卵巢肿瘤体积较小或发病初期常无症状。产生激素的卵巢肿瘤在发病初期可以引起月经紊乱。随着卵巢肿瘤体积增大,患者会有肿胀感,随其继续长大可出现尿频、便秘等压迫症状。晚期卵巢肿瘤患者出现消瘦、贫血、恶病质表现。

2.体征

评估患者妇科检查的结果,注意有无腹围增大、有无腹腔积液、卵巢肿瘤的性质、肿瘤的部位及其大小等情况。

(三)心理-社会状况

在卵巢肿瘤性质确定之前,患者及家属多表现为紧张不安和焦虑,既想得到确切的结果,又怕诊断为恶性肿瘤。而一旦确诊为恶性,因手术和反复化疗影响其正常生活、疾病可能导致死亡等原因,患者表现为悲观、抑郁甚至绝望的情绪。

(四)辅助检查

1.B超检查

B超检查可了解肿块的位置、大小、形态和性质，以及与子宫的关系，并可鉴别卵巢肿瘤、腹腔积液或结核性包裹性积液。

2.细胞学检查

腹腔积液或腹腔冲洗液找癌细胞，可协助诊断及临床分期。

3.腹腔镜检查

腹腔镜检查可直接观察肿块的部位、形态、大小、性质，并可行活检或抽取腹腔液进行细胞学检查。

4.肿瘤标志物检查

卵巢上皮性癌患者血清中癌抗原（CA125）水平升高，黏液性卵巢癌时癌胚抗原（CEA）升高，卵巢绒癌时人绒毛膜促性腺激素（HCG）升高。甲胎蛋白则对内胚窦瘤、未成熟畸胎瘤有诊断意义。颗粒细胞瘤、卵泡膜细胞瘤患者体内雌激素水平升高。睾丸母细胞瘤患者尿中17-酮、17-羟类固醇升高。

八、护理诊断

（1）疼痛：与卵巢肿瘤蒂扭转或肿瘤压迫有关。

（2）营养失调，低于机体需要量：与恶性肿瘤、治疗不良反应及产生腹腔积液有关。

（3）预感性悲哀：与卵巢癌预后不佳有关

九、护理目标

（1）患者疼痛减轻或消失。

（2）患者营养摄入充足。

（3）患者能正确面对疾病，焦虑程度减轻。

十、护理措施

(一)心理护理

护理人员应有同情心，关心体贴患者，建立良好的护患关系，详细了解患者的疑虑和需求，认真听取患者的诉说，并对患者所提出的各种疑问给予明确答复。鼓励患者尽可能参与护理计划，鼓励家属参与照顾患者，让患者能感受到来自多方面的关爱。尤其是对确定肿瘤是良性者，要及时将诊断结果告诉患者，消除其紧张焦虑心理，从而增强战胜疾病的信心。

(二)饮食护理

疾病及化疗通常会使患者营养失调。应鼓励患者进食高蛋白、高维生素、营养素全面且易消化的饮食。对进食不足和全身营养状况极差者，遵医嘱静脉补充高营养液及成分输血等，保证治疗效果。

(三)病情观察

术后注意观察切口及阴道残端有无渗血、渗液，并及时更换敷料与会阴血垫。对切口疼痛者遵医嘱应用镇痛药。对行肿瘤细胞减灭术者，术后一般放置腹膜外引流管与腹腔化疗管各1根。将留置的化疗管末端用无菌纱布包扎，固定于腹壁，防止脱落，以备术后腹腔化疗所用。将引流管接负压引流袋，固定好，保持引流通畅，记录引流量与引流液性质。

(四)接受各种检查和治疗的护理

1.手术后一般护理

手术后一般护理见腹部手术后护理。一般在术后第 2 天血压稳定后,嘱患者取半卧位,以利于腹腔及阴道分泌物的引流,减少炎症与腹胀发生。对行肠切除患者应暂禁食,根据医嘱行持续胃肠减压,保持通畅,记录引流量及性质。对未侵及肠管者,于第 2 天可给流质饮食,同时服用胃肠动力药,促进肠蠕动恢复,3 天后根据肠蠕动恢复情况改半流质饮食或普通饮食,保持大便通畅。卧床期间,做好皮肤护理,避免压疮。鼓励患者做床上活动,叩背,及时清除痰液,防止肺部并发症,待病情许可后,协助患者离床活动。

2.腹腔插管化疗的护理

卵巢癌患者术中往往发现盆腹腔各脏器浆膜表面广泛播散粟粒样或较大的植入病灶,经肿瘤减灭术后仍存散在病灶,术后腹腔插管化疗可使化疗药物与病灶直接接触,使局部药物浓度升高,而体循环的药物浓度较低。腹腔化疗能提高疗效并减少由化疗引起的全身反应。化疗方案根据组织学分类而定,多在腹部切口拆除缝线后行第一个疗程,或术中腹腔即放置化疗药,待 1 个月后再行第 2 个疗程。腹腔灌注化疗药物时应严格无菌操作,防止感染,注药前先注入少量生理盐水,观察注药管是否通畅,有无外渗。灌注药液量多时,应先将液体适当加温,避免药液过凉导致患者寒战。在灌注完毕后,将注药管末端包扎,嘱患者翻身活动,使药物在腹腔内均匀分布。

3.并发症观察与护理

同腹部手术后并发症观察与护理。

(五)健康教育

1.预防

30 岁以上妇女,应每年进行 1 次妇科检查。高危人群不论年龄大小,最好每半年接受 1 次检查,以排除卵巢肿瘤。

2.出院指导

对手术后患者出院前应进行康复指导。单纯一侧附件切除的患者也可因性激素水平波动而出现停经、潮热等症状,护士应让患者了解这些症状,让其有一定心理准备,必要时可在医师指导下接受雌激素补充治疗,以缓解症状。对行卵巢癌根治术后患者,应根据病理报告的组织学类型、临床分期和组织学分级,告知家属,并讲清后期化疗的必要性,化疗既可用于预防复发,也可用于手术未能全部切除者。化疗多需 8～10 个疗程,一般为每月 1 次,化疗应在医院进行,以便随时进行各系统化疗不良反应的监测,护士应督促、协助患者克服实际困难,正确指导患者减轻化疗反应,顺利完成治疗计划。

3.做好随访

未手术的患者 3～6 个月随访 1 次,观察肿瘤的大小变化情况。良性肿瘤术后按一般腹部手术后 1 个月常规进行复查。恶性肿瘤术后易复发,应长期随访。术后 1 年,每月 1 次;术后第 2 年,每 3 个月 1 次;术后 3～5 年,每 3～6 个月 1 次;以后可每年 1 次。

十一、结果评价

(1)患者能说出应对疼痛的方法,自述疼痛减轻。

(2)患者合理膳食,能维持体重。

(3)患者能正常与人交往,树立正确自我形象。

第五节　阴　道　炎

一、滴虫性阴道炎

滴虫性阴道炎是由阴道毛滴虫引起的最常见的阴道炎。阴道毛滴虫主要寄生于女性阴道,也可存在于尿道、尿道旁腺及膀胱;于男性可存在于包皮皱襞、尿道及前列腺内。滴虫适宜生长在温度为 $25\sim40$ ℃、pH 为 $5.2\sim6.6$ 的潮湿环境中。月经前后,阴道内酸性减弱,接近中性,隐藏在腺体及阴道皱襞中的滴虫常得以繁殖,而发生滴虫性阴道炎。此病的传播途径有经性交的直接传播及经游泳池、浴盆、厕所、衣物、器械等途径的间接传播。

(一)护理评估

1.健康史

(1)病因评估:阴道毛滴虫呈梨形,体积为多核白细胞的 $2\sim3$ 倍。滴虫顶端有 4 根鞭毛,体部有波动膜,后端尖并有轴柱凸出。活的滴虫透明无色如水滴,鞭毛随波动膜的波动而活动。阴道毛滴虫极易传播,pH 在 4.5 以下时便受到抑制甚至致死。pH 上升至 7.5 时,其繁殖可完全被抑制。在妊娠期和月经来潮前后,阴道 pH 升高,可使阴道毛滴虫的感染率和发病率升高。

(2)病史评估:评估发作与月经周期的关系、既往阴道炎病史、个人卫生情况,分析感染经过,了解治疗经过。

2.身心状况

(1)症状:主要症状为白带呈稀薄泡沫状,量多及伴有外阴、阴道口瘙痒。如有其他细菌混合感染,白带可呈黄绿色、血性、脓性且有臭味。局部可有灼热、疼痛、性交痛。如合并尿路感染,可有尿频、尿痛、血尿。阴道毛滴虫能吞噬精子,阻碍乳酸生成,影响精子在阴道内存活,可致不孕。

(2)体征:妇科检查时可见阴道黏膜充血,严重时有散的出血点。有时可见阴道后穹隆处有液性或脓性泡沫状分泌物。

(3)心理-社会状况:患者常因炎症反复发作而烦恼,出现无助感。

(二)辅助检查

(1)悬滴法:在玻片上加 1 滴温生理盐水,自阴道后穹隆处取少许分泌物混于生理盐水中,用低倍镜检查,如有滴虫,可见其活动。阳性率可为 $80\%\sim90\%$。取分泌物检查前 $24\sim48$ 小时,避免性交、阴道灌洗及阴道上药。

(2)培养法:适于症状典型而悬滴法未见滴虫者,可用培养基培养,其准确率可达 98%。

(三)护理诊断及合作性问题

(1)知识缺乏:缺乏对疾病传染途径的认识及缺乏阴道炎治疗的知识。

(2)舒适改变:与外阴瘙痒、分泌物增多有关。

(3)组织完整性受损：与分泌物增多、外阴瘙痒、搔抓有关。

（四）护理目标

(1)患者能说出疾病传染的途径、阴道炎的治疗与日常防护知识。

(2)患者分泌物减少，舒适度提高。保持组织完整性，无破损。

（五）护理措施

1.一般护理

注意个人卫生，保持外阴部清洁、干燥，避免搔抓外阴导致皮肤破损。

2.心理护理

解除患者由疾病带来的烦恼，减轻其对确诊后的心理压力，增强治疗疾病的信心。告知患者夫妇滴虫性阴道炎的传播途径、临床表现、治疗方法和注意事项，减轻他们的焦虑心理，同时鼓励他们积极配合治疗。

3.病情观察

观察患者的外阴瘙痒症状、阴道分泌物的量及颜色等。

4.治疗护理

(1)治疗原则：杀灭阴道毛滴虫，保持阴道的自净作用，防止复发，夫妻双方要同时治疗，切断直接传染途径。

(2)治疗配合。①局部治疗：增强阴道酸性环境，用1％乳酸溶液、0.5％乙酸溶液或1∶5 000高锰酸钾溶液冲洗阴道后，每晚睡前用甲硝唑200 mg，置于阴道后穹隆，每天1次，10天为一个疗程。②全身治疗：口服甲硝唑（灭滴灵）200～400 mg/次，每天3次，10天为一个疗程。③指导患者正确用药，按疗程坚持用药，注意冲洗液的浓度、温度。④观察用药后反应：甲硝唑口服后偶见胃肠道反应，如食欲不振、恶心、呕吐及白细胞减少、皮疹等，一旦发现，应报告医师并停药。妊娠期、哺乳期妇女应慎用，因为药能通过胎盘进入胎儿体内，并可由乳汁排泄。

（六）健康指导

(1)做好卫生宣教，积极开展普查普治，消灭传染源，严格禁止滴虫阴道炎或带虫者进入游泳池。医疗单位做好消毒隔离，防止交叉感染。嘱患者治疗期间勤换内裤，内裤、坐浴及洗涤用物应煮沸消毒5～10 min以消灭病原体，禁止性生活，避免交叉或重复感染的机会。嘱哺乳期妇女在用药期间或用药后24小时内不宜哺乳。嘱患者经期暂停坐浴、阴道冲洗及阴道用药。

(2)夫妻应双双检查，男方若查出毛滴虫，夫妻应同治，有助于提高疗效，治疗期间应禁止性生活。

(3)治愈标准：治疗后应在每次月经干净后复查1次，连续3次均为阴性，方为治愈。

（七）护理评价

(1)患者自诉外阴不适症状减轻，舒适感增加，悬滴法试验连续3个周期复查为阴性。

(2)患者正确复述预防及治疗此疾病的相关知识。

二、外阴阴道假丝酵母菌病

外阴阴道假丝酵母菌病（VVC），也称外阴阴道念珠菌病，是一种常见的外阴、阴道炎，80％

～90％的病原体为白假丝酵母菌,其发病率仅次于滴虫阴道炎。白假丝酵母菌是真菌,不耐热,在加热至 60 ℃且持续 1 小时后,即可死亡;但对干燥、日光、紫外线及化学制剂的抵抗力较强。

(一)护理评估

1.健康史

(1)病因评估:假丝酵母菌为条件致病菌,可存在口腔、肠道和阴道而不引起症状。当阴道内糖原增多、酸度增加、局部细胞免疫力下降时,假丝酵母菌可繁殖并引起炎症,故外阴阴道假丝酵母菌病多见于孕妇、糖尿病患者及接受大量雌激素治疗者。此外,长期应用抗生素、服用类固醇皮质激素或免疫缺陷综合征等,可以改变阴道内微生物之间的相互制约关系,易发此症;紧身化纤内裤、肥胖可使会阴局部的温度及湿度增加,也易使假丝酵母菌得以繁殖而引起感染。

(2)传播途径评估:①内源性感染为主要感染,假丝酵母菌除寄生阴道外,还可寄生于人的口腔、肠道,这些部位的假丝酵母菌可互相传染。②通过性交直接传染。③通过接触感染的衣物等间接传染。

(3)病史评估:了解有无糖尿病及长期使用抗生素、雌激素、类固醇皮质激素病史,了解个人卫生习惯及有无不洁性生活史。

2.身心状况

(1)症状:外阴、阴道奇痒,坐卧不安,痛苦异常,可伴有尿痛、尿频、性交痛。阴道分泌物为干酪样或豆渣样。

(2)体征:妇科检查见小阴唇内侧、阴道黏膜红肿并附着白色块状薄膜,容易剥离,下面为糜烂及溃疡。

(3)心理-社会状况:患者常因外阴瘙痒痛苦不堪,由于影响休息与睡眠,产生忧虑与烦躁。评估患者心理障碍及影响疾病治疗的原因。

3.辅助检查

(1)悬滴法:在玻片上加 1 滴温生理盐水,自阴道后穹隆处取少许分泌物混于生理盐水中,用低倍镜检查,若找到白假丝酵母菌的芽孢和假菌丝即可确诊。

(2)培养法:适于症状典型而悬滴法未见白假丝酵母菌者,可用培养基培养。

(二)护理诊断及合作性问题

1.焦虑

焦虑与易复发,影响休息与睡眠有关。

2.组织完整性受损

组织完整性受损与分泌物增多、外阴瘙痒、搔抓有关。

(三)护理目标

(1)患者情绪稳定,积极配合治疗与护理。

(2)患者病情改善,舒适度提高。

(3)保持组织完整性,组织无破损。

(四)护理措施

1.一般护理

注意个人卫生,保持外阴部清洁、干燥,避免搔抓外阴以免皮肤破损。

2.心理护理

向患者讲解外阴阴道假丝酵母菌病的病因、治疗方法和注意事项等,消除患者的顾虑和焦虑心理,使其积极配合治疗。

3.病情观察

观察患者的外阴瘙痒症状、阴道分泌物的量及颜色等。

4.治疗护理

(1)治疗原则:消除诱因,改变阴道酸碱度,根据患者情况选择局部或全身应用抗真菌药杀灭致病菌。

(2)用药护理。①局部治疗:用2％～4％碳酸氢钠溶液冲洗阴道或坐浴,再选用制霉菌素栓剂、克霉唑栓剂、咪康唑栓剂等置于阴道内,一般7～10天为一个疗程。②全身用药:若局部用药效果较差或病情顽固,可选用伊曲康唑、氟康唑、酮康唑等口服。③用药注意:孕妇要积极治疗,否则阴道分娩时新生儿易感染发生鹅口疮。妊娠期坚持局部治疗,禁用口服唑类药物。勤换内裤,内裤、坐浴及洗涤用物应煮沸消毒5～10 min以消灭病原体,避免交叉和重复感染的机会。④用药护理:嘱阴道灌洗或坐浴应注意药液浓度和治疗时间,灌洗药物要充分溶化,温度一般为40 ℃,切忌过烫,以免烫伤皮肤。

(五)健康指导

(1)做好卫生宣教,养成良好的卫生习惯,每天洗外阴、换内裤,切忌搔抓。

(2)约15％的男性与女性患者接触后患有龟头炎,对有症状男性也应进行检查与治疗。

(3)鼓励患者坚持用药,不随意中断疗程。

(4)嘱积极治疗糖尿病等疾病,正确使用抗生素、雌激素,以免诱发外阴阴道假丝酵母菌病。

(六)护理评价

(1)患者分泌物减少,性状转为正常,舒适感增加。

(2)患者正确复述预防及治疗此疾病的相关知识,做到积极配合并坚持治疗。

三、萎缩性阴道炎

萎缩性阴道炎属非特异性阴道炎,常见于绝经后及卵巢切除后或盆腔放射治疗者。绝经后的萎缩性阴道炎又称"老年性阴道炎"。

(一)护理评估

1.健康史

(1)病因评估:①妇女绝经后;②手术切除卵巢;③产后闭经;④药物假绝经治疗;⑤盆腔放射治疗后等。由于雌激素水平降低,阴道上皮萎缩变薄,上皮细胞内糖原减少,阴道内pH增高,阴道自净作用减弱,局部抵抗力降低,致病菌入侵后易繁殖引起炎症。

(2)病史评估:了解有无糖尿病及长期使用抗生素、雌激素、类固醇皮质激素病史;了解个人卫生习惯及有无不洁性生活史;了解有无进行盆腔放疗等。

2.身心状况

(1)症状:白带增多,多为黄水状,严重感染时可呈脓性,有臭味。黏膜有浅表溃疡时,分泌物可为血性,有的患者可有点滴出血,可伴有外阴瘙痒、灼热、尿频、尿痛、尿失禁等症状。

(2)体征:妇科检查可见阴道皱襞消失,上皮菲薄,黏膜出血,表面可有小出血点或片状出血点;严重时可形成浅表溃疡,阴道弹性消失、狭窄,慢性炎症、溃疡还可引起阴道粘连,导致阴道闭锁。

(3)心理-社会状况:老年人常因思想比较保守,不愿就医而出现无助感。其他患者常因知识缺乏而病急乱投医,因此应注意评估影响患者不愿就医的因素及家庭支持系统。

3.辅助检查

取分泌物检查,悬滴法排除滴虫性阴道炎和外阴阴道假丝酵母菌病;有血性分泌物时,常需做宫颈刮片或分段诊刮排除子宫颈癌和子宫内膜癌。

(二)护理诊断及合作性问题

(1)舒适改变:与外阴瘙痒、疼痛、分泌物增多有关。

(2)知识缺乏:与缺乏绝经后妇女预防保健知识有关。

(3)有感染的危险:与局部分泌物增多、破溃有关。

(三)护理目标

(1)患者分泌减少,性状转为正常,舒适感增加。

(2)患者正确复述预防及治疗此疾病的相关知识,做到积极配合并坚持治疗。

(3)患者无感染发生或感染被及时发现和控制,体温、血常规正常。

(四)护理措施

1.一般护理

嘱患者保持外阴清洁,勤换内裤。穿棉织内裤,减少刺激等。

2.心理护理

使患者了解老年性阴道炎的病因和治疗方法,减轻其焦虑;对卵巢切除、放疗者给予心理安慰与相关医学知识解释,增强其治疗疾病的信心;解释雌激素替代疗法可缓解症状,帮助其建立治愈疾病的信心。

3.病情观察

观察白带性状、量、气味,有无外阴瘙痒、灼热及膀胱刺激症状等。

4.治疗护理

(1)治疗原则:增强阴道黏膜的抵抗力,抑制细菌生长繁殖。

(2)治疗配合。①增加阴道酸度:用0.5%乙酸或1%乳酸溶液冲洗阴道,每天1次。阴道冲洗后,将甲硝唑200 mg或氧氟沙星200 mg,放入阴道深部,每天1次,7～10天为一个疗程。②增加阴道抵抗力:针对病因给予雌激素制剂,可局部用药,也可全身用药。将己烯雌酚0.125～0.25 mg,每晚放入阴道深部,7天为一个疗程。③全身用药:可口服尼尔雌醇,首次用量为4 mg,以后每2～4周1次,每晚2 mg,维持2～3个月。

(五)健康指导

(1)对绝经期、老年妇女进行健康教育,使其掌握预防老年性阴道炎的措施及技巧。

(2)指导患者及其家属阴道灌洗、上药的方法和注意事项。嘱患者用药前洗净双手及会阴,减少感染的机会。对自己用药有困难者,指导其家属协助用药或由医务人员帮助使用。

(3)告知患者使用雌激素治疗可出现的症状,嘱乳癌或子宫内膜癌患者慎用雌激素制剂。

（六）护理评价

（1）患者分泌物减少,性状转为正常,舒适感增加。

（2）患者正确复述预防及治疗此疾病的相关知识,做到积极配合并坚持治疗。

第六节　妊娠期高血压疾病

妊娠期高血压疾病是妊娠期特有的疾病。我国发病率为9.4％～10.4％,国外为 7％～12％。本病命名强调生育年龄妇女发生高血压、蛋白尿症状与妊娠之间的因果关系。多数病例在妊娠期出现一过性高血压、蛋白尿症状,分娩后即随之消失。该病严重影响母婴健康,是孕产妇和新生儿患病及死亡的主要原因。

一、高危因素与病因

（一）高危因素

流行病学调查发现与妊娠期高血压疾病发病风险增加密切相关有以下高危因素:初产妇、孕妇年龄过小或大于 35 岁、多胎妊娠、妊娠期高血压病史及家族史、慢性高血压、慢性肾炎、抗磷脂抗体综合征、糖尿病、肥胖、营养不良、低社会经济状况。

（二）病因

妊娠期高血压疾病至今病因不明,多数学者认为当前可较合理解释的原因有以下几种。

1.异常滋养层细胞侵入子宫肌层

研究认为,子痫前期患者胎盘有不完整的滋养层细胞侵入子宫动脉,蜕膜血管与血管内滋养母细胞并存,子宫螺旋动脉发生广泛改变,包括血管内皮损伤、组成血管壁的原生质不足、肌内膜细胞增殖及脂类。先在肌内膜细胞再在吞噬细胞中积聚,最终发展为动脉粥样硬化而引发妊娠期高血压疾病的一系列症状。

2.免疫机制

妊娠被认为是成功的自然同种异体移植。胎儿在妊娠期内不受排斥是因胎盘的免疫屏障作用、母体内免疫抑制细胞及免疫抑制物的作用。研究发现子痫前期呈间接免疫,子痫前期孕妇组织相容性抗原 HLA-DR4 明显高于正常孕妇。HLA-DR4 在妊娠期高血压疾病发病中的作用可能为:①直接作为免疫基因,通过免疫基因产物,如抗原影响 R 噬细胞呈递抗原;②与疾病致病基因连锁不平衡;③使母胎间抗原呈递及识别功能降低,导致封闭抗体产生不足,最终导致妊娠期高血压疾病的发生。

3.血管内皮细胞受损

炎性介质如肿瘤坏死因子、白细胞介素-6、极低密度脂蛋白等可能促成氧化应激,导致类脂过氧化物持续生成,产生大量毒性因子,引起血管内皮损伤,干扰前列腺素平衡而使血压升高,导致一系列病理变化。研究认为这些炎性介质、毒性因子可能来源于胎盘及蜕膜。因此,胎盘血管内皮损伤可能先于全身其他脏器。

4.遗传因素

妊娠期高血压疾病的家族多发性提示遗传因素与该病发生有关。研究发现,血管紧张素原基因变异 T235 的妇女妊娠期高血压疾病的发生率较高。也有人发现妇女纯合子基因突变有异常滋养细胞浸润。遗传性血栓形成可能发生于子痫前期。单基因假设能够解释子痫前期的发生,但多基因遗传也不能排除。

5.营养缺乏

已发现多种营养如低清蛋白血症、钙、镁、锌、硒等缺乏与子痫前期发生发展有关。研究发现,妊娠期高血压疾病患者细胞内钙离子升高、血清钙下降,导致血管平滑肌细胞收缩,血压上升。

6.胰岛素抵抗

近年研究发现,妊娠期高血压疾病患者存在胰岛素抵抗,高胰岛素血症可导致一氧化氮(NO)合成下降及脂质代谢紊乱,影响前列腺素 E_2 的合成,增加外周血管的阻力,升高血压。因此,认为胰岛素抵抗与妊娠期高血压疾病的发生密切相关,但尚需进一步研究。

二、病理生理变化

本病基本病理生理变化是全身小血管痉挛,内皮损伤及局部缺血,全身各系统各脏器灌流减少。小动脉痉挛造成管腔狭窄、血管外周阻力增大、内皮细胞损伤、通透性增加、体液和蛋白质渗漏,表现为血压上升、蛋白尿、水肿和血液浓缩等。全身各组织器官因缺血、缺氧而受到不同程度损害。严重者脑、心、肝、肾及胎盘等的病理变化可导致抽搐、昏迷、脑水肿、脑出血,以及心、肾衰竭、肺水肿、肝细胞坏死及肝被膜下出血。胎盘绒毛退行性变、出血和梗死,胎盘早期剥离,以及凝血功能障碍而导致弥散性血管内凝血(DIC)等。

三、临床表现与分类

妊娠期高血压疾病分类与临床表现见表 3-5。

表 3-5　妊娠期高血压疾病分类及临床表现

分类	临床表现
妊娠期高血压	妊娠期首次出现血压大于等于 140/90 mmHg,并于产后 12 周恢复正常;尿蛋白(-);少数患者可伴有上腹部不适或血小板减少,产后方可确诊
子痫前期	
轻度	妊娠 20 周以后出现血压大于等于 140/90 mmHg;尿蛋白大于 0.3 g/24 h 或随机尿蛋白(+);可伴有上腹不适、头痛等症状
重度	血压≥160/110 mmHg;尿蛋白＞2.0 g/24 h 或随机尿蛋白大于(++);血清肌酐＞10^6 mmol/L,血小板低于 $100×10^9$/L;血 LDH 升高;血清 GPT 或 AST 升高;持续性头痛或其他脑神经或视觉障碍;持续性上腹不适
子痫	子痫前期孕妇抽搐不能用其他原因解释
慢性高血压并发子痫前期	血压高血压孕妇妊娠 20 周以前无尿蛋白,若出现尿蛋白大于 0.3 g/24 h;高血压孕妇妊娠 20 周后突然尿蛋白增加或血压进一步升高或血小板＜$100×10^9$/L
妊娠合并慢性高血压	妊娠前或妊娠 20 周前舒张压大于 90 mmHg(除外滋养细胞疾病),妊娠期无明显加重;或妊娠 20 周后首次诊断高血压并持续到产后 12 周后

需要注意以下几个方面。

（1）通常正常妊娠、贫血及低蛋白血症均可发生水肿,妊娠期高血压疾病之水肿无特异性,因此不能作为其诊断标准及分类依据。

（2）血压较基础血压升高 30/15 mmHg,但低于 140/90 mmHg 时,不作为诊断依据,但必须严密观察。

（3）重度子痫前期是由轻度子痫前期发展而来,一般表现为血压高于 140/90 mmHg,以及头痛、视力模糊、上腹部疼痛、少尿、抽搐等。

子痫前可有不断加重的重度子痫前期,但子痫也可发生于血压升高不显著、无蛋白尿或水肿者。通常产前子痫较多,约 25% 的子痫发生于产后 48 小时。

子痫抽搐进展迅速,前驱症状短暂,表现为抽搐、面部充血、口吐白沫、深昏迷,随之深部肌肉僵硬。很快发展成典型的全身阵挛性惊厥、有节律的肌肉收缩和紧张,持续 1～1.5 min,其间患者无呼吸动作,此后抽搐停止,呼吸恢复,但患者仍昏迷,最后意识恢复,但有困顿、易激惹、烦躁等症状。

四、处理原则

妊娠期高血压疾病的治疗目的和原则是争取母体可以完全恢复健康,胎儿生后能够存活,以对母儿影响最小的方式终止妊娠。妊娠期高血压患者可住院也可在家治疗,应保证休息,加强孕期检查,密切观察病情变化,以防发展为重症。子痫前期应住院治疗、积极处理,防止发生子痫及并发症。治疗原则为解痉、降压、镇静,合理扩容及利尿,适时终止妊娠。

常用的治疗药物如下。①解痉药物:以硫酸镁为首选药物。硫酸镁有预防和控制子痫发作的作用,适用于子痫前期和子痫的治疗。②镇静药物:适用于对硫酸镁有禁忌或疗效不明显时,但分娩时应慎用,以免药物通过而对胎儿产生影响,主要用药有地西泮和冬眠合剂。③降压药物:仅适用于血压过高,特别是舒张压高的患者,对舒张压大于等于 110 mmHg 或平均动脉压大于等于 110 mmHg 者,可应用降压药物。选用的药物以不影响心排血量、肾血流量及子宫胎盘灌注量为宜。常用药物有肼屈嗪、硝苯地平、尼莫地平等。④扩容药物:扩容应在解痉的基础上进行。扩容治疗时,应严密观察脉搏、呼吸、血压及尿量,防止肺水肿和心力衰竭的发生。常用的扩容剂有白蛋白、全血、平衡液和低分子右旋糖酐。⑤利尿药物:仅用于全身性水肿、急性心力衰竭、肺水肿、脑水肿、血容量过高且伴有潜在肺水肿者。用药过程中应严密监测患者的水和电解质平衡情况,以及药物的毒副反应。常用药物有呋塞米、甘露醇。

五、护理

（一）护理评估

1.病史

详细询问患者于孕前及妊娠 20 周前有无高血压、蛋白尿和（或）水肿及抽搐等征象;既往病史中有无原发性高血压、慢性肾炎及糖尿病;有无家族史;此次妊娠经过,出现异常现象的时间及治疗经过。

2.身心状况

除评估患者一般健康状况外,护士需重点评估患者的血压、蛋白尿、水肿、自觉症状,以及抽搐、昏迷等情况。在评估过程中应注意以下几个方面。

（1）嘱初测高血压有升高者,需休息 1 小时后再测,方能正确反映血压情况。同时不要忽略测得血压与其基础血压的比较。而且也可经过翻身试验(ROT)进行判断,即在孕妇左侧卧位时测血压直至血压稳定后,嘱其翻身卧位 5 min 再测血压,若仰卧位舒张压较左侧卧位大于等于 20 mmHg,提示有发生先兆子痫的倾向。

(2)留取 24 小时尿进行尿蛋白检查。凡 24 小时蛋白尿定量大于等于 0.3 g 者为异常。由于蛋白尿的出现及量的多少反映了肾小管痉挛的程度和肾小管细胞缺氧及其功能受损的程度,护士应给予高度重视。

(3)妊娠后期水肿发生的原因除妊娠期高血压疾病外,还可能是下腔静脉受增大子宫压迫使血液回流受阻、营养不良性低蛋白血症及贫血等,因此水肿的轻重并不一定反映病情的严重程度。水肿不明显者,也有可能迅速发展为子痫,应引起重视。此外,还应注意水肿不明显,但体重于 1 周内增加超过 0.5 kg 的隐性水肿。

(4)孕妇出现头痛、眼花、胸闷、恶心、呕吐等自觉症状时提示病情的进一步发展,即进入子痫前期阶段,护士应高度重视。

(5)抽搐与昏迷是最严重的表现,护士应特别注意发作状态、频率、持续时间、间隔时间、神智情况,以及有无唇舌咬伤、摔伤,甚至发生骨折、窒息或吸入性肺炎等。

妊娠期高血压疾病孕妇的心理状态与病情程度密切相关。妊娠期高血压孕妇由于身体尚未感明显不适,在心理上往往易忽略,不予重视。随着病情的发展,当血压明显升高,出现自觉症状时,孕妇紧张、焦虑、恐惧的心理也会随之加重。此外,孕妇的心理状态还与孕妇对疾病的认识,以及其支持系统的认识与帮助有关。

3.诊断检查

(1)尿常规检查:根据蛋白尿量确定病情严重程度;根据镜检出现管型判断肾功能受损情况。

(2)血液检查:①测定血红蛋白、血细胞比容、血浆黏度、全血黏度,以了解血液浓缩程度;重症患者应测定血小板数、凝血时间,必要时测定凝血酶时间、纤维蛋白原和血浆鱼精蛋白副凝试验(3P 试验)等,以了解有无凝血功能异常。②测定血电解质及二氧化碳结合力,以及时了解有无电解质紊乱及酸中毒。③肝、肾功能测定,如进行谷丙转氨酶(GPT)、血尿素氮、肌酐及尿酸等测定。④眼底检查,重度子痫前期时,眼底小动脉痉挛、动静脉比例可由正常的 2:3 变为 1:2,甚至为 1:4,或出现视网膜水肿、渗出、出血,甚至视网膜剥离、一时性失明等。⑤其他检查,心电图、超声心动图、胎盘功能、胎儿成熟度检查等,可视病情而定。

(二)护理诊断

1.体液过多

体液过多与下腔静脉受增大子宫压迫或血液回流受阻或营养不良性低蛋白血症有关。

2.有受伤的危险

受伤与发生抽搐有关。

3.潜在并发症

胎盘早期剥离。

(三)预期目标

(1)妊娠期高血压孕妇病情缓解,发展为中、重度。

（2）子痫前期病情控制良好、未发生子痫及并发症。

（3）妊娠高血压疾病孕妇明确孕期保健的重要性，积极配合产前检查及治疗。

（四）护理措施

1.妊娠期高血压疾病的预防

护士应加强孕早期健康教育，使孕妇及家属了解妊娠期高血压疾病的知识及其对母儿的危害，从而促使孕妇自觉于妊娠早期开始做产前检查，并坚持定期检查，以便及时发现异常，及时得到治疗和指导。同时，还应指导孕妇合理饮食，增加蛋白质、维生素，以及富含铁、钙、锌的食物，减少过量脂肪和盐的摄入，对预防妊娠期高血压疾病有一定作用。尤其是钙的补充，可从妊娠 20 周开始。嘱孕妇每天补充钙剂 2 g，可降低妊娠期高血压疾病的发生。此外，嘱孕妇应采取左侧卧位休息以增加胎盘绒毛血供，同时保持心情愉快也有助于妊娠期高血压疾病的预防。

2.妊娠期高血压的护理

（1）保证休息：嘱妊娠期高血压孕妇可在家休息，但需注意适当减轻工作，创造安静、清洁环境，以保证充分的睡眠（8～10 h/d）。在休息和睡眠时以左侧卧位为宜，在必要时也可换成右侧卧位，但要避免平卧位，其目的是解除妊娠子宫下腔静脉的压迫，改善子宫胎盘循环。此外，孕妇精神放松、心情愉快也有助于抑制妊娠期高血压疾病的发展。因此，护士应帮助孕妇合理安排工作和生活，既不紧张劳累，又不单调郁闷。

（2）调整饮食：妊娠期高血压孕妇除摄入足量的蛋白质（100 g/d 以上）、蔬菜，补充维生素、铁和钙剂。食盐不必严格限制，因为长期低盐饮食可引起低钠血症，易发生产后血液循环衰竭，而且低盐饮食也会影响食欲，减少蛋白质的摄入，加强母儿不利。但全身水肿的孕妇应限制食盐的摄入量。

（3）加强产前保健：根据病情需要适当增加检查次数，加强母儿监测措施，密切注意病情变化，防止发展为重症。同时向孕妇及家属讲解妊娠期高血压疾病相关知识，便于病情发展时孕妇能及时汇报，并督促孕妇每天数胎动。嘱孕妇监测体重，及时发现异样，从而提高孕妇的自我保健意识，并取得家属的支持和理解。

3.子痫前期的护理

（1）一般护理。①轻度子痫前期的孕妇需住院治疗，卧床休息，左侧卧位。护士应保持病室安静，避免各种刺激。若孕妇为重度子痫前期患者，护士还应准备以下物品：呼叫器、床挡、急救车、吸引器、氧气、开口器、产包及急救药品，如硫酸镁、葡萄糖酸钙等。②每 4 小时测 1 次血压，如舒张压渐上升，提示病情加重。并随时观察和询问孕妇有无头晕、头痛、恶心等自觉症状。③注意胎心变化，以及胎动、子宫敏感度（肌张力）有无变化。④嘱重度子痫前期孕妇应根据病情需要，适当限制食盐摄入量（每天少于 3 g），每天或隔日测体重，每天记录液体出入量、测尿蛋白。必要时测 24 小时蛋白定量，测肝肾功能、二氧化碳结合力等项目。

（2）用药护理：硫酸镁是目前治疗子痫前期的首选解痉药物。镁离子能抑制运动神经末梢对乙酰胆碱的释放，阻断神经和肌肉间的传导，使骨骼肌松弛；镁离子可以刺激血管内皮细胞合成前列环素，降低机体对血管紧张素 II 的反应，缓解血管痉挛状态，从而预防和控制子痫的发作。同时，镁离子可以提高孕妇和胎儿血红蛋白的亲和力，改善氧代谢。护士应明确硫酸镁

·实用医学诊治与护理·

的用药方法、毒性反应及注意事项。

用药方法：硫酸镁可采用肌内注射或静脉用药。①肌内注射：通常于用药 2 小时后血液浓度达高峰，且体内浓度下降缓慢，作用时间长，但局部刺激性强，患者常因疼痛而难以接受。注射时应注意使用长针头行深部肌内注射，也可加利多卡因于硫酸镁溶液中，以缓解疼痛刺激，注射后用无菌棉球或创可贴覆盖针孔，防止注射部位感染，必要时可行局部按揉或热敷，促进肌肉组织对药物的吸收。②静脉用药：可行静脉滴注或推注，静脉用药后可使血中浓度迅速达到有效水平，用药后约 1 小时血浓度可达高峰，停药后血浓度下降较快，但可避免肌内注射引起的不适。基于不同用药途径的特点，临床多采用两种方式互补长短。

毒性反应：硫酸镁的治疗浓度和中毒浓度相近，因此在进行硫酸镁治疗时应严密观察其毒性作用，并认真控制硫酸镁的入量。通常主张硫酸镁的滴注速度以 1 g/h 为宜，不超过 2 g/h，每天维持用量15～20 g。硫酸镁过量会使呼吸和心肌收缩功能受到抑制，危及生命。中毒现象首先表现为膝反射减弱或消失，随着血镁浓度的增加可出现全身肌张力减退及呼吸抑制，严重者心跳可突然停止。

注意事项：护士在用药前及用药过程中均应检测孕妇血压，同时应检测以下指标。①膝腱反射必须存在；②呼吸不少于 16 次/min；③尿量每 24 小时不少于 600 mL，或每小时不少于 25 mL，尿少提示排泄功能受抑制。镁离子易蓄积发生中毒。由于钙离子可与镁离子争夺神经细胞上的同一受体，阻止镁离子的继续结合，因此应随时准备好 10% 的葡萄糖酸钙注射液，以便出现毒性作用时及时予以解毒。10% 葡萄糖酸钙（10 mL）在静脉推注时宜在 3 min 内推完，必要时可每小时重复 1 次，直至呼吸、排尿和神经抑制恢复正常，但 2 小时内不超过 8 次。

4.子痫患者的护理

子痫为妊娠期高血压疾病最严重的阶段，直接关系到母儿安危，因此子痫患者的护理极为重要。

(1)协助医师控制抽搐：患者一旦发生抽搐，应尽快控制。硫酸镁为首选药物，必要时可加用强有力的镇静药物。

(2)专人护理，防止受伤：在子痫发生后，首先应保持患者的呼吸道通畅。并立即给氧，用开口器或于上、下磨牙间放置一缠好纱布的压舌板，用舌钳固定舌头，以防咬伤唇舌或发生舌后坠。使患者取头低侧卧位，以防黏液吸入呼吸道或舌头阻塞呼吸道，也可避免发生低血压综合征。必要时，用吸引器吸出喉部黏液或呕吐物，以免窒息。在患者昏迷或未完全清醒时，禁止给予一切饮食和口服药，防止误入呼吸道而致吸入性肺炎。

(3)减少刺激，以免诱发抽搐：应将患者安置于单人暗室，保持绝对安静，以避免声、光刺激；一切治疗活动和护理操作尽量轻柔且相对集中，避免干扰患者。

(4)严密监护：密切注意血压、脉搏、呼吸、体温及尿量（留置尿管），记出入量，及时进行必要的血、尿化验和特殊检查，及早发现脑出血、肺水肿、急性肾衰竭等并发症。

(5)为终止妊娠做好准备：子痫发作者往往在发作后自然临产，应严密观察并及时发现产兆，且做好母子抢救的准备。如经治疗病情得以控制仍未临产，应在孕妇清醒后 24～48 小时引产，或子痫患者经药物控制后 6～12 小时，需考虑终止妊娠。护士应做好终止妊娠的准备。

· 234 ·

5.妊娠期高血压疾病孕妇的产时及产后护理

妊娠期高血压疾病孕妇的分娩方式应根据母儿的情形而定。若决定经阴道分娩,在第一产程中,应密切监测患者的血压、脉搏、尿量、胎心和子宫收缩情况,以及有无自觉症状;血压升高时应及时与医师联系。在第二产程中,应尽量缩短产程,避免产妇用力,初产妇可行会阴侧切并用产钳助产。在第三产程中,需预防产后出血,在胎儿娩出前肩后立即静脉推注缩宫素(禁用麦角新碱),及时娩出胎盘并按摩宫底,观察血压变化,重视患者的主诉。对病情较重者于分娩开始即需开放静脉。胎盘娩出后测血压,若病情稳定,方可送回病房。对重症患者产后应继续进行硫酸镁治疗1~2日,其产后21小时至5日内仍有发生子痫的可能,故不可放松治疗及其护理措施。

对妊娠期高血压疾病孕妇在产褥期仍需继续监测血压,产后48小时内应至少每4小时观察1次血压,即使产前未发生抽搐,产后48小时也有发生的可能,故产后48小时内仍应继续硫酸镁的治疗和护理。使用大量硫酸镁的孕妇,产后易发生子宫收缩乏力,恶露较常人多,因此应严密观察其子宫复旧情况,严防产后出血。

(五)护理评价

(1)妊娠期高血压孕妇休息充分、睡眠良好、饮食合理,病情缓解,未发展为重症。

(2)子痫前期预防病情得以控制,未发生子痫及并发症。

(3)妊娠期高血压孕妇分娩经过顺利。

(4)治疗中,患者未出现硫酸镁的中毒反应。

第四章　儿科常见疾病的诊治与护理

第一节　小儿急性胃炎

急性胃炎是由不同病因引起的胃黏膜急性炎症。常见病因有进食刺激性、粗糙食物,服用刺激性药物,误服腐蚀剂,细菌、病毒感染,以及蛋白质过敏等。

一、临床特点

(一)腹痛

大多为急性起病,腹痛突然发生,位于上腹部,疼痛明显。

(二)消化道不适症状

上腹饱胀、嗳气、恶心、呕吐。

(三)消化道出血

严重者可有消化道出血,呕吐物呈咖啡样,出血多时可呕血及黑便。有的首发表现就是呕血及黑便,如应激性胃炎、阿司匹林引起的胃炎。

(四)其他

有的患儿可伴发热等感染中毒症状。呕吐严重可引起脱水、酸中毒。

(五)胃镜检查

胃镜检查可见胃黏膜水肿、充血、糜烂。

二、护理评估

(一)健康史

了解消化道不适感开始的时间,与进食的关系。有无呕血、黑便。病前饮食、口服用药情况,有否进食刺激性食物、药物或其他可疑异物。

(二)症状、体征

评估腹痛部位、程度、性质,大便的颜色和性状等。

(三)社会-心理状况

评估家庭功能状态,患儿及父母对疾病的认识、态度及应对能力。

(四)辅助检查

了解胃镜检查情况。

三、常见护理问题

(1)舒适改变:与胃黏膜受损有关。

(2)焦虑:与呕血有关。

(3)合作性问题:消化道出血、电解质紊乱。

四、护理措施

(1)保证患儿休息。

(2)饮食:暂停原饮食,给予清淡、易消化流质或半流质饮食,少量多餐,必要时可停食1~2餐。停服刺激性药物。

(3)对症护理:呕吐后做好口腔清洁护理。腹痛时给予心理支持,手握患儿的手,轻轻按摩其腹部或听音乐,以分散注意力,减轻疼痛。对有脱水者纠正水、电解质失衡。出血严重时按上消化道出血护理。

(4)根据不同病因给予相应的护理:如应激性胃炎所致的休克按休克护理。

(5)病情观察:注意观察腹痛程度、部位,有无呕血、便血,对有消化道出血者应严密监测血压、脉搏、呼吸、末梢循环,注意观察出血量,警惕失血性休克的发生。

(6)心理护理:剧烈腹痛和呕血都会使患儿和家长紧张,应耐心解释症状与疾病的关系,减轻患儿和家长的恐慌,同时给予心理支持。

(7)健康教育:①简要介绍本病发病原因和发病机制。②讲解疾病与饮食的关系、饮食治疗的意义。③饮食指导:介绍流质、半流质饮食的分辨和制作方法,告知保证饮食清洁卫生的意义。

五、出院指导

(一)饮食指导

出院初期,应给予清淡易消化半流质饮食、软食,少量多餐,逐渐过渡到正常饮食。避免食用浓茶、咖啡、过冷过热等刺激性食物。饮食的配置既要减少对胃黏膜的刺激,又要不失营养。牛奶是一种既有营养,又能保护胃黏膜的流质,可以每天供给。同时由于孩子正处于生长发育阶段,食物种类要多元化。

(二)注意饮食卫生

保证食物新鲜,存留食物必须经过煮沸才能食用,凉拌食物要注意制作过程的卫生,饭前便后注意洗手。

(三)避免滥用口服药物

药物可刺激胃黏膜,破坏黏膜的保护屏障,不可滥用。某些药物还可引起胃黏膜充血、水肿、糜烂甚至出血,如阿司匹林、吲哚美辛、肾上腺皮质激素、氯化钾、铁剂、抗肿瘤药等。若疾病治疗需要则应饭后服,以减少对胃黏膜的损害。

(四)避免误服

强酸、强碱等腐蚀性物品应放置在孩子取不到的地方。

第二节 小儿慢性胃炎

慢性胃炎是由多种致病因素长期作用而引起的胃黏膜炎症性病变,主要与幽门螺杆菌感染、十二指肠-胃反流、不良饮食习惯、某些药物应用等因素有关。小儿慢性胃炎比急性胃炎多见。

一、临床特点

(1)腹痛:上腹部或脐周反复疼痛,往往伴有恶心、呕吐、餐后饱胀、食欲缺乏,严重时影响活动及睡眠。

(2)胃不适:多在饭后感到不适,进食不多但觉过饱,常由进食冷、硬、辛辣或其他刺激性食物引起症状或使症状加重。

(3)合并胃黏膜糜烂者可反复少量出血,表现为呕血、黑便。

(4)小婴儿还可以表现为慢性腹泻和营养不良。

(5)给予抗酸剂及解痉剂症状不易缓解。

(6)辅助检查:胃镜检查可见炎性改变,以胃窦部炎症多见。病原学检查 Hp 阳性率高。胃黏膜糜烂者大便隐血阳性。

二、护理评估

(一)健康史

了解有无不良的饮食习惯,是否患过急性胃炎,有无胃痛史,有无鼻腔、口腔、咽部慢性炎症,近期胃主受纳有无改变,腹痛与饮食的关系,有无恶心、呕吐、腹泻等其他胃肠道不适表现。

(二)症状、体征

评估腹痛部位、程度,是否有恶心、呕吐、餐后饱胀等情况,大便颜色有否改变,有无营养不良、贫血貌。

(三)社会-心理状况

评估家庭饮食和生活习惯,父母及患儿对疾病的认识和态度、对患病和住院的应对能力。

(四)辅助检查

了解胃镜检查情况,实验室检查有无 Hp 感染。

三、常见护理问题

(1)舒适的改变:与胃黏膜受损、腹痛有关。

(2)营养失调,低于机体需要量:与食欲缺乏、胃出血有关。

(3)知识缺乏:缺乏饮食健康知识。

四、护理措施

(一)饮食

给予易消化、富营养、温热软食,少量多餐,定时定量,避免过饥过饱,忌食生、冷和刺激性食物。

(二)腹痛的护理

通过音乐、游戏、讲故事等转移患儿的注意力,以减轻疼痛。对腹痛明显者遵医嘱给予抗胆碱能药。

(三)注意观察

观察腹痛的部位、性质、程度,大便的颜色、性状。

(四)健康教育

(1)简要介绍该病的病因、发病机制、相关检查的意义,疾病对生长发育的影响。

(2)讲述疾病与饮食的关系:饮食没有规律,挑食,偏食,常食生冷、辛辣的食物对胃肠道黏膜是一种刺激。

（3）讲解饮食治疗的意义：温热柔软、少量多餐、定时定量的饮食可避免对胃黏膜的刺激，有利于胃黏膜的修复。而生冷、辛辣、油炸、粗糙的食物可使疾病反复。

五、出院指导

（一）食物的选择与配置

根据不同年龄给予不同的饮食指导，原则是食物温、软，营养丰富。

（二）培养良好的饮食习惯

进食要少量多餐，忌挑食、偏食、饱一顿饿一顿。忌食生冷、辛辣、油炸、粗糙等对胃黏膜有害的食物。不要喝浓茶、咖啡，少喝饮料，饮料中往往含有咖啡因，浓茶和咖啡对胃黏膜都具有刺激性。

（三）用药指导

（1）对有 Hp 感染者，要遵医嘱联合用药，坚持完成疗程。

（2）慎用刺激性药物：阿司匹林、激素、红霉素、水杨酸类药物，对胃黏膜有一定的刺激作用，要慎用。

第三节　小儿消化性溃疡

消化性溃疡主要指胃、十二指肠黏膜及其深层组织被胃消化液所消化（自身消化）而造成的局限性组织丧失。小儿各年龄组均可发病，以学龄儿童为主。根据病变部位可分胃溃疡、十二指肠溃疡、复合性溃疡（胃和十二指肠溃疡并存）。因儿童时期黏膜再生能力强，故病变一般能较快痊愈。

一、临床特点

（一）症状

（1）腹痛：幼儿为反复脐周疼痛，时间不固定，不愿进食。年长儿疼痛局限于上腹部，有时达后背和肩胛部。胃溃疡大多在进食后疼痛，十二指肠溃疡大多在饭前和夜间疼痛，进食后常可缓解。

（2）腹胀不适或食欲缺乏，体重增加不理想。

（3）婴幼儿呈反复进食后呕吐。

（4）部分患儿可突然发生吐血、血便甚至昏厥、休克，也有表现为慢性贫血伴大便隐血阳性。

（二）体征

（1）腹部压痛，大多在上腹部。

（2）突然剧烈腹痛、腹胀、腹肌紧张、压痛及反跳痛，需考虑胃肠穿孔。

（三）辅助检查

（1）纤维胃镜检查：溃疡多呈圆形、椭圆形，少数呈线形、不规则形。十二指肠溃疡有时表现为一片充血黏膜上散在的小白苔，形如霜斑，称"霜斑样溃疡"。必要时行活检。

（2）X 射线钡餐检查：若有壁龛或龛影征象可确诊溃疡。

（3）Hp 的检测：Hp 是慢性胃炎的主要致病因子，与消化性溃疡密切相关。

（4）粪便隐血试验：胃及十二指肠溃疡常有少量渗血，使人便隐血试验呈阳性。

二、护理评估

（一）健康史

询问患儿的饮食习惯，既往史及其他家庭成员健康史，有无患同类疾病史，评估患儿的生长发育情况。

（二）症状、体征

评估腹部症状和体征，呕吐物及大便性质。了解腹痛的节律和特点。

（三）社会-心理状况

评估患儿及家长对本病的认知和焦虑程度。

（四）辅助检查

了解胃镜和钡餐检查、大便隐血试验、病理切片结果。

三、常见护理问题

（1）疼痛：与胃、十二指肠溃疡有关。

（2）营养失调，低于机体需要量：与胃十二指肠溃疡影响食物的消化吸收、胃肠道急慢性失血有关。

（3）合作性问题：消化道出血、穿孔、幽门梗阻。

四、护理措施

（1）观察腹痛出现的时间，疼痛的部位、范围、性质、程度。

（2）让患儿卧床休息，腹痛时予屈膝侧卧位或半卧位，多与患儿交谈、讲故事等，分散患儿注意力。

（3）饮食调整：溃疡出血期间饮食以流质、易消化软食为主；恢复期在抗酸治疗同时不必过分限制饮食，以清淡为主，避免暴饮暴食。

（4）做好胃镜等检查的术前准备，告知术前术后禁食时间，检查中如何配合及注意事项。

（5）按医嘱正确使用制酸剂、解痉剂及胃黏膜保护剂。

（6）并发症护理。①消化道出血：本病最常见的并发症。如为少量出血症状，一般不需禁食，以免引起饥饿及不安，胃肠蠕动增加而加重出血；对于大量出血要绝对安静、平卧、禁食，监测生命体征变化，观察呕吐物、大便的性质和颜色，呕血后应做好口腔护理，清除血迹，避免恶心而诱发再出血，迅速开放静脉通道，尽快补充血容量，必要时输血。②穿孔：急性穿孔是消化性溃疡最严重的并发症。临床表现为突然发生上腹剧痛，继而出现腹膜炎的症状、体征，甚至出现休克状态。应立即禁食、胃肠减压、补液、备血、迅速做好急症术前准备。同时做好患儿的心理护理，消除患儿的紧张情绪。③幽门梗阻：十二指肠球部溃疡常见的并发症，儿科比较少见。表现为上腹部疼痛，于餐后加剧，呕吐大量宿食，呕吐后症状缓解。轻者可进流质食物，重者应禁食，补充液体，纠正水与电解质紊乱，维持酸碱平衡，保证输入足够的液体量。

（7）健康教育。①通俗易懂地介绍本病的基础知识，如疾病的病因、一般护理知识等。②向患儿讲解胃镜、钡餐、呼气试验等检查的基本过程及注意事项，取得患儿及家长配合，胃镜后暂禁食 2 小时,以免由麻醉药影响致误吸窒息。

五、出院指导

(一)饮食

养成定时进食的良好习惯,细嚼慢咽,避免急食;少量多餐,餐间不加零食,避免过饱过饥。禁食酸辣、生冷、油炸、浓茶、咖啡、酒、汽水等刺激性食物。

(二)休息

养成有规律的生活起居,鼓励适度活动。避免过分紧张,疲劳过度。合理安排学习。父母、老师不要轻易责骂孩子,减轻小儿心理压力,保证患儿充分的睡眠和休息。

(三)个人卫生

尤其是 Hp 阳性者,患儿大小便要解在固定容器内,饭前便后要洗手。用过的餐具,要定期消毒,家庭成员之间实行分餐制。家庭成员有 Hp 感染者应一起治疗,避免交叉感染。

(四)合理用药

让家长及患儿了解药物的用法、作用及不良反应。例如:奥美拉唑胶囊宜清晨顿服;制酸剂应在饭后 1~2 小时服用;H_2 受体拮抗剂每 12 小时一次或睡前服;谷氨酰胺呱仑酸钠颗粒宜饭前直接嚼服等。抗 Hp 治疗需用二联、三联疗法。

(五)定期复查

定期复查,以免复发。当出现黑便、头晕等不适时及时去医院就诊。

第四节　小儿腹泻病

一、护理评估

(一)健康史

应详细询问喂养史,是母乳喂养还是人工喂养,喂何种乳品,冲调浓度、喂哺次数及量,添加辅食及断奶情况。了解当地有无类似疾病的流行,并注意患儿有无不洁饮食史、肠道内外感染、食物过敏史、外出旅游和气候变化史等。询问患儿腹泻开始时间、次数、颜色、性质、量、气味,是否伴随发热、呕吐、腹胀、腹痛及里急后重等症状。既往有无腹泻史、其他疾病史和长期服用广谱抗生素史等。

(二)身体状况

观察患儿生命体征,有无腹痛、里急后重、大便性状为松散或水样,密切观察患儿生命体征、体重、出入量、尿量、意识状态、营养状态,以及皮肤弹性、眼窝凹陷、口舌黏膜干燥、神经反射等脱水表现。并评估脱水的程度和性质,检查肛周皮肤有无发红、破损;了解大便常规、大便常规及致病菌培养等实验室检查结果。

(三)心理-社会状况

腹泻是小儿的常见病、多发病,年龄越小发病率越高,特别是在贫困和卫生条件较差的地区,家长缺乏喂养及卫生知识是小儿易患腹泻的重要原因。故应了解患儿家长的心理状况及对疾病的病因、护理知识的认识程度,注意评估患儿家庭的经济状况、聚居条件、卫生习惯、家长的文化程度,以及家长对病因、护理知识的了解程度,认识疾病流行趋势。

(四)实验室检查

了解大便常规及致病菌培养等化验结果。分析血常规、红细胞计数、血清电解质、尿素氮、二氧化碳结合力(CO_2CP)等,可了解体内酸碱平衡紊乱性质和程度。

二、护理诊断

(一)体液不足

体液不足与腹泻、呕吐丢失过多和摄入量不足有关。

(二)体温过高

体温过高与肠道感染有关。

(三)有皮肤黏膜完整性受损的危险

有皮肤黏膜完整性受损的危险与腹泻大便次数增多刺激臀部皮肤及尿布使用不当有关。

(四)知识缺乏(家长)

喂养知识、卫生知识及腹泻患儿护理知识缺乏。

(五)营养失调,低于机体需要量

营养失调,低于机体需要量,由呕吐腹泻等消化功能障碍所致。

(六)排便异常腹泻

排便异常腹泻与喂养不当、肠道感染或功能紊乱有关。

(七)腹泻

腹泻与喂养不当、感染导致胃肠道功能紊乱有关。

(八)有交叉感染的可能

交叉感染与免疫力低下有关。

(九)潜在并发症

1.酸中毒

酸中毒与腹泻丢失碱性物质及热能摄入不足有关。

2.低血钾

低血钾与腹泻、呕吐丢失过多和摄入不足有关。

三、护理目标

(1)患儿腹泻、呕吐、排便次数逐渐减少至正常,大便次数、性状、颜色恢复正常。

(2)患儿脱水、电解质紊乱纠正,体重恢复正常,尿量正常,获得足够的液体和电解质。

(3)体温逐渐恢复正常。

(4)住院期间患儿能保持皮肤的完整性,不再有红臀发生。

(5)家长能说出婴儿腹泻的病因、预防措施和喂养知识,能协助医护人员护理患儿。

(6)患儿不发生酸中毒、低血钾等并发症。

(7)避免交叉感染的发生。

(8)保证患儿营养的补充,使患儿体重保持稳定或有增加。

四、护理措施

新入院的患儿首先要测量体重,便于了解患儿脱水情况和计算液量。以后每周测一次,了解患儿恢复和体重增长情况。

(一)体液不足的护理

1.口服补液疗法的护理

对无脱水、轻中脱水或呕吐不严重的患儿,可采用口服补液疗法,它能补充身体丢失的水分和盐,执行医嘱给口服补液盐(ORS)时应在 4～6 小时少量多次喂,同时可以随意喂水,口服补液盐一定用冷开水或温开水溶解。

(1)一般轻度脱水需 50～80 mL/kg,中度脱水需 80～100 mL/kg,于 8～12 小时将累积损失量补足;脱水纠正后,将余量用等量水稀释按病情需要随时口服。对无脱水患儿,可在家进行口服补液的护理,可将口服补液盐溶液加等量水稀释,每天口服 50～100 mL/kg,少量频服,以预防脱水(新生儿慎用),对有明显腹胀、休克、心功能不全或其他严重并发症者及新生儿不宜口服补液。在口服补液过程中,如呕吐频繁或腹泻、脱水加重,应改为静脉补液。服用 ORS 溶液期间,应适当增加水分,以防高钠血症。

(2)护理中的注意事项:①向家长说明和示范口服液的配制方法。②向家长示范喂服方法,对 2 岁以下的患儿每 1～2 min 喂 1 小勺约 5 mL,对大一点的患儿可让其用杯子直接喝,如有呕吐,停 10 min 后再慢慢喂服(每 2～3 min 喂一勺)。③对于在家进行口服补液的患儿,应指导家长病情观察方法。口服补液可直到腹泻停止,并继续喂养。如病情不见好转或加重,应及时到医院就诊。④密切观察病情,如患儿出现眼睑水肿应停止服用 ORS 溶液,改用白开水或母乳,水肿消退后再按无脱水的方案服用。4 小时后应重新估计患儿脱水状况,然后选择上述适当的方案继续治疗护理。

2.禁食、静脉补液

禁食、静脉补液适用于中度以上脱水,吐泻严重或腹胀的患儿。在静脉输液前协助医生取静脉血做钾、钠、氯、二氧化碳结合力等项目检查。

(1)第 1 天补液。①输液总量:按医嘱要求安排 24 小时的液体总量(包括累积损失量、继续损失量和生理需要量)。本着"急需先补、先快后慢、见尿补钾"的原则分批输入。如患儿烦躁不安,应检查原因,必要时可遵医嘱给予适量的镇静药,如复方氯丙嗪、10％水合氯醛,以防患儿烦躁不安而影响静脉输液。一般轻度脱水用量为 90～120 mL/kg,中度脱水用量为 120～150 mL/kg,重度脱水用量为 150～180 mL/kg。②溶液种类:根据脱水性质而定,若临床判断脱水困难,可先按等渗性脱水处理。对于治疗前 6 小时内无尿的患儿首先要在 30 min 内输入 2：1 液,一定要记录输液后首次排尿时间,见尿后给含钾液体。③输液速度:主要取决于脱水程度和继续损失的量与速度,遵循先快后慢原则。明确每小时的输入量,一般茂菲氏滴管14～15 滴为 1 mL,严格执行补液计划,保证输液量的准确,掌握好输液速度和补液原则。注意防止输液速度过速或过缓。注意输液是否通畅,保护好输液肢体,随时观察针头有无滑脱、局部有无红肿渗液及寒战、发绀等全身输液反应。对重度脱水有明显周围循环障碍者应先快速扩容;累积损失量(扣除扩容液量)一般在前8～12 小时补完,每小时 8～10 mL/kg;后12～16 小时补充生理需要量和异常的损失量,每小时约5 mL/kg;若吐泻缓解,可酌情减少补液量或改为口服补液。④对于少数营养不良、新生儿及伴心、肺疾病的患儿应根据病情计算,每批液量一般减少 20％,输液速度应在原有基础减慢 2～4 小时,把累积丢失的液量由 8 小时延长到 10～12 小时输完。如有条件最好用输液泵，以便更精确地控制输液速度。

（2）第 2 天及以后的补液。脱水和电解质紊乱已基本纠正，主要补充生理需要量和继续损失量，可改为口服补液。一般生理需要量为每天 60～80 mL/kg，用 1/5 张含钠液；继续损失量"丢多少补多少"，用 1/2～1/3 张含钠液，将这两部分相加于 12～24 小时均匀静脉滴注。

3.准确记录出入量

准确记录出入量是医生调整患儿输液质和量的重要依据。

（1）大便次数、量（估计）及性质、气味、颜色、有无黏液、脓血等。留大便常规并做培养。

（2）呕吐次数、量、颜色、气味，以及呕吐与其他症状的关系，体现了患儿病情发展情况。比如：呕吐加重但无腹泻；补液后脱水纠正由于呕吐次数增多而效果不满意。这时要及时报告医生，以及早发现肠道外感染或急腹症。

4.严密观察病情，细心做好护理

（1）注意观察生命体征：体温、脉搏、血压、呼吸、精神状况。若出现烦躁不安、脉率加快、呼吸加快等，应警惕是否输液速度过快，是否发生心力衰竭和肺水肿等情况。

（2）观察脱水情况：注意患儿的意识、精神、皮肤弹性、有无口渴，皮肤、黏膜干燥程度，眼窝及前囟凹陷程度，机体温度及尿量等临床表现；估计患儿脱水程度，同时要动态观察经过补充液体后脱水症状是否得到改善。如补液合理，一般于补液后 3～4 小时应该排尿，此时说明血容量恢复，所以应注意观察和记录输液后首次排尿的时间、尿量。补液后 24 小时皮肤弹性恢复，眼窝凹陷消失，则表明脱水已被纠正。补液后眼睑出现水肿，可能是钠盐过多；补液后尿多而脱水未能纠正，则可能是葡萄糖液补入过多，宜调整溶液中电解质比例。

（3）密切观察代谢性酸中毒的表现：中、重度脱水患儿多有不同程度的酸中毒，当 pH 下降、二氧化碳结合力在 25％容积以下时，酸中毒表现明显。当患儿出现呼吸深长、精神萎靡、嗜睡，严重者意识不清、口唇樱红、呼吸有丙酮味时，应准备碱性液，及时使用碱性药物纠正，应补充碳酸氢钠或乳酸钠。注意碱性液体有无漏出血管外，以免引起局部组织坏死。

（4）密切观察低血钾表现：常发现于输液后脱水纠正时，当发现患儿尿量异常增多，精神萎靡、全身乏力、不哭或哭声低下、吃奶无力、肌张力低下、反应迟钝、恶心呕吐、腹胀及听诊肠鸣音减弱或消失，呼吸频率不规整，心电图显示 T 波平坦或倒置、U 波明显、S-T 段下移（或心律失常，提示有低血钾存在，应及时补充钾盐）等临床表现，及时报告医生，做血生化检查。如是低血钾症，应遵医调整液体中钾的浓度。补充钾时应按照"见尿补钾"的原则，严格掌握补钾的速度，绝不可做静脉推入，以免发生高血钾引起心搏骤停。一般按每天 3～4 mmol/kg（相当于氯化钾 200～300 mg/kg）补给，对缺钾明显者可增为 4～6 mmol/kg，轻度脱水时可分次口服，对中、重度脱水予静脉滴入，并观察记录好治疗效果。

（5）密切观察有无低钙、低镁、低磷血症：当脱水和酸中毒被纠正时，大多表现有钙、磷缺乏，少数可有镁缺乏。低血钙或低血镁时表现为手足搐搦、惊厥；重症低血磷时出现嗜睡、精神错乱或昏迷，肌肉、心肌收缩无力（营养不良或佝偻病活动期患儿更甚），这时要及时报告医生。静脉缓慢注射 10％葡萄糖酸钙或深部肌内注射 25％硫酸镁。

（6）低钠血症：多见于静脉输液停止后的患儿。这是因为患儿进食后水样便次数再次增多，主要表现为患儿前囟及眼窝凹陷、肢端凉、精神弱、尿少等。要及时报告医生要继续补充丢失液体。

(7)高钠血症:出现在按医嘱禁食补液或口服补液后,患儿出现烦躁不安、口渴、尿少、皮肤弹性差,甚至惊厥。这时应报告医生,必要时取血查生化,待结果回报后根据具体情况调整液体的质和量。

(8)泌尿系统感染:患儿腹泻渐好,但仍发热,阵阵哭闹不安,此时要报告医生,根据医嘱留尿常规,并寻找感染病灶。并发泌尿系感染的患儿多见于女婴,在护理和换尿布时一定要注意女婴儿会阴部的清洁,防止上行性尿路感染。

5.计算液体出入量

24 小时液体入量包括口服液体和胃肠道外补液量。液体出量包括尿、大便和不显性失水。呼吸增快时,不显性失水增加 4～5 倍,体温每升高 1 ℃,不显性失水每小时增加 0.5 mL/kg;环境湿度大小可分别减少或增加不显性失水;体力活动增多时,不显性失水增加 30%。补液过程中,计算并记录 24 小时液体出入量,是液体疗法护理工作的重要内容。婴幼儿大小便不易收集,可用"秤尿布法"计算液体排出量。

(二)腹泻的护理

控制腹泻,防止继续失水。

1.调整饮食

根据世界卫生组织的要求对于轻中度脱水的患儿不必禁食,腹泻期间和恢复期适宜的营养对促进恢复、减少体重下降和生长停滞的程度、缩短腹泻后康复时间、预防营养不良非常重要。故腹泻脱水患儿除严重呕吐者暂禁食 4～6 小时(不禁水)外,继续喂养进食是必要的治疗与护理措施。但因同时存在着消化功能紊乱,故应根据患儿病情适当调整饮食,达到减轻胃肠道负担、恢复消化功能之目的。继续哺母乳喂养;对人工喂养出生 6 个月以内的小儿,牛奶(或羊奶)应加米汤或水稀释,或用发酵奶(酸奶),也可用奶谷类混合物,每天 6 次,以保证足够的热量。腹泻次数减少后,对出生 6 个月以上的婴儿可用平常已经习惯的饮食,选用稀粥、面条、并加些熟的植物油、蔬菜、肉末等,但需由少到多,随着病情稳定和好转,逐渐过渡到正常饮食。对幼儿应给一些新鲜、味美、碎烂、营养丰富的食物。病毒性肠炎多有双糖酶缺乏,应限制糖量,并暂停乳类喂养,改为豆制代用品或发酵奶,对牛奶和大豆过敏者应改用其他饮食,以减轻腹泻,缩短病程。腹泻停止后,继续给予营养丰富的饮食,并每天加餐 1 次,共两周,以赶上正常生长。对双糖酶缺乏者,不宜用蔗糖,并暂停乳类。对少数严重病例口服营养物质不能耐受者,应加强支持疗法,必要时全静脉营养。

2.控制感染

感染是引起腹泻的重要原因,细菌性肠炎需用抗生素治疗。病毒性肠炎用饮食疗法和支持疗法常可痊愈。严格消毒隔离,防止感染传播,按肠道传染病隔离,护理患儿前后要认真洗手,防止感染,遵医嘱给予抗生素治疗。

3.观察排便情况

注意大便的变化,观察记录大便次数、颜色、性状、气味、量,及时送检,并注意采集黏液脓血部分,做好动态比较,根据大便常规检验结果,调整治疗和输液方案,为输液方案和治疗提供可靠依据。

(三)发热的护理

(1)保持室内安静、空气新鲜、通风良好,保持室温在 18～22 ℃,相对湿度为 55%～65%,衣被适度,以兔影响机体散热。

(2)让患儿卧床休息限制活动量,利于机体康复和减少并发症的发生。嘱患者多饮温开水或选择喜欢的饮料,以加快毒素排泄带走热量和降低体温。

(3)密切观察患儿体温变化,每 4 小时测体温 1 次,体温骤升或骤降时要随时测量并记录降温效果。体温超过 38.5 ℃时给予物理降温:温水擦浴;用 30%～50%的酒精擦浴;冰枕、冷毛巾敷患儿前额,或冷敷腹股沟、腋下等大血管处;冷盐水灌肠。物理降温后 30 min 测体温,并记录于体温单上。

(4)按医嘱给予抗感染药及解热药,并观察记录用药效果,药物降温后,密切观察,防止虚脱。

(5)患儿的衣服,出汗后及时擦干汗液,更换衣服,并注意保暖,在严重情况下给予吸氧,以免惊厥、抽搐发生。

(6)加强口腔护理,鼓励多漱口,口唇干燥时可涂护唇油。

(四)维持皮肤完整

由于腹泻频繁,大便呈酸性或碱性,含有大量肠液及消化酶,臀部皮肤常处于被大便腐蚀的状态,容易发生肛门周围皮肤糜烂,严重者引起溃疡及感染,要注意每次换尿布大便后需用温水清洗臀部及肛周并吸干,局部皮肤发红处涂 5%鞣酸软膏或 40%氧化锌油并按摩片刻,促进血液循环。应选用消毒软棉尿布并及时更换。避免使用不透气塑料布或橡皮布,防止尿布皮炎发生。局部有糜烂者可在便后用温水洗净后用灯泡照烤,待烤干局部渗液后,再涂紫草油或 1%甲紫效果更好。

(五)做好床边隔离

护理患儿前后均要认真洗手,防止交叉感染。

(六)减轻患儿的恐惧

医护人员的检查、治疗应相对集中进行以减少患儿的哭闹,可根据患儿年龄给予不同玩具,减少其恐惧心理,若患儿哭闹不安影响静脉输液的顺利进行,必要时可根据医嘱适当应用镇静药物。

(七)对症治疗

对腹胀明显者用肛管排气或肌内注射新斯的明。对呕吐严重者针刺足三里、内关或肌内注射氯丙嗪等。

(八)注意口腔清洁

禁食患儿每天做口腔护理两次。由于长时间应用抗生素可发生鹅口疮。如口腔黏膜有乳白色分泌物附着即为鹅口疮,可涂制霉菌素;若发生溃疡性口炎,可用 3%双氧水洗净口腔后,涂复方甲紫、金霉素鱼肝油。

(九)恢复期患儿护理

(1)新入院患儿分室居住,预防交叉感染。

(2)患儿消化功能恢复时,逐渐增加奶的质和量,细心添加辅食,避免小儿腹泻复发。

(十)健康教育

(1)宣传母乳喂养的优点,鼓励母乳喂养,尤其是出生后最初数月及出生后每个夏天更为重要,避免在夏季断奶。按时逐步加辅食,防止过食、偏食及饮食结构突然变动。指导学习乳制品的调剂方法,辅食添加方法,断奶时间选择方法。人工喂养儿根据具体情况,选用合适的代乳品。

(2)指导患儿家长配置和使用 ORS 溶液。

(3)嘱家长注意饮食卫生,培养良好的卫生习惯;注意食物新鲜、清洁和奶具、食具应定时煮沸消毒,避免肠道内感染。教育儿童养成饭前便后洗手、勤剪指甲的良好习惯。

(4)嘱家长及时治疗营养不良、维生素 D 缺乏性佝偻病等,加强患儿体格锻炼,适当进行户外活动。预防感冒、肺炎及中耳炎等并发症的发生,避免长期滥用广谱抗生素。

(5)嘱家长气候变化时为患儿及时增减衣物,防止受凉或过热,冬天注意保暖,夏天多喝水。尤其应做好腹部的保暖。集体机构中如有腹泻的流行,应积极治疗患儿,做好消毒隔离工作,防止交叉感染。

第五节　小儿肺炎

一、疾病概述

肺炎指不同病原体或其他因素所致的肺部炎症。以发热、咳嗽、气促、呼吸困难和肺部固定湿音为共同临床表现。该病是儿科常见疾病中能威胁生命的疾病之一。

(一)病因

小儿肺炎的病因见图 4-1。

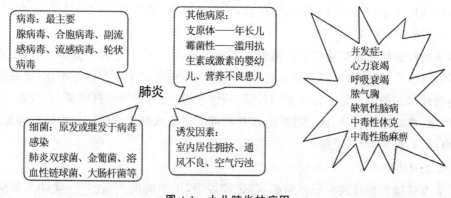

图 4-1　小儿肺炎的病因

(二)分类

目前,小儿肺炎的分类尚未统一,常用方法有 4 种,各肺炎可单独存在,也可两种同时存在(表 4-1)。

表 4-1 小儿肺炎的分类

病理分类	病因分类		病程分类	病情分类
支气管肺炎	感染性：病毒性、细	非感染性：吸入性肺炎、	急性	轻症
大叶性肺炎	菌性、支原体、衣原	坠积性肺炎	迁延性	重症（其他器
间质性肺炎等	体、真菌性、原虫性		慢性	官系统受累）

注：临床上若病因明确，则按病因分类，否则按病理分类。

(三)疾病特点

几种不同病原体所致肺炎的特点如下。

1.呼吸道合胞病毒肺炎

呼吸道合胞病毒肺炎由呼吸道合胞病毒感染引起，多见于婴幼儿，以 2～6 个月婴儿多见。常于上呼吸道感染后 2～3 天出现，干咳、低中度发热、喘憋为突出表现。以后病情逐渐加重，出现呼吸困难和缺氧症状。体温与病情无平行关系，喘憋严重时可合并心力衰竭、呼吸衰竭。

2.腺病毒肺炎

腺病毒肺炎由腺病毒感染所致，主要病理改变为支气管和肺泡间质炎。临床特点为：多见于 6 个月至 2 岁小儿；起病急骤，呈稽留热，全身中毒症状明显，咳嗽较剧，可出现喘憋、呼吸困难、发绀等；肺部体征出现较晚，常在发热 4～5 日后出现湿音，以后病变融合而呈现肺实变体征；胸部 X 射线改变的出现较肺部体征早，可见大小不等的片状阴影或融合成大病灶，肺气肿多见。

3.葡萄球菌肺炎

葡萄球菌肺炎包括金黄色葡萄球菌及白色葡萄球菌所致的肺炎。在冬春季发病较多，多见于新生儿及婴幼儿。临床上起病急、病情重、发展快；多呈弛张热，中毒症状明显，面色苍白、咳嗽、呻吟、呼吸困难；皮肤可见一过性猩红热样或荨麻疹样皮疹，有时可找到化脓灶，如疖肿等。肺部体征出现早，双肺可闻及中、细湿音，易并发脓胸、脓气胸。

4.流感嗜血杆菌肺炎

流感嗜血杆菌肺炎由流感嗜血杆菌引起。近年来，由于广泛使用广谱抗生素、免疫抑制剂及院内感染等因素，流感嗜血杆菌感染有上升趋势。本病多见于 4 岁以下小儿，常并发于流感病毒或葡萄球菌感染的患儿。临床起病较缓，病情较重，全身中毒症状明显，有发热、痉挛性咳嗽、呼吸困难、鼻翼扇动、三凹征、发绀等，体检肺部有湿音或肺实变体征。本病易并发脓胸、脑膜炎、败血症、心包炎、中耳炎等。

5.肺炎支原体肺炎

肺炎支原体肺炎由肺炎支原体引起，起病较缓慢，于学龄期儿童多见，婴幼儿发病率也较高。以刺激性咳嗽为突出表现，有的酷似百日咳样咳嗽，咳出黏稠痰，甚至带血丝；常有发热，热程为 1～3 周。年长儿可伴有咽痛、胸闷、胸痛等症状，肺部体征不明显，常有呼吸音粗糙，少数闻及干、湿音或实变体征。中毒症状一般不重，部分患儿出现全身多系统的临床表现，如心肌炎、心包炎、溶血性贫血、胸膜炎肝炎等。

6.衣原体肺炎

衣原体是一种介于病毒与细菌之间的微生物，寄生于细胞内。沙眼衣原体肺炎多见于 6

个月以下的婴儿,可于产时或产后感染,起病缓,先有鼻塞、流涕,后出现气促、频繁咳嗽,有的酷似百日咳样阵咳,但无回声,偶有呼吸暂停或呼气喘鸣,一般无发热。同时可患有结合膜炎或有结合膜炎病史。

二、治疗概述

应采取综合措施,积极控制炎症,改善肺的通气功能,防止并发症。保持室内空气流通,室温以18～20 ℃为宜,相对湿度为 60%。保持呼吸道通畅,及时清除上呼吸道分泌物,变换体位,以利于痰液排出。加强营养,饮食应富含蛋白质和维生素,少量多餐,对重症不能进食者,可给予静脉营养。不同病原体肺炎患儿宜分室居住,以免交叉感染。

(一)一般治疗

按不同病原体选择药物。经肺穿刺研究资料证明,绝大多数重症肺炎是由细菌感染引起的,或在病毒感染的基础上合并细菌感染,故需采用抗生素治疗。

抗生素使用的原则:①根据病原菌选用敏感药物。②早期治疗。③联合用药。④选用渗入下呼吸道浓度高的药物。⑤足量、足疗程,重症宜经静脉途径给药。

抗生素一般用至体温正常后 5～7 天,临床症状基本消失后 3 天。葡萄球菌性肺炎在体温正常后继续用药 2 周,总疗程为 6 周。支原体肺炎至少用药 2～3 周。

(二)病原治疗

1.肺部革兰阳性球菌感染

对肺炎链球菌肺炎,青霉素仍为首选。一般用大剂量青霉素静脉滴注,对青霉素过敏者改滴红霉素。葡萄球菌肺炎,首选耐酶(β-内酰胺酶)药物,如新的青霉素Ⅱ、先锋霉素Ⅰ或头孢菌素三代静脉滴注。厌氧菌肺炎用哌拉西林及甲硝唑有效。

2.肺部革兰阴性杆菌感染

肺部革兰阴性杆菌感染一般可用氨苄西林或氨基糖苷类抗生素。绿脓杆菌肺炎可用头孢他啶、头孢曲松等。

3.支原体肺炎

支原体肺炎多采用红霉素,疗程 2 周为宜。

4.病毒感染者

病毒感染者可选用抗病毒药物如利巴韦林、干扰素等。

(三)对症治疗

止咳、止喘、保持呼吸道通畅;纠正低氧血症、水电解质与酸碱平衡紊乱;对于中毒性肠麻痹者,应禁食、胃肠减压,皮下注射新斯的明;对有心力衰竭、感染性休克、脑水肿、呼吸衰竭者,采取相应的治疗措施。

(四)肾上腺皮质激素的应用

若中毒症状明显,或严重喘憋,或伴有脑水肿、中毒性脑病、感染性休克、呼吸衰竭等,可应用肾上腺皮质激素,常用地塞米松,每天 2～3 次,每次 2 mg,疗程为 3～5 天。

(五)防止并发症

对并发脓胸、脓气胸者应及时抽脓、抽气。遇到下述情况宜考虑胸腔闭式引流。

(1)年龄小,中毒症状重。

（2）黏液黏稠，经反复穿刺抽脓不畅者。

（3）张力性气胸。肺大疱一般可随炎症的控制而消失。

（六）氧疗

凡具有低氧血症者，有呼吸困难、喘憋、口唇发绀、面色苍灰等时应立即给氧。一般采取鼻导管给氧：氧流量为 0.5～1 L/min；氧浓度不超过 40%；氧气应湿化，以免损伤气道纤毛上皮细胞和使痰液变黏稠。若出现呼吸衰竭，则应使用人工呼吸器。

（七）其他

（1）肺部理疗有促进炎症消散的作用。

（2）胸腺素为细胞免疫调节剂，并能增强抗生素的作用。

（3）维生素 C、维生素 E 等氧自由基清除剂能清除氧自由基，有利于疾病康复。

三、护理评估、诊断和措施

（一）家庭基本资料

1.居住环境

不良的居住环境，如通风不良、吸入刺激性尘埃、潮湿、家庭卫生习惯较差等。

2.个人病史

患儿有无过敏史，有无免疫系统疾病或抵抗力下降，原发性细菌或真菌感染者有无抗生素滥用史。

（二）营养与代谢

1.发热

（1）相关因素和临床表现：起病急骤或迟缓。在发病前可先有轻度上呼吸道感染数日，骤发者常有发热，早期体温为 38～39 ℃，也可高达 40 ℃，多为弛张热或不规则热。体弱婴儿大都起病迟缓，发热不明显或体温低于正常。

（2）护理诊断：体温过高。

（3）护理措施：患儿体温逐渐恢复正常，未发生高热惊厥；患儿家属掌握小儿高热物理降温的方法。物理降温方法需注意以下几点。①维持正常体温，促进舒适：呼吸系统疾病患儿常有发热，发热时帮患儿松解衣被，及时更换汗湿衣服，并用热毛巾把汗液擦干，以免散热困难而出现高热惊厥；同时也要避免汗液吸收、皮肤热量蒸发会引起受凉加重病情。②密切观察患儿的体温变化，体温超过 38.5 ℃时给予物理降温，如酒精擦浴、冷水袋敷前额等，对营养不良、体弱的病儿，不宜服退热药或酒精擦浴，可用温水擦浴降温。必要时按医嘱给予退热药物，退热处置后 30～60 min 复测体温，高热时需 1～2 小时测量体温 1 次，及时做好记录。并随时注意有无新的症状或体征出现，以防高热惊厥或体温骤降。③保证充足的水分及营养供给，保持口腔清洁，婴幼儿可在进食后喂适量开水，以清洁口腔；年长儿应在晨起、餐后、睡前漱口刷牙。

2.营养失调：低于机体需要量

（1）相关因素和临床表现：多见于新生儿或长期慢性肺炎或反复发作患儿。

（2）护理诊断：不均衡的营养，即低于机体需要量。

（3）护理措施：患儿维持适当的水分与营养。患儿营养失调得到改善，生长发育接近正常儿童；父母掌握肺炎患儿饮食护理的原则。①休息：保持并使环境清洁、舒适、宁静，空气新鲜，室温以 18～22 ℃、湿度以 55％～60％为宜,使患儿能安静卧床休息,以减少能量消耗。②营养和水分的补充:供给患儿高热量、高蛋白、高维生素而又较清淡、易消化的半流食、流食,防止蛋白质和热量不足而影响疾病的恢复,要多饮水,摄入足够的水分可防止发热导致的脱水并保证呼吸道黏膜的湿润和黏膜病变的修复,增加纤毛运动的能力,避免分泌物干结影响痰液排出。此外,静脉输液时应严格控制液体滴注速度,保持匀速滴入,防止加重心脏负担,诱发心力衰竭,对重症患儿应记录出入水量。

(三)排泄:腹泻

1.相关因素与临床表现

可出现食欲下降、呕吐、腹泻、腹胀等。重症肺炎常发生中毒性肠麻痹,出现明显腹胀,以致膈肌升高进一步加重呼吸困难。胃肠道出血可吐出咖啡样物,便血或柏油样便。中毒性肠麻痹表现为高度腹胀、呕吐、便秘和肛管不排气。腹胀压迫心脏和肺脏,使呼吸困难更严重。此时,面色苍白发灰,腹部叩诊呈鼓音,肠鸣音消失,呕吐物可呈咖啡色或粪便样物,X 射线检查发现肠管扩张,壁变薄膈肌上升,肠腔内出现气液平面。

2.护理诊断

腹泻;潜在并发症为中毒性肠麻痹。

3.护理措施

患儿未发生腹泻,或腹泻次数明显减少,每天小于 3 次,患儿未发生中毒性肠麻痹。

进食煮熟的、干净、新鲜、易消化的高热量、高营养但低脂的食物,避免食用腌制、生冷、辛辣、粗纤维等的食物,多饮水。少量多餐,减轻胃肠道负担,严重腹泻时禁食。遵医嘱给予抗生素或止泻药,必要时遵医嘱补充水和电解质。便后及时清洗肛周,保持肛周黏膜清洁和完整。每班监测大便的次数、色、质、量,肠鸣音,出入量,脱水症状,腹痛、呕吐等消化道症状,以及肛周黏膜完整性。指导患儿和家长有关进食和营养知识,培养患儿和家长正确的洗手习惯。

观察腹胀、肠鸣音是否减弱或消失,是否有便血,以便及时发现中毒性肠麻痹,必要时给予禁食、胃肠减压,或使用新斯的明皮下注射。

(四)活动和运动

1.活动无耐力

轻者心率稍增快,重症者可出现不同程度的心功能不全或心肌炎。

(1)相关因素和临床表现:合并心衰者可参考以下诊断标准。①心率突然超过 180 次/min。②呼吸突然加快,超过 60 次/min。③突然极度烦躁不安,明显发绀,面色苍灰,指(趾)甲微循环再充盈时间延长。④肝脏迅速增大。⑤心音低钝,或有奔马律,颈静脉怒张。⑥尿少或无尿,颜面、眼睑或下肢水肿。具有前 5 项即可诊断为心力衰竭。

若并发心肌炎者,则表现为面色苍白,心动过速、心音低钝、心律不齐,心电图表现为 ST 段下移和 T 波低平、双向和倒置。重症患儿可发生播散性血管内凝血,表现为血压下降,四肢凉,皮肤、黏膜出血等。

(2)护理诊断:活动无耐力;潜在并发症为心力衰竭。

(3)护理措施:住院期间未发生急性心衰;患儿活动耐力逐渐恢复,醒觉和游戏时间增加,能维持正常的睡眠形态和休息。具体护理措施有以下几点。①饮食护理:给予营养丰富、易消化的流质、半流质饮食,宜少量多餐以减轻饱餐后膈肌上抬对心肺功能的影响,对严重心衰者予以低盐饮食,每天钠盐摄入不超过 0.5 g,对水肿明显的患儿可给予无盐饮食。②减轻心脏负荷:保持病室环境整洁、清洁、安静,光线柔和,对重症患者宜安排单人病室,有利于患儿休息,治疗护理相对集中进行,尽量使用静脉留置针,避免反复穿刺,保证因治疗的需要随时用药。对患儿可置头高脚低头侧位或抱卧位,对年长儿可予以半坐卧位,必要时两腿下垂减少回心血量。使患儿保持大便通畅,避免用力排便引起的腹压增大而影响心功能。③氧疗:面罩吸氧,氧流量为2～3 L/min,有急性肺水肿时,将氧气湿化瓶加入30％～50％酒精间歇吸入,对病情严重者予以持续气道正压通气。④病情观察:对出现心衰的患儿应予以心电监护,密切观察其各项生命体征。

2.气体交换障碍

(1)相关因素与临床表现:咳嗽较频,早期呈刺激性干咳,极期咳嗽反略减轻,恢复期转为湿咳。剧烈咳嗽常引起呕吐。呼吸急促,呼吸频率每分钟可为 40～80 次。重症患儿可出现口周、鼻唇沟、指(趾)端发绀,鼻翼扇动及三凹征。肺部体征早期不明显,可有呼吸音粗糙或减弱,以后可听到中细湿音,以两肺底及脊柱旁较多,于深吸气末更明显。由于多为散在性小病灶,叩诊一般正常,当病灶融合扩大,累及部分或整个肺叶时,可出现相应的实变体征。如发现一侧肺有叩诊浊音及(或)呼吸音减弱,应考虑胸腔积液或脓胸。重症肺炎患儿可出现呼吸衰竭。

(2)护理诊断:①气体交换障碍。②清理呼吸道无效。③自主呼吸受损。潜在并发症:呼吸衰竭;脓胸,脓气胸。

(3)护理措施:患儿住院期间未发生呼吸衰竭、脓胸、脓气胸等并发症;患儿咳嗽咳痰症状得到缓解,肺部音逐渐减少;显示呼吸困难程度减低,生命体征正常,皮肤颜色正常。具体措施有以下几点。①保持改善呼吸功能:保持病室环境舒适,空气流通,温湿度适宜,尽量使患儿安静,以减少氧的消耗。对不同病原体感染患儿应分室居住,以防交叉感染。置患儿于有利于肺扩张的体位并经常更换,或抱起患儿,以减少肺部瘀血和防止肺不张。正确留取标本,以指导临床用药;遵医嘱使用抗生素治疗,以消除呼吸道炎症,促进气体交换,注意观察治疗效果。②保持呼吸道通畅:及时清除患儿口鼻分泌物,经常协助患儿转换体位,同时轻拍背部,边拍边鼓励患儿咳嗽,以促进肺泡及呼吸道的分泌物借助重力和震动易于排出;病情许可的情况下可进行体位引流。给予超声雾化吸入,以稀释痰液,利于咳出;必要时予以吸痰。给予易消化、营养丰富的流质、半流质饮食,少食多餐,避免过饱影响呼吸;哺喂时应耐心,防止呛咳引起窒息,重症不能进食者,给予静脉营养。保证液体的摄入量,以湿润呼吸道黏膜,防止分泌物干结,利于痰液排出;同时可以防止发热导致的脱水。③密切观察病情:患儿在病程中热度逐渐下降,精神好转、呼吸平稳、食欲增加、咳嗽减轻、面色好转都提示疾病在好转中。若患儿在治疗中突然出现剧烈的咳嗽、气急、口周发紫、神情萎靡、高热、烦躁不安,提示病情恶化,需及时向医生反映。由于新生儿病情变化很快,症状不典型,应格外注意。如患肺炎的新生儿吸吮不好、哭声低微、呼吸加快时注意脉搏及心率的变化,如有心率增快,每分钟为140 次以上,同时伴有呼吸困难加重、烦躁不安、肝脏肿大,提示有心衰的可能,应积极配合。如患儿病情突然加重,出现剧烈咳嗽、烦躁不安、呼吸困难、胸痛、面色发绀、患侧呼吸运动受阻等,提示并发了脓胸或脓气胸,应及时配合进行胸穿或胸腔闭式引流。

第六节　小儿惊厥

惊厥的病理生理基础是脑神经元的异常放电和过度兴奋,是由多种原因所致的大脑神经元暂时性功能紊乱的一种表现。发作时全身或局部肌群突然发生阵挛或强直性收缩,多伴有不同程度的意识障碍。惊厥是小儿最常见的急症,有 $5\%\sim6\%$ 的小儿曾发生过高热惊厥。

一、病因

小儿惊厥可由众多因素引起,凡能造成脑神经元兴奋性功能紊乱的因素,如脑缺氧、缺血、低血糖、脑炎症、水肿、中毒变性、坏死等,均可导致惊厥的发生。将其病因归纳为以下几类。

(一)感染性疾病

1.颅内感染性疾病

(1)细菌性脑膜炎、脑血管炎、颅内静脉窦炎。

(2)病毒性脑炎、脑膜脑炎。

(3)脑寄生虫病,如脑型肺吸虫病、脑型血吸虫病、脑囊虫病、脑棘球蚴病、脑型疟疾等。

(4)各种真菌性脑膜炎。

2.颅外感染性疾病

(1)呼吸系统感染性疾病。

(2)消化系统感染性疾病。

(3)泌尿系统感染性疾病。

(4)全身性感染性疾病及某些传染病。

(5)感染性病毒性脑病,脑病合并内脏脂肪变性综合征。

(二)非感染性疾病

1.颅内非感染性疾病

(1)癫痫。

(2)颅内创伤、出血。

(3)颅内占位性病变。

(4)中枢神经系统畸形。

(5)脑血管病。

(6)神经皮肤综合征。

(7)中枢神经系统脱髓鞘病和变性疾病。

2.颅外非感染性疾病

(1)中毒:有毒动植物,氰化钠、铅、汞中毒,急性酒精中毒及各种药物中毒等。

(2)缺氧:新生儿窒息、溺水,麻醉意外、一氧化碳中毒、心源性脑缺血综合征等。

(3)先天性代谢异常疾病:苯丙酮尿症、黏多糖贮积症、半乳糖血症、肝豆状核变性、尼曼-皮克病等。

(4)水电解质紊乱及酸碱失衡:低血钙、低血钠、高血钠及严重代谢性酸中毒等。

(5)全身及其他系统疾病并发症：系统性红斑狼疮、风湿病、肾性高血压脑病、尿毒症、肝性脑病、糖尿病、低血糖、胆红素脑病等。

(6)维生素缺乏症：维生素 B_6 缺乏症、维生素 B_6 依赖症、维生素 B_1 缺乏性脑型脚气病等。

二、临床表现

(一)惊厥的发作形式

1.强直-阵挛发作

其发作时突然意识丧失，摔倒，全身强直，呼吸暂停，角弓反张，牙关紧闭，面色发绀，持续10～20秒，转入阵挛期；不同肌群交替收缩，致肢体及躯干有节律地抽动，口吐白沫(若咬破舌头可吐血沫)；呼吸恢复，但不规则，数分钟后肌肉松弛而缓解，可有尿失禁，然后入睡，醒后可有头痛、疲乏，对发作不能回忆。

2.肌阵挛发作

肌阵挛发作是由肢体或躯干的某些肌群突然收缩(或称电击样抽动)引起的，表现为头、颈、躯干或某个肢体快速抽搐。

3.强直发作

强直发作表现为肌肉突然强直性收缩，肢体可固定在某种不自然的位置持续数秒钟，躯干四肢姿势可不对称，面部强直表情，眼及头偏向一侧，睁眼或闭眼，瞳孔散大，可伴呼吸暂停，意识丧失，发作后意识较快恢复，不出现发作后嗜睡。

4.阵挛性发作

其发作时全身性肌肉抽动，左右可不对称，肌张力可增高或减低，有短暂意识丧失。

5.局限性运动性发作

此发作时无意识丧失，常表现为下列形式。

(1)某个肢体或面部抽搐：由于口、眼、手指在脑皮层运动区所代表的面积最大，因而这些部位最易受累。

(2)杰克逊(Jackson)癫痫发作：发作时大脑皮质运动区异常放电灶逐渐扩展到相邻的皮层区。抽搐也按皮层运动区对躯干支配的顺序扩展，如从面部抽搐—手—前臂—上肢—躯干—下肢；若进一步发展，可成为全身性抽搐，此时可有意识丧失；常提示颅内有器质性病变。

(3)旋转性发作：发作时头和眼转向一侧，躯干也随之强直性旋转，或一侧上肢上举、另一侧上肢伸直、躯干扭转等。

6.新生儿轻微惊厥

这是新生儿期常见的一种惊厥形式，发作时呼吸暂停，两眼斜视，眼睑抽搐，频频眨眼动作，伴流涎，有吸吮或咀嚼样动作，有时还出现上下肢类似游泳或蹬自行车样的动作。

(二)惊厥的伴随症状及体征

1.发热

发热为小儿惊厥最常见的伴随症状，如系单纯性或复杂性高热惊厥病儿，于惊厥发作前均有38.5 ℃，甚至40 ℃以上高热。由上呼吸道感染引起者，还可有咳嗽、流涕、咽痛、咽部出血、扁桃体肿大等表现。如为其他器官或系统感染所致惊厥，绝大多数均有发热及其相关的症状和体征。

2.头痛及呕吐

此为小儿惊厥常见的伴随症状之一,年长儿能正确叙述头痛的部位、性质和程度,婴儿常表现为烦躁、哭闹、摇头、抓耳或拍打头部。多伴有频繁喷射状呕吐,常见于颅内疾病及全身性疾病,如各种脑膜炎、脑炎、中毒性脑病、瑞氏综合征、颅内占位性病变等。同时,还可出现程度不等的意识障碍,颈项抵抗,前囟饱满,颅神经麻痹,肌张力增高或减弱,克尼格征、布鲁辛斯基征及巴宾斯基征阳性等体征。

3.腹泻

如遇重度腹泻病,可有水电解质紊乱及酸碱失衡,出现严重低钠或高钠血症,低钙、低镁血症,以及补液不当造成水中毒也可出现惊厥。

4.黄疸

新生儿溶血病,当出现胆红素脑病时,不仅皮肤巩膜高度黄染,还可有频繁性惊厥;重症肝炎病儿,当肝功能衰竭,出现惊厥前即可见到明显黄疸;在瑞氏综合征、肝豆状核变性等病程中,均可出现不等的黄疸,此类疾病初期或中末期均能出现惊厥。

5.水肿、少尿

水肿、少尿是各类肾炎或肾病为儿童时期常见多发病,水肿、少尿为该类疾病的首起表现,当其中部分病儿出现急、慢性肾衰竭,或肾性高血压脑病时,均可有惊厥。

6.智力低下

智力低下常见于新生儿窒息所致缺氧、缺血性脑病,颅内出血病儿,病初即有频繁惊厥,其后有不同程度的智力低下。智力低下也见于先天性代谢异常疾病,如苯丙酮尿症、糖尿病等氨基酸代谢异常病。

三、诊断依据

(一)病史

了解惊厥的发作形式,持续时间,有无意识丧失,伴随症状,诱发因素及有关的家族史。

(二)体检

全面的体格检查,尤其神经系统的检查,如意识、头颅、头围、囟门、颅缝、脑神经、瞳孔、眼底、颈抵抗、病理反射、肌力、肌张力、四肢活动等。

(三)实验室及其他检查

1.血尿粪常规

血白细胞显著增高,通常提示细菌感染。红细胞血红蛋白很低,网织红细胞增高,提示急性溶血。尿蛋白及细胞数增高,提示肾炎或肾盂肾炎。粪镜检,除外痢疾。

2.血生化等检验

除常规查肝肾功能、电解质外,应根据病情选择有关检验。

3.脑脊液检查

凡疑有颅内病变惊厥病儿,尤其是颅内感染时,均应做脑脊液常规、生化、培养或有关的特殊化验。

4.脑电图

脑电图阳性率可为$80\%\sim90\%$,小儿惊厥,尤其无热惊厥,其中不少系小儿癫痫。脑电图上可表现为阵发性棘波、尖波、棘慢波、多棘慢波等多种波型。

5.CT 检查

疑有颅内器质性病变病儿,应做脑 CT 扫描,高密度影见于钙化、出血、血肿及某些肿瘤;低密度影常见于水肿、脑软化、脑脓肿、脱髓鞘病变及某些肿瘤。

6.MRI 检查

MRI 对脑、脊髓结构异常反映较 CT 更敏捷,能更准确反映脑内病灶。

7.单光子反射计算机体层成像

其可显示脑内不同断面的核素分布图像,对癫痫病灶、肿瘤定位及脑血管疾病提供诊断依据。

四、治疗

(一)止惊治疗

1.地西泮

每次用量为 0.25～0.5 mg/kg,最大剂量不大于 10 mg,缓慢静脉注射,1 min 用量不大于 1 mg。必要时可在15～30 min后重复静脉注射一次,以后可口服维持。

2.苯巴比妥钠

新生儿首次剂量为 15～20 mg 静脉注射,维持量为 3～5 mg/(kg·d),婴儿、儿童首次剂量为5～10 mg/kg,静脉注射或肌内注射,维持量为 5～8 mg/(kg·d)。

3.水合氯醛

每次用量为 50 mg/kg,加水稀释成 5%～10%溶液,保留灌肠。惊厥停止后改用其他镇静药止惊药维持。

4.氯丙嗪

每次剂量为 1～2 mg/kg,静脉注射或肌内注射,2～3 小时后可重复 1 次。

5.苯妥英钠

每次用量为 5～10 mg/kg,肌内注射或静脉注射。遇有"癫痫持续状态"时可给予 15～20 mg/kg,速度不超过 1 mg/(kg·min)。

6.硫苯妥钠

催眠,大剂量有麻醉作用。每次用量为 10～20 mg/kg,稀释成 2.5%溶液肌内注射;也可缓慢静脉注射,边注射边观察,惊止即停止注射。

(二)降温处理

1.物理降温

物理降温可用30%～50%酒精擦浴,头部、颈、腋下、腹股沟等处可放置冰袋,也可用冷盐水灌肠,或用低于体温3～4 ℃的温水擦浴。

2.药物降温

一般用止痛药5～10 mg/(kg·次),肌内注射;也可用其滴鼻,对大于 3 岁病儿,每次2～4 滴。

(三)降低颅内压

惊厥持续发作时,引起脑缺氧、缺血,易致脑水肿;如惊厥系颅内感染炎症引起,疾病本身引起脑组织充血水肿,颅内压增高,应及时脱水降低颅内压。常用 20％甘露醇溶液,每次用量为 5～10 mL/kg,静脉注射或快速静脉滴注(10 mL/min),6～8 小时重复使用。

(四)纠正酸中毒

惊厥频繁或持续发作过久,可致代谢性酸中毒,如血气分析发现血 pH＜7.2,碱剩余(BE)为15 mmol/L时,可用 5％碳酸氢钠 3～5 mL/kg,稀释成 1.4％的等张液静脉滴注。

(五)病因治疗

对惊厥病儿应通过病史了解,进行全面体检及必要的化验检查,争取尽快地明确病因,给予相应治疗。对可能反复发作的病例,还应制定预防复发的防治措施。

五、护理

(一)护理诊断

(1)有窒息的危险。

(2)有受伤的危险。

(3)潜在并发症:脑水肿,酸中毒,呼吸、循环衰竭。

(4)知识缺乏。

(二)护理目标

(1)不发生误吸或窒息,适当加以保护防止受伤。

(2)保护呼吸功能,预防并发症。

(3)患儿家长情绪稳定,能掌握止痉、降温等应急措施。

(三)护理措施

1.一般护理

(1)将患儿平放于床上,取头侧位。保持安静,治疗操作应尽量集中进行,动作轻柔敏捷,禁止一切不必要的刺激。

(2)保持呼吸道通畅:头侧向一边,及时清除呼吸道分泌物。为发绀者供给氧气,窒息时施行人工呼吸。

(3)控制高热:物理降温可用温水或冷水毛巾湿敷额头部,每 5～10 min 更换 1 次,必要时用冰袋放在额部或枕部。

(4)注意安全,预防损伤,清理好周围物品,防止坠床和碰伤。

(5)协助做好各项检查,及时明确病因。根据病情需要,于惊厥停止后,配合医生做血糖、血钙或腰椎穿刺、血气分析及血电解质等针对性检查。

(6)加强皮肤护理:保持皮肤清洁干燥,衣、被、床单清洁、干燥、平整,以防皮肤感染及压疮的发生。

(7)心理护理:关心体贴患儿,处置操作熟练、准确,以取得患儿信任,消除其恐惧心理。说服患儿及家长主动配合各项检查及治疗,使诊疗工作顺利进行。

2.临床观察内容

(1)惊厥发作时,观察惊厥患儿抽搐的时间和部位,有无其他伴随症状。

(2)观察病情变化,尤其随时观察呼吸、面色、脉搏、血压、心音、心率、瞳孔大小、对光反射等重要的生命体征,发现异常及时通报医生,以便采取紧急抢救措施。

（3）观察体温变化，如有高热，及时做好物理降温及药物降温；如体温正常，应注意保暖。

3.药物观察内容

（1）观察止惊药物的疗效。

（2）使用地西泮、苯巴比妥钠等止惊药物时，注意观察患儿呼吸及血压的变化。

4.预见性观察

若惊厥持续时间长、频繁发作，应警惕有无脑水肿、颅内压增高的表现，如收缩压升高、脉率减慢、呼吸节律慢而不规则，则提示颅内压增高。如未及时处理，可进一步发生脑疝，表现为瞳孔不等大、对光反射消失、昏迷加重、呼吸节律不整，甚至骤停。

六、康复与健康指导

（1）做好患儿的病情观察，准备好急救物品，教会家属正确的退热方法，提高家长的急救知识和技能。

（2）告知家长加强患儿营养与体育锻炼，做好基础护理等。

（3）向家长详细交代患儿的病情、惊厥的病因和诱因，指导家长掌握预防惊厥的措施。

第五章　门诊科护理

第一节　静脉输液的基础知识

一、人体解剖生理及机体的防御机制

皮肤、神经系统、呼吸系统的解剖生理知识对保障静脉输液的安全,提高静脉输液护理的质量是非常重要的。恰当的静脉输液可使药物发挥疗效,促进患者的康复;但不恰当的静脉输液可对机体造成损伤或影响机体功能的发挥。学习与静脉输液相关的解剖生理知识,可对静脉治疗中存在的风险进行管理,保证静脉输液的安全、有效。

神经系统可对身体各部分进行调节和控制。与输液治疗密切相关的皮肤感受器、血管壁的神经支配、情绪和疼痛引起的全身反应等,因此,需要了解神经系统方面的知识。

护士在进行静脉输液治疗时,应该了解血管的解剖结构及生理作用,这样可帮助其正确选择穿刺的部位,判断导管尖端的位置;并根据输注液体、药物的不同 pH 值以及渗透压和药物性质,选择适当大小及足够流速、容量的血管,减少各种与输液治疗有关的并发症的发生。输液的量和速度,要根据患者的心血管功能状态、水、电解质的平衡状态等因素进行综合判断。

(一)皮肤

在进行任何输液治疗时,首先受影响的是皮肤。皮肤是防止微生物入侵和防止辐射伤害的第一道屏障,具有接收感觉,调节体温,协助维持水、电解质平衡等功能。皮肤受损以后会增加感染的危险,而消毒剂、膏剂和敷料的使用有可能对皮肤的正常菌群、油脂和出汗造成影响衰老、慢性疾病、环境等因素都可能对皮肤造成不良影响。

1.皮肤的结构

皮肤是人体的一个重要器官,它覆盖在人体表面,在消化、呼吸、泌尿生殖等系统器官与外界相通的孔裂处(如口唇肛门和阴唇)和黏膜相连。一般成年人的全身皮肤约为 $1.7\ m^2$。皮肤除保护机体,抵御外界侵害外,还有感觉等多种功能,对保障人体健康具有重要作用。皮肤由表皮和真皮组成。真皮下面是由脂肪组织构成的皮下组织,皮下组织作为缓冲层保护其下面的结构,还作为身体保温的绝缘层。

(1)表皮:表皮为角质化的复层鳞状上皮,其角质无生命,不透水,有防止组织液外流和外界物质侵入的功能。长时间暴露于日光下或日常的摩擦、压力可使角蛋白层增厚。这就是体力劳动者、长期在日照下工作的人在进行穿刺时会遇到较大的阻力的原因。

在表皮和真皮之间是一层基膜,它包含的黏性蛋白物质使表皮和真皮紧密结合。基膜具有支持、连接、固定等作用,它是一层半透膜,利于上皮细胞和深部结缔组织进行物质交换;一些细胞活动,如抗原抗体反应也是在基膜上进行的;基膜还能引导上皮细胞移动,影响细胞的增殖和分化。

(2)真皮:真皮为致密结缔组织。含有丰富的胶原纤维、弹性纤维、网状纤维和各型结缔组织细胞真皮又分为乳头状层和网状层。真皮的浅部向表皮深面突出形成真皮乳头,与表皮紧密相连,乳头内含有丰富的小血管网和感觉神经末梢。真皮深部的网状层与皮下组织,也即浅筋膜相,二者间无明显界限。真皮内的纤维排列有一定的方向,一般与关节运动的张力方向一致。故当刀切口与纤维方向垂直时,切断后的皮肤可由于纤维的弹性而形成张口状。真皮中含有血管、淋巴管和神经,还有汗腺、毛囊和皮脂腺。

(3)皮下组织:皮下组织由疏松结缔组织和大量脂肪组织组成,使皮肤具有保湿和缓冲压力的作用。皮下组织的厚薄因性别、年龄、部位和个人而不同,眼睑的皮下组织中无脂肪,而臀部和足跖等处具有大量弹性脂肪。脂肪组织可作为机体的保温层和能量的储备。皮下组织中通常有皮静脉、皮神经和血管网,为皮下注射和静脉注射的位置。皮下组织的深面是深筋膜和肌肉,皮肤有胶原纤维束,与深筋膜相连。皮下组织有与血液相同的防御细胞,输液的外周浅静脉也位于皮下层。

2.皮肤的功能

(1)感觉:皮肤是一个接受感觉的器官,全身的皮肤为广大的感受面。来自脑、脊神经,分布于皮下组织的感觉神经被称为皮神经。皮神经为有髓神经,其末梢有的形成游离神经末梢,分布于表面;有的形成触觉小体,分布于真皮乳头内;有的形成终球或环层小体等,分布于真皮及皮下组织,分别接受痛、触、压觉和温度刺激。分布于毛根的神经末梢则构成神经丛。另外,还有来自交感神经的无髓神经,分布于血管、腺体及平滑肌,司腺体的分泌和平滑肌收缩。

(2)触、压觉:给皮肤施以触、压等机械刺激所引起的感觉,分别称为触觉和压觉。由于二者在性质上类似,可统称为触、压觉。触、压觉感受器在皮肤表面的分布密度和该部位对触、压觉的敏感程度呈正比,如鼻、口唇、指尖感受器的密度最高,腹、胸部次之,手腕、足等处最低;触、压觉的阈值也是在鼻、口唇和指尖处最低,腕、足部最高。触、压觉的两点辨别阈在于指处最低,口唇、足趾、足背、腹、胸、背等处依次增高。

(3)温度感觉:冷觉和热觉合称温度感觉,分别由冷热两种感受器的兴奋所引起。皮肤分布着冷点和热点,其分布密度远比触、压点低。皮肤的温度感觉受皮肤的基础温度、温度的变化适度以及被刺激皮肤的范围等因素影响。在 $25\sim40\ ℃$ 时,皮肤温度越高,热觉的阈值越低;皮肤温度越低,冷觉的阈值越低。另外,某些化学物质亦可引起温度感觉,如在皮肤上涂抹薄荷涮会产生清凉感觉。

(4)痛觉:痛觉主要由伤害性刺激引起,伤害性知觉感受器是游离神经末梢,位于皮肤和其他部位(如角膜、牙髓、肌肉、关节、呼吸系统、心血管系统、消化系统、泌尿系统、脑和脑膜),皮肤伤害性知觉感受器位于表皮基底层,无髓鞘包裹。

2.防御功能

(1)机械屏障:健康完整的皮肤与黏膜是机体防御病原微生物感染的第一道防线。皮肤表面的角化层和皮下结缔组织含有黏稠度较高的透明质酸,可阻止外界异物的入侵及扩散。呼吸道的上皮细胞表面有纤毛,能定向地问喉部摆动,将被黏膜分泌物所黏附的异物颗粒向外排除,这些都是皮肤黏膜的机械阻挡作用。

(2)化学屏障:皮肤的汗腺分泌乳酸,使汗液呈酸性(pH 值为 $5.2\sim5.8$),皮脂腺分泌的脂肪酸都有抑制或杀灭病原微生物的作用。皮肤屏障作用被破坏,会降低机体抗感染免疫力,容易引起感染。

(3)防御细胞:防御细胞出现在皮下层。防御细胞包括成纤维细胞、巨噬细胞、淋巴细胞和肥大细胞。①成纤维细胞是疏松结缔组织中最主要的细胞,常附着在胶原纤维上。在创伤等情况下,纤维细胞可转变为成纤维细胞,并向受损部位迁移,形成新的细胞外基质成分。此时,原本少分裂的成纤维细胞(于成年人)也可进入增生状态,参与创伤组织修复。②巨噬细胞,在疏松结缔组织内固定的巨噬细胞又称为组织细胞,常沿胶原纤维散在分布。当巨噬细胞周围出现细菌的产物、炎症变性蛋白等物质时,巨噬细胞受刺激伸出伪足,沿这些化学物质的浓度梯度朝浓度高的部位定向移动,通过吞噬作用、抗原递呈作用、分泌功能参与免疫应答。

除皮肤的防御功能外,皮肤的营养状态和皮肤的完整性也是皮肤抗感染的重要因素,因此,要注意保持表皮的完整。

(4)体温调节:皮肤血液循环的其中一个作用是体温调节,流经皮肤的血液流量是皮肤营养需要量的 10 倍。为了身体的保温或降温,皮肤的血供量可以是正常的 20 倍。寒冷刺激可令血管在短期内收缩,使静脉穿刺困难;热可使血管扩张。

3.皮肤损伤的愈合

任何输液治疗均会对机体造成一定的损伤,因此,必须对机体组织的愈合过程进行了解。

(1)炎症反应:损伤发生时,最早的反应就是炎症反应。创伤局部出现红肿,小血管扩张充血,有浆液和白细胞(主要是中性粒细胞及巨噬细胞)从血管中渗出,伤口中的血液和渗出液中的纤维蛋白很快转变为固体状态的纤维蛋白,结成网状,使伤口内的血液和渗出液凝固,形成凝块。伤口由凝块覆盖加以保护。

(2)伤口收缩:数天后,伤口边缘的整层皮肤及皮下组织向中心移动,于是伤口缩小。

(3)肉芽组织增生和瘢痕形成:大约从第 3 日开始,伤口底部长出肉芽组织,并向伤口中的血凝块内伸入,机化血凝块,填平伤口。肉芽组织由新生的毛细血管及成纤维细胞组成,毛细血管以每天延长 0.1～0.6 mm 的速度生长,并同其他毛细血管吻合。其生长方向大都垂直伸向创面,并呈襻状弯曲,向创面突出。肉芽组织中开始不含神经纤维,故无感觉。在毛细血管新生的同时成纤维细胞也开始增生,与毛细血管一起侵入血凝块。从第 5～6 日起,成纤维细胞开始产生胶原纤维,其后 1 周内胶原纤维形成最为活跃,然而增长的速度逐渐缓慢下来。随着胶原纤维的增多与成熟,成纤维细胞转化为纤维细胞,许多毛细血管闭合、退化、消失,这样肉芽组织就逐渐转化成瘢痕组织。

瘢痕可使创缘比较牢固地结合起来,至 3 个月左右抗拉力强度达到顶点,但这时仍然只达到正常皮肤强度的 70%～80%。

(4)表皮及其他组织再生:上皮受损后,缺损周围上皮断端的基底层细胞首先开始向创面移动,覆盖在伤口的裸露面或凝块的表面。大约在损伤后数小时,上皮细胞即开始分裂增生分化,在皮肤上出现上皮的角化。

(5)影响伤口愈合的因素。①年龄:青少年的组织再生能力强,愈合快;老年人则相反,组织再生能力差,愈合慢。②营养:一般情况下,营养对再生的影响不大,但严重的蛋白质、维生素 C、维生素 A、锌的缺乏可使组织再生缓慢和不完全。如维生素 C 缺乏使合成胶原的功能发生障碍,蛋氨酸的缺乏使成纤维细胞不能成熟为纤维细胞,胶原纤维形成也减少。③肾上腺皮质激素:大剂量的肾上腺皮质激素能抑制炎症渗出、毛细血管形成、成纤维细胞的增生及胶原合成,并加速胶原纤维的分解,影响伤口的愈合。④患者的基础疾病,如糖尿病,也影响伤口的愈合。⑤感染与异物:感染对再生修复的妨碍甚大。许多化脓菌产生一些毒素和酶,能引起组织坏死、基质或胶原纤维溶解,这不仅会加重局部组织损伤,也妨碍愈合。坏死组织及其他异物会妨碍伤口愈合,并有利于感染的发展。⑥局部血液循环:局部血液循环,一方面保证组织再生所需的氧和营养,另一方面对坏死物质的吸收及控制局部感染起重要作用。因此局部血液供应良好,则再生修复好。相反,如下肢有动脉粥样硬化或静脉曲张等使局部血液循环不好时,则该处伤口愈合迟缓。临床用某些药物湿敷、热敷和服用活血化瘀的中药等,都有促进局部血液循环、促进愈合的作用。⑦神经支配:完整的神经支配对组织的再生有一定作用。例如,麻风病引起的溃疡不易愈合,是因为神经受累的缘故。自主神经的损伤,使局部血液供应发生变化,对组织再生的影响更明显。⑧电离辐射:能破坏细胞,损伤小血管,抑制组织再生。

(二)神经系统

人类神经系统的活动就像是信息的循环活动,当机体的感受器感觉到环境的变化时,信息被传送到大脑,大脑根据传入的信息及已经掌握的其他信息进行综合,然后做出反应,以控制机体的活动。

1.神经系统的解剖结构

(1)中枢神经系统:中枢神经系统包括脑和脊髓。脑和脊髓的外面都包有3层被膜,由外向内依次是硬膜、蛛网膜和软膜,有保护、支持脑和脊髓的作用。

脑:脑位于颅腔内,可分为端脑、间脑、中脑、后脑(包括脑桥和小脑)以及延髓5个部分,延髓向下经枕骨大孔连接脊髓,中脑、脑桥和延髓一起合称为脑干。

脊髓:脊髓位于椎管内,呈圆柱形,前后稍扁,外包被膜,它与脊柱的弯曲一致。脊髓的上端在平对枕骨大孔处与延髓连接;下端平齐第一腰椎下缘,长约45 cm。脊髓的末端变细,称为脊髓圆锥,脊髓圆锥向下延为细长的终丝。脊髓可根据每对脊神经根的出入范围划分为31节:8个颈节,12个胸节,5个腰节,5个骶节,1个尾节。

脊髓的被膜。①硬脊膜:硬脊膜厚而坚韧,松弛地包裹着脊髓。硬脊膜的上端附于枕骨大孔边缘,与硬脑膜延续;下部在第2骶椎水平以下变细,包裹终丝,末端附于尾骨。硬脊膜与椎管内面的骨膜之间有硬膜外腔,内含淋巴管、大量的脂肪组织和静脉丛,此腔向上并不通入颅内,略呈负压,有脊神经根通过。临床进行硬膜外麻醉和术后镇痛时就是将药物注入此腔,阻滞脊神经的传导作用。②脊髓蛛网膜:脊髓蛛网膜薄而透明,与脑蛛网膜直接延续。脊髓蛛网膜与软脊膜之间是宽阔的蛛网膜下隙,两层间有许多结缔组织小梁相连,腔内允满透明的脑脊液。蛛网膜下隙的下部,自脊髓下端至第2骶椎水平特别扩大,称为终池,池内只有马尾,因此,临床上常在此处进行腰椎穿刺,以抽取脑脊液或注入药物,而不致损伤脊髓。脊髓蛛网膜下隙向上经枕骨大孔与脑的蛛网膜下隙相交通。③软脊膜:薄而富含血管,紧贴脊髓表面,并深入脊髓的沟裂之中,至脊髓下端向下构成终丝。软脊膜上的血管分支进入脊髓。

(2)外周神经系统:由12对脑神经和31对脊神经组成,脑神经有运动、本体感觉、特殊感觉和副交感等功能与静脉治疗关系密切的外周神经有以下几种。

迷走神经:迷走神经为混合性神经,是脑神经中行程最长、分布范围最广的神经。它有 4 种纤维成分。①内脏运动(副交感)纤维是迷走神经的重要成分,主要分布至胸、腹腔脏器。控制心肌及各脏器平滑肌和腺体的活动。②躯体运动纤维,支配软腭和咽喉肌内脏感觉纤维主要分布至胸、腹腔脏器,支配内脏感觉。③躯体感觉纤维,分布于硬脑膜、耳郭及外耳道的皮肤。迷走神经有 6 根分支支配心脏衰弱、恶心、呕吐可使迷走神经兴奋,从而抑制心脏活动,引起心动过缓和血压下降,这种现象被称为迷走血管综合征。迷走血管综合征还可由疼痛、害怕疼痛、精神压力等因素诱发。

臂丛神经:臂丛神经是由第 5 至第 8 颈神经前支和第 1 胸神经前支大部分纤维组成它由前、中斜角肌间走出,行于锁骨下动脉后上方,然后经锁骨后方进入腋窝。臂丛神经支配胸上肢肌、上肢带肌、背浅部肌(斜方肌除外)以及臂、前臂、手部肌肉和皮肤臂丛各神经在锁骨中点后方比较集中,位置浅表,容易摸到,此点是常做臂丛阻滞麻醉的部位。因臂丛神经的分支与锁骨下静脉相邻,进行锁骨下静脉穿刺时要避免损伤臂丛神经。①正中神经:由臂丛神经的外侧束和内侧束两根合成,在臂部正中神经由外向内旋绕下降至肘窝。从肘窝向下达腕部,经腕管到达手掌,分成终支,正中神经支配绝大部分前臂屈肌和鱼际肌的运动以及手掌面皮肤的感觉。前臂下段掌面的静脉较显露,易于穿刺,但因神经分布较密集,穿刺引起的疼痛较明显。在肘窝上部进行贵要静脉穿刺时,有损伤正中神经的险。②尺神经:发自臂丛内侧束,支配除肱桡肌和正中神经支配以外的所有前臂屈肌及手肌的运动;支配掌面尺侧一个半手指及相应手掌的皮肤和背面两个半手指及相应手背皮肤的感觉。③桡神经:发自臂丛后束,神经较粗大,桡神经沿途发出支配臂后面皮肤和前臂背面皮肤的皮脂及支配肱三头肌、肱桡肌、桡侧腕长伸肌的肌支。

腓总神经:沿股二头肌内侧缘走向外下,绕腓骨颈穿腓骨长肌达小腿前面,分为腓浅和腓深神经。腓总神经的分布范围是小腿前、外侧群肌肉和小腿外侧、足背和趾背的皮肤。在为下肢静脉输液的小儿进行固定时,固定不当造成压迫易损伤腓总神经,特别在腓骨颈处,腓总神经位置浅,易受损伤。受损伤后的主要表现是足不能背屈,足下垂,并有内翻,趾不能伸。因为足尖下垂,患者必须用力使髋、膝关节高度弯曲以提高下肢抬起足尖,才能行走,因呈跨阈步态。感觉障碍在小腿外侧面和足背较为明显。

2.神经系统的感受器

感受器广泛地分布于人体各部,有的感受器结构很简单,如皮肤内与痛觉有关的游离神经末梢;有的较复杂,除感觉神经末梢外,还有一些细胞或数层结构共同形成一个末梢器官,如接受触压等刺激的触觉小体;有的更加复杂,除末梢器官外,还有很多附属器,如视器。

(1)感受器的分类:感受器种类繁多,形态功能各异。有接触外界环境的皮肤内的触觉、痛觉、温度觉和压觉等感受器,也有位于身体内部的内脏和血管壁内的感受器;有接受物理刺激,如光波、声波的视觉、听觉感受器,也有接受化学刺激的嗅觉、味觉等感受器。根据感受器所在部位和所接受刺激的来源把感受器分为 3 类。①外感受器:分布在皮肤、黏膜、视器及听器等处,接受来自外界环境的刺激。②内感受器:分布在内脏和血管等处,接受加于这些器官的物理或化学刺激。③本体感受器:分布在肌肉、肌腱、关节和内耳位觉器等处,接受机体运动和平衡时产生的刺激。

（2）感受器与静脉治疗护理的关系：几乎所有的感受器都与静脉治疗护理相关。扎止血带时间过长或止血带扎得过紧会使患者感觉紧张、不适，甚至影响动脉供血，从而影响穿刺静脉的扩张；温度过低可使外周血管收缩，增加静脉穿刺的困难。须对不同的外来刺激进行恰当的处理。痛觉对静脉治疗护理的影响最为明显。痛觉可分为快痛和慢痛。快痛是指在受到伤害刺激 0.1 秒内感觉到的疼痛；慢痛是指在受到伤害刺激数秒甚至数分钟后才感觉到的疼痛。痛觉接收器是游离的神经末梢，分布于皮肤、皮下组织、血管壁等部位。快痛与皮肤被穿刺、切割电击有关，慢痛与组织破坏有关。

3.自主神经系统的功能

自主神经系统也称内脏神经系统，其主要功能是调节内脏活动。自主神经包括交感神经和副交感神经。它们分布于内脏、心血管和腺体，可调节这些器官的功能。自主神经系统的调节是非常迅速的，如心率可在数秒内成倍变化、血压可在数秒内发生致命性下降。

（1）自主神经系统的功能：自主神经系统的功能主要在于调节心肌、平滑肌和腺体（消化腺、汗腺、部分内分泌腺）的活动，其调节功能是通过不同的递质和受体系统实现的。交感和副交感神经的主要递质和受体是乙酸胆碱和去甲肾上腺素及其相应的受体。

（2）自主神经系统的功能特征。①紧张性支配：自主神经对效应器的支配一般表现为紧张性作用。例如，切断心迷走神经后，心率即加快；切断心交感神经后，心率则减慢。②对同一效应器的双重支配：许多组织器官都受交感和副交感神经的双重支配，二者的作用往往相互拮抗。例如心交感神经能加强心脏活动，而心迷走神经则起相反作用。交感神经兴奋可引起血管收缩，尤其是皮肤和末梢的血管收缩，可增加外周静脉穿刺的困难。③自主神经的外周性作用与效应器本身的功能状态有关，如胃幽门处于收缩状态时，刺激迷走神经能使之舒张，而幽门处于舒张状态时，刺激迷走神经则能使之收缩。④对整体生理功能调节的意义：在环境急骤变化的情况下，交感神经系统可以带动机体许多器官的潜在功能以适应环境的急剧变化。例如，在肌肉剧烈运动、窒息、失血或寒冷环境情况下，机体会出现心率加速、皮肤与腹腔内脏血管收缩、血液储存库排出血液以增加循环血量、红细胞计数增加、支气管平滑肌扩张、肝糖原分解加速以及血糖浓度上升、肾上腺素分泌增加的现象

（3）内脏活动的调节中枢：内脏活动的调节中枢包括脊髓、低位脑干、下丘脑，其中较高级的内脏活动调节中枢是下丘脑。刺激下丘脑能产生自主神经反应，但多半为复杂的生理活动（如体温调节、摄食行为、水平衡、情绪活动、生物节律）的一些组成部分。下丘脑的一些主要功能如下。

体温调节：视前区下丘脑前部存在着温度敏感神经元，它们既能感受所在部位的温度变化，也能对传入的温度信息进行整合。当该处温度超过或低于体温调定点（正常时约为 36.5 ℃）水平时，即可通过调节散热和产热活动，使体温保持稳定。

水平衡调节：下丘脑能调节水的摄入与排出，从而维持机体的水平衡。下丘脑通过控制视上核和室旁核合成和释放血管升压素对肾排水进行调节。下丘脑前部存在脑渗透压感受器，它能按血液中的渗透压变化来调节血管升压素的分泌。

（三）胸腔和呼吸系统

静脉导管插入部位的选择、导管尖端位置的确定等都需要借助胸廓的边界和胸廓的骨性

标志进行判断;另外,中心静脉导管及输注的液体、药物也会对心脏和肺造成一定的影响。因此,静脉输液护士必须对胸廓的骨性结构、呼吸系统、心血管系统的解剖生理有所了解。

1.胸腔的骨性结构

胸腔是由12根胸椎、12对肋骨、1块胸骨和它们之间的连接共同组成的笼状支架。胸廓具有一定的弹性和活动性,起着支持、保护胸腹器官的作用,并参与呼吸运动。

(1)胸骨:胸骨是位于胸前壁正中的扁骨,从上而下可分为胸骨柄、胸骨体、剑突三部分。两侧接上位的7对肋。胸骨柄呈四边形,上部宽厚,下部稍薄窄。柄上缘的中部为颈静脉切迹;两侧为锁骨切迹,与锁骨相连,柄外侧缘上方接第1肋。柄和体连接处,形成微向前突的角,称为胸骨角,可在体表扪及。与胸骨角侧方连接的是第2肋软骨,所以胸骨角是计算肋的重要标志,胸骨体是长方形的骨板,其侧缘接第2~7肋软骨。

(2)肋:肋共12对,由肋骨和肋软骨构成,第1~7肋的前端都与胸骨相连接,称为真肋。第8~12肋不与胸骨直接连接,称为假肋。中心静脉导管前端一般停留在上腔静脉与心房交界处,其体表位于第3肋间隙。

第1肋骨,上下扁宽而短,在内缘的前端有前斜角肌结节,为前斜角肌的附着处,结节的前方和后方各有一横过上面的浅沟,分别为锁骨下静脉和动脉经过的压迹。锁骨位于第1肋的前方,与胸骨相连,且锁骨与第1肋骨交叉成剪刀状,锁骨活动时可挤压锁骨下静脉,经锁骨下静脉的中心静脉导管,如外周置入中心静脉导管、输液港,可被锁骨与第1肋骨挤压造成输液不畅甚至断裂。

2.呼吸系统

(1)肺的解剖。①肺的位置:肺位于胸腔内,左、右两肺分居纵隔两侧,横膈以上。②肺的形状:肺略呈圆锥形,具有一尖一底。肺尖呈钝圆形,向上由胸廓上口突出到颈根部,可超出锁骨内侧1/3上方2~3 cm。进行锁骨下静脉穿刺或颈内静脉穿刺时,要注意避免伤及肺尖部。

(2)胸膜、胸膜腔。①胸膜:胸膜是分别覆盖于左、右肺表面,胸壁内表面以及隔上面等的浆膜。胸膜被覆于肺表面的部分,称为脏胸膜或胸膜脏层;覆盖在胸壁内表面、隔上面及纵隔侧面的部分,称为壁胸膜或胸膜壁层。胸膜的两侧均起自锁骨内侧1/3上方2.5 cm处的胸膜顶。同样,进行锁骨静脉穿刺或颈内静脉穿刺时,要注意避免伤及肺尖部的胸膜。②胸膜腔:胸膜的脏、壁两部分在肺根处互相延续,在两肺周围分别形成两个完全封闭的胸膜腔,胸膜腔内压比大气压力低,为负压。腔内仅含有少量浆液,可减少呼吸时的摩擦。胸膜腔的负压以及浆液的吸附作用,使脏、壁胸膜紧密地贴附在一起,所以胸膜腔实际上是两个潜在的腔隙。因胸腔存在负压,进行中心静脉插管输液、更换输液管道时,要注意防止空气进入血管内形成气栓;拔除中心静脉插管时,要及时按压、封闭局部伤口,避免空气经插管窦道进入血管内形成栓塞。

(3)微粒对肺造成的影响:静脉液体中包含各种微粒,它们来源于未溶解的药物、不同的药物混合产生反应形成的沉淀物、安瓿的玻璃微粒、液体容器或瓶盖的胶粒、输液管道的胶粒等。这些粒经静脉输液进入血液循环,最后到达的部位多为肺。肺毛细血管的平均直径为5 μm,即使是红细胞也需要变形才能通过,因此,来自输液的微粒多数被截留下来。被截留下来的微粒可引起肺微循环栓塞、毛细血管内皮损伤、肉芽肿和血栓形成。因此,在药物的生产、储存和使用过程中要注意减少或避免微粒污染。输液管道终端过滤器的使用,也可减少或消除静脉药液中的微粒,减少输液微粒对肺造成的不良影响,从而提高输液护理的质量。

（4）呼吸的生理:机体与外界环境之间的气体交换过程称为呼吸。呼吸是维持机体生命活动所必需的基本生理过程之一。人通过呼吸使机体从外界环境中摄取新陈代谢所需的氧气,并排出代谢过程中产生的二氧化碳。因此,一旦呼吸停止,生命便将终结。

（四）机体的防御机制

进行输液治疗时,皮肤是被破坏的机体防御机制的第一道防线。人体防御的第二道防线是炎症反应。炎症反应可清除人体有害的化学物质、异物、微生物等。损伤发生数秒内,机体的数种细胞和血浆蛋白即参与炎症反应。炎症反应是机体的非特异性防御反应。机体防御机制的第三道防线是免疫反应。参与免疫反应的是免疫球蛋白和淋巴细胞,免疫系统可以记忆给机体提供长期的甚至是终身的保护。

1.炎症反应

细胞损伤后,机体最早的反应是炎症反应。所有的输液治疗都伴随着细胞的损伤。静脉的穿刺会刺破皮肤、皮下组织、血管壁。输液治疗对机体细胞造成损伤的程度取决于静脉穿刺的技术和静脉内置入导管的大小、长度、导管的材质。敷料或胶布的使用、硬管对皮肤的压迫、导管的置入和拔除、消毒剂的使用等均可对皮肤造成损伤;通过血流量小的小血管大量输入高渗透压或 pH 过高或过低的液体可对血管壁造成损伤。损伤的存在使微生物进入体内成为可能,温度的改变、缺氧、营养不良等因素可加重细胞的损伤。炎症是各种病原因子对机体的损害作用所诱发的以防御为主的局部组织反应。

（1）炎症的原因:任何能够引起组织损伤的因素都可以成为炎症的原因,如生物性因子（细菌、病毒、寄生虫、螺旋体、支原体）,免疫反应（变态反应）,物理因子（温度、放射线、切割、挤压）,化学因子（外源性的强酸强碱、尿酸）。

（2）炎症局部的病理变化:任何原因引起的,以及发生在任何组织的炎症,都包括了不同程度的组织变质、血管反应和局部组织的增生性反应。这是炎症的基本病理变化。这些病理变化是按一定序列发生的,又往往是综合出现的。作为一种以防御为主的局部反应的炎症过程,其核心是血管反应所带来的细胞和血浆成分的渗出的变化。因此,通常将炎症的基本病理变化概括为局部组织的变质、渗出和增生。一般来说,变质属于损害过程,而渗出和增生则属于抗损害过程。

（3）炎症的局部表现:炎症局部可出现红、肿、热、痛,严重者发生功能障碍。①红:由于炎症病灶内充血所致。最初由于动脉性充血,局部氧合血红蛋白增多,故局部呈鲜红色。以后由于局部血流缓慢,氧合血红蛋白减少,还原血红蛋白增多,故呈暗红色。②肿:主要由于渗出物的浸润,特别是炎性水肿所致。③热:由于充血,流经炎症灶的血量增多和血流速度加快的缘故。在正常情况下,由于血液流经体表时散热较多,故体表的组织温度比内脏组织低。当体表出现炎症时,一方面由于局部的血流量增多,另一方面由于血流加快,会造成炎症病灶的温度比邻近组织的温度高。④痛:炎症局部疼痛与多种因素有关。局部病灶内 K^+、H^- 的积聚,尤其是炎症介质如前列腺素、5-羟色胺、缓激肽的刺激是导致疼痛的原因。炎症病灶的组织张力升高,压迫神经末梢也可引起疼痛。⑤功能障碍:引起炎症器官功能障碍的原因很多,如炎症灶内实质细胞变性、坏死,代谢功能的异常,炎症渗出物所造成的机械性阻塞、压迫等。疼痛也可以影响肢体的活动功能。

(4)炎症的全身反应:较严重的炎症可引起发热、白细胞计数增多等全身反应。

2.人体的免疫系统

传统认为,免疫是机体对病原微生物的防御能力。它不仅在抗传染免疫中发挥重要作用而且在排除进入体内的各种抗原异物、清除自体变性死亡的组织细胞和杀灭突变细胞中都起着积极的作用。

(1)免疫系统的组成:免疫系统中各器官、组织、细胞及体液成分,有的参与非特异性免疫反应,有的参与特异性免疫反应,有的在两种免疫反应中均可发挥作用。免疫淋巴器官按其功能不同分为中枢免疫淋巴器官与周围免疫淋巴器官。

中枢免疫淋巴器官:中枢免疫淋巴器官有胸腺、腔上囊或类囊组织造血干细胞是多潜能细胞,它在骨髓内除能分化为单核细胞、各种粒细胞、红细胞及血小板外,也能分化为淋巴细胞。这种淋巴细胞没有免疫功能,对抗原刺激无反应,称为淋巴干细胞。中枢免疫淋巴器官能分泌激素,诱导淋巴干细胞分化为对抗原有识别及反应能力的免疫活性细胞;能诱导淋巴干细胞分化为具有免疫活性的胸腺依赖淋巴细胞(简称 T 细胞)。腔上囊或类囊组织诱导分化的免疫活性细胞称作 B 淋巴细胞。B 淋巴细胞是担负产生体液免疫的免疫活性细胞,接受抗原刺激后可分化为产生抗体的浆细胞。

周围免疫淋巴器官包括脾及全身淋巴结:经中枢免疫器官诱导分化的 T 淋巴细胞与 B 淋巴细胞,在周围免疫淋巴器官中继续分化、分裂与储存。T 淋巴细胞与 B 淋巴细胞也可以在周围免疫淋巴器官内接受抗原刺激,并在其中转变为免疫效应细胞或浆细胞。

(2)免疫系统的功能。①抗感染免疫:抗感染免疫是指防止病原微生物侵入机体,抑制其在体内生长、繁殖、扩散以及从体内清除病原微生物及其代谢产物,从而保护机体生存的功能。②自身稳定:机体免疫系统参与体内组织的细胞更新,不断清除体内损伤或衰老的细胞,维护机体生理平衡,防止形成自身免疫性疾病的功能。③免疫监视:机体生活在自然环境中,由于感染某种病毒或受到某些理化因素的影响,可引起体细胞突变。有些突变细胞具有恶性遗传信息,如不清除,可发展为恶性肿瘤。免疫监视是指免疫系统识别、杀伤与清除体内突变细胞,防止发生肿瘤的功能。

3.抗感染免疫

抗感染免疫是指机体抵抗病原生物及其有害产物,以维持生理稳定的功能。抗感染能力的强弱,除与遗传因素、年龄、机体的营养状况等有关外,还与机体的免疫功能有关。

(1)抗感染免疫的分类:抗感染免疫包括非特异性免疫和特异性免疫两大类。①非特异性免疫又称天然免疫,是机体在种系发育过程中形成的,经遗传而获得。其作用并非针对某一种病原体,故称为非特异性免疫。非特异性免疫由屏障结构、吞噬细胞、正常体液和组织的免疫成分等组成。②特异性免疫又称获得性免疫,是个体出生后,在生活过程中与病原体及其产物等抗原分子接触后产生的一系列免疫防御功能。其特点是针对性强,只对引发免疫的相同抗原有作用,对其他种类抗原无效;具有免疫记忆性,并因再次接受相同的抗原刺激而使免疫效应明显增强。特异性免疫包括体液免疫和细胞免疫两大类,分别由 B 淋巴细胞和 T 淋巴细胞所介导。在抗感染免疫过程中,首先由非特异性的天然免疫执行防御功能并启动特异性免疫。特异性免疫形成后发挥效应的同时,又可显著增强非特异性免疫功能,二者互相配合,扩大作用。

(2)非特异性免疫机制。

屏障结构。①皮肤与黏膜的屏障作用:健康完整的皮肤和黏膜有阻挡和排除病原微生物的作用。体表上皮细胞的脱落与更新,可清除黏膜上的微生物。呼吸道黏膜上皮的纤毛运动、口腔吞咽和肠蠕动等,使病原体难以定居而被及时排除。当皮肤受损或黏膜屏障削弱时,就易受病原体的感染。皮肤和黏膜可分泌多种杀菌物质。例如,皮肤汗腺分泌的乳酸使汗液呈酸性(pH 为 5.2~5.8)不利于细菌生长。皮脂腺分泌的脂肪酸有杀细菌和真菌的作用。不同部位的黏膜能分泌溶菌酶、抗菌肽、胃酸、蛋白酶等多种杀菌物质。寄居在皮肤和黏膜表面的正常菌群有拮抗作用,构成了微生物屏障。它们可通过与病原体竞争受体和营养物质以及产生抗菌物质等方式,阻止病原体在上皮细胞表面的黏附和生长。②血-脑屏障:一般认为由软脑膜、脉络丛、脑毛细血管和星状胶质细胞等组成。其主要通过脑毛细血管内皮细胞层的紧密连接和微弱的吞饮作用,阻挡病原体及其毒性产物从血流进入脑组织或脑脊液,从而保护中枢神经系统。婴幼儿因血-脑屏障发育不完善,故易发生中枢神经系统感染。③胎盘屏障:由母体子宫内膜的基蜕膜和胎儿绒毛膜共同组成。此屏障可防止母体内的病原微生物进入胎儿体内,保护胎儿免受感染。在妊娠 3 个月内,胎盘屏障尚未发育完善,病原体则有可能通过胎盘侵犯胎儿,药物也可通过不完善的胎盘影响胎儿。

自然杀伤细胞:自然杀伤细胞是抗感染免疫中较早出现的一种非特异性免疫细胞。自然杀伤细胞可直接杀伤病毒感染的靶细胞和肿瘤细胞,在早期抗感染免疫和免疫监视中起重要作用。

体液因素:机体正常组织和体液中存在多种抗菌物质,常配合其他杀菌因素发挥作用。①补体:补体是存在于正常体液中的一组球蛋白,由巨噬细胞、肠上皮细胞、肝和脾细胞等产生。补体系统的激活主要通过经典途径和旁路途径。补体系统活化后产生多种生物活性分子,通过不同的机制发挥抗感染免疫作用。②溶菌酶:为一种碱性蛋白,主要来源于吞噬细胞,广泛分布于血清、唾液、泪液、乳汁和黏膜分泌液中。溶菌酶作用于革兰阳性菌的胞壁肽聚糖,使之裂解而溶菌。革兰阴性菌对溶菌酶不敏感,但在特异性抗体的参与下,溶菌酶也可破坏革兰阴性菌。③防御素:为一类富含精氨酸的小分子多肽,主要存在于中性粒细胞的嗜天青颗粒中,人的肠细胞中亦有。防御素主要作用于胞外菌,其杀菌机制主要是指破坏细菌细胞膜的完整性,使细菌溶解死亡。

(3)特异性免疫效应机制。

体液免疫:体液免疫应答主要由 B 细胞介导,Th2 细胞能分泌细胞因子白细胞介素 4、白细胞介素 5、白细胞介素 6、白细胞介素 10,在白细胞介素 2 的参与下诱导 B 淋巴细胞产生特异性抗体,形成体液免疫,抗胞外寄生菌的感染。体液免疫的效应分子是抗体(Ab)。效应作用主要表现在以下几方面。①抑制病原体黏附:黏附于上皮细胞是许多病原体感染发生的第一步。血液中 IgG,尤其是黏膜表面的分泌型 IgA(SIgA),可发挥阻断细菌黏附以及中和细胞外病毒的重要作用。②调理吞噬作用:抗体和补体可增强吞噬细胞吞噬、杀灭病原体的作用。③中和细菌外毒素:抗毒素能中和细菌外毒素,阻断外毒素与靶细胞上特异性受体结合,或封闭外毒素的活性部位,使外毒素失去毒性作用。④抗体和补体的联合溶菌作用:抗体(IgG、IgM)与相应病原体或受病原体感染的细胞结合后,通过经典途径激活补体,最终由补体的攻膜复合体将某些细菌、包膜病毒和病毒感染的靶细胞溶解。⑤抗体依赖性细胞介导的细胞毒作用:IgG 的 Fc 段与自然杀伤细胞上 Fc 段受体结合,促进 NK 细胞的细胞毒作用,裂解微生物寄生的靶细胞。

细胞免疫:细胞免疫的效应细胞包括细胞毒性 T 细胞和 $CD^4 + T$ 细胞。在抗感染免疫,尤其是抗细胞内寄生菌、病毒和真菌感染中,特异性细胞免疫反应起重要作用。

黏膜免疫:人体与外界接触的黏膜表面,是病原微生物侵入的主要门户。分布在消化道、呼吸道及其他部位黏膜下的淋巴样组织,构成了机体局部黏膜防御系统,称为黏膜免疫系统。黏膜免疫是机体整体免疫防御机制的重要组成部分,既与机体整体免疫功能密切相关,也具有一些独特的功能或作用。例如,肠道中的肠壁淋巴结在诱导黏膜免疫应答中起重要作用;位于黏膜上皮中的 M 细胞是一种重要的抗原转运细胞,它可将抗原内吞,再将其转运到黏膜上皮下方的集合淋巴结中,由 T、B 淋巴细胞产生特异性免疫应答。

二、外周置入中心静脉导管尖端 X 线定位及超声影像基础知识

(一)外周置入中心静脉导管尖端 X 线定位的基础知识

1.外周置入中心静脉导管末端位置

深静脉留置的导管尖端应位于上腔静脉中、下 1/3 段或上腔静脉与右心房的连接处,X 线片成为临床护理人员置管后判定导管正确位置的重要方法。国内常规标准是导管尖端理想位置位于上腔静脉的中、下 1/3 段,即上腔静脉与右心房交汇处上方 2～3 cm。而国外最新标准是导管尖端理想位置位于上腔静脉与右心房交汇处。因为上腔静脉的直径为 2～3 cm,血流量可达到 200～3000 mL/min,能够迅速稀释药物且导管有充分的空间,使导管移位等风险大大降低。

2.外周置入中心静脉导管尖端 X 线定位方法

外周置入中心静脉导管体外 X 线定位的方法有以下几种。

(1)数胸椎法:沿着后肋数,平第 5～7 胸椎的位置。

(2)观察心影法:不超过心影左侧最高膨出水平。

(3)看气管分叉:气管分叉下两横指的位置。

(4)看肺门:平肺门水平右上肺静脉和右下肺动脉(右肺门角)。

(二)超声影像基础知识

1.超声影像学基本概念

声波为一种机械波,频率范围为 $10^{-4}～10^{14}$ Hz。根据声源振动频率不同,声波可被分为次声波、可听声波和超声波。人耳能够听到的是可听声波,其频率范围一般为 20～20000 Hz。超声波是指频率超过 20000 Hz(即超过人耳听觉范围)的一种声波。超声属于声波,具有声波的共同物理特性,如必须通过弹性介质进行传播。超声能在液体和实质中很好地进行传播,其最好的传播介质是水。超声波穿过空气时产生反射,因此,不适用于含气丰富的组织检查(如肺部检查)。超声是一种高频机械振动波,无电磁辐射或放射性。

超声探头的选择原则是在保证超声穿透能力的前提下,尽量选用频率较高的探头以提高超声显像的分辨力。一般外周血管超声探头频率为 7～10 MHz。越表浅的血管所需要的频率越高,超声下外周置入中心静脉导管的探头选择为高频探头。

增益主要针对回波信号的幅度进行调节,为后处理过程,用于改变图像亮度(回声强度)。增益的调节因人、因部位而异,也会受到环境亮度的影响,在检查过程中需随时调节。例如,检查颈内动脉的增益较颈总动脉增益一般要高一些。

2.不同密度物体成像

(1)超声成像原理:探头发射超声波—遇到组织不同的物理界面—产生反射、散射、折射和吸收衰减的信号—接收、放大和信息处理显示各种可供诊断的图像。

(2)多普勒效应:该效应是指入射超声遇到活动界面时,反射声波的频率发生改变,即多普勒频移。频移的大小与活动体的速度呈正相关。

液体密度最低,在荧光屏上图像呈现黑色;器官密度高,呈灰色;骨骼密度最高,呈白色。血管的轮廓在荧光屏上显示清晰,神经的横切面呈蜂窝状,静脉瓣的成像为一横线,其他组织在荧光屏上介于黑白之间。空气密度为 0.0004,图像显示黑色;脂肪密度为 1.38;水密度为1.54,血液密度为 1.61,肌肉密度为1.70,骨骼密度为 7.80,图像显示白色。当形成静脉血栓(急性、亚急性、慢性血栓)时,超声图像表现为血栓形成处静脉不能压扁,静脉腔内可见活动的光点,静脉管径明显增宽,完全闭塞时未见血流。肢体动脉硬化时,动脉内膜增厚、毛糙,管壁内附有许多大小不等的强回声斑块。

3.血管超声的应用

静脉回流障碍可由静脉腔内血栓形成或腔外压迫引起,临床上以静脉血栓形成最常见。静脉回流障碍的无创性检查包括双功超声、多普勒超声和谷量描记。使用便携式多普勒超声检查时,正常的静脉信号具有自发性和周期性,即随呼吸周期而增强和减弱,并随被检静脉远端肢体的挤压而增强。静脉因腔内血栓形成或腔外压迫而出现回流受阻时,静脉信号失去其自发性或周期性。静脉完全闭塞时,挤压其远端肢体也不能探测到静脉信号。

近年来医护人员越来越认识到外周置入中心静脉导管的重要性。以往置管人员只能凭经验进行"盲穿",多数患者年纪较大、血管条件差等因素影响了置管的成功率,甚至出现过将导管送至颈静脉等情况,既增加了患者的痛苦又增加了其经济负担。由于 B 超可以清晰地辨别血管的结构,一些研究者发现 B 超引导中心静脉穿刺置管术是一种简便、安全且有效的方法。B 超引导下的塞丁格尔技术为外周置入中心静脉导管置管技术提供了更为广阔的空间。

超声常见的扫查方法:平行扫查、立体扇形扫查、十字交叉扫查、对比加压扫查。超声引导下外周置入中心静脉导管可增加穿刺成功率,减少并发症。通过超声影像技术可选择最佳的血管进行穿刺,如避开静脉瓣、分支处、有血栓的、钙化点的、炎症的静脉,选择弹性好的粗大静脉;还可在置管后检查导管有无移位颈静脉,并及时做调整。

明确血管的解剖走行,确定扫查范围,探头涂超声耦合剂,先横向平面扫查,确定血管位置,观察横断面;再纵/横向扫查,检查整个血管有无病变。在超声下,动脉的特征是圆形横断面、加压不变形,有同心率一致的搏动,呈动脉搏动频率。静脉的特征是椭圆形横断面,加压时变瘪,搏动随呼吸的变化,呈平滑静脉频谱。在超声下配合采用塞丁格尔穿刺针行外周置入中心静脉导管静脉穿刺的优点:使用彩超定位,配合使用塞丁格尔技术穿刺,可以清晰地看到血管及穿刺针的走向,穿刺针能准确地直入血管;可以避开静脉瓣,减少血管内膜的损伤,减少血栓形成的风险;减少血管周围组织损伤,提高了一次穿刺的成功率,避免了因反复穿刺,形成机械性静脉炎的风险;操作简便、安全、有效,可行性高。

4.超声仪使用注意事项

确认安装的电源电压和线路容量符合超声仪说明书上规定的要求,应在合适的室内温度和相对湿度环境中使用,保持空气洁净,减少不良影响。防止仪器在工作过程中因电源被碰掉而发生突然断电的情况,避免造成超声仪硬件的损坏。

先确认电源开关在"OFF"位置后才可将电源插入插座。使用时应先开稳压器,待 220 V 交流电稳定后再开启超声仪器电源。关机时,先关超声仪器,再关稳压电源。每天使用干净的刷子或小型吸尘器对操作面板进行清洁,不要让水或其他液体流到仪器或面板内部。

使用前,先检查探头表面是否有裂缝以及探头的电缆线是否有破损,如有应及时维修。每次检查结束后,应将探头表面的耦合剂用软纸或软布擦拭干净后,再放回探头架上。探头容易因机械冲击而受损,尤其是与身体接触的一面特别易磨损,因此,应特别注意不要掉落或碰撞。切勿使整个探头浸在水或其他液体中,不得用力弯曲或拉扯探头电缆线,拆装探头应切断电源或冻结图像后进行,防止用力过猛或强行拉扯。探头消毒应使用不会引起损伤的消毒剂,切忌使用高温消毒,否则会损坏探头内部的压电陶瓷。

第二节　静脉输液的药学知识

一、静脉输液常用的溶液、药物及其作用

(一)药物的渗透压

1.渗透作用和渗透压

当存在只允许水分子或小分子物质透过的半透膜时,如在半透膜的一侧置入溶质,即见水分子由半透膜另一侧向该侧转移,这种现象称为渗透。转移的水分子将溶质分子包裹形成水合壳。当所有溶质分子均形成水合壳时,水分子即停止转移,此时置入溶质侧的液平面即高于另一侧,高出的液柱形成的静水压,称为渗透压。渗透压大小与单位溶剂中含有的溶质分子颗粒数成正比。在 1 kg 纯水中,1 mOsm 溶质分子与水分子形成水离子或水化分子时产生的渗透压为 2.57 kPa(19.3 mmHg)。例如,血浆重量渗透浓度 280 mOsm/kg 的渗透压为 280× 2.57 kPa(5404 mmHg)。浓度是指单位容积中含有的溶质分子数;渗透压是指溶质粒子形成水化分子或水化离子后产生的静水压。

2.渗透浓度(mOsm/L)及其计量单位

以毫克分子为计量单位计算每千克纯水中或每升溶液中含有的能产生渗透压的溶质分子颗粒数,称为渗透浓度。

3.晶体渗透压和胶体渗透压

血浆渗透压浓度是采用超冻原理测定的,其测定结果包括晶体和胶体渗透浓度总和。晶

体渗透压计算:先计算血浆蛋白形成的血浆胶体渗透浓度和胶体渗透压中的占有量,从总血浆渗透浓度中减去血浆胶体渗透压占有量,即得晶体渗透浓度值,将此值乘以19.3即为晶体渗透压。例如,测得血浆渗透压浓度为200 mOsm/kg,血浆清蛋白为40 g/L,则血浆胶体渗透压为$(40 \times 5.44) + (25 \times 1.43) = 3379$ kPa(253.4 mmHg)(此式中的5.44为1 g清蛋白中产生的渗透压,1.43为1 g球蛋白产生的渗透压)。血浆胶体渗透浓度中的占有量为$253.4 \div 19.3 = 13.13$ mOsm/kg。

根据药物化学成分利用稀释剂,药物的摩尔渗透压浓度是可以改变的。可将最终摩尔渗透压浓度稀释为等渗溶液。护士要慎重使用稀释剂。与药剂师合作可降低化学性静脉炎的危险。如果不能改变最终摩尔渗透压浓度,应缓慢给药,增加血液的稀释。如果必须反复给药或摩尔渗透压浓度保持在500~600 mOsm/L,建议采用中心静脉通道。

(二)药物的 pH 值

溶液和药物的 pH 值能刺激静脉。输注物 pH 值应保持在6~8,尽量减少对静脉内膜的破坏 pH 值低于4.1时,静脉内膜可出现严重组织学改变。pH 值高于8和低于6时,静脉炎的发生增多。改变药物 pH 值而不影响药物效果是困难的。药物成分不同,则 pH 值范围可变化。当药物 pH 值超过人体 pH 值(7.35~7.45)时,血液能将药物的 pH 值缓冲到正常范围内。输注越慢,缓冲得越好。如果需要按常规给予碱性药物时,采用腔静脉给药,以增加血液稀释,防止外周血管损伤。常用溶液的 pH 值如表 5-1 所示。

表 5-1　常用溶液的 pH 值

药物名称	pH 值范围	备注
葡萄糖注射液	3.2~5.5	
葡萄糖氯化钠注射液	3	
0.9%氯化钠注射液	4.5~7.0	
复方氯化钠注射液	4.5~7.5	含 Ca^{2+}
乳酸钠林格注射液	6.0~7.5	含 Ca^{2+}
复方乳酸钠葡萄糖注射液	3.6~6.5	含 Ca^{2+}
灭菌注射用水	5.0~7.0	

二、药物的分类及不良反应

(一)药物的分类

1.抗感染类药物

(1)抗生素药物:青霉素钠、青霉素钾、苯唑西林钠、氨苄西林-舒巴坦、氨苄西林-氯唑西林钠、舒他林哌拉西林钠、阿莫西林-克拉维酸钾、头孢曲松钠、头孢唑林钠、头孢拉定、头孢呋辛钠、头孢噻肟钠、头孢哌酮钠、硫酸卡那霉素、硫酸庆大霉素、阿奇霉素、盐酸四环素、盐酸克林霉素、盐酸万古霉素等。

(2)磺胺类药物:磺胺嘧啶钠等。

(3)抗结核药(异烟肼、利福霉素钠)、抗真菌药(咪康唑、氟康唑)、抗病毒药(利巴韦林、阿昔洛韦钠、更昔洛韦钠)等。

2.中枢神经系统类药物

(1)中枢兴奋药:咖啡因、尼可刹米、三梗菜碱、二甲弗林等。

(2)抗抑郁药:丙米嗪、交非他酮等。

(3)催眠、镇静药:苯二氮䓬类、巴比妥类等。

(4)抗癫痫药:卡马西平、苯妥英钠、苯巴比妥、地西泮、氯硝西泮等。

(5)抗精神失常药:氯丙嗪、奋乃静等。

(6)镇痛类药:吗啡、芬太尼、可待因、丁丙诺啡等。

3.循环系统类药物

(1)强心药:地高辛、去乙酰毛花苷、毒毛花苷C等。

(2)抗心律失常药:利多卡因、奎尼丁、普罗帕酮、普萘洛尔、胺碘酮、维拉帕米等。

(3)抗高血压药:卡托普利、氢氯噻嗪、氯沙坦、普萘洛尔、硝苯地平、可乐定、利舍平及周围血管扩张药(硝普钠、肼屈嗪)等。

(4)降血脂药(洛伐他丁、辛伐他丁、普伐他丁)等。

4.呼吸、消化系统药物

(1)祛痰镇咳药:可待因、右美沙芬、喷托维林、氯化铵、溴己新等。

(2)平喘药:酮替芬、沙丁胺醇、异丙肾上腺素、肾上腺素、麻黄碱、茶碱等。

(3)助消化药(胃蛋白酶、乳酶生)及胃肠解痉药(苯海拉明、东莨菪碱、甲氧氯普胺、昂丹司琼)。

(4)抗酸药、治溃疡病药:氢氧化铝、奥美拉唑等。

(5)导泻及止泻药:硫酸镁、乳果糖、甘油等。

5.泌尿系统、抗变态反应类药物

(1)利尿药:呋塞米、氢氯噻嗪等。

(2)脱水药:甘露醇、山梨醇等。

(3)抗过敏药:盐酸异丙嗪、盐酸苯海拉明等。

6.自主神经系统类药物

盐酸山莨菪碱、硫酸阿托品、氢溴酸东莨菪碱、氢溴酸山莨菪碱、盐酸肾上腺素、甲基硫酸新斯的明、重酒石酸间羟胺、盐酸麻黄碱、甲磺酸酚妥拉明、盐酸多巴酚丁胺、盐酸多巴胺等。

7.影响血液类、激素类、降血糖的药物

(1)抗凝血药:肝素、华法林、枸橼酸钠等。

(2)抗血小板药:阿司匹林等。

(3)止血药:维生素K、冻干人纤维蛋白原、氨基己酸、酚磺乙酸、氨甲环酸、凝血酶等。

(4)抗贫血药:硫酸亚铁、叶酸、维生素B_2、红细胞生成素等。

(5)生殖类的药物:缩宫素、前列腺素、麦角生物碱等。

(6)激素类药物:皮质激素、性激素、同化激素等。

(7)甲状腺激素、抗甲状腺及降血糖药:甲状腺激素、硫脲类、丙硫氧嘧啶及胰岛素、磺酰脲类、双胍类等。

8.调节水、电解质、酸碱平衡的药物

氯化钠、复方氯化钠、葡萄糖-氯化钠、复方醋酸钠、氯化钾、氯化钙、葡萄糖酸钙、乳酸钠、

3:2:1液、乳酸钠林格注射液、碳酸氢钠等。

9.解毒、抗肿瘤类的药物

碘解磷定、盐酸纳洛酮、环磷酰胺、异环磷酰胺、盐酸阿糖胞苷、氟尿嘧啶、噻替哌、硫酸长春新碱、门冬酰胺酶、顺铂等。

10 中药及相关类的药物

清开灵、双黄连、香丹等。

(二)药物的不良反应

1.抗感染类药物不良反应

(1)变态反应:抗生素引起的变态反应最为常见。①过敏性休克:此类反应属Ⅰ型变态反应,所有的给药途径均可引起。例如青霉素类、氨基糖苷类、头孢菌素类可引起此类反应,头孢菌素类与青霉素类之间还可发生交叉变态反应。因此,在使用此类药物前一定要先做皮试。②溶血性贫血:属于Ⅱ型变态反应,其表现为各种血细胞计数减少。例如头孢噻吩和氯霉素可引起血小板计数减少,青霉素类和头孢菌素类可引起溶血性贫血。③血清病、药物热:属于Ⅲ型变态反应,症状为给药第7~14天出现荨麻疹、血管神经性水肿、关节痛伴关节周围水肿及发热、胃肠道黏膜溃疡和肠局部坏死。例如青霉素类、头孢菌素类、林可霉素和链霉素均可引起以上反应。头孢菌素类、氯霉素等抗菌药物还可引起药物热。④皮疹:常见为荨麻疹、血管神经性水肿、日光性皮炎、红皮病、固定性红斑、多形性渗出性红斑、重症大疱型红斑、中毒性表皮坏死松解症,多见于青霉素类、四环素类、链霉素、林可霉素等;内脏病变,包括急慢性间质性肺炎、支气管哮喘、过敏性肝炎、弥散性过敏性肾炎,常见于青霉素类、链霉素等。

(2)毒性反应:抗生素药物的毒性反应是药物对人体各器官或组织的直接损害,造成机体生理及生化功能的病理变化,通常与给药剂量及持续时间相关。

(3)特异性反应:特异性反应是少数患者使用药物后发生与药物作用完全不同的反应。其反应与患者的遗传性酶系统的缺乏有关。氯霉素和两性霉素B进入体内后,可经红细胞膜进入红细胞,使血红蛋白转变为变性血红蛋白。对于该酶系统正常者,使用上述药物时无影响但对于具有遗传性变性血红蛋白血症者,机体对上述药物的敏感性增强,即使使用小剂量药物,也可导致变性血红蛋白血症。

(4)二重感染:在正常情况下,人体表面和腔道黏膜表面有许多细菌及真菌寄生。它们的存在使机体微生态系统在相互制约下保持平衡状态。当大剂量或长期使用抗菌药物后,正常寄生敏感菌被杀死,不敏感菌和耐药菌增殖成为优势菌,外来菌也可乘机侵入。当这类菌为致病菌时,即可引起二重感染。常见二重感染的临床症状有消化道感染、呼吸道感染、尿路感染和败血症。

(5)抗菌药物与其他药物合用时可引发或加重不良反应:在临床治疗过程中,多数情况下是需要联合用药的,如一些慢性病(糖尿病、肿瘤等)的合并感染,合并手术预防用药,严重感染时,伴器官反应症状,需要对症治疗等。

2.中枢神经系统药物的不良反应

(1)一般不良反应:嗜睡、淡漠、无力、注意力分散、恶心呕吐、直立性低血压.

(2)长期用药会出现药物依赖性。

（3）急性中毒。

3.循环类药物的不良反应

（1）出现心动过缓、期前收缩、阵发性心动过速、心室纤维性颤动、房室传导阻滞等不良反应。

（2）诱发充血性心力衰竭。可引发疲劳、传导障碍和肢端发凉。

（3）外周血管扩张而致直立性低血压、眩晕,甚至昏厥。

（4）加速加重动脉硬化。

4.呼吸系统药物的不良反应

（1）心率加快,心悸、肌震颤,耐受性中枢兴奋,快速耐受性。

（2）胃肠道不良反应,兴奋失眠。

（3）可诱发口腔真菌感染。

（4）味觉异常。

（5）转氨酶升高。

5.消化系统药物的不良反应

（1）可发生溃疡、出血、穿孔等,抑制前列腺素的合成,影响受损胃黏膜的修复。

（2）引起黄疸、腹痛、腹泻、肝功能障碍、有关酶学指标升高;重症者可出现急性重型肝炎出血以及坏死性胰腺炎,并伴有发热、皮疹等过敏症状。

（3）可引起菌群失调而致某些维生素缺乏和二重感染。

（4）引起肝损害或引起周围神经炎。

（5）致癌作用。

6.抗变态反应药物不良反应

不良反应较少,安全性较大,偶有便秘、腹泻、腹胀、头痛、头晕、皮疹、瘙痒等。

7.泌尿系统药物的不良反应

（1）水、电解质紊乱。

（2）耳毒性。

（3）高尿酸血症。

（4）胃肠道反应:恶心、呕吐及腹泻。

（5）少数白细胞、血小板计数减少

8.自主神经类药物的不良反应

（1）口干、视力模糊、心动过速、皮肤潮红。

（2）心率加快、心悸。

（3）剂量大时可出现心律失常,甚至引起心动过速及心室纤颤。

9.血液类药物的不良反应

（1）各种黏膜出血、关节积血及伤口出血,偶见胃肠道反应、变态反应、致畸。

（2）可出现溶血及高铁血红蛋白血症。

（3）血容量扩张剂:偶见变态反应,如发热、胸闷、呼吸困难,少数人出现过敏性休克,大量输入可出现出血倾向。

10.生殖类药物的不良反应

(1)恶心、呕吐。

(2)心率加快,收缩压升高,舒张压下降,脉压增大。

(3)偶见变态反应,可出现呼吸困难、血压下降。

11.激素类药物的不良反应

(1)容易导致体态改变:大多激素治疗的患者可发生体态的改变,以致影响患者的情绪和精神,长期应用激素可使脂肪重新分布,患者会出现满月脸、水牛背、躯干肥胖、四肢瘦小、向心性肥胖等体态改变,还可能出现痤疮、多毛、皮肤紫纹等,对外观形象造成很大的影响。

(2)感染:激素类药物可以抑制机体对炎症的反应,而使机体抗感染的能力下降。表浅的或轻微的感染可能演变为全身性感染,静止期感染可能转变为活动性感染,能使潜在的病灶如化脓性病灶、结核活动和扩散。所以平时应注意预防感染,细心观察病情,必要时应及时减量甚至停用。当有急性感染中毒发生时,必须与足量、有效的抗菌药物配合应用,合并结核者与足量的抗结核药同用。

(3)糖尿病:激素类药物会增高肝糖原,升高血糖,诱发糖尿病。应用大量皮质激素时应注意观察血糖、尿糖变化。发生高血糖则应给予降糖药治疗,必要时可应用胰岛素治疗,但随着激素用量的减少,降糖药或胰岛素用量是可以减少的。

(4)消化性溃疡:大量使用激素会刺激胃酸、胃蛋白酶分泌,过多的消化液常可造成胃炎胃及十二指肠溃疡,甚至穿孔出血。患者如出现消化道症状,在服用激素时应与制酸剂同服以保护胃黏膜免受损伤,临床常用的有雷尼替丁等,可作为口服激素药的协同用药常规使用。

(5)电解质紊乱和高血压:使用激素过多时很可能导致水钠潴留而引起水肿,很多患者出现高血压。由于钾排泄增多,患者常有低钾发生。充血性心力衰竭或明显的周围性水肿患者应选用对水盐代谢影响小的激素类药物,应定期检查患者的电解质平衡状况。激素类药物治疗常并发高血压,尤其是狼疮肾的患者。此时,一方面尽量减少激素用量,另一方面使用合适的抗高血压药物,如硝苯地平、卡托普利。尽管有些抗高血压药物可能会对狼疮体质带来不良反应,但在权衡利弊之后仍需果断使用。

(6)其他:大量应用皮质类固醇时患者很容易兴奋、易激惹,常伴有欣快感、神经过敏、失眠等表现,也会出现抑郁症或精神病。长期大量应用激素可出现肌无力、肌萎缩甚至肌炎,眼压增高甚至青光眼,皮质腺功能减退及股骨头坏死。

12.调节水、电解质、酸碱平衡类药物的不良反应

(1)出现疲乏、肌张力降低、反射消失、周围循环衰竭、心率减慢甚至心脏停搏。

(2)引起各种神经毒性反应,如嗜睡、神经错乱和幻觉、惊厥、蛛网膜炎、昏迷及致死性脑病。

13.抗肿瘤药物的不良反应

(1)骨髓抑制:绝大多数抗肿瘤药物对造血系统都有不同程度的毒性作用。

(2)消化道:临床主要表现为恶心、呕吐、厌食、急性胃炎、腹泻、便秘等,严重时出现胃肠道出血、肠梗阻、肠坏死,还有不同程度的肝损伤。

(3)变态反应:一般变态反应临床主要表现为皮疹、血管性水肿、呼吸困难、低血压、过敏性

休克等。

（4）神经系统反应：临床主要表现为外周神经反应，包括肢体麻木和感觉异常、可逆性末梢神经炎、深腱反应消失、下肢无力。中枢神经反应，包括短暂语言障碍意识混乱、昏睡、罕见惊厥和意识丧失。自主神经反应，包括小肠麻痹引起的便秘、腹胀。听神经反应，包括耳鸣、耳聋、头晕，严重者有高频听力丧失。

（5）心血管系统：临床主要表现为心电图改变、心律失常、非特异性 ST-T 异常，少数患者可出现延迟性进行性心肌病变。

（6）呼吸系统：临床主要表现为肺毒性，包括间质性肺炎、肺水肿、肺纤维化、急性呼吸衰竭等。

（7）泌尿系统：临床主要表现为肾损害，包括肾功能异常，血清肌酐升高或蛋白尿，甚至少尿、无尿，急性肾衰竭。化学性膀胱炎包括尿频、尿急、尿痛、血尿及膀胱纤维化。

（8）局部组织刺激反应：给药部位静脉炎。静脉滴注时漏出血管外造成疼痛，引起局部皮肤组织溃疡，甚至坏死。

（9）其他：脱发（常见，通常为可逆性）、低钠（镁、钾）血症、高钙血症、刺激性结膜炎、视神经病、视网膜色素沉着、致盲、性腺功能失常，还可导致白血病、肾癌、膀胱癌。

14.中药的不良反应

（1）多发性和普遍性。①几乎所有的中药注射剂，在进行肌内注射和静脉滴注时均出现过不良反应。绝大多数由静脉给药引起。②清热解毒和活血化瘀类多于扶正补益类，不良反应的出现与使用频率相关。③注射剂发生药物不良反应的例次比口服制剂、外用药多而且重。

（2）临床表现的多样性。①涉及多系统、多器官。②报道较多：心血管系统、血液系统、呼吸系统、消化系统、皮肤黏膜和神经系统损害。

（3）变态反应多见。①2/3 以上为变态反应，表现形式多样，可发生于任何系统和器官。多表现为典型的 Ⅰ 型变态反应，具有突发突止的特点。②出现发热、寒战、大汗淋漓、恶心、呕吐、烦躁、口唇发绀、呼吸急促、血压降低等表现出现皮疹（荨麻疹、大疱性红斑样药疹、猩红热样皮疹、剥脱性皮炎等）、全身瘙痒。④其他变态反应涉及呼吸系统、循环系统、消化系统以及泌尿系统等。例如引起肝功损害导致转氨酶、胆红素升高等。

（4）多发生于首次用药时。①双黄连不良反应：多发生于首次用药时（占 81%），其中 50% 发生于首次用药后 5～30 min 内。②清开灵不良反应：78% 的患者在第一次用药的过程中发生不良反应，其中 50% 发生在用药 30 min 内。

三、药物的配伍禁忌

（一）静脉药物配制的要求

输液是特殊的注射剂，其特点是使用量大且直接进入血液循环，因此，对浓度、澄明度、pH 值等要求均很严格。一般单糖、盐、高分子化合物溶液输液都比较稳定。静脉配制药物的相容性和稳定性的影响就更为复杂，不仅要考虑药物本身的性质、添加药物的配伍禁忌，还要考虑制剂中的附加剂以及它们之间或它们与配伍药物之间可能出现的配伍变化。静脉配制药物稳定性的影响因素如下。

1.溶媒组成的改变

当某些含非水溶剂的制剂与输液配伍时,溶剂的改变会使药物析出。据有关资料显示,现临床上应用注射用头孢哌酮钠舒巴坦钠的过程中会出现双硫仑样反应,故对 12 小时内有饮酒史者或使用含乙醇成分的药物或食物者,宜暂缓使用。举例如下。

(1)地西泮注射液含 40％丙二醇、10％乙醇,当与 5％葡萄糖或 0.9％氯化钠或乳酸钠注射液配伍时容易析出沉淀。

(2)间羟胺加至葡萄糖生理盐水中,一般情况下无变化,但当间羟胺浓度加至 200 mg/L 时,可产生沉淀。

(3)青霉素类用酸性输液葡萄糖注射液稀释,易导致药物稳定性下降。

(4)克林霉素 1.2～2.4 g 仅用 100 mL 输液稀释,浓度超过规定的 1～3 倍,不但容易发生静脉炎,而且给药速度过快易致心律失常甚至心搏骤停。

2.pH 值的改变

pH 值对药物稳定性影响极大,是注射的一个重要质控指标,不适当的会加速药物分解或产生沉淀。两药配制,一般两者 pH 差距越大,发生配伍变化的可能性也就越大。pH 值变化可以引起颜色的改变。输液本身的 pH 范围也是配伍变化的重要因素。各种输液都规定不同的 pH 范围,且范围较大。例如,乳酸环丙沙星 pH 值为 3.5～4.5,在碱性条件下会析出环丙沙星结晶,而头孢拉定溶液 pH 为 8.0～9.6,二者混合会因 pH 产生变化而析出环丙沙星结晶。临床中已知氟喹诺酮类药物与多种碱性药物配伍后,均产生沉淀。因此,建议临床需要先后接瓶滴注时,应更换输液管或在两种药物之间用输液间瓶冲管,以免药物在墨菲滴管内混合而产生沉淀。举例如下。

(1)25％葡萄糖液(pH 为 3.2～5.5)与硫喷妥钠(pH 为 10.0～11.0)配伍时可产生浑浊。

(2)红霉素在 pH 为 4 以下时效价迅速降低,故与 pH 值偏低的药液配伍时,其效力则呈逐步降的趋势。当红霉素与生理盐水或林格液配合时,放置 3.5 h 后效价不变。当与 pH 值为 4.5 的葡萄糖液配伍时,放置 3.5 小时后则减效 15％。

3.缓冲剂

有些药物会在含有缓冲剂的注射液中或具有缓冲能力的弱酸溶液中析出沉淀,如注射头孢哌酮钠舒巴坦钠与酸制剂、含胺、胺碱制剂配伍会发生沉淀。

4.离子作用

离子能加速药物的水解反应。通常阳离子药物和阴离子药物配伍时较易发生变化,氨茶碱、氯丙嗪、四环素等阳离子型药物与碱性较强或只有较大缓冲容量的弱碱性溶液配伍时,可发生沉淀或结晶。而阴、阳离子型药物与非离子型药物(葡萄糖液、右旋糖酐等)配伍时,则很少发生变化。

5.直接反应

药物可直接与输液中的一种成分反应。一般在两种药物混合时产生新的化学物,如氯化钙注射液与碳酸氢钠注射液混合后,可生成难溶性碳酸钙沉淀。

6.盐析作用

盐析作用主要指胶体溶液的药物(两性霉素 B)中不宜加入盐类药物,否则会发生沉淀。

通常可用葡萄糖溶液稀释后静脉滴注。

7.配制量

配制量的多少会影响浓度,药物在一定的浓度下才出现沉淀。

8.混合顺序

药物制剂配伍时的混合次序极为重要,可用改变混合顺序的方法来克服有些药物配伍时产生沉淀的现象。输液中同时加入两种药物,如氨茶碱与四环素,采取先加入氨茶碱,经摇匀后再加入四环素时,可避免因 pH 大幅度改变所发生的沉淀。

9.反应时间

许多药物在溶液中反应很慢,个别注射液混合几小时才出现沉淀,故在短时间内使用是完全可以的。注射用头孢哌酮钠舒巴坦钠分别与羟嗪(安泰乐)、普鲁卡因胺、氨茶碱、丙氯拉嗪细胞色素 C、喷他佐辛、抑肽酶混合后 6 小时发生外观变化。但也有例外的,已知临床在使用的奥美拉唑钠在室温下必须现配现用,否则溶解后药物会出现红色的改变。

10.O_2 的影响

物制备输液时,需排除 O_2 防止药物被氧化。

11.光敏感性

有些药物对光敏感,如注射用水溶性维生素(V 佳林、水乐维他)、依诺沙星注射液(诺佳依诺沙星)、硫辛酸注射液、注射用顺铂、盐酸吡柔比星、两性霉素 B。再如,硫辛酸不能与葡萄糖溶液、林格溶液及所有可能与硫基或二硫键起反应的溶液配伍使用。由于其活性成分对光敏感,故应在使用前才将安瓿从盒内取出,配好的输液需要避光,6 小时内可保持稳定。

12.成分的纯度

制剂在配伍时发生的异常现象,并不是由于成分本身而是由于成分的纯度不够而引起的。

(二)产生配伍禁忌的一般规律

物相互配伍应用,因受许多因素的影响,会产生物理或化学的配伍禁忌。此类情况虽复杂多样,但一般说来也有其大体的规律。

(1)静脉注射的非解离性药物常见的是一些糖类,主要是单糖,如葡萄糖。这些药物很少产生配伍禁忌,但应注意其溶液的 pH。

(2)无机离子中的 Ca^{2+} 和 Mg^{2+},常常会形成难溶性物质而沉淀。阴离子不能与生物碱配伍。已知临床中使用的头孢曲松钠与含钙盐会生成颗粒状的沉淀物。

(3)阴离子型的有机化合物,如芳香有机酸、巴比妥酸类、青霉素类的盐,其游离酸溶解度均比较小,与 pH 较低的溶液或具有较大缓冲容量的弱酸性溶液配合时会产生沉淀。

(4)阳离子型的有机化合物,如生物碱类、拟肾上腺素类、盐基性抗组胺药类、盐基性抗生素类、局部麻醉药,其游离基溶解度均较小,如与 pH 高的溶液或具有大缓冲容量的弱碱性溶液配伍时可能产生沉淀。

(5)阴离子型有机化合物与阳离子型有机化合物的溶液配合时,也可能出现沉淀。

(6)两种高分子化合物配伍可能形成不溶性化合物,常见的如两种电荷相反的高分子化合物溶液相遇时会产生沉淀。例如,抗生素类、水解蛋白、胰岛素、肝素。

(7)使用某些抗生素时要注意溶液的 pH,如青霉素类、红霉素溶液的 pH 应与这些抗生素的稳定 pH 相近,差距越大,分解失效越快。

(8)不要忽略换药时输液管中的配伍禁忌,已知临床使用中奥硝唑注射剂与头孢菌素类注射液前后接瓶滴注,发生颜色变化。例如,临床序贯配伍给药时须在两种药物溶液转接过程中,接用一定量的隔离液或生理盐水,将输液器中原药液冲洗干净后才进行更换。

第三节 静脉输液的护理

一、护理评估和输液计划的制订

应根据患者输液的目的、药物性质、血管情况、皮肤情况等系列检查结果进行输液前评估,从而制订输液方案。

(一)护理评估

1.病史

静脉输液前应评估患者的病史,询问患者过去和现在的用药情况,包括诊断、病情、目前情况、危险因素、年龄、过敏史、输液史、药物治疗史、手术史、深静脉穿刺史等。

2.临床评估

(1)生理评估:根据体格检查、身高、体重、水和电解质平衡、生长发育、营养状况、出入量、皮肤、外周血管支血压、临床症状、主诉等资料进行评估。

(2)心理评估:根据患者的文化背景(对疾病和输液知识的了解程度)及焦虑、恐惧等进行评估。

(3)临床检验结果评估:根据出凝血指标、电解质、血清蛋白、肝肾功能、其他的相关实验室指标及 X 线检查等进行评估。

(4)输液治疗方案评估:根据患者的病情、年龄、人血特性、用药方式、既往输液史、患者的皮肤、静脉状况、心理准备、特殊药物的使用方法、治疗方案及疗程等进行评估。

(5)社会及经济状况评估:根据经济收入、工种、宗教信仰、生活习惯、文化水平、家庭情况等进行评估。

3.静脉输液过程中的监测

静脉输液要求快捷、准确、安全、有效。因此,静脉输液过程中应做好各项指标的监测。

(1)精神状态:烦躁、嗜睡、乏力等症状。

(2)脱水征象:口干皮肤缺乏弹性、眼窝内陷等。

(3)生命体征:体温、血压、心率、呼吸等监测。

(4)有创压力指标的监测:右心房压、肺动脉压、肺动脉楔压、每搏心排血量、心脏指数、中心静脉压等监测。

(5)其他:尿量、末梢循环、血及尿生化等监测,准确记录每小时出入量。

(二)制订输液计划

根据医嘱开出的输液量、输液种类、输液方法、输液时间、输液顺序制订输液计划。护士在临床输液过程中,根据患者的病情、年龄、所用的药物等情况调节输液速度和输液顺序,并做好相应的观察记录,为医师制订输液方案提供依据,从而达到应有的输液治疗效果。

1.输液量

输液量包括生理需要量、已丢失体液量、继续丢失量。

(1)生理需要量:即人体正常代谢所需要的液体量。一般成年人需 2000～2500 mL/d,儿童需 80～100 mL/kg·d)。一般可用 5% 或 10% 葡萄糖溶液、生理盐水、5% 葡萄糖盐溶液等补充。

(2)已丢失体液量(或累积损失量):即从发病到就诊已经累积损失的体液量,纠正患者现存的脱水、缺盐、酸中毒等需要的水分和电解质含量,临床上根据患者的脱水程度来判断。

(3)继续丢失量(或额外损失量):即治疗过程中继续丢失的体液量,临床上应按实际丢失量来补充临床上要做到具体问题具体分析,根据实际情况补充上述液体量。明确输液目的,输液不足达不到治疗目的,输液过多会增加患者心脏的负担。一般来说,应该遵循"缺多少补多少""量出为入"的原则,这对有明显外源性丢失的患者尤为适用。

液体量补足的临床观察指标:患者精神好转;皮肤弹性恢复,血管充盈;舌面由干燥变成湿润;血压趋向正常,脉搏有力,呼吸均匀;尿量增加至正常范围。

2.输液的顺序和原则

遵循先晶后胶,先盐后糖,定时定量,计划输液的输液原则。但是,随着患者的病理生理的演变和病情的不断变化,要具体问题具体分析,不能一成不变地使用这些原则。

(1)输液顺序。①先晶后胶:无论治疗何种脱水,只要患者存在血容量不足,首先必须迅速恢复血容量,改善周围循环和肾功能;其次是纠正电解质及酸碱平衡。一般是先输入一定量的晶体液进行扩容,既可改善血液浓缩状态,又有利于微循环。常首选平衡盐液,然后输入适量胶体液(羧甲淀粉、成分血)等,以维持血浆的胶体渗透压,稳定血容量。对于大失血所致的低血容量休克,在抢救时尽早地补给胶体液,如成分血。护士应根据病情按医嘱输液。②先盐后糖:一般先输入无机盐溶液再输葡萄糖溶液,因为糖进入体内迅速被细胞利用,对维持体液渗透压意义不大。先输入盐类则有利于稳定细胞外液渗透压和恢复细胞外液容量。

(2)输液快慢的原则。①补充已丢失体液量:包括抢救休克所用的液体量在内,在 6～8 小时内补完。休克患者,为迅速补充血容量,恢复有效循环,小儿开始按体重计算(30 mL/kg),成年人可给 500～1000 mL 的溶液,快速静脉滴注,于 30～60 min 内输完,如病情好转,继续输液以补足已丢失的体液量。这就是所谓的"先快后慢"的原则。为快速补充血容量,临床上常采用加压输液法或同时开通多条静脉输液通路,但"先快"这一原则对心力衰竭、肺水肿、脑水肿患者不适用。②生理需要量和继续丢失液体量:在补充完已丢失量之后的 16 小时内以一般速度补完。只需要补充生理需要液体的患者,或需要由静脉滴入某种药物的输液,可以用均匀的速度在 8～12 小时内输完。

(3)补钾四不宜原则。①补钾不宜过早:即临床上所说的"见尿补钾"。钾的主要排泄器官是肾,而且排泄特点是"入多多排,入少少排,不入也排"。在没有尿排出的情况下补钾,有导致高钾血症的危险,因此,无尿时一般不宜补钾。当患者补液后,有尿排出时,钾亦随之排出,此时如不注意补钾,可能会出现低钾血症。患者尿量每小时 20～40 mL 才补钾,否则有高血钾及急性肾衰竭的危险。②补钾量不宜过浓:即指浓度不超过 0.3%。这一浓度仅对一般缺钾而言,对严重缺钾者而言,在监测下钾盐的浓度可提高到 0.5%～1%,待病情稳定后再按 0.1%～0.3%浓度滴注。③补钾量不宜过多:即指每补钾量成年人一般不超过 6 g;小儿不超过每千克体重。④补钾速度不宜过快:钾离子输入人体后,约需 15 小时才能与细胞内达到平衡。如补钾速度过快,可引起细胞外液钾浓度急剧升高,导致高血钾的危险。所谓速度不宜过快,是指每小时滴注的氯化钾不超过 1 g。但对周期性瘫痪和特发性低钾血症等严重缺钾的患者而言,钾的滴入速度达 2 g/h,仍然是安全的。

二、各种血管通路建立的操作流程及护理

输液部位从最初的皮下输液、周围静脉输液开始,到中心静脉导管(颈外静脉穿刺置管、颈内静脉穿刺置管、锁骨下静脉穿刺置管、股静脉穿刺置管)、外周置入中心静脉导管、隧道式输液、输液港输液、骨髓腔输液等。静脉输液通路的选择,临床上根据患者的病情、年龄、患者的皮肤、静脉状况、特殊药物的使用、药物特性、用药方式、既往输液史及静脉输液疗程等选择不同的血管通路。

(一)头皮针静脉输液

头皮针通常用于单次输液、抽血管等。

1.护理目标

遵医嘱准确为患者静脉输液,操作规范,确保患者安全并将不适感降低到最低限度。

2.操作重点步骤

(1)严格遵循查对制度、无菌技术操作原则、标准预防原则、安全注射和安全给药原则。

(2)评估患者过敏史、用药史、家族史以及注射部位静脉和皮肤等情况。

(3)告知用药相关知识。

(4)在静脉配制中心或配剂室进行配药,配制化疗和毒性药物时应在安全的环境下配制。药物要现配现用,注意配伍禁忌。

(5)选择合适的静脉。选择直、粗的血管,尽量避开关节、静脉瓣、瘢痕、红肿、炎症和皮肤溃烂处。避开手指、足背、腕、踝关节等皮下组织少的部位。掌握穿刺技巧。

(6)调节滴速。根据病情、年龄、药物性质等进行调节,一般成年人每分钟 40～60 滴,小儿每分钟20～40 滴。老年体弱,心、肺、肾功能不良者、婴幼儿或者输注刺激性较强的药物时速度宜慢;严重脱水、血容量不足的、心肺功能良好者速度可适当加快。

(7)做好输液巡视:观察输液部位的情况、药物的疗效及不良反应,及时处理药液的渗漏及输液障。

(8)及时准确记录输液开始时间和结束时间,如有无不良反应及处理。

3.头皮针静脉输液操作流程及要点说明

(1)核对医嘱、患者、药物:①严格执行查对制度。②有疑问应及时与医师沟通。③对光检查药液有无浑浊、沉淀和絮状物。

(2)评估:①患者年龄、病情、意识、用药史、过敏史、不良反应史等。②患者对输液的心理反应、合作程度。③患者的外周血管及局部皮肤的状况。④用药目的及药物性质。

(3)告知:①遵医行为的重要性,输液期间的注意事项。②输注药物的作用,可能出现的药物不良反应及表现。③嘱患者不要擅自调节输液速度。

(4)准备。①操作者:洗手、戴口罩、做好职业防护,配好药物。②环境:符合无菌操作、职业防护要求。③物品:注射器、消毒用物,按医嘱备药。④患者:按需大小便,取舒适体位。

(5)实施:①协助患者取舒适体位,选择静脉。②排尽空气。③消毒穿刺部位皮肤后穿刺。④穿刺成功后,妥善固定头皮针。⑤根据病情、药物性质调节滴速。⑥交代注意事项。⑦输液卡上记录输液时间、输液速度、操作者签名。⑧整理床单位,用物分类处理。⑨输液完毕拔针后按压穿刺部位片刻。

(6)观察与记录:①观察穿刺部位、肢体、药物疗效及不良反应等。②若出现不良反应,暂停此药,通知医师处理,并做好记录。

4.头皮针静脉输液拔针法

静脉输液由于进针角度、皮肤脂肪厚度和护士个人操作习惯的不同,并非所有的穿刺在进入皮肤的同时进入血管,有的穿刺在进入皮肤后,在血管上方平行移动一段距离后再进入血管。这使得皮肤针眼和血管针眼往往不在同一位点,且有一定的距离,最长的距离为 2.5 cm 左右。因此,静脉输液拔针后,要采取大面积按压法,防止穿刺局部出现瘀血或瘀斑。

大面积按压法:静脉输液完毕,拔出头皮针后(不能带针按压,防止针尖割伤血管),即用示指、中指和无名指 3 指并排横向按压,先用示指用力按压在针眼上方,随即用中指按压在针眼上,用无名指靠拢中指横向按压,调整按压的力量,以指尖按压变苍白又没变苍白的力量正好面积为针眼上、下 1～3 cm 全都压住,时间为 3～5 min。采取大面积按压法,按压皮肤针眼与血管针眼可以全部顾及,减少了不当按压所造成的血管出血、瘀血、静脉闭集、表浅静脉的缺失、患者紧张、焦虑等并发症的发生。

(二)浅静脉留置针置入术

留置针通常用于<1 周的输液治疗。

1.护理目标

正确使用留置针建立静脉通道,减少患者反复穿刺的痛苦。

2.操作重点步

(1)严格遵循查对制度、安全注射及无菌技术操作原则。

(2)评估患者的病情、治疗、用药及外周血管状况。

静脉选择的原则:选择四肢静脉、头皮静脉中粗、直、血流量丰富的血管,避开静脉瓣及关节部位,成年人不建议选择下肢进行静脉输液。

(3)穿刺前准备。①用物准备:治疗车上层,静脉留置针、肝素帽、透明敷料、封管液、皮肤消毒用物、手套、手消毒液、胶布、止血带等;治疗车下层为污物收集小桶;治疗车旁为锐器回收盒。②护士准备:评估病情及血管,向患者及其家属做好解释工作。③患者准备:排空大小便、取舒适体位、保暖。

(4)选择血管。

(5)消毒穿刺局部皮肤:以穿刺点为中心,直径 8 cm。

(6)输液器连接套管针、排气、摆放稳妥,扎止血带。

(7)松动套管针套管:右手拇指、示指持针翼(针翼多点面向外),左手示指和中指夹住肝素帽,拇指和无名指 360°转动针芯。

(8)在消毒范围内 1/2 或 2/3 处,夹紧双翼以 15°～30°角进针。

(9)回血后压低角度为 5°～15°,再进约 0.2 cm。

(10)退针芯:松开网翼并用示指、中指固定,另 手于退针芯 0.5～1 cm,将软管全部送入血管。

(11)出针芯:左手拇(中)指、示指固定两翼,右手将针芯全部拔出。

(12)松开止血带,打开输液器调节器。

(13)固定:透明敷料以穿刺点为中心固定,延长管与穿刺血管呈 U 形固定,注意 Y 形接口勿压迫穿刺的血管;粘贴透明敷贴要采用无张力方法。

(14)冲封管。①冲封管目的:预防药物间的配伍禁忌;防止血液回流造成堵塞,保持畅通的静脉输液通路。②冲管。路冲管液:生理盐水,成年人、不限水盐患者,生理盐水 5～10 mL;儿科患者或限制水盐患者,生理盐水 3～5 mL。冲管时机:输注两种配伍禁忌药物之间;停止输液后每隔 6～8 小时冲管 1 次。冲管方法:脉冲式冲管。③封管。封管液的种类:生理盐水或稀释肝素溶液。稀释的肝素溶液,每毫升盐水含 50～100 U 肝素,用量 2～3 mL(成年人);儿科患者或使用肝素禁忌的患者用生理盐水封管。每毫升盐水含 50 U 肝素稀释方法:每支 2 mL 肝素 1.25 万 U 加入 250 mL 盐水中。每毫升盐水含 100 U 肝素稀释方法:0.8 mL 肝素加入 100 mL 盐水中。封管方法:正压封管,即将针尖斜面留在肝素帽内,脉冲式冲管后余 0.5 mL 封管液边推边拔针。

(15)严密观察留置针有无脱出、断裂,局部有无红、肿、热、痛等静脉炎表现,及时处理置管相关并发症。

(16)患者的健康教育:①留置期间患者穿刺侧于臂可适度活动,避免剧烈运动、用力过度,以防回血堵管。②睡眠时,注意不要压迫穿刺的血管。③更衣时,不要将导管勾出或拔出。④洗澡时注意防水,穿刺部位如有水渗入,应及时告知护士。

(17)浅静脉留置针置入术操作技巧。转动针芯:右手示指、拇指持针翼,左手示指、拇指持 Y 形口直接转动;穿刺时 Y 形接口置于上面,穿刺成功后针芯退出 0.5～1 cm 时连针带管送入血管;或穿刺成功后,右手持针翼,左手送管;拔针芯后,后座是完全封闭的,无须加肝素帽,白色隔离塞不能再次穿刺。

3.浅静脉留置针置入术操作流程及要点说明

(1)核对:①医嘱、患者。②严格执行查对制度。

(2)评估:①患者的病情、年龄、周围血管及皮肤情况。②患者对使用留置针的认识及合作程度。③药物的性质及量等。

(3)告知:①留置针的作用、注意事项。②保留的时间和必要的个人防护。③可能发生的不良反应。

(4)准备。①操作者:洗手、戴口罩、配好药物。②环境:符合无菌操作、职业防护要求。③物品:静脉穿刺用物、留置针。④患者:按需大小便,取舒适体位。

(5)实施:①选择静脉、消毒皮肤、扎止血带。②将套管针接输液器并排气。③以 15°～30°角进针刺入血管。④送套管,见回血后,针芯退出 0.5 cm,连针带管送入血管中。⑤打开调节器,观察液体流速。⑥撤出针芯,做好固定。⑦在敷料上注明留置的日期、时间。⑧输液完毕,用正确的方法冲封管,关闭导管夹,妥善固定导管远部。⑨按医疗废物处理条例处理用物。

（6）观察与记录:①随时观察穿刺部位皮肤、血管情况。②导管回血是否明显、输液是否通畅。③有异常情况做好护理记录。

4.留置针穿刺失败的原因

（1）操作者技术原因:①穿刺技术不熟练。②进针力量和进针速度掌握不当。③对判断回血有误。④进针时深度不够,针体未完全置入血管内,或操作者持针不稳、松解止血带过猛,而使针头脱出血管腔。⑤见回血后,送针前没有回退针芯或回退针芯过多。⑥套管未进入血管便急于回退针芯。

（2）患者静脉本身的原因或静脉血管选择不当。

（3）操作者精神心理因素影响。

5.护理

（1）严格执行无菌技术操作,防止感染。穿刺前要严格检查留置针的包装及有效期,破损或过期者禁用。选用有效的皮肤消毒液,穿刺局部消毒范围为 8 cm×8 cm,皮肤消毒液待干后穿刺,消毒及穿刺过程必须遵循无菌原则。

（2）及时更换敷料,保持穿刺部位清洁干燥:纱布敷料每天更换,透明敷料 2～3 天更换 1次,不黏或污染随时更换。使用透明敷贴覆盖固定留置针,具有固定牢固、易于观察、防水透气的优点。

（3）固定牢固,防止管道扭曲、脱节及管针脱出。输液管道长短适宜,管道过长易引起扭曲,过短患者活动时易发生脱节及管针脱出。

（4）置管期间要经常观察穿刺部位的情况,注意有无渗血、渗液、肿胀及局部炎症等发生,发现问题应及时处理,以防并发症的发生。

（5 使用正确的冲封管方法,保持管道通畅。

（6）加强患者宣传教育,做好解释工作。

（7）根据使用的药物及穿刺局部情况更换穿刺点。留置针一般保留 3～5 天,建议不超过1 周。更换穿刺点时首选对侧手臂或不同静脉。

（三）中心静脉穿刺置管

中心静脉置管术是监测中心静脉压支建立有效输液给药途径的方法,主要经颈内静脉和锁骨下静脉穿刺,将静脉导管置入腔静脉,适用于危重患者、大手术患者、静脉内营养、周围静脉穿刺困难、需要长期输液及使用血管刺激性药物的患者。中心静脉置管术是一种医疗行为。留置中心静脉导管期间,应做好相关并发症的预防,尤其是 CRBSI 的预防,若中心静脉导管无相关并发症发生,可直使用。

1.中心静脉置管术常用穿刺置管途径

常用穿刺置管途径:锁骨下静脉、颈内静脉和股静脉。因右锁骨下静脉与上腔静脉间行径短且直,不易发生导管移位,故锁骨下静脉、颈内静脉置入中心静脉导管一般选择在患者的右侧进行。

置管物品准备:弯盘(内有碘酒及乙醇棉球)、镊子、无菌纱布、无菌无粉手套、生理盐水10 mL、利多卡因 5 mL、注射器、铺巾、中心静脉导管穿刺包(探针、导丝、中心静脉导管、扩皮器)、薄膜敷贴等。

(1)锁骨下静脉穿刺:穿刺进路有锁骨下路和锁骨上路两种。

穿刺点的选择:锁骨下路是临床应用最广泛的一种方式。穿刺部位为锁骨下方胸壁,该处较为平坦,可以进行满意的消毒准备;穿刺导管易于固定,敷料不跨越关节,易于清洁和更换;不影响患者颈部和上肢的活动,利于患者舒适和置管后护理。①锁骨下路穿刺点选择:如选右锁骨下静脉穿刺,穿刺点为锁骨与第 1 肋骨相交处,即锁骨中 1/3 段与外 1/3 交界处,锁骨下缘 1~2 cm 处,也可由锁骨中点附近进行穿刺。选左锁骨下静脉穿刺,穿刺点可较右侧稍偏内,可于左侧锁骨内 1/4~1/3 处,沿锁骨下缘进针。②锁骨上路穿刺点选择:在胸锁乳突肌锁骨头束的外侧缘,锁骨上缘约 1 cm 处进针。以选择右侧穿刺为宜,因在左侧穿刺容易损伤胸导管。

锁骨下路置管操作步骤。①体位:去枕平卧位,头转向穿刺对侧,必要时肩后垫高。头低位 15°~30°角,以使静脉充盈,保证静脉内的压力高于大气压,使插管时发生空气栓塞的危险降低,但对重症患者不宜勉强。在两肩胛骨之间放一小枕,使双肩下垂,锁骨中段抬高,使锁骨下静脉与肺尖分开,避免穿刺损伤胸膜或肺。患者头部略偏向术者,借以减小锁骨下静脉与颈内静脉的夹角,使导管易于向中心方向送入,而不致误入颈内静脉。②严格遵循无菌操作原则,操作者戴无粉手套,局部皮肤常规消毒后,铺无菌巾。③局部麻醉后用注射器小号针头做试探性穿刺,使针头与皮肤呈 30°~15°角向内向上穿刺,针头保持朝向胸骨上窝的方向,紧靠锁骨内下缘徐徐推进。这样可避免穿破胸膜及肺组织,边进针边抽动针筒使管内形成负压,一般进针 4 cm 可抽到回血(深度与患者的体形有关)。如果以此方向进针已达 4~5 cm 时仍不见回血,不要再向前推进,以免误伤锁骨下动脉。应慢慢向后撤针并边退边抽回血,抽出回血说明已穿透锁骨下静脉。在撤针过程中仍无回血,可将针尖撤至皮下后改变进针方向,使针尖指向甲状软骨,以同样的方法徐徐进针并回抽注射器。④试穿确定锁骨下静脉的位置后,即可换用导针穿刺置管,导针的穿刺方向与试探性穿刺相同,一旦进入锁骨下静脉后即可抽得大量回血,此时再轻轻推进 0.1~0.2 cm,使导针的整个斜面在静脉腔内,并保持斜面向下,以利导管或导丝推进。⑤让患者吸气后屏息,取下注射器,以一只手固定导针并以手指轻抵针尾插孔,以免空气进入发生气栓或失血。⑥将导管或导丝自导针尾部插孔缓缓送入,使管端达上腔静脉,退出导针。如用导丝,则将导管引入中心静脉后再退出导丝。⑦抽吸与导管连接的注射器,如回血通畅,说明管端位于静脉内。⑧取下注射器将导管与输液器连接,打开输液器调节开关,放低输液袋检查回血,先滴入少量等渗液体。⑨清洁局部,妥善固定导管,第一天用纱布加透明敷贴覆盖穿刺部位,24 小时或局部出现渗血时更换敷料。⑩导管放置后需常规行胸部 X 线检出,以确定导管的位置。插管深度,左侧不宜超过 15 cm,右侧不宜超过 12 cm,以能进入上腔静脉为宜。

锁骨上路置管操作要点。①体位、基本操作同锁骨下路。②进针方法:穿刺针与身体正中线呈 45°角,与冠状面保持水平或稍向前呈 15°角,针尖指向胸锁关节,缓慢向前推进,且边进针边回抽,般进针 2~3 cm 即可进入锁骨下静脉,直到有暗红色回血为止。然后,导针由原来的方向变为水平,以使导针与静脉的走向一致。

(2)颈内静脉穿刺:颈内静脉起源于颅底,颈内静脉全程均被胸锁乳突肌覆盖,上部位于胸锁乳突肌的前缘内侧,中部位于胸锁乳突肌锁骨头束前缘的下面和颈总动脉的后外侧,下行至胸锁关节处与锁骨下静脉汇合成无名静脉,继续下行与对侧的无名静脉汇合成上腔静脉进入右心房。一般选用右侧颈内静脉穿刺置管更为方便,因右侧无胸导管,右颈内静脉至无名静脉入上腔静脉几乎为一直线,且右侧胸膜顶部较左侧低。置管深度为右侧 10 cm,左侧 13～15 cm。根据颈内静脉与胸锁乳突肌的关系,可分为前路、中路、后路。

前路穿刺。①体位:去枕平卧,头后仰并转向穿刺对侧,必要时肩后垫一薄枕,头低位 15°～30°角,使颈部充分伸展。②常规消毒铺巾,用 1％普鲁卡因或利多卡因局部麻醉。③穿刺点及进针:操作者以左手示指和中指在中线旁开 3 cm,于胸锁乳突肌的中点前缘相当于甲状软骨上缘水平触及颈总动脉搏动,并向内侧推开颈总动脉,在颈总动脉外缘约 0.5 cm 处进针,针干与皮肤呈 30°～40°角,针尖指向同侧乳头或锁骨的中、内 1/3 交界处。此路径进针造成气胸的机会不多,但易误入颈总动脉。④进针深度一般为 3.5～4.5 cm,以针尖不超过锁骨为度。边进针边抽回血,抽到静脉血即表示针尖位于颈内静脉。如穿入较深,针尖已穿破颈内静脉,则可慢慢退出,边退针边回抽,抽到静脉血后,减少穿刺针与额平面的角度(约 30°),当血液回抽和注入十分通畅时,固定好穿刺针的位置。⑤旋转取下注射器,从穿刺针内插入导丝,插入时不能遇到阻力,有阻力时应调整穿刺位置,包括角度、斜面方向和深浅等。插入导丝约 8 cm 后退出穿刺针,压迫穿刺点,同时擦净钢丝上的血迹。需要静脉扩张器的导管,可插入静脉扩张器扩张皮下或静脉。⑥将导管套在导丝外面,导管尖端接近穿刺点,导丝必须伸出导管尾端,用手抓住,右手将导管与导丝一起部分插入,待导管进入颈内静脉后,边退导丝,边插导管。一般成年人从穿刺点到上腔静脉右心房开口处约 10 cm,退出钢丝,回抽血流通畅,用肝素盐水冲洗 1 次,即可接上中心静脉压测压装置或输液器进行测压或输液。输液前常规检查回血。⑦用缝合翼固定导管位置,缝合翼缝于皮下,覆盖透明敷料或其他敷料。

中路穿刺。①体位:同前路。②穿刺点与进针:锁骨与胸锁乳突肌锁骨束和锁骨头束所形成的三角区的顶点,颈内静脉正好位于此三角形的中心位置,该点距锁骨上缘 3～5 cm,进针时针干与皮肤呈 30°角,与中线平行直接指向足端。如果穿刺未成功,将针尖退至皮下,再向外倾斜 10°左右,指向胸锁乳突肌锁骨头束内侧后缘,常能成功。一般选用中路穿刺。因为此点可直接触及颈总动脉,可以避开总动脉误伤动脉的机会较少。另外,此处颈内静脉较浅,穿刺成功率高。

后路穿刺。①体位:同前路,穿刺时头部尽量转向对侧。②穿刺点与进针:在胸锁乳突肌的后外缘中、下 1/3 的交点或在锁骨上缘 3～5 cm 处作为进针点。在此处,颈内静脉位于胸锁乳突肌的下面略偏外侧,针干一般保持水平,在胸锁乳突肌的深部指向锁骨上窝方向。针尖不宜过分向内侧深入,以免损伤颈总动脉,甚至穿入气管内。

(3)股静脉:在腹股沟韧带的下方,髂前上棘和耻骨联合连线的中点,即股动脉,其内侧为股静脉,外侧为股神经。

体位:取平卧位。

穿刺点与进针:以左手示指和中指摸准股动脉的确切位置,在股动脉内侧 2～3 mm 处进针,针尖指向头侧,针下与皮肤呈 30°角。

置管方法:一般较容易成功,置管方法与锁骨下静脉穿刺相同。

缺点:①由于距下腔静脉较远,置管的位置不易达到中心静脉,所测得的压力受腹腔内压力的影响,往往高于实际中心静脉压。②导管在血管内的行程长,留置时间久时,易引起血栓性静脉炎。③处于会阴部,易被污染。④发生局部水肿。⑤置管后管理困难。导管相关感染发生率高,一般很少采用。

置管深度:约 40 cm,如仅用于输液,置管深度以进入股静脉为宜。

2.置管注意事项

严格无菌操作,严防感染。选用合适的消毒液及足够的消毒范围,使用足够大的无菌屏障,如穿无菌手术衣、戴无菌无粉手套、大铺巾、外科洗手、在手术室或专用的置管室置管。

熟练掌握各种进针穿刺技术,避免在同一部位反复多次穿刺,以免造成局部组织的创伤和血肿。

对于低血容量的患者,有时穿透静脉也未抽到回血,这时可缓慢退针,并边退边回抽,往往在退针过程中可抽得回血。

穿刺过程中,若需改变穿刺方向,必须将针尖退至皮下,以免增加血管的损伤。

锁骨下静脉穿刺如操作不当,可发生气胸、血胸、气栓、血肿等并发症,故操作者应熟悉该静脉周围解剖关系。一般来说,右侧穿刺较左侧易成功。

应选择合适的导管,导管材质不可太硬,插入深度以导管顶端插至上腔静脉与右心房交界处即可,不宜过深,以免发生大血管及心脏损伤。

穿刺成功后应立即缓慢推注生理盐水,以免血液有导管内凝固,阻塞管腔。导管固定要牢固,以防脱出。

冲洗干净导管内的血液,清洗穿刺局部的血迹。

3.中心静脉穿刺置管后的护理

(1)生命体征观察:严密察患者的体温、心率、血压等情况。

(2)局部伤口观察:密切观察穿刺局部有无血肿、红肿、疼痛、脓性分泌物等,注意检查固定导线的缝线是否松动、脱落。如发现固定导管的缝线松动,应及时拔除,并重新固定。如进皮点有炎症反应要及时处理,发生导管相关性全身感染时,要拔除导管。

(3)输液速度的观察:液体经中心静脉管的重力滴速可达每分钟 80 滴以上,如果发现重力滴速很慢应仔细检查导管固定是否恰当,有无打折或移动。如经导管不能顺利抽得回血,可能是导管自静脉内脱出,或发生导管堵塞,应及时处理。如应用输液泵输液,则每天至少 1 次将输液管道脱离输液泵,检查重力滴速是否正常,以便及时发现脱管或堵管。

(4)液体渗漏:当导管老化、折断或自静脉内脱出后,可造成液体自导管的破损处或进皮点渗漏。如发现上述情况,可进行原位换管。

(5)敷料及输液管的更换:穿刺部位的敷料应根据敷料性质更换,有污染或潮湿随时更换。更换敷料时要严格遵循无菌和标准预防的原则。操作手法应轻,切勿在去除旧敷料及胶布时将导管拔出。穿刺部位皮肤应常规消毒,必要时先用丙酮去除局部皮肤油脂及遗留在皮肤上的胶布印痕。

(6)更换输液管:输液管每 24 小时更换 1 次。

(7)有条件者应使用输液终端滤器:输液终端滤器可以阻止微生物的侵入,减少导管败血症的发生,延长导管留置时间。

(8)封管及冲管方法:为防止导管堵塞,输液完毕应进行脉冲式冲管并止压封管,每次输完黏性高的药液后用生理盐水脉冲式冲管。

4.中心静脉穿刺置管并发症与处理

中心静脉插管的并发症:一种是与操作时误伤其邻近的重要器官、组织有关,其发生率与操作者的经验成反比。因此,无论选用哪一种途径行中心静脉插管,都要熟悉该区域的解剖关系,严格按照操作要求进行,以减少这类并发症的发生。另一种则与导管感染有关,所以插管前、中、后均应严格遵守无菌操作原则,减少导管相关感染的发生。

(1)置管时并发症。

肺与胸膜损伤。①气胸:气胸是锁骨下静脉置管常见的并发症之一,偶可发生张力性气胸或血胸。插管后常规X线检查,可及时发现有无气胸存在。少量气胸一般无明显临床症状,气胸压迫肺<20%可不做处理,但应每天做胸部X线检查并注意观察病情。如气胸进一步发展,则应及时放置胸腔闭式引流。如患者于插管后迅速出现呼吸困难、胸痛或发绀,应警惕张力性气胸的可能,一旦明确诊断,即应用粗针行胸腔穿刺减压或置胸腔闭式引流管排气。如气胸经一般处理得到控制,且导管位置正常,则无须拔除导管。血胸往往因穿刺针太深误伤动脉并穿破胸膜所引起。血胸严重时须开胸止血。②胸腔积液:穿刺针穿透静脉进入胸腔后,大量液体输入胸腔内可形成液胸。胸腔内输入高渗液体后,可引起胸痛、呼吸困难甚至休克。液胸的表现为测量中心静脉压时出现负值;输液通路通畅,但抽不出回血。出现此现象时应立即拔出导管,必要时行胸穿抽液。

动脉及静脉损伤:锁骨下动脉损伤及锁骨下静脉撕裂伤,可致穿刺局部出血,应立即拔除导针或导管,局部升压5~15 min。如果血肿较大,必要时行血肿清除术。如导管质地较硬可穿破静脉及胸膜,导管头端进入胸膜腔。

神经损伤:常见臂丛神经损伤,患者可出现同侧桡神经、尺神经或正中神经刺激症状。若患者主诉有放射到同侧手臂的触电感或麻刺感,应立即退出穿刺针或导管。

胸导管损伤:左侧锁骨下静脉插管可损伤胸导管,穿刺点可有清亮淋巴液渗出。此时应拔除导管,如出现乳糜胸则应放置胸腔引流管引流。

纵隔损伤:纵隔损伤可引起纵隔血肿或纵隔积液,严重者可造成上腔静脉压迫。此时应拔除导管并行急诊手术,清除血肿,解除上腔静脉压迫。

空气栓塞:空气栓塞常发生于放置导管时,在移去导针上的注射器,将要由导针放入导管的瞬间。预防方法:放置导管前嘱患者屏气,以防深吸气造成胸腔内负压增加,中心静脉压低于大气压,空气由穿刺针进入血管。

导管栓子:导管栓子是由于回拔导管时导针未同时退出,致使导管断裂,导管断端滞留于静脉内形成的。导管栓子一般需在介入室用捕捉器取出。

导管位置异常:最常见的导管移位是指导管进入同侧颈内静脉或对侧无名静脉。置管后应常规行X线导管定位检查。发现导管移位后,即应在X线透视下重新调整导管位置,如不能纠正,则应将导管拔除,再在对侧重新穿刺置管。

心律失常和心肌穿孔:如导管插入过深,进入右心房或右心室内,可发生心律失常;如导管质地较硬,还可造成心肌穿孔,引起心包积液,甚至发生急性心脏压塞。因此,应避免导管插入过深。

(2)留置期并发症。

静脉血栓形成:锁骨下静脉及属支血栓形成可发生于长期肠外营养支持时,常继发于异位导管所致的静脉血栓或血栓性静脉炎。这一并发症常需由导管注入造影剂后方可明确诊断。一旦诊断明确,即应拔除导管,并进行溶栓治疗。此外,静脉血栓形成与导管的材质有关近年来应用的硅胶导管可明显降低静脉血栓形成的发生率。持续或间断滴入低剂量肝素,对预防静脉血栓形成作用尚不肯定。

空气栓塞:除插管时可发生空气栓塞外,在输液过程中,也可造成空气栓塞。检查所有输液管道的连接是否牢固,并避免液体滴空。在应用缺乏气泡自动报警装置的输液泵时更应注意,如有条件最好使用输液管终端具有阻挡空气通过的输液滤器,这样即使有少量气泡也不致通过滤器进入静脉。另外,在导管拔除同时,空气偶可经皮肤静脉隧道进入静脉,故拔管后,应按压加揉擦进皮点至少 20 min,然后严密包扎 24 小时。

导管栓子:多由于导管质量差或患者躁动引发导管折断所致,多在导管根部折断。因此,劣质导管一律不用,要妥善固定好导管,管体应留在皮肤外 2～3 cm,并用胶布加固固定导管栓子一般需在介入室用捕捉器取出。

导管堵塞:防止导管扭曲、受压;输液结束按正确方法冲封管,输入黏性高的药液后用生理盐水脉冲冲管;注意药物配伍,防止药物相互作用产生沉淀堵塞导管。疑有管腔堵塞时,不能强行冲注,血栓堵塞可进行溶栓再通,否则应拔除导管。

(四)置入式输液港

1.概述

置入式输液港又称为置入式中心静脉导管系统,简称输液港,是一种可以完全置入体内的闭合静脉输液系统,是中心静脉血管通路器材,特别为需要长期及重复输注药物的患者设计。借助于专用的隔膜和导管,不仅可以做药物注射或连续性药物输注,也可输注血制品、营养液并可经此途径抽取血标本。输液港完全埋植于患者皮下,减少了组织的暴露;与其他输液途径比,并发症的发生率低,对患者活动限制少。但如果置管和维护不当,可引起中心静脉导管相关的并发症,甚至给患者带来二次手术的痛苦。因此,要由经专门培训的人员置入和维护,并做好导管的使用和维护,以提高导管使用的安全性。

输液港由导管和注射座两部分组成。注射座大小如一元硬币,外形如听诊器的听诊膜。导管是一种矽质合成品,与人体组织相容性好,可长期在人体中留置。导管的末端有三向瓣膜式和末端开口式两种,且导管有单腔管和双腔管。

(1)适应证:适用于需长期或重复静脉输注药物的患者。可进行输血、采集血标本、输注胃肠外营养液、化疗药物等。

(2)禁忌证:适用于任何确诊或疑似感染、菌血症或败血症的患者,以及对输液港材质过敏的患者。

(3)输液港置入方式和置入部位:输液港可切开置入或经皮穿刺置入,根据治疗方式可大静脉置入、大动脉置入、腹腔内置入。置入的部位要综合比较机械性并发症(如血胸、气胸)和

CRBSI 的可能性。输液港常用的置入部位有颈内静脉、锁骨下静脉,成年患者首选锁骨下静脉。导管尖端须在右心房与上腔静脉交界处,并经 X 线检查确认。因为无论何种导管,只要导管尖端的位置不正确,都会增加并发症。

2.静脉输液港的使用和维护操作步骤

(1)评估:①在使用输液港前先要获得医嘱,并双人核对。②操作前做好解释,获得患者的配合。③评估患者,详细检查输液港周围皮肤有无压痛、肿胀、血肿、感染、浆液脓肿等,同时了解输液港置入侧的肢体活动情况,嘱患者排尿、排便。④护士按照七步洗手法洗手。

(2)物品准备:①换药包 1 个,内含孔巾 1 块、弯盘 2 个、小药杯 2 个、中纺纱 1 块、镊子 1 把、棉球 6 个。②另外,根据治疗需要准备以下物品:头皮针、20 mL 注射器、无损伤针、肝素帽、透明敷料、生理盐水100 mL、无菌手套、胶布、75％乙醇、1％碘附、无菌剪刀、采血管等。

(3)消毒:①携用物至床旁,暴露输液港穿刺部位,检查穿刺部位,确认注射座的位置。②免洗消毒液洗手,打开换药包,将注射器、无损伤针等物品放入无菌区。③取消毒液。④右手戴无菌手套,持无菌20 mL注射器,左手持生理盐水袋,抽吸 20 mL 生理盐水。⑤左手戴无菌手套。⑥连接无损伤针,排气,夹闭延长管。⑦行皮肤消毒,先用 75％乙醇棉球以输液港注射座为中心,由内向外,顺时针、逆时针交替螺旋状消毒 3 遍,消毒直径为 10～12 cm。⑧再用碘附棉球重复以上步骤。⑨等待完全干燥。

(4)穿刺:①更换无菌手套,铺孔巾。②用非主力手的拇指、示指和中指固定注射座,将输液港拱起,主力手持无损伤针,自三指中心垂直刺入,穿过隔膜,直达储液槽底部,遇阻力不可强行进针,以免针尖与底部使碰形成倒钩。③穿刺后抽回血,确认针头是否在输液港内及导管是否通畅,用 20 mL 生理盐水以脉冲方式冲管。④连接肝素帽。

(5)固定:在无损伤针下方垫适宜厚度的纱布,撤孔巾,然后覆盖透明敷料,固定好无损伤针,最后用胶布固定延长管,注明时间。

(6)连续输液及静脉注射。

连续输液:①用药前双人核对医嘱及药物。②用抽吸好 10 mL 生理盐水的注射器接头皮针、排气。③常规消毒肝素帽后,无损伤蝶翼针刺入肝素帽。④抽取回抽,见回血,确认位置后,以脉冲方式注入10 mL 生理盐水,从而冲洗干净导管中的血迹。⑤连接输液系统,打开输液夹,开始输液。⑥输液完毕,常规脉冲冲管、正压封管。

静脉注射:①抽取回抽,见回血,确认位置后,以脉冲方式注入 10 mL 生理盐水,冲洗干净导管中的血迹。②更换抽好药液的注射器,缓慢推注药物,完成静脉注射;推注化疗药物时,须边推注药物边检查回血,以防药物渗出血管外损伤邻近组织。③注射完成,常规脉冲冲管、正压封管。

(7)输液港冲管和封管。冲管时机:①每次使用输液港后。②抽血或输注高黏滞性液体(输血、成分血、TPN、清蛋白、脂肪乳)后,应立即冲干净导管再接其他输液。③两种有配伍禁忌的液体之间。④治疗间歇期每 4 周冲管 1 次。

(8)用输液港采血操作步骤:①准备好相关物品。②消毒肝素帽后,用 10 mL 注射器抽出 3～5 mL 血液丢弃。③然后接空的 20 mL 注射器,抽取适量血标本,分别注入试管,以便送检。④最后用 20 mL 生理盐水以脉冲方式冲管并正压封管。

（9）更换敷料。①准备用物:换药包1个（弯盘2个、小药杯2个、中纺纱1块、镊子1把、棉球8个）、透明敷料贴、胶布、清洁手套1副、无菌手套1副、75%乙醇、1%碘附。②免洗消毒液洗手,打开换药包。③戴清洁手套,揭除敷贴,观察局部皮肤。④脱手套,再次用免洗消毒液洗手后戴无菌手套。⑤用75%乙醇棉球以输液港注射座为中心,由内向外,顺时针、逆时针交替螺旋状消毒3遍,消毒直径为10～12 cm,然后消毒无损伤针翼及延长管,再用碘附棉球重复以上步骤。⑥在无损伤针下方垫适宜厚度的纱布后覆盖透明敷料,固定好无损伤针,最后用胶布固定延长管。⑦注明换药时间。

（10）拔针:无损伤针已使用7日或疗程结束后,应拔除无损伤针。①准备用物:清洁手套、输液贴一块或吐血贴、1%碘附、棉签。②免洗消毒液洗手、戴清洁手套。③撕除敷贴、检查局部皮肤。先用20 mL葡萄糖溶液冲管,用肝素盐水3～5 mL正压封管,肝素盐水为100 U/mL肝素。④左手两指固定好输液港注射座,右手拔出针头,用方纱压迫止血5 min。检查拔出的针头是否完整。⑤用碘附棉签消毒拔针部位。⑥贴输液贴（或止血贴）覆盖穿刺点。

（11）使用输液港患者的健康教育:①保持局部皮肤清洁干燥,观察输液港周围皮肤有无发红、肿胀、灼热感、疼痛等炎性反应。如有异常应及时联络医师或护士。②置入静脉输液港患者不影响从事一般性日常工作,家务劳动,轻松运动。但需避免使用同侧手臂提过重的物品、过度活动等。不用这一侧手臂作引体向上、托举哑铃、打球、游泳等活动度较大的体育锻炼。避免重力撞击、敲打、挤压或用力推拉输液港部位。③治疗间歇期每4周对静脉输液港进行冲管、封管等维护1次,建议回医院维护。④做CT、MRI造影检查时,严禁使用此静脉输液港作高压注射造影剂,防止导管破裂。⑤如肩部、颈部出现疼痛及同侧上肢水肿或疼痛等症状,应及时回医院检查。⑥如出院不能回院维护治疗时,务必在当地找正规医院指定专业人员维持治疗。

（12）护理要点:①操作过程严格无菌操作。②观察置入部位皮肤有无红、肿、热、痛等局部感染症状,有无皮肤坏死、表面溃疡等异常现象发生,并观察有无药液外渗、全身感染、导管堵塞、导管移位（如颈静脉异位在输刺激性药物时可出现头痛、偏头贴肩液体不滴、冲管听到水流声）等表现。③输注过程观察针头是否固定良好,有无漏液。④做好患者健康宣教。输注过程指导患者适当活动,保持输注针头固定,避免药物外漏。⑤做好护理文件记录:包括置入港的资料、置入日期时间、X线导管尖端位置、穿刺部位情况、并发症及处理措施、导管维护情况、执行者签名等。

（13）并发症及防治。

输液不畅或回抽困难。①原因:导管堵塞、导管夹闭综合征。②预防和处理:按规定及时、正确进行冲封管,避免血液或药物反应沉积造成导管堵塞;疑发生导管血栓或蛋白鞘形成者可进行造影检查确诊并进行溶栓治疗。出现导管夹闭综合征患者,根据夹闭的严重程度,决定保留导管或拔除导管。

药液外渗的预防及处理:使用合适长度的穿刺针,正确穿刺输液港,妥善固定穿刺针和输液装置,必要时通知医师处理。

导管脱落或断裂的预防及处理:使用10 mL以上的注射器推注药物或冲封管;禁止经输液港使用高压泵推注;发生导管断裂或脱落及时通知医师处理。

(五)脐静脉输液

脐静脉输液是指新生儿出生后,在其脐静脉建立一条静脉通路以进行静脉给药或输液的方法。脐静脉输液多用于早产儿。早产儿,尤其是极低出生体重儿各个系统发育不成熟,容易产生各种并发症,常因病情重需要保持随时静脉通道的通畅,且出生后需要较长时间的静脉营养支持,因此,开放静脉通道就成了一项极其重要的治疗措施。由于早产儿外周静脉非常表浅,血管壁薄,周围静脉留置针难以长期保留。外周置入中心静脉导管可解决这一问题,但刚出生的患儿往往会出现皮肤水肿及周围循环差,易引起外周置入中心静脉导管留置针失败。脐静脉置管技术中的静脉输液技术有很大的优势,其操作简单、不良反应小、可留置较长时间,避免了反复穿刺对患儿造成的疼痛刺激,保证了危重患儿的抢救,提高了早产儿的生存质量并改善了预后。

1.脐静脉插管的适应证

(1)产房复苏或急症患儿,如周围静脉穿刺失败,可利用此途径给药和输液。

(2)休克需监测中心静脉压者。

(3)交换输血。

2.插管的方法

(1)将新生儿置于辐射保温台的无菌区内,仰卧,消毒脐部及周围皮肤,剪断脐残端,暴露脐静脉,脐静脉位于脐带切面的"11:00"~"1:00"处,为脐血管中最大者,蓝色、扁彤、壁薄、腔大。

(2)注射器连接三通管并接导管尾部,稀释肝素充满至导管前端,导管缓慢插入脐静脉,当导管插至脐轮部时,可将脐带提起,使脐静脉与新生儿皮肤成 20°~30°夹角,左手拇指稍下压脐轮部皮肤,顺势将管插入。作静脉给药或输液者,应将管前端插到膈肌下 1 cm 处。脐静脉插管的长度计算公式:插管长度(cm)=体重(kg)×3+9÷2+1。

(3)适当固定导管位置,摄 X 线片观察导管位置,要求位于第 6~10 胸椎;在插管位置未明确前,只能输入等渗液体,如已进入下腔静脉,可输入高渗液体。

(4)固定并保持插管通畅。脐静脉插管在出生后 1 周内均可进行,其留置时间正常不超过 24 小时,如有维持生命的适应证者,如持续静脉给药、持续静脉营养支持,脐静脉导管可留置 1 周或更长时间。

3.脐静脉输液的护理

(1)防止导管脱管:脐静脉插管者病情均较重,需要接受的护理操作多,在频繁的翻身、按摩、吸痰等操作中,很容易将脐静脉导管牵拉脱出或使管道打折。因此,插管后用缝线扎脐带留尾线固定脐静脉导管,脐带切面荷包缝合系平,并用蝶形胶布固定,可将三通等连接接头用胶布粘在尿布上护理操作过程中,认真细致、动作轻柔,每项操作后,认真检查脐静脉导管外露长度和厘米标记,检查胶布有无松动脱出。

(2)预防感染:早产儿免疫功能低下,皮肤的屏障功能差,且经脐静脉置管是侵入性操作,导管与外界相通,加之病情危重,对感染的抵抗力弱,容易引起败血症,导致脐静脉插管的继发感染,因此,须做好预防感染的措施。①各项操作严格遵循无菌原则,接触患儿前后均洗手,每天用安尔碘消毒脐部,更换敷料并观察脐部及周围组织有无渗血、渗液等感染迹象。②对脐静脉插管的患儿采用集尿袋留取尿液,以防尿液污染脐部。③患儿采取擦浴的方式,不可盆浴,以免弄湿敷料。④防止尿液及大便浸湿或污染敷料。⑤脐静脉连接的输液管每24小时更换1次。⑥脐静脉留置期间要严密观察脐周有无红肿、渗液、异味等现象,并观察患儿的反应、体温、血常规、C反应蛋白等变化,一旦发现异常,及时拔管。拔管前常规做导管培养,如呈阳性,必须根据药敏结果选用敏感药物进行治疗。

(3)防止空气栓塞:严格遵守输液操作规程,接牢连接管,输液时要排净空气,三通管及头皮针管内不能留有空气,一旦出现空气栓塞,即将患儿置左侧卧位,头低足高位,争取抢救的时机。

(4)防止静脉血栓形成:脐静脉插管时,会造成脐静脉血管内膜损伤,使血小板黏附,或因置管时间较长,患儿哭闹时腹压增高,造成血液反流至硅胶管内,血流缓慢,致静脉血栓形成,堵塞导管。因此,应提高脐静脉插管技术,避免反复穿刺;插管时动作要轻,每次输液前后和脐静脉抽血后均用肝素生理盐水封管。

(5)防止急性肺水肿:脐静脉经静脉导管入下腔静脉,静脉管腔大,且患儿体重低、血容量小,若短时间内输入大液体,容易发生急性肺水肿。因此,应用微量输液泵控制输液速度,严格根据患儿的周龄、病情、药物性质调节滴速。

(6)防止导管堵塞:严密观察导管情况,若发现回血,需及时予1 U/mL的肝素生理盐水冲管。每次输液完毕后应用2 mL(1 U/mL)肝素生理盐水正压封管,若为持续静脉输液者,每12小时冲管1次。

(六)骨髓输液

骨髓输液又称为骨内输液,是儿科应用急救药物的一种有效的静脉替代途径,主要用于儿童及新生儿的急救。Tocantins于1941年首次将骨髓输液用于新生儿的临床急救。20世纪80年代以来,北美儿科复苏工作的报道使人们更加重视骨髓腔输液的应用。目前,已被列入美国心脏病学会生命支持和儿科生命支持的训练课程。

1.骨髓输液的适应证

(1)循环不良状态,不能迅速建立血管通路。

(2)因缺血和缺氧,血管壁通透性增加,外周小静脉不能满足大量快速输液者。

(3)<5岁小儿,外周静脉穿刺失败3次或已反复操作90秒仍未成功者。

2.骨髓输液的禁忌证

骨髓输液并无绝对的禁忌证,骨质疏松症及骨质硬化症一度成为骨髓输液的禁忌证,在并不认为二者是骨髓输液的绝对禁忌证。唯一禁止的是在有感染的部位进行骨针穿刺。

3.骨髓输液机制

骨髓输液的机制与骨组织的发生和解剖有关。儿童骨内均有1~2条较大的静脉窦,可接横向分布静脉管道的血液,这些血液来自骨髓的毛细血管床(即血窦)。横向静脉管道可将血液引流入中央静脉窦,中央静脉窦进入骨干营养孔,作为营养静脉将静脉血引流出骨,汇入全身静脉回流系统。另外,骨内血窦具有较大的通透性,骨内静脉通道在外周静脉塌陷时依然保持一定程度的开放,这为骨髓输液和给药提供了解剖基础。

4.骨髓输液的操作方法

(1)准备用物,包括皮肤消毒用物、骨髓穿刺针、10 mL 注射器 2 个(1 个装生理盐水,1 个抽骨髓)、无菌方纱、胶布。

(2)体位:仰卧,两腿稍分开,一腿呈屈曲状。

(3)操作步骤:①常规消毒皮肤,戴无菌手套,铺无菌巾,取 2％利多卡因局部麻醉。②穿刺前先调节针外的活栓,然后旋紧,使之固定于适当的长度。③选择合适的部位,取胫骨粗隆内侧下方 1～2 cm 的平坦处为穿刺点。④术者左手固定穿刺部位,右手持骨穿针与骨干呈 60°～90°角刺向外下方,获突破感或抽出骨髓液确认骨穿针已进入骨髓腔,或连接上输液器后,液体输入通畅,穿刺部位无发硬、肿胀,也可确定在骨髓腔内。局部无菌包扎固定。

5.骨髓输液并发症

骨髓输液并发症不常见。最常见的并发症是穿刺部位以及皮下和骨膜下液体外渗,多见于升压输液或应用时间过长者。此外,偶有发生骨髓炎、输液外渗和浸润而引起局部蜂窝织炎、皮下脓肿、骨髓损伤、误入关节内、局部皮肤感染、骨针松动、骨针断裂、婴儿生长板损伤、脓毒症以及潜在脂肪栓塞等报道。总体来说,骨髓输液并无高比例的严重并发症。

6.穿刺的护理

(1)穿刺前护理:①正确判断建立骨髓腔输液通道的时机,2000 年《国际心肺复苏指南》推荐连续 3 次静脉穿刺不成功或 90 秒内不能建立静脉通路,即推荐使用骨髓输液。②严格掌握骨髓腔穿刺的适应证,对穿刺部位感染及骨折侧肢体患者禁用。③穿刺前应向患儿及其家属讲解穿刺方法、目的、注意事项,以消除紧张情绪,积极配合治疗。

(2)穿刺时护理:①穿刺时严格无菌操作是避免局部感染的关键。②操作准确迅速,用力适宜,避免气体进入,穿刺针达骨髓腔固定后方可接输液器,回抽未见骨髓液时,可用注射器注入生理盐水 5～10 mL,如通畅无阻,局部无肿胀,亦可确定在骨髓腔内。③穿刺成功后,穿刺针周围用无菌纱布包扎,并由专人协助固定,防止穿刺针污染及脱落。

(3)穿刺后护理:①合理掌握输液速度,保持管道通畅。输液不畅时可用含有肝素的氯化钠注射液冲洗以防管腔堵塞。②严密观察病情变化,注意生命体征的改变,做好基础护理。③输液时间 1 次不得＞24 小时。如必须持续使用时,应另行穿刺,以保安全。一个骨髓可重复使用,但最好每次相隔 1 天为宜。④拔针后护理:待病情好转,浅表静脉穿刺成功,输液通道建立后,应拔除骨穿针。拔针时应缓慢剥除敷料,拔针后局部加压 3～5 min 以预防出血,消毒后用无菌纱布予以包扎,24 小时后去除敷料并观察局部有无出血、肿胀、感染征象及下肢活动情况等。

第六章　消毒供应中心护理

第一节　回收、分类

一、回收

(一)目的

对重复使用的医疗器械、器具和物品进行集中回收处理,防止污染扩散,减轻临床负担。

(二)操作规程

1.工作人员着装

穿外出服,戴网帽、口罩。

2.回收工具

密闭回收车、密封回收容器或贮物袋,密闭回收车要有污车标记。车上备有手套和快速手消毒液。回收工具存放在标示明确,固定的存放区域。

3.回收

(1)使用科室包括门诊、病区和手术室负责人员,应将重复使用的污染诊疗器械、器具和物品直接放置于密封的容器或贮物袋中,并注明科室、物品名称、数量。

(2)沾染较多血液和污物的器械应在使用科室进行简单冲洗,如手术器械、阴道窥镜、直肠窥镜,来不及处理的采用保湿液保湿并且密封储存。

(3)消毒供应中心下收人员每天定时收回,回收时与使用科室负责人员当面点清已封存好的物品名称、数量,并做好登记,双方签字。在诊疗场所不再对污染的诊疗器械、器具和物品进行拆封清点,以减少对环境的污染。

(4)回收时,污染器械应放在有盖的容器中或使用密封专用车。精密器械应单独放置在容器中运送,防止损坏。

(5)被朊毒体、气性坏疽及突发原因不明的传染病病原体污染的诊疗器械、器具和物品,使用者应用双层黄色胶袋密封,胶袋外标明科室、传染病名称、器具数量,由消毒供应中心单独回收处理。

(6)在回收过程中,应尽量缩短回收时间,防止有机污染物的干涸,降低清洗难度。

(7)保障运输过程中装载物不会发生掉落等意外,任何的撞击对手术器械都会造成一定的伤害,同时也会出现污染的问题。

(8)维护装载物的安全性,任何人不得私自打开/拆开密封容器。也就是说负责运送的操作人员对内装物品不具数量的责任,如容器在运送途中有打开过的迹象,责任就在运送人员,而如果封存完整则出问题就在临床或消毒供应中心两者上。

(9)使用后的医疗废弃物和材料,不得进入消毒供应中心处理或转运。

（10）回收人员将回收污染器械物品通过消毒供应中心污物接收口与接收分类人员交接，无误后整理、清洗、消毒回收工具。

4.回收工具的处理

回收车、容器等用具，每次使用后用消毒液擦拭消毒，清水冲洗后擦干备用。消毒液通常使用含氯消毒剂擦拭消毒。

（三）质量标准

（1）按规定的时间到科室对被污染的、可重复使用的医疗器械器具和物品进行回收。

（2）与科室责任人做好交接登记，包括日期、时间、科室、物品名称、数量，交与接人员同时签全名。

（3）不在科室内清点数目，直接把科室移交的被封存的污染物品放入密封污物车或密封容器中。分类清楚，摆放整齐，运输途中无丢失、拆封、器械损坏。

（4）严格遵守消毒隔离原则，不得污染环境及工作人员，包括消毒供应中心到科室之间途经的场所、通道、电梯、门等，携带快速手消毒液。

（5）做好个人防护，回收人员必须戴口罩、戴手套，不得徒手操作。

（四）注意事项

（1）回收科室物品时，与科室主管人员当面交接，并认真做好每项登记。

（2）采用密封回收方式，不得将污染液体外漏，以防污染环境。

（3）消毒供应中心回收人员将回收的物品送到去污区及时清点数目，发现与登记不符，按规定时间与科室联系，要求科室增补或记账赔偿。

二、分类

（一）目的

将回收后的污染器械、器具、物品进行接收清点、检查和分类，保证物品数量准确、结构完整，同时防止器械在清洗过程中被损坏、洗不干净以及工作人员被锐器刺伤。

（二）操作规程

（1）工作人员着装：隔离衣、圆帽、口罩、手套、防护鞋。

（2）在消毒供应中心的去污区，回收人员与接收分类人员对回收的诊疗器械、器具和物品进行清点数目、检查其结构的完好性，并做好登记，包括日期、科室、物品名称、数量、清点人员签字。发现问题立即与相关科室联系。

（3）根据器械物品材质、结构、污染程度、污染物性质、精密程度等进行分类处理。根据器械的材质可分为金属、橡胶、玻璃等，根据形状可分为尖锐器械、单管腔类器械，套管腔类器械、轴节器械、盆、盘、瓶等。各种分类的物品应放置在不同的容器或清洗装置上，注明标记防止混乱。

（4）根据器械、物品的材质、结构、污染程度，选择清洗的方式，如手工清洗、超声清洗机清洗、全自动消毒清洗机清洗。

（5）标有"特殊感染"的器械，按国家规定选择处理方法。

（6）一些专科器械可根据使用科室的要求，进行特别处理。

(三)质量标准

(1)数目清点及时准确,器械、器具、物品结构完好。

(2)分类清晰、摆放整齐。

(3)选择清洗方法正确。

(四)注意事项

(1)做好接收分类前的准备工作。将各类清洗容器、篮筐、清洗架等摆放在分类操作台上或周围,便于分类时物品有序摆放,操作便捷。

(2)尖锐器械摆放方向一致,避免清洗时人员被刺伤。

(3)对缺失、坏损的器械,在与科室及时沟通的同时要与护士长请领补充,以保证器械数量,使无菌物品正常供应。

(4)做好自身防护,严格按要求着装,手套破损时及时更换。

第二节　清洗、消毒、保养干燥

一、清洗

(一)目的

去除医疗器械、器具、物品上的污物(如微生物、颗粒异物、其他有害污染物),使物品灭菌前其污染量降低到可以接受的水平。

(二)操作规程

根据器械、器具、物品的材质、结构、污染程度、污染物性质、精密程度等选择手工清洗、机械清洗。机械清洗包括自动清洗消毒器清洗和超声清洗机清洗。选择不同的清洗方式遵循相应的工作流程。

1.工作人员着装

戴网帽、口罩、眼罩或面罩,戴手套,穿防水功能的隔离衣或防水围裙及工作鞋。

2.物品准备

(1)清洁剂:碱性清洁剂,pH$\geq$7.5,对各种有机物有较好的去除作用,对金属腐蚀性小,不会加快返锈的现象。中性清洁剂:pH 6.5~7.5,对金属无腐蚀。酸性清洁剂:pH$\leq$6.5,对无机固体粒子有较好的溶解去除作用,对金属物品的腐蚀性小。酶清洁剂:含酶的清洁剂,有较强的去污能力,能快速分解蛋白质等多种有机污染物。根据物品的性质及污染程度,选择适宜的清洁剂。不得使用去污粉。

(2)手工清洗用具:棉签,用于擦拭穿刺针针座内部。不同型号的管腔绒刷,用于管腔器械的刷洗。手握式尼龙刷,用于带轴节、咬齿器械的刷洗。禁止使用钢丝球,以防损坏器械。

(3)除垢除锈剂,用于去除器械上的锈迹或污垢。

3.机械清洗流程

(1)将待清洗器械、物品有序摆放在清洗架上,打开轴节,能拆卸的拆至最小结构,进入清洗机。

(2)检查清洗酶、润滑剂液面是否在吸管口之上,吸引管是否通畅和完好。检查电、蒸汽、自来水压力、蒸馏水制水机工作状况是否满足清洗机工作需要。

(3)根据需要选择清洗程序进行清洗。

(4)清洗过程注意观察机器运行情况并做好记录。如有故障,可根据报警提示原因及时处理。

(5)机械清洗程序。①冲洗:使用流动水去除器械、器具和物品表面污物。②洗涤:使用含有化学清洗剂的清洗用水,去除器械、器具和物品污染物。③漂洗:用流动水冲洗洗涤后器械、器具和物品上的残留物。④终末漂洗:用软水、纯化水或蒸馏水对漂洗后的器械、器具和物品进行最终的处理。

(6)进入消毒程序。

4.手工清洗流程

(1)工作人员洗手戴手套、穿专用鞋、戴圆帽、口罩、防水罩衣、面罩。

(2)将器械分类。

(3)将器械在流动自来水下冲洗。

(4)器械浸泡在规定配比浓度的多酶清洗液中 5～10 min。

(5)各种穿刺针座用棉签处理,有水垢、锈迹的除垢除锈处理。

(6)自来水清洗(管腔用高压水枪冲洗)。

(7)进入消毒程序。

近年来,大量实验证明,物品的清洗质量直接影响灭菌质量,生物膜、有机物污垢均可阻碍灭菌因子的穿透,从而影响灭菌效果,造成医院内感染恶性事件的发生。所以清洗是消毒供应中心工作的一项重要环节。

(三)质量标准

(1)工作人员着装符合要求和分区规定。

(2)环境清洁,地面无杂物、无水迹,垃圾分类处理。

(3)备用物品摆放整齐、保持台面、设备清洁。

(4)正确选择处置方式(机洗/手工清洗)。

(5)清洁剂浓度配制符合要求并做好记录、器械分类浸泡过面。

(6)每批次监测清洗消毒器的物理参数及运转情况并记录。

(7)清洗消毒器维护运转正常、腔体机面无锈迹,清洗程序选择正确。

(8)机洗器械摆放整齐、有轴节器械充分打开。

(9)保证金属类器械表面光亮、齿牙处无血迹、无锈迹、无污渍。

(10)橡胶类干爽,管内壁干净、无血迹。

(11)按要求进行清洗、制水设备的维修、保养并有记录。

(四)注意事项

(1)清洗组应做好个人防护工作,防护用具包括帽子、面罩、口罩、防水罩袍、防护胶鞋、双层手套。清洗过程中,不慎污水溅入眼睛,立即用洗眼器彻底清洗眼睛,防止感染或化学试剂对眼睛的损伤。

(2)清洗时应保证待清洗器械关节全部打开,以保证清洗效果。

(3)手工清洗时应使用软毛刷,在水面下清洗,以防气溶胶对人体的危害。

(4)当使用自动清洗机时,每层摆放数量应最小化,能拆卸的器械拆卸到最小单位。

(5)管道器械应配合管道刷和气枪、水枪清洗。

(6)超声波清洗器(台式)适用于精密、复杂器械的洗涤。超声清洗时间宜 3～5 min,可根据器械污染情况适当延长清洗时间,不宜超过 10 min。

(7)清洗亚光手术器械禁用除锈除垢剂浸泡,以免破坏器械表面镀层而变色。应用清洗酶浸泡时严格掌握浸泡时间和浓度。

二、消毒

(一)目的

通过物理或化学方法,进一步降低清洗后器械、器具和物品的生物负荷,消除和杀灭致病菌,达到无害化的安全水平

(二)操作规程

清洗后的器械、器具和物品应进行消毒处理。根据器械、器具、物品的材质及消毒后用途,选择消毒方式。消毒可分为物理消毒和化学消毒。物理消毒包括机械热力消毒、煮沸消毒,化学消毒应选择取得卫生部门颁发卫生许可批件的安全、低毒、高效的消毒剂。

1.物理消毒

(1)机械热力消毒方法的温度、时间应参照下表的要求。此流程一般经过清洗程序后自动转入消毒程序,无须人工操作,但要密切观察机器运行参数,温度和时间达到表 6-1 的规定标准。

(2)煮沸消毒,将清洗后清洁的耐湿热的器械、物品放入盛有软水的加热容器中煮沸,有效消毒时间从水沸腾开始计算并保持连续煮沸。在水中加入 1%～2% 碳酸氢钠,可提高水沸点5℃,有灭菌防腐作用。一般在水沸后再煮 5～15 min 即可达到消毒目的,可杀死细菌繁殖体、真菌、立克次氏体、螺旋体和病毒。水温 100℃,时间≥30 min,即可杀死细菌芽孢达到高水平消毒。

表 6-1　湿热消毒的温度与时间

单位:分钟

温度	消毒时间	温度	消毒时间
90℃	≥1	75 ℃	≥30
80℃	≥10	70 ℃	≥100

2.化学消毒

(1)按要求着装。

(2)根据选用的化学消毒剂使用说明配制消毒液。消毒供应中心常用的化学消毒剂,一般为高水平消毒剂和中度水平消毒剂。高水平消毒剂包括:2% 戊二醛,浸泡 20～90 min,主要用于内窥镜的消毒;0.2% 过氧乙酸,浸泡 10 min,或 0.08% 过氧乙酸,浸泡 25 min,主要用于手工清洗器械的消毒处理。中水平消毒剂包括:500～1000 ppm(百万分之一)含氯消毒剂,浸泡

10～30 min,主要用于手工清洗器械的消毒;250～500 ppm 含氯消毒剂用于擦拭操作台面、车、储物架等物品消毒。75％酒精,用于台面、手的消毒。0.5％碘附,用于皮肤损伤时的消毒。2％三效热原灭活剂,浸泡 1 小时以上,主要用于器械的消毒和去热原。

（3）将清洗达标的器械、物品浸泡在消毒液面以下,记录时间。

（4）浸泡规定的时间后进行自来水彻底冲洗,去离子水再次冲洗后进入干燥程序。

（三）质量标准

（1）消毒后直接使用的诊疗器械、器具和物品,湿热消毒温度应≥90 ℃,时间≥5 min,或 A0 值≥3000;消毒后继续灭菌处理的,其湿热消毒温度应≥90 ℃,时间≥1 min,或 A0 值≥600。

（2）在全自动或半自动清洗消毒器工作运行中要密切观察各项参数并有记录,以保证消毒质量。

（3）煮沸消毒每次消毒物品的锅次、器械名称、数量、水沸腾时间、停止煮沸时间有记录。

（4）化学消毒剂配制浓度、浸泡时间有记录,可测试浓度的,将测试结果留档。消毒剂在有效期内使用。

（四）注意事项

严格按照器械、物品的材质要求选择消毒方式。

1.物理消毒

（1）煮沸消毒时,器械、物品浸没在水面以下,煮沸时容器要加盖。

（2）水沸腾开始计时后,中途不增加其他物品。

（3）防止烫伤。

2.化学消毒

（1）配置化学消毒剂时要注意安全防护,戴手套、口罩和眼罩。

（2）正确选择和使用消毒剂,严格按照产品使用说明书配置消毒剂浓度,测试消毒剂浓度达到有效浓度标准时方可使用。

（3）消毒剂现用现配,浸泡消毒时一定要加盖。

（4）使用对金属器械有强腐蚀作用的消毒剂时,按产品要求加放抗腐蚀剂,并严格控制浸泡时间,以免损坏器械。

（5）亚光金属器械禁止使用强腐蚀性消毒剂,以防破坏表面镀层而变色。

三、保养干燥

（一）目的

防止器械表面及轴节腐蚀生锈、藏污纳垢,保证各种灭菌方法的灭菌质量,延长器械的使用寿命。

（二）操作规程

清洗消毒后的器械应及时干燥处理。保养干燥目前也有机械和手工两种方式,如经济条件允许应首选机械保养干燥。消毒后直接使用的物品,应机械干燥,不允许使用手工干燥或自然干燥方法,以防止细菌污染。

1.机械器械保养干燥

保养液应该使用水溶性润滑剂,以利于灭菌因子穿透,保证灭菌效果。其流程如下。

(1)根据选用的水溶性润滑剂的产品使用说明书,调节全自动或半自动清洗消毒器抽吸润滑剂的时间,达到需要的浓度。

(2)根据器械的材质选择适宜的干燥温度,金属类干燥温度 70~90 ℃,需时间为 20~30 min;塑胶类干燥温度 65~75 ℃,防止温度过高造成器械变形,材质老化等问题,一般烘干所需时间约需要 40 min。

(3)机器根据设定的干燥时间结束程序自动开门。

2.手工器械保养干燥

(1)根据选用的水溶性润滑剂的产品使用说明书配置润滑剂浓度。

(2)将器械浸泡在润滑剂液面以下,浸泡时间遵照产品说明书的要求。

(3)捞出器械,用低纤维絮擦布擦干。穿刺套管针及手术吸引头等管腔器械可用高压气枪或 95% 的酒精干燥,软式内窥镜等器械和物品根据厂商说明书和指导手册可用也可选用 95% 的酒精处理,保证腔内彻底干燥。

(三)质量标准

(1)器械、物品干燥无水迹。

(2)器械有光泽,无锈迹(润滑剂浓度过低易生锈)。

(3)器械表面无白斑、花纹(出现此现象可能是润滑剂浓度过高或水质不达标所致)。

(4)操作台面用 500 mg/L。含氯消毒剂擦拭 2 次/d。

(5)低纤维絮擦布一用一清洗、消毒、干燥备用。

(四)注意事项

(1)禁止使用液状石蜡油(石蜡油)作为润滑剂保养。液状石蜡为非水溶性油剂,阻碍水蒸气等灭菌因子的穿透,影响灭菌效果。

(2)消毒后直接使用的器械、物品禁止采用手工干燥处理,以防在擦拭过程中再次污染。

(3)不使用容易脱落棉纤维的棉布类擦布,如纱布等。避免影响器械洁净度,造成微粒污染。

(4)不允许采用自然干燥方法进行器材干燥。

第三节 检查、制作、包装

一、检查
(一)目的
保证器械物品的清洗、消毒、干燥质量,以及器械物品的功能完好,便于临床科室使用。
(二)操作规程
(1)物品准备:设备设施(应备带光源的放大镜、带光源的包布检查操作台)、棉签、纱布等。

(2)着装:戴圆帽、口罩、穿专用鞋、戴手套。

（3）器械检查：在打开光源的放大镜下逐个查看器械，如刀子、剪子、各种钳子表面、轴节、齿牙是否光亮、洁净，用棉签检查穿刺针座内部是否清洁。用纱布检查管腔器械腔体内部是否洁净，擦拭器械表面是否有油污。

（4）将检查出的有污渍、锈迹的器械进行登记，并由传递窗传回去污区，重新浸泡、去污、除锈、清洗处理，按登记数目及时索要，保证临床供应数目相对恒定。

（5）检查有轴节松动的器械，将轴节螺钉拧紧。穿刺针尖有钩、不锋利的可在磨石上修复。检查剪刀是否锋利，尖部完好。

（6）将不能修复的坏损器械进行登记，交护士长报损并以旧换新。

（7）检查合规的器械进入包装程序。

（8）敷料检查：将各种敷料如包布、手术中单、手术衣等单张放在打开光源的包布检查操作台上检查，检查是否有小的破洞、棉布纱织密度是否均匀、清洁、干燥。检查手术衣带子是否齐全、牢固，袖口松紧是否适度。洗手衣腰带、橡皮带、扣子是否整齐牢固。

（9）将不合规的手术敷料挑拣并登记数量，以备到总务处报损，领取新敷料。护士长补充当天检出的敷料，保证临床和手术室无菌物品的供应。

（10）检查质量合规的敷料进入包装程序。

（三）质量标准

1.日常检查有记录

其意义有二，首先便于器械物品流通时的查找，保证器械物品数量的恒定，满足临床工作需要；其次，为管理者提供数据资料，便于管理者发现问题，保证器械物品清洗、消毒质量，使灭菌合格率达100％。

2.每周定期抽查有记录

记录内容包括：检查时间、检查内容、检查者、责任人、出现的问题、原因分析、整改措施。

3.每月定期总结有记录

记录整月出现问题整改后的效果，对屡次出现而本科室采取积极措施不能解决的问题，报有关职能部门请求帮助解决。

（四）注意事项

（1）有效应用带光源放大镜和操作台，使其保持功能完好。

（2）各项检查记录要翔实，不能流于形式，对工作确实起到督促指导作用，以保证工作质量。

（3）定期进行清洗、消毒等各个环节质量标准的培训学习，对检查中发现的问题及时组织讨论，查找原因，提高消毒供应中心全员的责任心和业务水平。

二、制作

（一）目的

根据临床各个科室的工作特点和需要，制作出不同规格、数量、材质的无菌物品。

（二）操作规程

制作过程是消毒供应中心一项细致而严谨的工作。把好这一关，不但能满足临床工作需要，提高临床科室对消毒供应中心的满意度，而且能降低消耗，避免浪费。需要制作的物品种类繁多,大体可遵循如下原则。

(1)明确物品的用途。

(2)明确物品制作的标准。

(3)物品、原料准备。

(4)制作后、包装前检查核对(此项工作需双人进行)。

(5)放置灭菌检测用品(生物或化学指示物)。

(6)进入包装流程。

(三)质量标准

(1)用物准备齐全,做到省时省力。

(2)物品制作符合制作标准。

(3)器械、物品数量和功能满足临床科室需要。

(4)例行节约原则,无浪费。

(四)注意事项

(1)敷料类、器械包类分室制作,以防棉絮污染。

(2)临床科室的特殊需求,要与科室护士长或使用者充分沟通并得到其认可后制作。

(3)定期随访临床科室使用情况,根据反馈信息及时调整制作方法。

三、包装

(一)目的

需要灭菌的物品,避免灭菌后遭受外界污染,需要进行打包处理。

(二)操作规程

1.包装材料的准备

根据包装工艺和消毒工艺的需要选择包装材料的材质、规格。无菌包装材料包括医用皱纹纸、纸塑包装袋、棉布、医用无纺布等。

(1)医用皱纹纸。有多种规格型号,用于包装各种诊疗器械及小型手术器械,为一次使用包装材料,造价贵,抗拉扯性差。

(2)纸塑包装袋。用于各种器械和敷料的包装,需要封口机封口包装。为一次性使用包装材料,造价贵,对灭菌方式有要求,高温高压蒸汽灭菌的有效期相对低温灭菌短,适用于低温灭菌。

(3)棉布。用于各种器械、敷料的包装。要求其密度在 140 支纱/mm^2 以上,为非漂白棉布。初次使用应使用 90 ℃水反复去浆洗涤,防止带浆消毒后变硬、变色。严禁使用漂白剂、柔顺剂,防止对棉纱的损伤和化学物品的残留。棉质包布可重复使用,价格低廉,其适用于高温高压蒸汽灭菌,皱褶性、柔顺性强,抗拉扯性强。但需要记录使用次数,每次使用前要检查其质量完好状态。当出现小的破洞、断纱、致密度降低(使用 30～50 次后)时,其阻菌效果降低,应检出报废。

(4)医用无纺布。用于各种器械、敷料的包装。其皱褶性、柔顺性强,抗拉扯性次于棉布。阻菌性强,适用于高温高压蒸汽灭菌和指定低温灭菌的包装。为一次性使用包装材料,造价贵。

（5）包装材料的规格根据需要包装的物品大小制定；

2.包装

（1）打器械包和敷料包的方法通常采用信封式折叠或包裹式折叠,这样打开外包装平铺在器械台上,形成了一个无菌界面,有利于无菌操作。这种打包方法适用于布类、纸类和无纺布类包装材料。①信封式包装折叠方法:内层包装,将内外双层包布平铺在打包台上,将器械托盘沿包布对角线放置包布中央,将离身体近的一角折向器械托盘,将角尖向上反折,将右侧一角折向器械,角尖向上反折,重复左侧,将对侧一角盖向器械,此角尖端折叠塞入包内,外留置角尖约 5 cm 长度。外层包布的包装方法同内层。用封包胶带粘贴两道封严包裹,在一侧封包胶带上粘贴 5 cm 长带有化学指示剂的胶带。并贴上标有科室、名称、包装者、失效日期的标示卡。②包裹式包装折叠方法:内层包装,将内外双层包布平铺在打包台上,将器械托盘沿包布边缘平行的十字线放置包布中央,将身体近侧一端盖到器械托盘上,向上反折 10 cm,将对侧一端盖到器械托盘上,包裹严密,边缘再向上反折 10 cm,将左右两侧分别折叠包裹严密。外层包布的包装方法同内层。用封包胶带粘贴两道封严包裹,在一侧封包胶带上粘贴 5 cm 长带有化学指示剂的胶带。并贴上标有科室、名称、包装者、失效日期的标示卡。

（2）用包装袋包装的物品,应根据所包装物品的大小选择不同规格的包装袋,剪所需要的长度,装好物品,尖锐物品应包裹尖端,以免穿破包装袋。包内放化学指示卡,能透过包装材料看到指示卡变色的包外不再贴化学指示标签。用医用封口机封口。在封口外缘注明科室、名称、包装者、失效日期。

（三）质量标准

（1）包装材料符合要求。有生产许可证、营业执照、卫生检验报告。

（2）物品齐全。

（3）体积、重量不超标。用下排气式压力蒸汽灭菌器灭菌,灭菌包体积不超过 30 cm×30 cm×25 cm,预真空或脉动真空压力蒸汽灭菌器灭菌,灭菌包体积不超过 30 cm×30 cm×50 cm,敷料包重量不超过 5 kg。金属器械包重量不超过 7 kg。

（4）标示清楚。包外注明无菌包名称、科室、包装者、失效日期。

（5）植入性器械包内中央放置生物灭菌监测指示剂或五类化学指示卡或称爬行卡,其他可放普通化学指示卡以监测灭菌效果。

（6）准确的有效期。布类和医用皱纹纸类包装材料包装的物品有效期为 1 周,其他根据包装材料使用说明而定。

（7）清洁后的物品应在 4 小时内进行灭菌处理。

（8）包布干燥无破洞,一用一清洗。

（9）封口应严密。

（四）注意事项

（1）手术器械应进行双层包装,即包装 2 次。

（2）手术器械筐或托盘上垫吸水巾。

（3）手术器械码放两层时中间放吸水巾,有利于器械的干燥。

（4）纸塑包装袋封口和压边宽度不少于 6 mm。

（5）新的棉布包装必须彻底洗涤脱浆后使用，否则变硬、变黄呈地图状。每次使用后要清洗。

（6）化学气体低温灭菌应使用一次性包装材料。

（7）等离子气体低温灭菌使用专用的一次性包装材料。

第四节　灭菌、储存、发放

一、灭菌

(一)目的

通过压力蒸汽或气体等灭菌方法对需要灭菌的物品进行处理，使其达到无菌状态。

(二)操作规程

压力蒸汽灭菌器。

1.灭菌操作前灭菌器的准备

（1）清洁灭菌器体腔，保证排汽口滤网清洁。

（2）检查门框与橡胶垫圈有无损坏、是否平整、门的锁扣是否灵活、有效。

（3）检查压力表、温度表是否在零位。

（4）由灭菌器体腔排汽口倒入 500 mL 水，检查有无阻塞。

（5）检查蒸汽、水源、电源情况及管道有无漏气、漏水情况。打开压缩机电源、水源、蒸汽、压缩机，蒸气压力达到 0.3～0.5 MPa；水源压力 0.15～0.30 MPa；压缩气体压力≥0.4 MPa 等运行条件符合设备要求。

（6）检查与设备相连接的记录或打印装置处于备用状态。

（7）进行灭菌器预热，当夹层压力≥0.2 MPa 时，则表示预热完成。排尽冷凝水，特别是冬天，冷凝水是导致湿包的主要原因。

（8）预真空压力蒸汽灭菌器做 B-D 试验，以测试灭菌器真空系统的有效性，B-D 测试合格后方可使用。

具体操作如下：①待灭菌器预热之后，由消毒员将 B-D 测试包平放于排气孔上方约 10 cm 处，关闭灭菌器门，启动 B-D 运行程序（标准的 B-D 测试程序即 121 ℃、15 min 或 134 ℃、3.5 min）。②B-D 程序运行结束，即在 B-D 测试纸上注明 B-D 测试的日期、灭菌锅编号、测试条件以及操作者姓名或工号。③查看 B-D 测试结果：查看 B-D 测试纸变色是否均匀，而非变黑的程度。B-D 测试纸变色均匀则为 B-D 测试成功，即可开始运行灭菌程序；否则 B-D 测试失败，查找失败原因予以处理后，连续进行 3 次 B-D 测试，均合格后方可使用。④B-D 测试资料需留存 3 年以上。

标准 B-D 测试包的制作方法如下：①100％脱脂纯棉布折叠成长 30±2 cm、宽 25±2 cm、高 25～28 cm 大小的布包，将专门的 B-D 测试纸放入布包中心位置；所使用的纯棉布必须一用一清洗。②测试包的重量为 4 kg＋5％（欧洲标准为 7 kg，美国标准为 4 kg）。

标准 B-D 包与一次性 B-D 包的区别如下：①标准 B-D 包需每次打包，费时费力；打包所用材料多次洗涤，洗涤剂的残留，影响到测试的稳定性；受人为因素影响大，打包的松紧程度不同会影响到测试的结果。②一次性 B-D 包使用简便,受人为及环境因素影响小,但成本较高。③模拟 B-D 测试装置,使用简便,包装小,灭菌难度可控,但处于发展阶段。

2.灭菌物品装载

装载前检查灭菌包外标志内容,并注明灭菌器编号、灭菌批次、灭菌日期及失效日期。

具体装载要求如下。

(1)装载时应使用专用灭菌架或篮筐装载灭菌物品,物品不可堆放,容器上下均有一定的空间,灭菌包之间间隔距离≥2.5 cm(物品之间至少有足够的空间可以插入伸直的手),以利灭菌介质的穿透,避免空气滞留、液体积聚,避免湿包产生。

(2)灭菌物品不能接触灭菌器的内壁及门,以防吸入冷凝水。

(3)应将同类材质的器械、器具和物品,置于同一批次进行灭菌。若纺织类物品与金属类物品混装时,纺织类物品应放置于灭菌架上层竖放,且装载应比较宽松;金属类则置于灭菌架下层平放;底部无孔的盘、碗、盆等物品应斜放,且开口方向一致;纸袋、纸塑袋亦应斜放。

(4)预真空灭菌器的装载量不得超过柜室容积的 90%,下排气灭菌器的装载量不能超过柜室容积的 80%,同时预真空和脉动真空压力蒸汽灭菌器的装载量分别不得小于柜室容积的 10% 和 5%,以防止"小装量效应"残留空气影响灭菌效果。

(5)各个储槽的筛孔需完全打开。

(6)易碎物品需轻拿轻放,轻柔操作。

(7)将批量监测随同已装载好的灭菌物品一同推入灭菌器内,批量监测放置在灭菌柜腔内下部、排气孔上方。

3.灭菌器工作运行中

(1)关闭密封门,根据被灭菌物品的性质选择灭菌程序,检查灭菌参数是否正确,启动运行程序。如根据蒸汽供给的压力,判断灭菌所能达到的最高温度,选择采用温度 132~134 ℃,压力 205.8 kPa,灭菌维持时间 4 min;或温度 121 ℃,压力 102.9 kPa,灭菌维持时间 20~30 min。目前多数灭菌器采用电脑自动控制程序,当温度达不到 132 ℃时自动转入 121 ℃灭菌程序。

(2)灭菌过程中,操作人员必须密切观察设备的运行时仪表和显示屏的压力、温度、时间、运行曲线等物理参数,如有异常,及时处理。

(3)每批次灭菌物品按要求做好登记工作:灭菌日期、灭菌器编号、批次号、装载的主要物品、灭菌程序号、主要运行参数、操作员签名或工号,便于物品的跟踪、追溯。

4.无菌物品卸载

(1)灭菌程序结束后,从灭菌器中拉出灭菌器柜架或容器,放于无菌保持区或交通量小的地方,直至冷却至室温,冷却时间应>30 min,防止湿包产生。

(2)灭菌质量确认。确认每批次的化学批量监测或生物批量监测是否合格;对每个灭菌包进行目测,检查包外的化学指示标签及化学指示胶带是否合格,检查有无湿包现象,湿包或无菌包掉落地上均应视为污染包,污染包应重新进入污染物品处理程序,不得烘烤。

(三)质量标准

(1)物品装载正确:①包与包之间留有空间符合要求。②各种材质物品摆放位置、方式符合要求。③在灭菌器柜室内物品的摆放符合要求,避免接触门或侧壁,以防湿包。④有筛孔的容器必须把筛孔打开,其开口的平面与水平面垂直。

(2)按《消毒技术规范》要求完成灭菌设备每天检查内容。

(3)灭菌包规格、重量符合标准。装载容量符合要求,容量不能超出限定的最大值和最小值。

(4)灭菌包外应有标志,内容包括物品名称、检查打包者姓名或编号、灭菌器编号、批次号、灭菌日期和失效日期。

(5)每天灭菌前必须进行 B-D 检测,检测结果合格方可使用,B-D 检测图整理存档,保留3 年。

(6)根据灭菌物品的性能,所能耐受的温度和压力确定灭菌方式。凡能耐受高温、高压的医疗用品采用压力蒸汽灭菌。油剂、粉剂采用干热灭菌。不耐高温的精密仪器、塑料制品等采用低温灭菌。

(7)选择正确的灭菌程序。根据灭菌物品的材质如器械、敷料等选择相应的灭菌程序。

(8)选择正确的灭菌参数,每锅次灭菌的温度、压力、灭菌时间等物理参数有记录。

(9)严格执行灭菌与非灭菌物品分开放置。

(10)每周每台灭菌器进行生物检测1次,结果登记并存档保留3年。

(11)每批次有化学指示卡检测,检测结果有记录并存档保留3年。

(12)植入性器械每批次有生物检测合格后方可发放,急诊手术有五类化学指示卡 PCD 批量检测合格后可临时发放并做好登记以备召回。

(13)无菌物品合格率达100%。确认灭菌合格后,批量监测物存档并做好登记。

(14)按要求做好设备的维护和保养,并有记录。

(四)注意事项

(1)开放式的储槽不应用于灭菌物品的包装。

(2)严格执行安全操作,消毒员经过培训合格,持证上岗。

(3)排冷凝水阀门开放大小要适当,过大蒸汽大量释放造成浪费,过小冷凝水不能排尽,造成湿包,灭菌失败。

(4)灭菌器运行过程,消毒员不得离开设备,应密切观察各个物理参数和机器运行情况,出现漏气、漏水情况及时解决。

(5)灭菌结束,开门操作时身体避开灭菌器的门,以防热蒸汽烫伤。

(6)待冷却的灭菌架应挂有防烫伤标示牌,卸载时戴防护手套,防止烫伤。

(7)压力蒸汽灭菌器不能用于凡士林等油类和粉剂的灭菌,不能用于液体的灭菌。

二、储存

(一)目的

灭菌物品在适宜的温度、湿度独立空间集中保存,在有效期内保持无菌状态。

(二)操作规程

1.空间要求

无菌物品应存放在消毒供应中心洁净度最高的区域,尽管卫生部对无菌物品存放区未做净化要求,对其空气流向及压强梯度做了明确规定:空气流向由洁到污;无菌物品存放区为洁净区,其气压应保持相对正压。湿度低于 70%,温度低于 24℃。目前有些医院消毒供应中心的无菌物品存放区与消毒间无菌物品出口区域连通,其弊病是造成无菌物品储存区域温度、湿度超标。无菌物品存放间与灭菌间的无菌物品出口区域应设屏障。

2.无菌物品储存架准备

无菌物品的储存架最好选用可移动、各层挡板为镂空的不锈钢架子,优点是根据灭菌日期排序时不用搬动无菌包,直接推动架子,减少对无菌包的触摸次数且省时省力。挡板为镂空式,有利于散热,及时散发无菌包内残留的热量,防止大面积接触金属,蒸汽转化为冷凝水造成湿包现象。

3.无菌物品有序存放

无菌物品品种名称标示醒目且位置固定。根据灭菌时间的先后顺序固定排列,先灭菌的物品先发放,后灭菌的后发放。库存无菌物品基数有备案,每天或每班次物品查对有记录。

4.及时增补

根据临床需要无菌物品情况,及时增补,以保证满足临床使用。

(三)质量标准

(1)进入无菌物品存放区按要求着装。

(2)无菌物品存放区不得有未灭菌或标示不清物品存放。

(3)外购的一次性使用无菌物品,须先去掉外包装方可进入无菌物品存放区。

(4)室内温度保持在 24℃以下,湿度在 70%以下。

(5)存放间每月监测一次:空气细菌数≤200 cfu/m³;物体表面数<5 cfu/cm²;工作人员手细菌数<5 cfu/cm²;灭菌后物品及一次性无菌医疗器具不得检出任何种类微生物及热原体。

(6)物品存放离地 20～25 cm、离顶 50 cm、离墙 5 cm。

(7)无菌包包装完整,手感干燥,化学指示剂变色均匀,湿包视为污染包应重新清洗灭菌。

(8)无菌包一经拆开,虽未使用应重新包装灭菌,无过期物品存放,物品放置部位标示清楚醒目,并按灭菌日期有序存放,先入先发,后入后发。

(9)凡出无菌室的物品应视为污染,应重新灭菌。

(四)注意事项

环境的温度、湿度达到标准时,使用纺织品材料包装的无菌物品有效期宜为 14 天;未达到环境标准时,有效期宜为 7 天。医用一次性纸袋包装的无菌物品,有效期宜为 1 个月;使用一次性医用皱纹纸、医用无纺布包装的无菌物品,有效期宜为 6 个月;使用一次性纸塑袋包装的无菌物品,有效期宜为 6 个月。硬质容器包装的无菌物品,有效期宜为 6 个月。

三、发放

(一)目的

根据临床需要,将无菌物品安全、及时运送到使用科室。

(二)操作规程

(1)与临床科室联系,确定各科室需要的无菌物品名称、数量。并记录在无菌物品下送登记本上。根据本院工作量进行分组,按省时省力的原则分配各组负责的科室。

(2)准备下送工具。无菌物品下送工具应根据工作量采用封闭的下送车或封闭的整理箱等。下送工具每天进行有效消毒处理,并存放在固定的清洁区域内。

(3)于无菌物品发放窗口领取并清点下送无菌物品。

(4)发放车上应备有下送物品登记本,科室意见反馈本。与科室负责治疗室工作人员认真交接,并在物品登记本上双方签字。定期征求科室意见,并将科室意见反馈给护士长。

(三)质量标准

(1)运送工具定点存放标示清楚。

(2)无菌物品下送车或容器不得接触污染物品,污车、洁车严格区分,并分别定点放置。每次使用后彻底清洗、消毒、擦干备用。

(3)严格查对无菌物品的名称、数量、灭菌日期、失效期、包装的完整性、灭菌合格标示及使用科室。

(4)物品数目登记完善准确;下发物品账目清楚。

(5)及时准确将消毒物品送到临床科室。

(6)对科室意见有记录,并有相应整改措施和评价。

(四)注意事项

发放无菌物品剩余物品不得返回无菌物品存放区,按污染物品重新处理。

第五节　微波消毒

波长为 0.001～1 m,频率为 300～300000 MHz 的电磁波称为微波。物质吸收微波能所产生的热效应可用于加热,在加热、干燥和食品加工中,人们发现微波具有杀菌的效能,于是又逐渐用于消毒和灭菌领域。近年来,微波消毒技术发展很快,在医院和卫生防疫消毒中已有较广泛的应用。

一、微波的发生及特性

微波是一种波长短而频率较高的电磁波。磁控管产生微波的原理是使电子在相互垂直的电场和磁场中运动,激发高频振荡而产生微波。磁控管的功率可以做得很大,能量由谐振腔直接引出,而无须再经过放大。现代磁控管一般分为两类:一类是产生脉冲微波的磁控管,其最大输出功率峰值可达 10000 kW,另一类是产生连续微波的磁控管,如微波干扰及医学上使用的磁控管,其最大输出功率峰值可达 10 kW。用于消毒的微波的频率为 2450 MHz 及 915 MHz,由磁控管发生,能使物品发热,热使微生物死亡。微波频率高、功率大,使物体发热时,内外同时发热且不需传导,故所需时间短,微波消毒的主要特点如下。

(一)作用快速

微波对生物体的作用就是电磁波能量转换的过程,速度极快,可在 10^{-9} 秒之内完成,加热快速、均匀,热力穿透只需几秒至数分钟,不需要空气与其他介质的传导。用于快速杀菌时是其他因子无法比拟的。

(二)对微生物没有选择性

微波对生物体的作用快速而且不具选择性,所以其杀菌具有广谱性,可以杀灭各种微生物及原虫。

(三)节能

微波的穿透性强,瞬时即可穿透到物体内部,能量损失少,能量转换效率高,便于进行自动化流水线式生产杀菌。

(四)对不同介质的穿透性不同

对有机物、水、陶瓷、玻璃、塑料等穿透性强,而对绝大部分金属则穿透性差,反射较多。

(五)环保、无毒害

微波消毒比较环保、无毒害、无残留物、不污染环境,也不会形成环境高温。还可对包装好的,较厚的或是导热差的物品进行处理。

二、微波消毒的研究与应用

(一)医疗护理器材的消毒与灭菌

微波的消毒灭菌技术是在微波加热干燥的基础上发展而来的,这一技术首先是在食品加工业得到推广应用,随着科技的发展,微波的应用越来越广泛。现在微波除了用于医院和卫生防疫消毒以外,还广泛用于干燥、筛选及物理、化工等行业。但是微波消毒目前仍处于探索研究阶段,许多实验的目的主要是探索微波消毒的作用机制。目前使用较多的有以下几种。

1.微波牙钻消毒器

目前市场上,已有通过国家正式批准生产的牙钻涡轮机头专用微波消毒装置,WBY 型微波牙钻消毒器为产品之一,多年临床使用证明,该消毒器有消毒速度快,效果可靠,不损坏牙钻,操作简单等优点。

2.微波快速灭菌器

型号为 WXD-650A 的微波快速灭菌器是获得国家正式批准的医疗器械微波专用灭菌设备,该设备灭菌快速,5 min 内可杀灭包括细菌芽孢在内的各种微生物,效果可靠,可重复使用,小型灵活,适用范围广,特别适合用于需重复消毒、灭菌的小型手术用品,它可用于金属类、玻璃陶瓷类、塑料橡胶类材料的灭菌。

3.眼科器材的专用消毒器

眼科器械小而精细、要求高、消毒后要求不残留任何有刺激性的物质,目前眼科器械消毒手段不多,越来越多的眼科器械、仿人工替代品、角膜接触镜(又称隐形眼镜)等物品的消毒开始使用微波消毒。

4.口腔科根管消毒

王金鑫等(2003)将 WB-200 型电脑微波口腔治疗仪用于口腔急、慢性根尖周炎及牙髓坏死患者根管的治疗,微波消毒组治愈率 95.2%、好转率 3.1%、无效率 1.8%,常规组分别为 90.0%、5.0%、5.0%,统计学处理显示,两者差别显著。

5.微波消毒化验单

用载体定量法将菌片置于单层干布袋和保鲜袋内,用 675W 微波照射 5 min,杀菌效果与双层湿布袋基本一致,照射 8 min,对前两种袋内的大肠埃希菌、金黄色葡萄球菌、枯草杆菌黑色变种芽孢平均杀灭率均达到99.73%～99.89%,而双层湿布包达到100%。周惠联等报道,利用家用微波炉对人工染菌的化验单进行消毒,结果以10张为1本,800W照射5 min,以50张为1本,照射7 min,均可完全杀灭大肠埃希菌、金黄色葡萄球菌和铜绿假单胞菌,但不能完全杀灭芽孢;以50张为1本,800W作用7 min可以杀灭细菌繁殖体,但不能杀灭芽孢。

6.微波消毒医用矿物油

医用矿物油类物质及油纱条的灭菌因受其本身特性的影响,仍是医院消毒灭菌的一个难题。常用的干热灭菌和压力蒸汽灭菌都存在一些弊端,而且灭菌效果不理想。采用载体定性杀菌试验方法,观察了微波灭菌器对液状石蜡和凡士林油膏及油纱布条的杀菌效果。结果液状石蜡和凡士林油膏经650W微波灭菌器照射20 min和25 min,可全部杀灭嗜热脂肪杆菌芽孢;分别照射25 min和30 min,可全部杀灭枯草杆菌黑色变种芽孢,但对凡士林油纱布条照射50 min,仍不能全部杀灭枯草杆菌黑色变种芽孢,试验证明,微波照射对液状石蜡和凡士林油膏可达到灭菌效果。

(二)食品与餐具的消毒

由于微波消毒快捷、方便、干净、效果可靠,将微波应用于食品与餐具消毒的报道亦较多。将250 mL酱油置玻璃烧杯中,经微波照射10 min即达到消毒要求。江连洲等(1988)将细菌总数为$312×10^6$ CFU/g的塑料袋装咖喱牛肉置微波炉中照射40 min,菌量减少至$413×10^2$ CFU/g。市售豆腐皮细菌污染较严重,当用650 W功率微波照射300 g市售豆腐皮5 min,可使之达到卫生标准。用微波对牛奶进行消毒处理,亦取得了较好的效果。用微波炉加热牛奶至煮沸,可将铜绿假单胞菌、分枝杆菌、脊髓灰质炎病毒等全部杀灭;但白色念珠菌仍有存活。用700W功率微波对餐茶具,如奶瓶、陶瓷碗及竹筷等照射3 min,可将污染的大肠埃希菌全部杀灭,将自然菌杀灭99.17%以上;照射5 min,可将HBsAg的抗原性破坏。专用于餐具和饮具的WX-1微波消毒柜,所用微波频率为2450 MHz,柜室容积为480 mm×520 mm×640 mm。用该微波消毒柜,将染有枯草杆菌黑色变种(ATCC9372)芽孢、金黄色葡萄球菌(ATCC6538)、嗜热脂肪杆菌芽孢及短小芽孢杆菌(E601及ATCC27142)的菌片放置于成捆的冰糕棍及冰糕包装纸中,经照射20分钟,可达到灭菌要求。

(三)衣服的消毒

用不同频率的微波对染有蜡状杆菌(4001株)芽孢的较大的棉布包(16 cm×32 cm×40 cm)进行消毒,当微波功率为3 kW时,杀灭99.99%芽孢,2450 MHz频率微波需照射8 min,而915 MHz者则仅需5分钟。微波的杀菌作用随需穿透物品厚度的增加而降低。如将蜡状杆菌芽孢菌片置于含水率为30%的棉布包的第6、34和61层,用2450 MHz频率(3k W)微波照射2 min,其杀灭率依次为99.06%、98.08%和91.57%。关于照射时间长短对杀菌效果影响的试验证明,用2450 MHz频率(3 kW)微波处理,当照射时间由1 min增加至2、3、4 min时,布包内菌片上的残存芽孢的对数值由3.8依次降为1.4、0.7和0。在一定条件下,微波的杀菌效果可随输出功率的增加而提高。当输出功率由116k W增至216 kW和316 kW时,布包内菌片上的残存蜡状杆菌芽孢的对数值依次为3.0、1.5和0。将蜡状杆菌芽孢菌片置于含水率分别为0、20%、30%、45%的棉布包中,用450 MHz(3 kW)微波照射2 min。结果,残存芽孢数的对数值依次为3.31、2.39、1.51和2.62。该结果表明,当含水率在30%左右时最好,至

45％其杀菌效果反而有所降低。吴少军报道,用家用微波炉,以 650 W 微波照射 8 min,可完全杀灭放置于 20 cm×20 cm×20 cm 衣物包(带有少量水分)中的枯草杆菌黑色变种芽孢。丁兰英等报道,用 915 MHz(10 kW)微波照射 3 min,可使马鬃上蜡状杆菌芽孢的杀灭率达 100％。

(四)废弃物等的消毒

用传送带连续照射装置对医院内废物,包括动物尸体及组织、生物培养物、棉签,以及患者的血、尿、粪便标本和排泄物等进行微波处理。结果证明,该装置可有效地杀灭废弃物中的病原微生物。在德国(1991),污泥的农业使用有专门法规,如培育牧草用的污泥,必须不含致病微生物。传送带式微波处理为杀灭其中病原微生物的方法之一。用微波-高温压力蒸汽处理医疗废物,效果理想。

(五)固体培养基的灭菌

金龟子绿僵菌是一种昆虫病原真菌,在农林害虫生物防治中应用广泛。为了大批量培养绿僵菌,其培养基的灭菌工作十分重要。目前常用的灭菌方法是传统的压力蒸汽灭菌法,存在灭菌时间长,不能实现流水作业等缺点。微波灭菌具有灭菌时间短、操作简便以及对营养破坏小等特点。

为探讨微波对金龟子绿僵菌固体培养基的灭菌效果及其影响因素,用家用微波炉、载体定量法对农业用绿僵菌固体培养基灭菌效果进行了实验室观察,结果随着负载量的增大,杀菌速度降低。负载量为 200 g 以下时,微波处理 3 min,全部无菌生长。负载量为 250 g 时,微波照射 4 分钟,存活菌数仍达 100 cfv/g,试验证明,随着微波处理时间的延长,灭菌效果增强。以 100 g 固体培养基加 60 g 水的比例经微波处理效果比较好,灭菌处理 3 min 均能达到灭菌目的。微波对绿僵菌固体培养基灭菌最佳工艺为,100 g 的固体培养基加 60 g 水,浸润 3 小时,在 800 W 的微波功率处理 3 min,可达到灭菌效果。

三、影响微波消毒的因素

(一)输出功率与照射时间

在一定条件下,微波输出功率大,电场强,分子运动加剧,加热速度快,消毒效果就好。

(二)负载量的影响

以不同重量敷料包为负载,分别在上、中、下层布放枯草杆菌芽孢菌片,经 2450 MHz、3 kW 照射 13 min,结果 4.25～5.25 kg 者,杀灭率为 99.9％;5.5 kg 者,杀灭率为 99.5％;6.0 kg 者,杀灭率为 94.9％。

(三)其他因素

包装方法、灭菌材料含湿量、协同剂等因素对微波杀菌效果的影响也是大家所认同的,这些因素在利用微波消毒时应根据现场情况酌情考虑。

四、微波的防护

微波过量照射对人体产生的影响,可以通过个体防护而减轻,并加以利用,因此在使用微波时需要采取的防护措施如下。

(一)微波辐射的吸收和减少微波辐射的泄漏

当调试微波机时,需要安装功率吸收天线,吸收微波能量,使其不向空间发射。设置微波屏障需采用吸收设施,如铺设吸收材料,阻挡微波扩散。做好微波消毒机的密封工作,减少辐射泄漏。

(二)合理配置工作环境

根据微波发射有方向性的特点,工作点位置于辐射强度最小的部位,尽量避免在辐射束的前方进行工作,并在工作地点采取屏蔽措施,工作环境的电磁强度和功率密度,不要超过国家规定的卫生标准,对防护设备应定期检查维修。

(三)个人防护

针对作业人员操作时的环境采取防护措施。可穿戴喷涂金属或金属丝织成的屏障防护服和防护眼镜。对作业人员每隔 1~2 年进行 1 次体格检查,重点观察眼晶状体的变化,其次为心血管系统,外周血常规及男性生殖功能,及早发现微波对人体健康危害的征象,只要及时采取有效的措施,作业人员的安全是可以得到保障的。

第六节　超声波消毒

近 20 年来,人们一直在努力寻找一种更迅速、更便宜而又能克服高温(饱和蒸汽或干热)消毒灭菌方法和化学消毒法的弱点的消毒方法,超声波消毒就是其中的一种。随着超声波的使用越来越广泛,人们对其安全性产生了担忧。事实上,临床实践证明,即使以超过临床使用数倍的剂量也难以观察到其对人体的损伤,现在普遍认为,强度小于 $20\ mW/cm^2$ 的超声波对人体无害,但对大功率超声波照射还是应注意防护。

一、超声波的本质与特性

超声波和声波一样,也是由振动在弹性介质中的传播过程形成的,超声波是一种特殊的声波,它的声振频率超过了正常人听觉的最高限额,达到 20000 Hz 以上,所以人听不到超声波。

超声波具有声波的一切特性,它可以在固体、液体和气体中传播。超声波在介质中的传播速度除了与温度、压强以及媒介的密度等有关外,还与声源的振动频率有关。在媒介中传播时,其强度随传播距离的增长而减弱。超声波也具有光的特性。可发生辐射和衍射等现象,波长越长,其衍射现象越明显。但由于超声波的波长仅有几毫米,所以超声波的衍射现象并不明显。高频超声波也可以聚焦和定向发射,经聚焦而定向发射的超声波的声压和声强可以很大,能贯穿液体或固体。

二、超声波消毒的研究与应用

(一)超声波的单独杀菌效果

用 2.6 kHz 的超声波进行微生物杀灭实验,发现某些细菌对超声波是敏感的,如大肠埃希菌、巨大芽孢杆菌、铜绿假单胞菌等可被超声波完全破坏。此外,超声波还可使烟草花叶病毒、脊髓灰质炎病毒、狂犬病毒、流行性乙型脑炎病毒和天花病毒等失去活性。但超声波对葡萄球菌、链球菌等效力较小,对白喉毒素则完全无作用。

(二)超声波与其他消毒方法的协同作用

虽然超声波对微生物的作用在理论上已获得较为满意的解释。但是,在实际应用上还存在一些问题。例如超声波对水、空气的消毒效果较差,很难达到消毒作用,而要获得具有消毒价值的超声波,必须首先具有高频率、高强度的超声波波源,这样,不仅在经济上费用较大,而且与所得到的实际效果相比是不经济的。因此,人们用超声波与其他消毒方法协同作用的方式,来提高其对微生物的杀灭效果。例如,超声波与紫外线结合,对细菌的杀灭率增加;超声波与热协同,能明显提高对链球菌的杀灭率;超声波与化学消毒剂合用,即声化学消毒,对芽孢的杀灭效果明显增强。

1.超声波与戊二醛的协同消毒作用

据报道,单独使用戊二醛完全杀灭芽孢,要数小时,在一定温度下戊二醛与超声波协同可将杀灭时间缩短为原来的1/12～1/2。如果事先将菌悬液经超声波处理,则它对戊二醛的抵抗力是一样的。将戊二醛与超声波协同作用,才能提高戊二醛对芽孢的杀灭能力(表6-2)。

表 6-2 超声波与戊二醛协同杀菌效果

戊二醛含量/%	温度/℃	超声波频率	完全杀灭芽孢所需时间/min
1	55	无超声波	60
1	55	20	5
2	25	无超声波	180
2	25.	250	30

2.超声波与环氧乙烷的协同消毒作用

Boucher 等用频率为 30.4 kHz,强度为 2.3 W/cm² 的连续性超声波与浓度 125 mg/L 的环氧乙烷协同,在 50 ℃恒温,相对湿度 40%的条件下对枯草杆菌芽孢进行消毒,作用 40 min 可使芽孢的杀灭率超过 99.99%,如果单用超声波时只能使芽孢的菌落数大约减少 50%。因此认为环氧乙烷与超声波协同作用的效果比单独使用环氧乙烷或超声波消毒效果好,而且还认为用上述频率与强度的超声波,在上述的温度与相对湿度的条件下,与环氧乙烷协同消毒是最理想的条件。环氧乙烷与超声波协同消毒在不同药物浓度、不同温度条件及不同作用时间的条件下消毒效果有所不同。环氧乙烷与超声波协同消毒在相同药物浓度、相同温度时,超声波照射时间越长,杀菌率越高;在相同药物浓度、相同照射时间下,温度越高,杀菌率越高;而在相同照射时间、相同温度下,药物浓度越高,杀菌率也越高。

3.超声波与环氧丙烷的协同消毒作用

有报道,在 10 ℃,相对湿度为 40%的条件下,暴露时间为 120 min 时,不同强度的超声波与环氧丙烷协同消毒的结果不同,在环氧丙烷浓度为 500 mg/L,作用时间为 120 min 时,用强度为 1.6 W/cm² 的超声波与环氧丙烷协同作用,可完全杀灭细菌芽孢。在相同条件下,单独使用环氧丙烷后,不能完全杀灭。而且,在超声波与环氧丙烷协同消毒时,存活芽孢数是随声强的增加而呈指数下降。

4.超声波与强氧化高电位酸性水协同杀菌

强氧化高电位酸性水是一种无毒无不良气味的杀菌水,技术指标是,氧化还原电位(ORP)值≥1100 MV,pH 值≤2.7,有效氯≤60 mg/L。如单独使用超声波处理 10 min,对大肠埃希菌杀灭率为 89.9%;单独使用强氧化高电位酸性水作用 30 秒,对大肠埃希菌杀灭率为

100%；超声波与氧化水协同作用 15 秒，杀灭率亦达到 100%。单用超声波处理 10 min、单独用强氧化高电位酸性水作用 1.5 min，可将悬液内 HBsAg 阳性血清的抗原性完全灭活，两者协同作用仅需 30 秒即可达到完全灭活。

5.超声波与其他消毒液的协同杀菌作用

据闫傲霜等试验表明，用超声波（10 W/cm²）与多种消毒液对芽孢的杀灭均有协同作用，特别是对一些原来没有杀芽孢作用的消毒剂，如氯己定（洗必泰）、苯扎溴铵（新洁尔灭）、醛醇合剂等，这种协同作用不仅对悬液中的芽孢有效，对浸于液体中的载体表面上的芽孢也有同样效果。Ahemd 等报道，超声波可加强过氧化氢的杀菌作用，使其杀芽孢时间从 25 min 以上缩短到 10～15 min。Jagenberg-Werke 用超声波使过氧化氢形成气溶胶，使之均匀附着在消毒物表面，从而提高消毒效果。

Burleson 用超声波与臭氧协同消毒污水，有明显增效作用，可能是因为超声波：①增加臭氧溶解量；②打碎细菌团块和外围有机物；③降低液体表面张力；④促进氧的分散，形成小气泡，增加接触面积；⑤加强氧化还原作用。声化学消毒的主要机制是由于超声波快速而连续性的压缩与松弛作用，使化学消毒剂的分子打破细菌外层屏障，加速化学消毒剂对细菌的渗透，细菌则被进入体内的化学消毒剂的化学反应杀死。超声波本身对这种化学杀菌反应是没有作用的，但它能加速化学消毒剂在菌体内的扩散。在声化学消毒中，超声波的振幅与频率最为重要。

（三）超声波的破碎作用

利用高强度超声波照射菌液，由于液体的对流作用，整个容器中的细菌都能被破碎。超声波的破碎作用应用于生物研究中，能提高从器官组织或其他生物学基质中分离病毒及其他生物活性物质（如维生素、细菌毒素等）的阳性率。

三、影响超声波消毒效果的因素

超声波的消毒效果受到多种因素的影响，常见的有超声波的频率、强度、照射时间、媒质的性质、细菌的浓度等。

（一）超声波频率

在一定频率范围内，超声波频率高，能量大，则杀菌效果好，反之，低频率超声波效果较差。但超声波频率太高则不易产生空化作用，杀菌效果反而降低。

（二）超声波的强度

利用高强度超声波处理菌液，由于液体的对流作用，整个容器中的细菌都能被破碎。据报道，当驱动功率为 50 W 时，容器底部的振幅为 10.5 μm，对 50 mL 含有大肠埃希菌的水作用 10～15 min 后，细菌 100% 破碎。驱动功率增加，作用时间减少。

（三）作用时间和菌液浓度

超声波消毒的消毒效果与其作用时间成正比，作用时间越长，消毒效果越好。作用时间相同时，菌液浓度高比浓度低时消毒效果差，但差别不很大。有人用大肠埃希菌试验，发现 30 mL 浓度为 3×10^6 CFU/mL 的菌液需作用 40 min，若浓度为 2×10^7 CFU/mL 则需作用 80 min。15 mL 浓度为 4.5×10^6 CFU/mL 的菌液只需作用 20 min 即可杀死。另有人用大肠埃希菌、金黄色葡萄球菌、枯草杆菌、铜绿假单胞菌试验发现，随超声波作用时间的延长，其杀灭率皆明显提高,而且在较低强度的超声波作用下以铜绿假单胞菌提高最快,经统计学处理发现,铜绿假单胞菌、枯草杆菌的杀灭率和超声波作用时间之间的相关系数有统计学意义。

(四)盛装菌液容器

R. Davis 用不锈钢管作容器,管长从 25 cm 不断缩短,内盛 50％酵母菌液 5 mL,用 26 kHz 的超声波作用一定时间,结果发现,细菌破碎的百分数与容器长度有关,在 10～25 cm,出现 2 个波峰和 2 个波谷,两波峰或两波谷间相距约 8 cm。从理论上说盛装容器长度以相当于波长的一半的倍数为最好。

(五)菌液容量

由于超声波在透入媒质的过程中不断将能量传给媒质,自身随着传播距离的增长而逐渐减弱。因此,随着被处理菌悬液的菌液容量的增大,细菌被破坏的百分数降低。R.Davis 用 500 W/cm^2 的超声波对43.5％的酵母菌液作用 2 min,结果发现,容量越大,细菌被破坏的百分数越低。此外被处理菌悬液中出现驻波时,细菌常聚集在波节处,在该处的细菌承受的机械张力不大,破碎率也最低。因此,最好使被处理液中不出现驻波,即被处理菌悬液的深度最好短于超声波在该菌悬液中波长的一半。

(六)媒质

一般微生物被洗去附着的有机物后,对超声波更敏感,另外,钙离子的存在,pH 的降低也能提高其敏感性。

第七节　紫外线消毒

紫外线(ultraviolet ray,简称 UV)属电磁波辐射,而非电离辐射,根据其波长范围分为 3 个波段:A 波段(波长为 400.0～315.0 nm)、B 波段(315.0～280.0 nm)、C 波段(280.0～100.0 nm),是一种不可见光。杀菌力较强的波段为 280.0～250.0 nm,通常紫外线杀菌灯采用的波长为 253.7 nm,广谱杀菌效果比较明显。

一、紫外线的发生与特性

(一)紫外线的发生

目前用于消毒的紫外线杀菌灯多为低压汞灯,它所产生的紫外线波长 95％为 253.7 nm。用于消毒的紫外线灯分为普通型紫外线灯和低臭氧紫外线灯,低臭氧紫外线灯因能阻挡 184.9 nm波长的紫外线向外辐射,减少臭氧的产生,因此目前医院多选择低臭氧紫外线灯。

(二)紫外线灯消毒特性

紫外线灯的杀菌特性有以下几点。

(1)杀菌谱广。紫外线可以杀灭各种微生物,包括细菌繁殖体、细菌芽孢、结核杆菌、真菌、病毒和立克次体。

(2)不同微生物对紫外线的抵抗力差异较大,由强到弱依次为真菌孢子＞细菌芽孢＞抗酸杆菌＞病毒＞细菌繁殖体。

(3)穿透力弱。紫外线属于电磁辐射,穿透力极弱,绝大多数物质不能穿透,因此使用受到限制;在空气中可受尘粒与湿度的影响,当空气中含有尘粒 800～900 个/cm³,杀菌效力可降低 20%～30%,相对湿度由 33%增至 56%时,杀菌效能可减少到 1/3。在液体中的穿透力随深度增加而降低,小、中杂质对穿透力的影响更大,溶解的糖类、盐类、有机物都可大大降低紫外线的穿透力。酒类、果汁、蛋清等溶液只需0.1～0.5 mm 即可阻留 90%以上的紫外线。

(4)杀菌效果与照射剂量有关。杀菌效果直接取决于照射剂量(照射强度和照射时间)。

(5)在不同介质中紫外线杀菌效果不同。

(6)杀灭效果受物体表面因素影响。紫外线大多是用来进行表面消毒的,粗糙的表面不适宜用紫外线消毒,当表面有血迹、痰迹等污染物质时,消毒效果亦不理想。

(7)协同消毒作用。有报道,某些化学物质可与紫外线起协同消毒作用,如紫外线与醇类化合物可产生协同杀菌作用,经酒精湿润过的紫外线消毒器可将杀芽孢时间由 60 min 缩短为 30 min,污染有 HBsAg 的玻璃片经 3%过氧化氢溶液湿润后,再经紫外线照射 30 min 即可完全灭活,而紫外线或过氧化氢单独灭活上述芽孢菌都需要 60 min 左右。

二、紫外线消毒装置

(一)紫外线杀菌灯分类

紫外线灯管根据外形可分为直管、H 形管、U 形管;根据使用目的不同被分别制成高强度紫外线消毒器、紫外线消毒箱、紫外线消毒风筒、移动式紫外线消毒车、便携式紫外线灯等。

(二)杀菌灯装置

1.高强度紫外线灯消毒器

高强度的紫外线灯是专门研制出的 H 型热阴极低压汞紫外线灯,它在距离照射表面很近时,照射强度可达 5000 $\mu W/cm^2$ 以上,5 秒内可杀灭物体表面污染的各种细菌、真菌、病毒,对细菌芽孢的杀灭率可达 99.9%以上,目前国内生产的有 9 W、11 W 等小型 H 型紫外线灯,在 3 cm 的近距离照射,其辐射强度可达到 5000～12000 $\mu W/cm^2$。该灯具适用于光滑平面物体的快速消毒,如工作台面、桌面及一些大型设备的表面等。刘军等(2005)报道,多功能动态杀菌机内,在常温常湿和有人存在情况下,对自然菌的消除率在 59%～83%,最高可达 86%。

2.紫外线消毒风筒

在有光滑金属内表面的圆桶内安装高强度紫外线灯具,在圆桶一端装上风扇,进入风量为 25～30 m^3/min,开启紫外线灯使室内空气不断经过紫外线照射,不间断地杀灭空气中的微生物,以达到净化空气的目的,适合有人存在的环境消毒。

3.移动式紫外线消毒车

有立式和卧式两种,该车装备有紫外线灯管 2 支、控制开关和移动轮,机动性强。适合于不经常使用或临时需要消毒的表面和空气的消毒。

4.循环风空气净化(洁净)器

现在市场上有很多种类的空气净化器,这些净化器大多由几种消毒因素组合而成,紫外线在其中起着非常重要的杀菌作用,而且还具有能在各种动态场所进行空气消毒的显著特点。某公司生产的 MKG 空气洁净器,就是由过滤器、静电场、紫外线、空气负离子等消毒因素和进、出风系统组成。连续消毒45 min,可使空气中喷染的金黄色葡萄球菌和大肠埃希菌的杀灭率达到 99.90%以上,对枯草杆菌黑色变种芽孢的杀灭率达到 99.00%以上。朱伯光等研制了动态空气消毒器,由循环箱体、风机、低臭氧紫外线灯、初效和中效过滤器、程控系统等组成。结果在 60 m³ 房间,静态开启 30 min,可使自然菌下降 80%,60 min 下降 90%,动态环境下可保持空气在 Ⅱ 类环境水平。但循环风空气消毒器内可能存在未被破坏的细菌,重复使用的消毒器内可能存在定植菌,进而造成空气二次污染。

5.高臭氧紫外线消毒柜

高臭氧紫外线消毒柜是一种以高臭氧、紫外线为杀菌因子的食具消毒柜。在实验室用载体定量灭活法进行检测,在环境温度 20～25 ℃,相对湿度 50%～70% 的条件下,开机 4 min,柜内紫外线辐射强度为 1400～1600 μW/cm²,臭氧浓度 40.0 mg/m³,消毒作用 60 min 加上烘干 45 min,对玻片上脊髓灰质炎病毒的平均灭活对数值≥4.0。以臭氧和紫外线为杀菌因子的食具消毒柜,工作时臭氧浓度为 53.6 mg/L,紫外线辐照值为 675～819 μW/cm²,只消毒或只烘干均达不到消毒效果,只有两者协同作用 90 min,才可达到杀灭对数值＞5.0。

三、影响紫外线消毒效果的因素

与紫外线消毒效果有关的因素很多,概括起来可分为两类:影响紫外线辐射强度、照射剂量的因素和微生物方面的因素。

(一)影响紫外线辐射强度和照射剂量的因素

1.电压

紫外线光源的辐射强度明显受到电压的影响,同一个紫外线光源,当电压不足时,辐射强度明显下降。

2.距离

紫外线灯的辐射强度随灯管距离的增加而降低,辐射强度与距离成反比。

3.温度

消毒环境的温度对紫外线消毒效果的影响是通过影响紫外线光源的辐射强度来实现的。一般,紫外线光源在 40 ℃ 时的辐射强度最强,温度降低时,紫外线的输出减少,温度再高,辐射的紫外线因吸收增多,输出也减少。因此,过高或过低的温度对紫外线的消毒都不利,杀菌试验证明,5～37 ℃ 范围内,温度对紫外线的杀菌效果影响不大。

4.相对湿度

当进行空气紫外线消毒时,空气的相对湿度对消毒效果有影响,RH 过高时,空气中的水分增多,可以阻挡紫外线,因此用紫外线消毒空气时,要求相对湿度最好在 60% 以下。

5.照射时间

紫外线的消毒效果与照射剂量呈指数关系,照射剂量为照射时间和辐照强度的乘积,所以要杀灭率达到一定程度,必须保证足够的照射剂量,在光源达到要求的情况下,可以通过保证足够的时间来达到要求剂量。

6.有机物的保护

有机物对消毒效果有明显影响,当微生物被有机物保护时,需要加大照射剂量,因为有机物可以影响紫外线对微生物的穿透,并且可以吸收紫外线。

7.悬浮物的类型

紫外线是一种低能量的电磁辐射,其能量仅有 6eV,穿透力很弱,空气尘埃能吸收紫外线而降低杀菌率,当空气中含有尘粒 800～900 个/cm³,杀菌效能可降低 20%～30%。如枯草杆菌芽孢在灰尘中悬浮比在气溶胶中悬浮时,对紫外线照射有更大的抗性。

8.紫外线反射器的使用

为了更有效地对被辐照表面进行消毒,必须使用对波长为 253.7 nm 的紫外线具有高反射率的反射罩,反射罩的使用,还可以避免操作者受紫外线的直接照射。

(二)微生物方面的因素

1.微生物的类型

紫外线对细菌、病毒、真菌、芽孢、衣原体等均有杀灭作用,不同微生物对紫外线照射的敏感性不同。细菌芽孢对紫外线的抗性比繁殖体细胞大,革兰阴性杆菌最易被紫外线杀死,紧接着依次为葡萄球菌属、链球菌属和细菌芽孢,真菌孢子抗性最强。抗酸杆菌的抗力,较白色葡萄球菌、铜绿假单胞菌、肠炎沙门菌等要强 3～4 个对数级。即使在抗酸杆菌中,不同种类对紫外线的抗性亦不相同。

根据抗力大致可将微生物分为 3 类:高抗性的有真菌孢子、枯草杆菌黑色变种芽孢、耐辐射微球菌等;中度抗性的有鼠伤寒沙门菌、酵母菌等;低抗性的有大肠埃希菌、金黄色葡萄球菌、普通变形杆菌等。

2.微生物的数量

微生物的数量越多,需要产生相同致死作用的紫外线照射剂量也就越大,因此,消毒污染严重的物品需要延长照射时间,加大照射剂量。

四、紫外线消毒应用

(一)空气消毒

紫外线的最佳用途是对空气消毒,也是空气消毒的最简便方法。紫外线对空气的消毒方式主要有 3 种。

1.固定式照射

紫外线灯固定在天花板上的方法有以下几种:①将紫外线灯直接固定在天花板上,离地约 2.5 m;②固定吊装在天花板或墙壁上,离地约 2.5 m,上有反光罩,往上方向的紫外线也可被反向下来;③安装在墙壁上,使紫外线照射在与水平面呈 3°～80°角范围内;④将紫外线灯管固定在天花板上,下有反光罩,这样使上部空气受到紫外线的直接照射,而当上下层空气对流交换时,整个空气都会被消毒。

通常灯管距地面 1.8～2.2 m 的高度比较适宜,这个高度可使人的呼吸带受到最高辐射强度有效照射,使用中的 30 W 紫外线灯在垂直 1 m 处辐照强度应高于 70 $\mu W/cm^2$(新灯管＞90 $\mu W/cm^2$),每立方米分配功率不少于 1.5 $\mu W/cm^2$,最常用的直接照射法时间应不少于 30 min。唐贯文等(2004)报道,60 m³ 烧伤病房,住患者 2～3 人,悬挂 3 支 30 W 无臭氧石英紫外线灯,辐照度值＞90 $\mu W/cm^2$,直接照射 30 min,可使烧伤病房空气达到 Ⅱ 类标准(空气细菌总数≤200 CFU/cm³)的合格率为 70%,60 min 合格率达到 80%。

2.移动式照射

移动式照射法主要是利用其机动性,即可对某一局部或物体表面进行照射,也可对整个房间的空气进行照射。

3.间接照射

间接照射是指利用紫外线灯制成各种空气消毒器,通过空气的不断循环达到空气消毒的目的。

(二)污染物体表面消毒

1.室内表面的消毒

紫外线用于室内表面的消毒主要是医院的病房、产房、婴儿室、监护病房、换药室等场所,某些食品加工业的操作间也比较常用。一般较难达到卫生学要求,必要时可以在灯管上加反射罩或更换高强度灯管,提高消毒效果。

2.设备表面的消毒

用高强度紫外线消毒器进行近距离照射可以对平坦光滑表面进行消毒。如便携式紫外线消毒器可以在近距离表面 3 cm 内进行移动式照射,每处停留 5 秒,对表面细菌杀灭率可达99.99%。

3.特殊器械消毒的应用

针对某些特殊器械专门设计制造的紫外线消毒器,近几年已开发使用。如紫外线口镜消毒器,内装3支高强度紫外线灯管,采用高反射镜和载物台,一次可放 30 多支口镜,消毒 30 min 可灭活 HBsAg。紫外线票据消毒器可用于医院化验单、纸币和其他医疗文件的消毒。

(三)饮用水和污水的消毒

紫外线消毒技术正以迅猛发展的态势出现在各种类型的水消毒领域,许多大型水厂和污水处理厂开始使用紫外线消毒技术和装置。紫外线用于水消毒,具有杀菌力强,不残留对人体有害有毒物质和安装维修便捷等特点。目前,紫外线水消毒技术已在许多国家得到推广和使用。按紫外线灯管与水是否接触,紫外线消毒装置分为灯管内置式和外置式两类。目前正在使用和开发的大多数紫外线消毒技术均为灯管内置式装置。

紫外线用于水的消毒有饮用水的消毒和污水的消毒。饮用水的消毒是将紫外线灯管固定在水面上,水的深度应小于 2 cm,当水流缓慢时,水中的微生物被杀灭。另一种方法是制成套管式的紫外线灯,水从灯管周围流过时,起到杀菌作用。国内现已研制出纯水消毒器,使用特殊的石英套,能确保在正常水温下灯管最优紫外输出。每分钟处理水量5.7 L,每小时 342 L。

(四)食具消毒

餐具保洁柜以臭氧和紫外线为杀菌因子。实验室载体定量杀菌试验,启动保洁柜 60 min,对侧立于柜内碗架上左、中、右三点瓷碗内表面玻片上大肠埃希菌的平均杀灭率分别为99.89%、99.99%、99.98%,对金黄色葡萄球菌的平均杀灭率为 99.87%、99.98%、99.96%,但是启动保洁柜 180 min,对平铺于保洁柜底部碗、碟内的玻片 HBsAg 的抗原性不能完全破坏。

五、消毒效果的监测

紫外线灯具随着使用时间的延长,辐射强度不断衰减,杀菌效果亦会受到诸多因素的影响,因此对紫外线灯做经常性监测是确保其有效使用的重要措施,监测分为物理监测、生物监测两种,在《消毒技术规范》中均有较详细说明。

(一)物理监测

物理监测器材是利用紫外线特异敏感元件制成的紫外线辐射照度计,直接测定辐照度值,间接确定紫外线的杀菌能力,国家消毒技术规范将其列入测试仪器系列。

仪器组成:由受光器、信号传输系统、信号放大电路、指示仪(或液晶显示板)等部件组成。测试原理:当光敏元件受到照射时,光信号转变成电信号,通过信号传输放大器由仪表指示出读值或转变成数字信号,在显示窗口显示出来。测试前先开紫外线灯 5 min,打开仪器后稳定 5 min 再读数。

(二)生物监测

生物监测是通过测定紫外线对特定表面污染菌的杀灭率来确定紫外线灯的杀菌强度。方法是:先在无菌表面画出染菌面积 5 cm×5 cm,要求对照组回收菌量达到 $5×10^5 \sim 5×10^6$ cfv/cm^2。打开紫外线灯后 5 min,待其辐射稳定后移至待消毒表面垂直上方 1 m 处,消毒至预定时间后采样并做活菌培养计数,计算杀菌率,以评价杀菌效果。

参考文献

[1] 徐筱萍，赵慧华. 基础护理[M]. 上海：复旦大学出版社，2015.

[2] 贾爱芹，郭淑明. 常见疾病护理流程[M]. 北京：人民军医出版社，2015.

[3] 袁静，宋建华，孙慧静. 基础护理技术[M]. 武汉：华中科技大学出版社，2015.

[4] 袁爱娣，黄涛，褚青康. 内科护理：临床案例版[M]. 武汉：华中科技大学出版社，2015.

[5] 姚美英，姜红丽. 常见病护理指要[M]. 北京：人民军医出版社，2015.

[6] 姜秀霞，张秀菊，谭颜华. 急诊科护理手册[M]. 北京：军事医学科学出版社，2013.

[7] 姜平，姜丽华. 急诊护理学[M]. 北京：中国协和医科大学出版社，2015.

[8] 姜广荣，潘瑞红，黄运清. 护理应急预案与工作流程[M]. 武汉：华中科技大学出版社，2013.

[9] 施雁，张佩雯. 内科护理[M]. 上海：复旦大学出版社，2015.

[10] 饶和平. 卫生法规及护理管理[M]. 杭州：浙江大学出版社，2015.

[11] 胡月琴，章正福. 内科护理[M]. 南京：东南大学出版社，2015.

[12] 周晓倩，王青，李玉杰，等. 医院管理[M]. 长春：吉林大学出版社，2014.

[13] 陈燕. 内科护理学[M]. 北京：中国中医药出版社，2016.

[14] 陈明瑶，于兰. 基础护理技术[M]. 西安：第四军医大学出版社，2014.

[15] 李春燕，蒋海清，李艳霞. 临床常见病护理精要[M]. 长春：吉林科学技术出版社，2018.

[16] 张铭光，杨小莉，唐承薇. 消化内科护理手册[M]. 北京：科学出版社，2015.

[17] 张世友，刘素碧. 内科护理[M]. 北京：人民卫生出版社，2015.

[18] 杨惠花，眭文洁，单耀娟. 临床护理技术操作流程与规范[M]. 北京：清华大学出版社，2016.

[19] 李俊华，程忠义，郝金霞. 外科护理[M]. 武汉：华中科技大学出版社，2013.

[20] 李秀华. 护士临床"三基"实践指南[M]. 北京：北京科学技术出版社，2016.

[21] 李少芬. 基础护理[M]. 北京：人民卫生出版社，2015.

[22] 李一杰，张孟，何敏. 急救护理[M]. 武汉：华中科技大学出版社，2013.

[23] 阴俊，杨昀泽. 外科护理[M]. 2版. 北京：科学出版社，2013.

[24] 齐海燕，邱玉梅. 肿瘤专科护理[M]. 兰州：甘肃科学技术出版社，2014.

[25] 刚海菊，刘宽浩. 外科护理：临床案例版[M]. 武汉：华中科技大学出版社，2015.

[26] 母传贤，刘晓敏. 外科护理[M]. 郑州：河南科学技术出版社，2012.

[27] 皮红英，王玉玲. 专科护理技术操作规范与评分标准[M]. 北京：人民军医出版社，2014.

[28] 叶志霞，皮红英，周兰姝. 外科护理[M]. 上海：复旦大学出版社，2016.

[29] 王霞. 常用临床护理技术[M]. 郑州：郑州大学出版社，2015.

[30] 王惠琴，金静芬. 专科护理临床实践指南[M]. 杭州：浙江大学出版社，2013.

[31] 王彩霞，朱梦照，陈芬. 妇产科护理[M]. 武汉：华中科技大学出版社，2013.